El camino de las hierbas ayurvédicas

La guía más completa acerca de la salud natural y la sanación por medio del herbalismo ayurvédico. Dos expertos le enseñarán acerca del sistema de sanación más antiguo del planeta.

Karta Purkh Singh Khalsa
y Michael Tierra

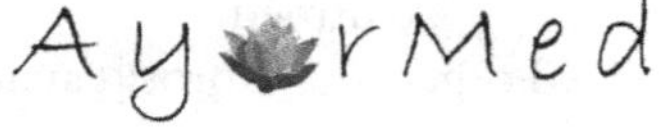

AVISO IMPORTANTE

Este libro no tiene como finalidad tratar, diagnosticar o prescribir. La información aquí contenida no debe considerarse de ninguna manera como sustituto de su propia orientación interna o de una consulta con un profesional de la salud debidamente licenciado. Deseamos la mejor salud y el bienestar para todos.

Editor (versión en español): Santiago Suárez Rubio, C.A.S.
Corrección de estilo: Carlos David Contreras
Editor asistente: Joel Orozco

Primera edición en inglés, 2008
Primera edición en español, 2017

Traducción al español de "The Way of Ayurvedic Herbs" publicado originalmente por Lotus Press
(PO Box 315, Twin Lakes, WI, USA)

Impreso en EE.UU.

ISBN 978-1490312927

Traducido y publicado en español por:
Ayurmed
www.Ayurmed.org libros@ayurmed.org

Contenido

Cuadros

Prefacio a la versión en español

El camino de las hierbas ayurvédicas presenta de manera sencilla y práctica el camino de la sanación ayurvédica por medio de las medicinas herbales. Ambos autores son expertos herbales reconocidos internacionalmente no solo en el campo de las hierbas ayurvédicas, sino también son grandes conocedores de otros sistemas milenarios de sanación, lo cual enriquece profundamente la discusión de las hierbas utilizadas en la medicina Ayurveda.

El conocimiento milenario de Ayurveda se originó en la India hace más de 5000 años. En la medicina ayurvédica se entiende que las hierbas no solamente sanan a nivel físico, sino que también apoyan la sanación a nivel mental y emocional, y apoyan el proceso de aumentar la conciencia. Cualquier tratamiento herbal debe ser acompañado por cambios en el estilo de vida, incluyendo el uso de la nutrición, la terapia de los cinco sentidos y la terapia de Yoga.

Ayurveda nos enseña que la mejor manera de aplicar el conocimiento herbal es conociendo: a) la constitución del paciente, b) sus desequilibrios actuales y c) las propiedades del tratamiento, en este caso, las propiedades de las hierbas. Esta perspectiva es completamente personalizada y busca reducir al máximo cualquier síntoma adverso. Por esta razón, los principios ayurvédicos se aplican tanto a las hierbas de la India como a cualquier tratamiento herbal, incluyendo aquellos que utilicen plantas de Occidente.

Los invito para que lleven a la práctica el conocimiento teórico que encontrarán aquí. El proceso de exploración puede comenzar con el uso de especias y hierbas en la cocina que poco a poco pueden utilizarse para preparar una variedad de remedios caseros y prácticas diarias a nivel preventivo. Este libro no hubiese sido posible sin la colaboración de Vanessa Bryant, Nathalie Cerón, Carlos David Contreras y Joel Orozco. Para aquellas personas interesadas en estudiar esta ciencia deseo invitarlas a descubrir los programas ofrecidos por la Escuela de Ayurveda de California, institución que apoyó el proyecto de traducción de este libro al español. Esta traducción tiene pequeñas modificaciones para adecuarla al lector latinoamericano.

Que la luz del Sanador Divino, que está dentro de cada uno de ustedes, ilumine sus cuerpos, sus mentes y sus corazones en este camino de las hierbas ayurvédicas.

Namaste,

Santiago Suárez Rubio, B.A., C.A.S.
Editor de la versión en español

Prefacio a la serie

Ayurveda, la medicina tradicional de la India, comparte la distinción con la Medicina Tradicional China (MTC) y la Medicina Unani Tibb del Oriente Medio, como uno de los tres sistemas medicinales integrales a base de hierbas más antiguos del planeta. Los tres son muy distintos, a diferencia de sistemas médicos medicinales nativos o locales, que evolucionaron en diversas áreas y culturas geográficas con el fin de ayudar a tratar distintas variedades de enfermedades humanas.

Un examen a primera vista de los tres sistemas revela una serie de similitudes fundamentales, incluida tanto la clasificación energética de enfermedades y hierbas como el uso de teorías cosmológicas con términos médicos energéticos descriptivos, como "caliente", "frío", "húmedo", "seco" y "viento". Además, cada uno está basado en un sistema "elemental" similar, que fue también el fundamento de la medicina grecorromana.

De hecho, parece existir un hilo conductor que forma la base de los tres grandes sistemas de sanación del mundo, con enfoques similares a la curación, entre culturas aparentemente lejanas y dispares, que van desde la India, China, el Mediterráneo e incluso se extiende a culturas indígenas del continente americano, en parte como resultado de las influencias colonizadoras y de la precolonización.

¿Podría haber una fuente común de la sabiduría para todos estos sistemas de curación? Si es así, muchos de ellos utilizaron una lógica circular para representar nuestra interconexión con todos los aspectos de la naturaleza interna y externa. Y así como los sistemas asiáticos y europeos tempranos utilizaron las teorías de los cuatro o cinco elementos para representar una relación de interdependencia con todos los aspectos del Ser; la medicina nativa de Norteamérica también utiliza la rueda de la medicina sagrada que representa los cuatro puntos cardinales (norte, sur, este y oeste) y clasifica las hierbas como calientes, frías, húmedas y secas, lo que corresponde con los efectos generales en el sistema nervioso simpático y parasimpático.

Habiendo evolucionado principalmente como herbolario autodidacta, con períodos intensos de estudio de todos estos métodos de curación tradicionales, nunca estaba satisfecho en alinearme de forma exclusiva con uno de ellos. Esto me inspiró a formar el concepto de *herbolaria planetaria* que posteriormente dio lugar a la publicación del libro con el mismo título. En este, ofrezco la posibilidad de una síntesis de los elementos esenciales de cada uno de los tres sistemas médicos primarios: Ayurveda (India), Medicina Tradicional China y Herbolaria Occidental, aplicando sus clasificaciones médicas para el uso de hierbas de todo el mundo.

Este libro es el tercero de *El camino*, una serie que comienza con *El camino de las hierbas* y le sigue *El camino de las hierbas chinas*. Si bien estos fueron escritos con base en mi experiencia clínica dominante que integra medicina occidental y el sistema herbal chino en mi práctica, este tercero, medicina ayurvédica, está escrito con mi estimado colega, KP Khalsa, un médico muy respetado de la medicina ayurvédica.

Además de nuestra estrecha relación como colegas profesionales y amigos en el *American Herbalists Guild* (AHG, Gremio Americano de Herbolarios), nuestro pasado comparte también similitudes. Independientemente, los dos aprendimos primero sobre la medicina ayurvédica de nuestros respectivos mentores espirituales; yo con Baba Hari Dass, y KP, con Yogi Bhajan. De hecho, estos dos maestros indios fueron probablemente los primeros en introducir la medicina ayurvédica tradicional a Norteamérica. Fue fortuito encontrar un receptáculo durante esas décadas de introspección, aproximadamente entre los años sesenta y setenta, un momento en que el mundo vivía bajo la guerra fría entre Rusia y Occidente y la amenaza eminente de la aniquilación nuclear, la agitación racial y la guerra de Vietnam. Fue un momento en que muchos valores e instituciones tradicionales estaban siendo cuestionados, incluida la medicina occidental.

Muchos de nosotros, en medio de la búsqueda de alternativas de estilo de vida más natural, incluyendo sistemas más antiguos de curación natural que promueven el parto en casa, hierbas y acupuntura, también descubrimos los antiguos tesoros de la sabiduría de curación de diversos grupos étnicos. La recompensa de esos "años de cuestionamiento y búsqueda" resultó en el aprendizaje de la medicina tradicional de los indígenas norteamericanos, la medicina china y la medicina ayurvédica de la India.

Para mí esto se refleja no solo en los muchos libros que he escrito sobre medicina herbal, incluyendo mi *Curso herbal Oriente-Occidente*, sino también en la línea de *Fórmulas herbales planetarias (Herbal Planetary Formulas)*, que se integran bajo una única marca conocida como remedios herbolarios eficaces en todo el mundo. De hecho, esta compañía fue la primera en introducir en el mercado herbal de Norteamérica preparados claves y hierbas ayurvédicas como *triphala*, *hingvastak*, *guggul*, *trikatu* y *ashwaganda*, por nombrar algunos. Con la creciente popularidad de la medicina ayurvédica, se hará una ampliación de una sublínea de hierbas y preparaciones ayurvédicas.

Desde 1978, en mi práctica clínica en Santa Cruz, California, recomiendo regularmente la dieta ayurvédica terapéutica de frijol mungo y arroz con ciertas hierbas, llamado *kitchari*, prescribo y administro preparaciones y terapias ayurvédicas como *shirodhara* (aceite en la cabeza utilizado para los trastornos psicológicos), incorporando todo en una práctica integrada por medicina occidental, medicina china, medicina ayurvédica y acupuntura.

Este libro ofrece una buena base para el estudiante serio, así como muchas aplicaciones simples y prácticas de hierbas ayurvédicas comunes como cúrcuma, jengibre, pimienta negra y muchas otras que se encuantran fácilmente disponibles para el laico que desea sanarse a sí mismo de manera segura y para el tratamiento familiar.

Con el auge de la globalización en el siglo XXI, es inevitable que estos antiguos sistemas de curación natural suban a la palestra. También es apropiado en este momento que el camino de Ayurveda deba ser escrito y servir no solo para avanzar en el conocimiento y la práctica del sistema de curación más antiguo de la Tierra, sino hacerlo para promover su integración en otras modalidades con la evolución de la *herbolaria planetaria.*

Michael Tierra, O.M.D., L.Ac.,

Fundador del *American Herbalists Guild*

Introducción

Entender la herbolaria ayurvédica puede ayudarle a mantenerse saludable. Con el conocimiento que está a punto de leer, se puede lograr una salud equilibrada, lo que puede ser un regalo de valor incalculable.

Imagine un momento en el futuro cercano, cuando usted esté libre de enfermedades, cuando no haya sido molestado ni siquiera por un resfriado o una erupción desde hace mucho, mucho tiempo. Ayurveda ayuda a que ese futuro sea una realidad.

Ambos autores son prueba viviente del poder de la medicina natural. Hemos visto miles de pacientes recuperar la salud vibrante, y hemos visto que no estamos solos. Toda una nueva generación de terapeutas de medicina natural está transformando el sistema de salud en Occidente. Están utilizando técnicas antiguas, de todo el mundo, junto con las modernas.

Estas son señales de esperanza en un momento en que se presentan condiciones díficiles de salud en el futuro. En medio de una creciente ola de insectos raros y epidemias que asustan, resistentes a la medicina convencional, el miedo es abundante.

Estamos seguros de que, al igual que otros, quiere saber lo que se puede hacer para protegerse a sí mismo, no solo contra un futuro incierto de las enfermedades infecciosas, sino también contra la degeneración, envejecimiento y las irritaciones diarias que atentan contra la calidad de nuestras vidas.

Es probable que esté hambriento de respuestas que ofrezcan una promesa. Si los tratamientos convencionales en los que ha confiado le están fallando, no hay mejor inversión que pueda hacer en su futuro que aprender e incorporar la práctica de Ayurveda. En este libro, utilizaremos ricas e históricamente potentes hierbas tradicionales de la India, útiles y constructivas de una manera cotidiana para toda la gente.

Michael Tierra, L.A.c., O.M.D., A.H.G., es uno de los fundadores del *Movimiento Natural de Salud de Norteamérica*, y fue uno de los primeros acupunturistas licenciados en Estados Unidos. Comenzó sus estudios sobre herbolaria y salud natural en 1968, mientras vivía en una comunidad en el Parque Nacional de Klamath en Carolina del

Norte. Ahí aprendió sobre las plantas salvajes del parque y las formas de sanación de los indígenas de Karok y Yurok.

Comenzando 1970, Michael estudió y se volvió aprendiz de Norma Meiers y el Dr. John Christopher en Vancouver, Canadá, y comenzó sus estudios en Medicina China y acupuntura con Efrem Korngold, Foon Lee y Mariam Lee en San Francisco. Poco después sus estudios se canalizaron hacia la práctica y el ofrecimiento de clases en San Francisco. Adicionalmente, comenzó a estudiar medicina Ayurveda y Yoga con Baba Hari Dass, lo que después precipitó su mudanza a Santa Cruz, California. En 1976, Michael fundó la primera escuela holística en Santa Cruz, *El Jardín de Sanjivani (The Garden of Sanjivani)*, de la cual fue el director y maestro residente.

El trabajo de Michael Tierra se expandió y empezó a escribir numerosas publicaciones y a dar clases en diferentes escuelas, incluyendo la Escuela de Herbolaria de Norma Meiers en Vancouver, California School of Herbology, Heartwood University y Antioch University, entre otras. Después publicó sus libros sobre hierbas nacionalmente aclamados *El camino de las hierbas*, *Herbolaria planetaria* y *La Biblia de remedios naturales* (con John Lust como coautor). Sus *Cursos herbales Oriente-Occidente* han educado una generación de herbolarios.

Durante ese tiempo, Michael recibió sus credenciales de C.A. y N.D., estudió medicina ayurvédica en la India por tres meses, y medicina china y herbolaria en China por un mes y medio. En el reconocido *Internacional Herbal Simposium* en 1979, recibió un reconocimiento como *Herbolario Master* del Dr. Christopher.

En 1989, Michael Tierra fundó el *American Herbalists Guild* (Gremio Americano de Herbolarios), una organización cuyo objetivo es establecer estándares profesionales en la práctica clínica de la medicina herbal en los Estados Unidos. Recibió el grado de Doctor de Medicina Oriental (O.M.D.) de la Universidad de Acupuntura de San Francisco en 1987. De manera subsecuente, fue parte del primer grupo de estudiantes de Estados Unidos en estudiar medicina herbal en China. Es cofundador de la *Escuela Americana de Medicina Botánica* (*American School of Botanical Medicine*) y la *Universidad de Herbolaria Oriente-Occidente (East West College of Herbalism)*, la cual es una universidad profesional herbal acreditada en el Reino Unido. Cada año, durante la primavera, él y su esposa, Lesley, viajan al extranjero para dar clases de herbolaria. Michael sigue dando pláticas en todo el mundo.

Kartan Purkh Singh Khalsa es herbolario, nutricionista, maestro y educador de Yoga. Ha estado trabajando por más de treinta años para que el acercamiento de la sanación natural sea más digerible para la mente moderna. Sus estudiantes encuentran extraordinarios beneficios y obtienen salud partiendo de un rango vasto y amplio de preocupaciones sobre la salud, al hacer estos principios como parte de su vida. En los primeros treinta y dos años de su carrera, fue el aprendiz herbal del Maestro ayurvédico, Yogi Bhajan. Ha tenido la buena fortuna de estar involucrado en el "renacentismo americano" de la herbolaria moderna, particularmente en la introducción de ideas occidentales desde principio de 1960.

Su interés en técnicas naturales de sanación fue desarrollado gracias a que de niño, creciendo en Oregón, tuvo una enfermedad grave y rara, además de otras enfermedades más serias. Como adulto joven, estudió un espectro amplio de terapias de sanación física y mental de todas partes del mundo y finalmente sanó. Se enfocó especialmente en medicina Ayurveda y en el valor terapéutico del Yoga, la meditación y otros estudios de la conciencia.

Khalsa es autor, editor y contribuyente en más de 30 libros sobre la sanación natural. Fue coautor de *Herbal defense* (defensa herbal), un libro popular destinado al emocionante uso de hierbas para mantener la salud en estos tiempos modernos, y *Body balance* (balance del cuerpo), una guía para obtener la química saludable del cuerpo. Con más de 1000 artículos publicados, es un contribuyente frecuente en publicaciones profesionales populares sobre el campo de la sanación natural, y es editor contribuyente para *Vamos a Vivir (Let's live), The herb quarterly, Una mejor nutrición, Hierbas para la Salud* y la revista *Life.*

Khalsa fue fundador de la primera clínica holística multidisciplinaria en Seattle. Fue miembro prominente del *American Herbalists Guild*, donde sirvió durante dos períodos dentro del consejo de administración. Fundó las primeras oficinas del gremio en Washington y después fundó una segunda en Nuevo México.

El trabajo de investigación continuó y su vasto conocimiento sobre hierbas de manera global lo hace muy valioso para muchas empresas industriales que trabajan con hierbas y donde es un consultor autorizado. Ha creado más de 400 fórmulas para aplicaciones comerciales y trabaja de manera cercana con compañías que suplen de productos herbales de alta calidad para profesionales de salud en todo EE. UU.

Hace parte del departamento de medicina botánica de la Universidad de Bastyr, una de las escuelas médicas más prestigiosas en naturopatía. Está certificado a nivel nacional en masaje terapéutico y terapias corporales y es maestro para la certificación nacional en masaje ayurvédico.

Ha pasado más de tres décadas involucrado en sanación natural y ha observado su gran eficacia en personas enfermas en el mundo real. Ha visto lo que funciona para una salud vibrante a largo plazo. También ha visto lo que no funciona. Su especialidad es hacer que estos conceptos de sanación natural sean digeribles para los occidentales.

Karta Purkh Singh y su esposa, Jagdish Kaur Khalsa, han sido estudiantes cercanos por mucho tiempo de Yogi Bhajan. Sus experiencias únicas con Yogi Bhajan crearon una base de conocimiento y acercamiento a la vida, de la cual están eternamente agradecidos. Por la gracia de este maestro, ellos pusieron su pie en el camino del Yoga y Ayurveda, y han seguido por ese camino en su vida.

Los Khalsa viven en Eugene, Oregon, donde comparten su hogar con su hija adolescente. Han criado tres hijos siguiendo el estilo de vida ayurvédico y hoy nos comparten sus experiencias.

Es interesante que tanto Karta Purkh Singh como Michael fueron proficientes músicos desde antes de comenzar con la medicina herbal.

Yogi Bhajan fue un maestro dinámico que enseñó el camino tradicional, desarrollando lentamente los conceptos de Yoga y Ayurveda durante décadas. Fue el primero en enseñar abiertamente Kundalini Yoga, una ciencia previamente secreta en Occidente. Las enseñanzas de Yogi Bhajan han inspirado a miles de personas. Después de su muerte, la Casa de Representantes y Senado de los Estados Unidos pasaron una resolución para honrar su vida y logros, poniéndolo junto con otras luminarias como Mahatma Ghandi y Martin Luther King Jr.

Yogi Bhajan fue un promotor dinámico de Yoga y Ayurveda para el público en general. Su comentario más famoso fue: “No he venido aquí a crear seguidores. He venido aquí para crear maestros”. Él fue la inspiración atrás de muchas compañías de alimentos y de medicinas, incluyendo *Yogi Tea*, alimentos naturales *Golden Temple* y *Peace Cereal* (cereal para la paz). Karta Purkh Singh pasó miles de horas durante treinta años con Yogi Bhajan para aprender el conocimiento de Ayurveda. Sus contribuciones comenzaron mucho antes de que Ayurveda se volviera popular, contribuyendo de manera amplia al nacimiento de la sanación oriental en América.

Baba Hari Dass es reconocido como un maestro viviente y erudito de Asthanga Yoga, también conocido como Raja Yoga. Este método científico de iluminación propuesto por el antiguo místico Patanjali en sus *Yoga Sutras* fue practicado por Hari Dass desde su infancia. Desde su llegada de la India en 1971, Baba Hari Dass ha entrenado activamente a estudiantes y maestros de Yoga en los Estados Unidos y Canadá. A través de su ejemplo compasivo, tanto jóvenes como viejos están aprendiendo el arte de la paz con gentileza. Baba Hari Das es un *mauni yogi*, que significa que ha observado por décadas la austeridad de permanecer en silencio. Él enseña a través de su ejemplo y escribiendo en un pequeño pizarrón negro. Como leerán, sus aforismos son potentes, piadosos y directos.

Babi Hari Dass fue uno de los primeros en compartir las enseñanzas de Ayurveda con estudiantes de Occidente. Mientras siempre observó la iluminación como la unión con Dios como meta principal en la vida, reconoció sabiamente que, por lo menos en las primeras etapas, es importante buscar un cuerpo físico razonablemente sano para no presentar una distracción en nuestro camino. Sus enseñanzas envuelven la unión de lo físico y lo espiritual, describiendo el cuerpo como el barco que nos ayuda a cruzar el río de la ilusión, pero antes de tomar este viaje, tenemos que atender las goteras del barco. Esto se refleja también en su comentario: "El cuerpo es el templo del alma y el alma es el templo de Dios".

Michael Tierra dice: "Me dirigí principalmente a Baba Hari Dass por su reconocida capacidad como un gran sanador de los Himalayas. Después comencé a apreciar y beneficiarme de sus enseñanzas espirituales. A través de muchos años como su estudiante, guardé cuidadosamente numerosas recetas sanadoras con hierbas y alimentos que compartió conmigo personalmente o en grupo. Solo después nos dimos cuenta de que Baba Hari Dass estaba profundamente envuelto en la medicina ayurvédica, en ese entonces desconocida en Norteamérica. Para promover las enseñanzas de Ayurveda en Occidente, Baba Hari Dass pasó largas horas traduciendo textos antiguos de sanación al inglés. Con el paso del tiempo, el Centro Mount Maddona fue fundado en Watsonville, California, dedicado a sus enseñanzas, que desde su comienzo en 1978, incluye enseñanzas y práctica de Ayurveda. La historia de Ayurveda en Norteamérica siempre tendrá una deuda con las contribuciones sin ambición de Baba Hari Dass". Las enseñanzas de Baba Hari Dass en este libro fueron impartidas en persona a Michael Tierra o en pequeños grupos.

La mayoría de las ideas que presentamos aquí son de sentido común. Si hubiera crecido en una cultura como la de la India, la cual todavía tiene intacta la tradición natural de sanación, usted habría sido introducido a muchas de estas ideas estando en las rodillas de sus abuelos. Al crecer con estos conceptos y ver los resultados a su alrededor, pueden asentarse y no parecer ideas lejanas, sino amorosas reglas a través de las cuáles se vive. Ayurveda no es otra teoría intelectual, sino un grupo práctico de conceptos bien desarrollados con raíces en las tradiciones antiguas y sus flores en los descubrimientos científicos de hoy en día.

Medicina natural: el futuro del cuidado de la salud

La medicina natural y el cuidado propio nos están llevando a salir de la posición errónea de nuestro pensamiento actual y de los sistemas del cuidado de la salud que se han creado.

Ayurveda es el cuidado personal por excelencia. La sanación natural se basa sobre todo en la prevención. Las técnicas ayurvédicas de autosanación están dirigidas a evitar que tenga algún tipo de síntoma y si lo tiene regresarlo a su balance natural tan rápida y efectivamente que no tendrá ningún otro después.

Ayurveda tiene otra visión sobre la salud humana: no se debe permitir que vaya decayendo gradualmente, apenas sobreviviendo el día a día humano, sino más bien ser un ser vibrante que exalta energía. Prepárese para explorar cómo podemos obtener ese tipo de salud vibrante.

En esta guía práctica para entender y usar el sistema antiguo de sanación, veremos también por qué estamos enfermos y permanecemos enfermos y cómo Ayurveda puede traer equilibrio y mantenernos sanos durante toda nuestra vida. Probablemente estará sorprendido de lo amplio del conocimiento y la variedad de soluciones tan simples que se presentan.

¿Cómo trabaja nuestro cuerpo? ¿Cómo se sana? ¿Cuáles son los alimentos y hierbas apropiadas? ¿Por qué usarlas? ¿Por qué las hierbas, alimentos y especias sanan? ¿Cómo es que todo se relaciona entre sí? Ayurveda pondrá todo esto en perspectiva.

¿Por qué Ayurveda?

Estamos seguros de que ha notado que hay miles de teorías y métodos naturales de sanación. Y muchos parecen contradecirse entre sí. ¿Cómo pueden estar todos correctos?

Pueden parecer contradictorios y aun estar correctos, pero no todos los regímenes sirven para todas las personas. Individualizar es la clave. Nacemos en cuerpos diferentes, cada uno con diferente herencia, y todos hemos vivido de manera diferente.

Probablemente haya oído hablar de diferentes sistemas. Es posible que haya practicado alguno. Si se ha sentido mejor, seguramente se ha convertido. Si no se mejoró, pasó a la siguiente teoría. Lo que verdaderamente necesitamos es una manera coherente y sistemática de entender nuestras necesidades individuales y aplicar los remedios para regresar nuestra salud y felicidad al cuerpo, seleccionando el adecuado año tras año.

Los sistemas tradicionales de sanación natural ya han trabajado este seguimiento individualizado. Si investigamos de manera profunda, encontramos que todos están conectados a la misma corriente. Ayurveda ha trabajado la idea de que las personas son diferentes y por esa razón necesitan ser tratadas de manera diferente. Y ha desarrollado técnicas para hacer exactamente eso de manera exitosa.

Nuestra investigación sobre la medicina Ayurveda nos ha convencido de que es un área que merece atención seria. Es una teoría coherente y cohesiva que explica el éxito del espectro de programas efectivos de salud. El concepto general de equilibrio es el pegamento que une todas las diferentes teorías, sistemas y técnicas.

De acuerdo con la revista de la *Asociación Americana de Medicina*, casi la mitad de las personas en Estados Unidos padecen de enfermedades crónicas y, vistas de manera conjunta, estas enfermedades toman tres cuartas partes de todos los gastos médicos. La crisis en la medicina refleja la base de la crisis de la sociedad. Las personas que no son saludables toman decisiones poco saludables y crean un medio ambiente poco saludable, lo cual crea personas poco saludables. Ayurveda nos ayuda a encontrar y mantener la salud.

La medicina alternativa ha comenzado a lograr un cierto grado de reconocimiento en los últimos años; sin embargo, las personas siguen confundidas sobre los conceptos básicos. Frecuentemente hablamos con lectores interesados que han leído más de una docena de libros sobre Ayurveda, y encontramos que están confundidos, aunque aún intrigados. Posteriormente, cuando les damos una introducción a Ayurveda, se encuentran inspirados. "Esto no es tan oscuro y metafísico como pensaba. Yo lo puedo hacer", dicen.

Para citar al mentor de Khlasa, Yogi Bhajan: "Donde hay misterio, no hay maestría. Donde hay maestría, no hay misterio". Esto se aplica muy bien a la sanación natural. Tierra y Khalsa han pasado sus carreras de manera devocional desmitificando estos conceptos. Ayurveda es sistemático, organizado y muy directo para aprender. Lo pondremos en perspectiva.

Cientos de doctores y sanadores pueden decirle que la medicina natural es el camino al futuro y aconsejarle qué hacer. Lo hemos hecho (miles de nuestros pacientes lo han hecho también). Usted lo puede hacer también, y sí funciona. La riqueza de la información de este libro tiene sentido. Esperamos que lo inspire a la acción.

Explorar Ayurveda de manera conjunta le ayudará a salir de la oscuridad de algunos temas, explorar algunos mitos sobre la dieta y hierbas de manera general y en la ciencia actual, con un lenguaje cotidiano. Queremos ayudarle a que persiga la salud óptima para que pueda convertirse en una fuente de satisfacción y energía, en lugar de un problema. Como parte de su vida, podrá consumir comidas balanceadas y hierbas medicinales, nutritivas y equilibrantes, como un tónico diario para una mejor salud, energía, resistencia y fuerza.

Comenzará a dar los primeros pasos para vivir la vida que puede llegar a vivir, no solamente nutrir su cuerpo con la dieta individualizada y común basada en los principios de Ayurveda, sino también construir las bases sólidas usando hierbas, alimentos y tés para sanar enfermedades, aliviar heridas y revertir las enfermedades y la degeneración que están en su contra, y pasarlas a su favor.

La perspectiva ayurvédica puede integrarse de manera fácil en su vida. Si es una persona como algunas madres que creen que "todos los bebés sufren de infecciones de oído"; personas que sufren de sinusitis y piensan que los antibióticos y operaciones son las únicas opciones; artríticos, alérgicos o adictos que se les ha dicho que no hay esperanza para sus condiciones, está a punto de llevarse una gran sorpresa.

¿Alguna vez ha pensado si sus irritaciones de piel, hemorroides, diarrea, vista cansada y la calvicie están conectadas? Ayurveda le dará las herramientas para revertir todas estas condiciones y más, con una nueva perspectiva de la vida. Armado con todo el conocimiento de cómo es usted de manera individualizada, podrá seleccionar su dieta, saber qué hierbas puede tomar y qué estilo de masaje deben darle, hasta la temperatura que debería tener su oficina.

Ayurveda es sistemático y amigable de usar. Encontrará los métodos de este libro fáciles de entender y lógicos en su aplicación. Según continúa, encontrará que Ayurveda es sistémico, consistente y eminentemente útil.

Hay mucho que aprender y puede ser de manera fácil, divertida y muy importante, efectiva más allá de lo que pudiera imaginar. Comenzará a estar profundamente entregado a su salud y tendrá herramientas nuevas muy poderosas con las que podrá hacer algo al respecto. *El camino de las hierbas ayurvédicas* ayudará a cambiar la forma en que visualiza la salud, la enfermedad, la medicina y la sanación e impactar de manera tangible en lo que puede hacer día a día.

Perfil energético

Las personas de las culturas antiguas experimentaron el mundo natural en el que vivían y buscaron desarrollar un camino sistemático para comprender la relación con este. Razonaron que todos estábamos hechos de los mismos materiales que el resto del mundo natural y que eran objeto de los efectos de las circunstancias del medio ambiente en el que vivían. De cultura a cultura, muchas veces separadas por el tiempo y la distancia, las personas llegaron a conclusiones muy similares sobre cómo sus cuerpos respondían al cambio del clima, dieta, estaciones del año y así sucesivamente.

Los practicantes de estas culturas crearon metáforas sistémicas de cómo las hierbas, los alimentos y el ejercicio interactúan con el cuerpo y la mente, basados en observaciones de cientos de pacientes. Gradualmente surgió el consenso.

Fundamentalmente, estos expertos concluyeron que "los similares aumentan los similares". En otras palabras, un factor externo, cuando es introducido en el cuerpo, creará una reacción similar en el cuerpo de la persona que está experimentando el cambio. Por ejemplo, estar en clima frío hará al cuerpo frío. Comer alimentos pesados hará al cuerpo pesado. Esto parece obvio en la superficie, y eventualmente es muy fácil comprenderlo de manera intuitiva, pero al poner juntas todas las complejidades de todos los posibles efectos de cada medicina herbal en cada persona distinta, el trabajo se vuelve desalentador.

Si pensamos en todos los efectos posibles, como la temperatura o humedad, como la energía, podemos construir un esquema conceptual que explicará la complejidad de lo que es el ser humano, mientras es suficientemente consistente y sistemático para que las personas lo aprendan y lo apliquen en su vida cotidiana. El efecto culminante de estos factores internos y externos forma una compleja metáfora que llamamos "perfil energético". Esta metáfora crea un modelo de concepto que es suficientemente intrínseco para representar al ser humano completo; sin embargo, es simple y útil.

La evaluación del perfil energético del cuerpo se basa en la experiencia del cuerpo con los sentidos humanos. Como todos experimentamos el mundo de formas sutiles y diferentes, tomó cientos de años para que se desarrollara un consenso entre los practicantes sobre cualquier procedimiento y remedio terapéutico. Esto crea una estructura en la cual los remedios son fáciles de identificar y de comprender. De acuerdo con los sistemas energéticos, la suma del efecto total de la dieta o suplemento es lo que cuenta. Por ejemplo, podemos saber gracias a la ciencia moderna que una hierba tiene cierta actividad antibacterial. Queremos darle esta hierba para tratar una infección aguda bacteriana. Pero también sabemos que esta hierba tiende a aumentar la temperatura corporal, por lo que es "hipermetabólica" o "caliente". Si el paciente tiene fiebre, o si la persona tiene particularmente la tendencia a desarrollar inflamaciones (calor) difíciles de controlar, pensaremos dos veces antes de usar esa hierba específica, ya que podría matar a la bacteria con facilidad y tratar la infección, pero la persona de manera total estará mucho peor que cuando comenzamos. En lugar de eso, buscaremos una hierba que pueda matar la infección, pero que tenga una energía "refrescante". Este tipo de acercamiento puede marcar la diferencia en la práctica clínica, nos da una herramienta invaluable para el manejo del caso a largo plazo y nos permite tratar a la persona como un ser humano completo. No queremos hacer que la persona empeore mientras pensamos que se está aliviando.

Usando el modelo energético, las propiedades de los alimentos y hierbas son cotejadas de manera sistémica de acuerdo con el sabor, temperatura, efecto antes y después de la digestión y factores similares.

Mientras los métodos de análisis de nutrientes modernos consisten en aislar e identificar los ingredientes claves activos (lo cual es increíblemente complicado y está muy lejos de ser completo, considerando lo reciente de este esfuerzo), el arte y la ciencia de entender el perfil energético crean una impresión completa, lo que nos ayuda a entender la naturaleza general del remedio y predecir con gran precisión las consecuencias esperadas de su uso.

Usar el sistema energético ayuda al profesional a empatar las acciones y la naturaleza de la medicina en cada paciente de manera individual. Esta categorización del individuo con energías se conoce de manera habitual como "diagnóstico diferencial". El término significa algo diferente que en la medicina convencional. En lugar de aplicar este proceso a las enfermedades para diferenciarlas unas de otras facilitando el diagnóstico, el sistema energético entiende este término como la diferenciación entre individuos, los cuales todos podrían tener el mismo diagnóstico en el sentido convencional. Coloque a diez pacientes con esclerosis múltiple o síndrome de fatiga crónica o neumonía. Cada uno de los pacientes en cualquier grupo tendrá características comunes, pero cada caso será único en la forma en que el paciente manifiesta la enfermedad. Un herbolario que use el paradigma de energéticas escogerá la prescripción herbal basado en la singularidad del caso, en lugar de ir sobre el diagnóstico común médico.

Muchos de los sistemas energéticos forman el espectro de las energías del cuerpo y mente de una manera diferente. Básicamente, todos están viendo prácticamente la misma cosa. Estos conceptos que son comunes en casi todos los sistemas de energéticas herbales son:

Temperatura. Se trata de la temperatura corporal, pero también se interpreta, por lo general, como significado del rango metabólico. El espectro es de caliente a frío.

Peso. Esta es una observación del peso corporal y también de la densidad de los tejidos.

Humedad. Es una observación sobre la lubricación de manera natural de los fluidos corporales y un grado de retención de líquidos.

Sabor. El sabor es en esencia la medida bioquímica de la composición. Generalmente hablando, lo podemos dividir en categorías energéticas. Las sustancias ácidas son calientes. Las sustancias alcalinas son frías. Los sabores ácidos son agrios, picantes y salados. Los alcalinos son amargos y astringentes. El sabor dulce aparece gracias a los carbohidratos, proteínas y grasas, los cuales producen reacciones ácidas en el cuerpo.

Nota sobre ortografía

El sánscrito, la lengua clásica de la India, está escrito en una forma llamada Devanagri, la cual es completamente diferente a la forma escrita romana que es la misma que se utiliza en el español. Es difícil emparejar el alfabeto romano con el alfabeto Devanagri. Además, el sánscrito cuenta con sonidos que no tenemos en el español. Por ejemplo, en sánscrito y otras ramas modernas, se usan consonantes inhaladas, que son letras separadas por las contrapartes no inhaladas. Un soplo de aire es liberado mientras se pronuncia la consonante.

Las palabras en sanscrito forman un escudo vertiginoso en la ortografía del alfabeto romano por las muchas formas diferentes de transliterar el sanscrito. Aunque hay un estándar en los métodos de transliteración desarrollados para el uso académico, estos sistemas no han sido aplicados de manera uniforme por escolares antiguos para transliterar términos. Así que la transliteración por lo general ayuda poco para tener una pronunciación adecuada.

Las autoridades británicas introdujeron una ortografía que refleja lo que ellos pensaron sobre cómo sonaban los términos.

Hay muchas lenguas modernas y dialectos que se hablan en la India. Cualquier hierba hoy en día puede tener una docena de nombres diferentes, muchas veces de alguna forma los nombres son similares, con variaciones en la pronunciación. Hemos escogido la ortografía más consistente en todo el libro. El lector puede encontrar diferentes nombres y formas de escribirlo durante sus estudios de cursos herbales en otras fuentes.

UNO

LA MEDICINA DE LA GENTE

David Eisenberg reveló en 1993, en un documento que confirmaba las sospechas secretas de muchos médicos convencionales: el 54% de los adultos estadounidenses habían usado al menos una terapia no convencional el año anterior.[3] Los investigadores calcularon que los estadounidenses realizaron más visitas a los médicos de salud alternativa en 1990, (el año del estudio), que a los médicos convencionales.

Una encuesta realizada en 1994 mostró que más del 69% de los médicos recomendó terapias alternativas a sus pacientes al menos una vez en un año.[4] El 23% de estos médicos habían incorporado estas alternativas en sus propias prácticas. El 47% habían utilizado terapias alternativas para sí mismos.

Se estima que en el 75% de todas las sesiones médicas se reportan síntomas de trastornos relacionados con el estrés. La medicina herbal es ideal para estos problemas indefinidos, no letales y los pacientes se muestran satisfechos con los resultados. Es eficaz y es relativamente fácil de aprender y de aplicar en estos casos. No obstante se requiere un poco más de tiempo para que el profesional pueda administrarla y educar a sus pacientes.

La humanidad ha estado utilizando las hierbas medicinales desde los inicios de la especie para mantenerse sana y tratar las enfermedades. A lo largo de los siglos, la medicina herbal ha sido de autotratamiento, en todas la culturas. Aún hoy en día, la mayoría del uso herbal, es en los hogares donde se aplica con éxito los principios de la medicina popular para el tratamiento de una gran variedad de enfermedades y para mantenerse saludable.

En nuestra cultura no hay nada mejor que la medicina moderna para la atención de emergencia en casos de traumas, fractura de huesos, accidentes de auto y ataques al corazón, aunque el Ayurveda tradicional también tiene mucho que ofrecer en esas áreas.

Para los estados crónicos, limitados y prepatológicos de la enfermedad, la medicina herbal funciona sin lugar a dudas. En muchas situaciones, las terapias naturales no sólo funcionan bien, sino que frecuentemente, son más económicas a largo y a corto plazo.

¿Qué son las hierbas medicinales?

Las hierbas son plantas comestibles, en otras palabras, alimentos concentrados. Por lo general son muy seguras, son ricas en nutrientes, y son útiles por sus componentes que pueden nutrir los tejidos y apoyar las respuestas de sanación del cuerpo. A menudo son muy potentes, pero rara vez crean dependencia o adicción. Tradicionalmente, la medicina herbal ha utilizado estas plantas en su forma entera, en preparaciones que requieren un procesamiento mínimo, incluyendo tés, polvos e ingredientes alimenticios.

No existe una definición específica de lo que constituye una hierba medicinal. Encontramos a las hierbas en un punto intermedio entre la comida y los medicamentos. Muchas hierbas son realmente nutritivas, al igual que la comida, y se utilizan principalmente como alimento. Otras tienen altas concentraciones de compuestos que no las hacen nutritivas en el sentido usual, pero que no obstante, sus acciones específicas pueden influir en los procesos del cuerpo para promover la curación. Estas hierbas se utilizan esencialmente debido a su efecto bioquímico específico.

La ciencia de la vida

Ayurveda es el sistema de curación holística de la India. Se traduce del sánscrito como "la ciencia de la vida" (ayus = vida, veda = conocimiento o ciencia). Se trata de una enorme colección de prácticas interrelacionadas que comprenden todos los aspectos de la salud y el estilo de vida de una persona. Ayurveda pone énfasis especial en la ciencia de la longevidad. Por supuesto, para lograrlo se centra en la promoción de una buena salud durante una vida prolongada.

Los antiguos seguidores de Ayurveda observaron y experimentaron cómo la gente podía vivir mejor y ser lo más feliz y saludable posible. Durante muchas generaciones de (cuidadosa y paciente) observación y exploración sistemática, registraron en escritos enciclopédicos lo que encontraron (qué funcionó y qué no funcionó, en casi todos los aspectos de la vida). Su cultura en aquel momento dio la oportunidad de observar de cerca a las mismas personas durante largos períodos de tiempo: en familias extensas de generación en generación. En la India existen valiosos documentos, llenos con registros de miles de años de antigüedad, todos en sánscrito por supuesto.

Probablemente Ayurveda es el sistema de sanación más antiguo del planeta. Se dice que es de origen divino, procedente del Señor Brahma, y que se remonta hasta el origen de la raza humana. Según eruditos de Ayurveda, este sistema da origen a la mayoría de los sistemas de curación actuales. Todos los sistemas médicos asiáticos evolucionaron del núcleo de Ayurveda. Incluso la acupuntura, que pasó a ser en gran medida una modalidad de curación china, tiene su origen en Ayurveda. Existen excavaciones arqueológicas en el norte de la India donde se han descubierto mapas precisos de acupuntura.

Los antiguos eruditos de Ayurveda eran nómadas y viajaban mucho compartiendo sus conocimientos en medicina y salud. Después de que la medicina ayurvédica estuvo bien desarrollada en la India, estos estudiosos y practicantes viajaron para obtener y compartir el conocimiento a lo largo de la cordillera del Himalaya, en países como Mongolia, China y el Tíbet, posteriormente llegando a Japón y el sudeste de Asia. Ellos o sus ideas, con el tiempo llegaron al sur de Europa.

Aunque los historiadores debaten las fechas que rodean al Ayurveda, algunas autoridades sostienen que hay evidencia de registros escritos que se remontan a 5000 años y con una tradición oral todavía más antigua que se remonta a miles de años más. Ayurveda ofrece al laico un marco para entender el cuerpo y la mejor manera para apoyar la búsqueda de su equilibrio.

La mayoría de nosotros hemos oído hablar de los Vedas, los pilares de la filosofía y de la religión hindú. Sabemos que hay cuatro Vedas: Rig, Sama, Yajur y Atharva. El Rig Veda es el libro más antiguo existente en cualquiera de las lenguas indoeuropeas, que data de alrededor del 3000 a.C. Se trata de una antología de versos sobre la naturaleza de la existencia y describe la cosmología conocida como "Samkhya", que es la base filosófica de Ayurveda y Yoga. Este Veda incluye versos sobre la naturaleza de la salud y la enfermedad, la patología y los principios del tratamiento. También, discute acerca de los tres *doshas*, y la práctica de la utilización de productos herbales para curar las enfermedades de la mente y el cuerpo y cultivar la longevidad.

Otro de los cuatro Vedas originales, el Atharva Veda, enumera las ocho divisiones del Ayurveda, las cuales son: medicina interna, cirugía de cabeza y cuello, oftalmología y otorrinolaringología, cirugía, toxicología, psiquiatría, pediatría, la ciencia del rejuvenecimiento (gerontología) y la ciencia del funcionamiento sexual.

En los tiempos védicos, los *vaidyas* (médicos ayurvédicos), eran sabios, médicos y devotos santos, profundamente dedicados, que veían la salud como parte integral de la vida espiritual.

A su debido tiempo, Ayurveda se convirtió en un sistema respetado y ampliamente utilizado para la sanación en la India. Alrededor del año 1500 a.C. ya se habían establecido dos disciplinas principales en Ayurveda. El colegio de médicos llevaba el nombre de su presunto fundador Atreya, y la escuela de los cirujanos fue conocida por el nombre de su fundador, Dhanvantari. Dhanvantari es considerado ampliamente como una figura divina.

Médicos y especialistas de países vecinos llegaron a las escuelas de Ayurveda en la India para aprender esta medicina. Los sabios de China, Tíbet, Grecia, Afganistán y Persia llegaron a aprender esta sabiduría y regresar con ella a sus propios países. Los textos ayurvédicos se tradujeron al árabe, y los médicos, como Avicena, quien citó textos ayurvédicos indios, establecieron la medicina islámica, que con el paso del tiempo, se hizo popular en Europa, y ayudó a formar las bases de la tradición médica europea.

Paracelso, una figura legendaria en la historia de la medicina moderna que practicaba en Europa en el siglo VI, elaboró y difundió un sistema de medicina que se basó fuertemente en Ayurveda.

Durante un período hace unos 1200 años, el Ayurveda se sometió a una reorganización sistémica. Algunas fuentes incluyendo el Departamento de Ayurveda, Yoga y Neuropatía, Unani, Siddha y Homeopatía (AYUSH), del Ministerio de Salud y Bienestar de la Familia del Gobierno de la India, dicen que esto ocurrió alrededor del 1000 a.C.[5] Las figuras principales de ese movimiento fueron Charaka y Sushruta, quienes escribieron los textos que llevan sus nombres, el *Charaka Samhita* y el *Sushruta Samhita*, los cuales fueron tratados maestros en medicina y cirugía, respectivamente (*samhita* significa compilación). Estas dos compilaciones datan de alrededor del 600 al 500 a.C. Junto con el *Ashtanga Samhita* (un compendio de obras incluso anteriores), se siguen utilizando hoy en día, y son los textos base para el estudio de este sistema.

El *Charaka Samhita* contiene varios capítulos extensos donde se discute sobre la medicina interna. Se describen unos 600 medicamentos de origen vegetal, animal y mineral. También cubre otras ramas de Ayurveda, incluyendo anatomía, fisiología, etiología, el pronóstico, la patología, el tratamiento y la medicina.

El *Sushruta Samhita* incluye descripciones de más de 100 tipos de instrumentos quirúrgicos, como bisturís, tijeras, pinzas y espéculos, junto con su uso. Se explica la disección y las cirugías, haciendo uso de vegetales y animales muertos. Se detalla la incisión, escisión, la extracción y el vendaje. También menciona otros temas tales como la anatomía, la embriología, la toxicología y la terapéutica, además de unos 650 medicamentos naturales. Se describe la rinoplastia (cirugía de nariz), un procedimiento utilizado por cirujanos en la actualidad.

La India fue gobernada desde el 1100 d.C. hasta 1800 d.C. por sucesivas oleadas de invasores musulmanes de Occidente, esencialmente persas. Las cortes y el gobierno estaban controlados por las potencias coloniales musulmanas en diversos grados. Durante casi 600 años la lengua franca en la India era el persa, o variaciones de este, por lo que una buena parte de la documentación de esa época no estaba en sánscrito ni tampoco inglés.

La inmigración musulmana en la India trajo consigo el sistema de medicina que se usaba en Oriente Medio, el cuál era una amalgama de ideas griegas y de farmacopea nativa. Las culturas desde el sur de Asia hasta Europa y desde la India hasta Grecia, habían tenido algún contacto entre ellas desde hacía siglos, y las ideas sobre la medicina se cruzaban en pensamiento y en práctica en toda esta franja de la geografía. La medicina griega, tal como se practicaba en la antigua cultura griega, se parecía sustancialmente al Ayurveda. Una vez introducidas estas ideas en la cultura musulmana, el Ayurveda regresa a la India, de vuelta a su origen. En la India, esta medicina musulmana se le llama Unani-Tibb. "Unani" es una forma de "jónico", y "griego".

Unani es esencialmente Ayurveda, con textos en un idioma diferente, y algunos materiales médicos adicionales importados desde el occidente. En términos prácticos, Ayurveda y Unani están tan mezclados y son tan universalmente utilizados, que no hay diferencia. Los textos de ambos sistemas están disponibles en traducciones al inglés.

Alrededor del año 1600, la Compañía Británica de las Indias Orientales tomó el control de la India. En 1833, tomó la iniciativa de prohibir todas las escuelas ayurvédicas y se estableció la primera universidad médica occidental. Ayurveda continuó sólo en las zonas rurales, donde los practicantes locales trataban a los que optaban por no usar la medicina europea.

El despertar del nacionalismo y el movimiento de autogobierno ganó fuerza a principios del siglo XX.[6] Los valores culturales indios y su forma de vida, así como el interés en el Ayurveda como un sistema de salud tradicional, surgieron de nuevo. En 1916, los miembros del Consejo Legislativo Imperial presionaron al gobierno colonial británico para aceptar el Ayurveda, y desarrollarlo con bases científicas. En 1920, el Congreso Nacional de la India exigió al Gobierno patrocinio para Ayurveda, y los gobiernos provinciales comenzaron a otorgar financiamiento. Varios estados comenzaron la formación de escuelas para profesionales de Ayurveda. Mahatma Gandhi inauguró el *Ayurvedic and Unani Tibbia College* en Nueva Delhi en 1921. Ayurveda no podía ser arrebatada de las personas, debido a que hacía parte de la forma en que vivían y se cuidaban a sí mismos y de esta manera, continuó como una base y legado de curanderismo basado en la tradición. Después de la independencia en 1947, con el movimiento de renacimiento, ganó aún más impulso. La primera Conferencia de Ministros de la Salud determinó que Ayurveda se debía desarrollar para proporcionar servicios de salud a las personas. A su debido tiempo, Ayurveda obtuvo el reconocimiento oficial y se convirtió en una parte del sistema nacional de salud. Consecutivo a estos hechos, poco a poco, las escuelas se recuperaron.

El idioma inglés llegó con los británicos. Cualesquiera que sean los beneficios o problemas de la dominación colonial, uno de los beneficios fue una nueva lengua franca. Debido a que la India incluye muchas decenas de superposiciones de lenguas y dialectos, la publicación médica en los últimos 300 años ha sido en inglés, por lo que es fácilmente accesible a los lectores globales.

En Ayurveda, la mente, el cuerpo y el espíritu están inextricablemente entrelazados. Ayurveda y Yoga son prácticas hermanas, dos caras de la misma moneda. Ayurveda es la parte física y médica de las filosofías y principios por los que los ayurvédicos viven y enseñan, mientras que el Yoga es la ciencia del desarrollo espiritual. Ayurveda busca crear un equilibrio entre el cuerpo, la mente, las emociones, el espíritu y el medio ambiente, y hace hincapié en la capacidad del cuerpo humano para curarse a sí mismo, con la ayuda y el apoyo de una variedad de terapias no tóxicas, incluidos los alimentos medicinales, programas dietéticos y medicamentos a base de hierbas.

Hoy en día, muchos de los "descubrimientos" médicos y de salud que a diario son anunciados por científicos como grandes avances, ya se habían observado y documentado tiempo atrás por Ayurveda. La ciencia moderna está "descubriendo" la eficacia de los alimentos curativos, nutrientes y hierbas cada día, la mayoría de los cuales ya fueron "probados" en los ojos ayurvédicos como útiles y eficaces.

Hoy en día, hay más de 100 escuelas de Ayurveda en la India que otorgan títulos médicos. Más de 300.000 médicos ayurvédicos son miembros del Congreso *All India Ayurveda*, la organización médica más grande en el mundo.

Ciertamente, diferentes culturas enfatizaban diferentes aspectos del sistema de Ayurveda y la interpretaron a su manera, individualizando algunos aspectos considerablemente. Estas, emplean diferentes tipos de hierbas (por lo general las nativas de sus tierras). Tenemos algo que aprender de cada cultura y de la forma en que utilizan los medicamentos naturales para la curación y la prevención.

Ayurveda hoy en día en la India

Ayurveda se practica en todo el mundo. No obstante, ha tenido algunas dificultades en las últimas décadas en su país de origen. Durante la ocupación británica, Ayurveda estaba en un estado de decadencia en la India, ya que el gobierno estaba más a favor de la alta tecnología de la medicina occidental.

Después de que los europeos se fueron a mediados del siglo XX, el Ayurveda tuvo una batalla cuesta arriba para restablecer las escuelas, infraestructura y manufactura farmacéutica necesarias para prestar asistencia sanitaria a una población que ahora cuenta con más de mil millones de almas. En las últimas décadas del siglo pasado, se cumplió con esto casi a cabalidad.

Hoy en día, Ayurveda está experimentando un renacimiento, comparable al resurgimiento de la curación natural, que se inició en la década de los sesenta en Estados Unidos. Las escuelas y hospitales se están abriendo a este conocimiento de curación y están empezando a obtener el respeto que se merecen. ¡Intereses por dentro y por fuera del Ayurveda, lo está convirtiendo en moda en la tierra de su nacimiento!

Hoy en día, especialistas practican en estas categorías oficiales:

1. Ayurveda *siddhanta* (principios fundamentales)
2. Ayurveda *samhita* (textos y literatura)
3. *Rachna sharira* (anatomía)
4. *Kriya sharira* (fisiología)
5. *Dravya guna vigian* (materia médica y farmacología)
6. *Ras-shastra* (medicina mineral)
7. *Bhaishajya kalpana* (farmacología)
8. *Kaumar bharitya* (pediatría)
9. *Prasuti tantra* (ginecología y obstetricia)
10. *Swasth-vritla* (medicina social y preventiva)
11. *Kayachikitsa* (medicina interna)
12. *Rog nidan* (patología)
13. *Shalya tantra* (cirugía)
14. *Shalkya tantra* (ojos y otorrinolaringólogía)
15. *Mano-roga* (psiquiatría)
16. *Pancha karma* (desintoxicación)

El sistema legal en la India difiere al sistema occidental y las condiciones son favorables para la práctica de Ayurveda.

Yogi Bhajan dijo: "En la India encontrarán que no es como en los Estados Unidos, donde solo un médico puede practicar y nadie más. Hay tres sistemas que son practicados con la misma gracia. Los hospitales, los dispensarios, los consultores, los curanderos, las asociaciones médicas no se pelean entre sí. Hay ciertas enfermedades para las que no existe un tratamiento alopático ni homeopático".[7]

DOS

LOS CINCO ELEMENTOS Y LA BASE DE AYURVEDA

Nuestra vida es existencia, incluyendo el cuerpo, junto con la mente y el espíritu, el alma y la conciencia pura. Cada individuo es indivisible, es un fenómeno único. Comprender la individualidad es conocerse a sí mismo, lo que uno es. Conocerse a sí mismo es el fundamento de la vida y la base de la salud y la felicidad. Si usted no sabe quién es, la vida se convierte en un juego sin sentido. La creación del universo y la creación del hombre son lo mismo según Ayurveda.[8] Yogi Bhajan le gusta decir, "Como es arriba, es abajo". [9] Cada persona es un reflejo de lo divino.

Esa conciencia divina, ese divino entendimiento,
que existe en cada ser humano,
se llama *Purusha*.
Yogi Bhajan lo dice de esta manera,
Ang sang waheguru
Cada extremidad pertenece a Dios

Energética de Ayurveda

Ayurveda brinda un enfoque completo de la salud y el estilo de vida. Este sistema incluye dietas, ejercicio, rutinas de actividades, prácticas psicoterapéuticas, masaje, y, por supuesto, la medicina botánica, que es la base de la terapéutica ayurvédica.

La gente de las culturas antiguas experimentaba el mundo natural en el que vivían, y trataron de desarrollar una forma sistemática de entender su relación con él. Pensaron que estaban hechos del mismo material que el resto del mundo natural, y por lo tanto, que estaban sujetos a los efectos de las circunstancias del entorno en que vivían. De cultura en cultura, a menudo muy separadas por la distancia y el tiempo, la gente llegó a conclusiones muy similares acerca de cómo sus cuerpos respondían a los cambios del clima, la dieta, la estación del año, y así sucesivamente.

Los curanderos en estas culturas, juntaron metáforas sistemáticas de cómo los medicamentos interactúan con el cuerpo y la mente, basado en siglos de observación a sus pacientes. Poco a poco surgió un consenso. Para entender el tratamiento ayurvédico y el manejo de la salud, tenemos que entender los conceptos fisiológicos subyacentes que forman la cosmovisión ayurvédica.

Fundamentalmente, los antiguos sabios concluyeron que "lo semejante aumenta lo semejante". En otras palabras, cuando un factor externo se introduce en el cuerpo, va a crear una reacción similar en el cuerpo de la persona que experimenta el cambio. Por ejemplo, salir al clima frío hará que el cuerpo se enfríe. Comer comida pesada hará su cuerpo pesado. Esto parece obvio en la superficie, y en última instancia es bastante fácil de entender intuitivamente, pero reuniendo todas las complejidades de cualquier posible efecto de todas las posibles medicinas naturales en cada persona, es una tarea de enormes proporciones. Esta metáfora del sistema energético es lo suficientemente compleja como para representar al humano, pero el concepto es lo suficientemente simple como para ser útil.

La evaluación energética del cuerpo, se basa en experimentar el cuerpo con los sentidos humanos. Puesto que cada uno experimenta el mundo en formas sutilmente diferentes, puede tomar muchos siglos desarrollar un consenso sobre un remedio específico, entre los profesionales. Esto, crea una estructura consistente en la cual las hierbas pueden ser identificadas y comprendidas. De acuerdo a los sistemas energéticos, incluyendo Ayurveda, la suma total de un medicamento, por ejemplo una hierba, es la consideración importante.

Por ejemplo, gracias a la ciencia moderna, podemos saber sobre una hierba que contenga actividad antibacteriana. Queremos emplear esa hierba para tratar una infección bacteriana aguda. Pero también sabemos que la hierba tiende a aumentar la temperatura corporal, es decir, que es "hipermetabólica", o “caliente”. Si el paciente tiene fiebre, o es una persona que es particularmente propensa a desarrollar una inflamación que es difícil de controlar, pensaríamos dos veces antes de utilizar esta hierba específica. Podría matar a la bacteria, y tratar la infección, pero al final, la persona podría perjudicarse más que antes de haber empezado su tratamiento. En su lugar, nos gustaría buscar una hierba que mate la infección, pero que tenga una energía "refrescante". Esta diferencia de enfoque puede hacer un mundo de diferencia en la práctica clínica, y nos da una herramienta muy valiosa en el manejo del caso a largo plazo, y en el tratamiento de la persona como un ser humano completo. No queremos que la gente empeore.

Usando un modelo energético, la Compañía Británica de las India Orientales, coteja las propiedades de las hierbas sistemáticamente de acuerdo con su sabor, temperatura, su efecto antes y después de la digestión, y otros factores similares.

Ayurveda se basa en el concepto de los cinco elementos primarios, o "estados de la existencia", que componen todas las interacciones de la materia, la energía en el cuerpo humano y todo a su alrededor. Estos cinco elementos (*mahabhuta* o *tattva*) son la base fundamental de la teoría de la anatomía, fisiopatología y farmacología. Ayurveda asigna todas las interacciones de la materia- energía en el mundo con este esquema de los cinco elementos primordiales (conceptos metafóricos que describen los procesos fisiológicos e interacciones medioambientales): tierra, agua, fuego, aire y éter.

Estos cinco "estados de existencia" describen las formas en que la materia y la energía pueden interactuar. Los semejantes aumentan semejantes, por lo que si su cuerpo contiene un exceso del elemento tierra, comer alimentos en los que predomina la tierra, aumentará más la tierra: pesado, estable y sólido.

En la terapia, solo es necesario conocer el equilibrio de la proporción de los elementos en todas las partes del cuerpo para dar forma a un diagnóstico preciso. En la práctica, Ayurveda le da nombre a las enfermedades, pero solo por conveniencia en la discusión, ya que todo diagnóstico se basa en el perfil de cada caso individual. Así como el cuerpo está compuesto de los cinco elementos, todas las demás sustancias en el planeta están igualmente integradas. La nutrición y los medicamentos herbales interactúan con los tejidos del cuerpo de acuerdo a las características innatas de los cinco elementos en la persona.

Ayurveda se basa en una noción universal, expresada en la naturaleza en términos bipolares (*Shiva* y *Shakti*). Las enfermedades, hierbas medicinales y terapias se clasifican de manera similar en un esquema bipolar como "calientes” o “frías," "fuerte” o “débil" y así sucesivamente. Además, subdivide aún más la energía natural en los conceptos de los "cinco elementos" y los "tres humores", este último, asumiendo una posición central en Ayurveda.[10]

Cuadro 1: Los cinco elementos

Elemento	**Éter (espacio)**	**Aire (gas)**	**Fuego (poder)**	**Agua (líquido)**	**Tierra (sólido)**
Nombre	*Akasha*	*Vayu*	*Tejas*	*Jala, o apas*	*Prithvi, o bhumy*
Naturaleza	Vacío (espacio sin existencia física)	Móvil, dinámico (existencia sin forma)	Transformación (forma sin sustancia)	Flujo (sustancia sin estabilidad)	Fijo, rígido (sustancia estable)
Cualidades	Suave, ligero, sutil, liso, promueve el sonido	Ligero, seco, frío, áspero, claro, sutil, suave, oleoso, promueve el tacto	Caliente, intenso, sutil, ligero, seco, claro, fuerte, aceitoso, promueve la visión	Líquido, oleoso, lento, suave, liso, opaco, pegajoso, fuerte, promueve el sabor	Pesado, áspero, duro, lento, estable, grueso, seco, denso, promueve el olor
Efectos farmacológicos	Suavidad, porosidad, ligereza	Asperidad, resequedad Ligereza, aversión	Calor, oxidación, metabolismo, brillo, resplandor, color	Pegajoso, oleosidad, compacto, suavidad, humectación, alegría	Gordura, pesadez, compacto, estabilidad
Sentido y órgano	Auditivo Oído	Tacto Piel	Vista Ojos	Gusto Lengua	Olfato Nariz
Acción y órgano	Habla y boca	Agarrar Manos	Caminar Pies	Procreación Genitales	Excreción Ano
Efecto positivo	Iluminación de la mente silenciosa	Vigor	Claridad	Jugoso	Estabilidad
Efecto negativo	Dolor de vacío	Exhausto	Manipulación	Pegajoso	Petrificación

TRES

LOS TRES *DOSHAS*

Para facilitar la conceptualización de las acciones de las energías de estos cinco elementos, y para su aplicación terapéutica en el diagnóstico y el tratamiento, los cinco elementos, tal como se manifiestan en el cuerpo, se condensan en tres fuerzas metabólicas primarias llamadas *doshas*. Estas fuerzas son la base de todo el fundamento teórico del diagnóstico y la terapéutica ayurvédica.

Estas "fuerzas maestras" del bienestar son las responsables de promover y mantener el equilibrio de la salud diaria y permanente de la persona. Ayurveda define la enfermedad como un desequilibrio en los *doshas*.

El término *dosha* se traduce a menudo como "falla". Los *doshas* representan las formas en que un tipo particular de energía tiende a salirse de balance. El término también se ha traducido como "energía", "esencia", "influencia", "humor" y "transportador".[11] Son "tendencias maestras" que pueden salirse de control en el cuerpo en un momento dado, si se les permite hacerlo. Cada *dosha* trata de abrumar a los otros dos y dominar. Los otros dos se resisten y tratan de restaurar el equilibrio.[12]

La tarea fundamental de un ser humano es alcanzar la meta de la conciencia pura indiferenciada (*nirvana*). El cuerpo humano existe como una entidad física, debido a la mezcla de los cinco elementos con el alma, la mente, el ciclo de renacimiento y de los sentidos. Los *doshas* unen los "Cinco Grandes Elementos" en el cuerpo vivo."[13] Visto de esta manera, los *doshas* se entienden con toda razón como las tres faltas.

Kapha dosha mantiene la estructura, la solidez y la lubricación en el cuerpo, la formación del tejido conectivo y músculo-esquelético. Es húmedo, oleoso, frío, pesado, lento y estable, y se manifiesta con esas cualidades en el cuerpo. Tiene una función *anabólica* (construcción de tejido).

Pitta dosha mantiene las secreciones digestivas y glandulares, el calor corporal y el metabolismo, incluyendo enzimas digestivas y la bilis. Es húmedo y oleoso, caliente, luminoso e intenso. Tiene una función *metabólica* (abastece de energía a los tejidos). *Pitta* predomina en el intestino delgado, la región más intensa del cuerpo, la cual tiene la tasa metabólica más alta. Realmente, se está describiendo la intensidad. Es una metáfora de la destrucción, especialmente la destrucción durante el proceso digestivo. Ayurveda dice que la bilis es la esencia más concentrada de *pitta*. Por supuesto, la bilis es el líquido más alcalino en el cuerpo. El ácido del estómago, el fluido más ácido en el cuerpo es también un sitio de *pitta*.

Vata dosha mantiene el movimiento en el cuerpo, incluyendo la respiración y la movilidad de las articulaciones. Es seco, frío, ligero e irregular. Tiene una función *catabólica* (eliminatoria). *Vata* predomina en el intestino grueso. Se supone que los contenidos fecales son ligeramente ácidos, pero en general podemos considerar que por el efecto de *vata* de enfriar todo el cuerpo que es ligeramente alcalino.

Desde el punto de vista ayurvédico, todas las funciones que se producen en el cuerpo en todo momento son el resultado de los *doshas*. Cada acción afecta su equilibrio. Los tres *doshas* están menguando o fluyendo en el cuerpo en todo momento.

Por consiguiente, las preocupaciones fundamentales, cuando se mira la salud desde un enfoque ayurvédico son:

• ***Vikruti***: el relativo equilibrio de los *doshas* en un momento dado (corto plazo: los síntomas y la enfermedad).

• ***Prakruti:*** nuestra constitución, definida por nuestro *dosha* principal y la tendencia que tendrá en el resto de nuestras vidas (a largo plazo).

De acuerdo con el Dr. Lad, "La salud es un estado perfecto de conciencia" y Ayurveda define la salud como:

Samadoshaha samaagnischa, samadhatumalakriyaha, prasannaatmindriyamanaha

Swastha significa "salud". *Swa* significa "célula", *stha* significa "situado, localizado, arraigado o anclado". Estamos en un estado de *swastha,* el estado de felicidad y salud, cuando estamos totalmente anclados al verdadero yo.

Cuadro 2: Los *doshas* y sus características generales

	Vata	*Pitta*	*Kapha*
Elementos	Aire y éter	Agua y fuego	Tierra y agua
Función	Movimiento, regulación nerviosa, respiración, circulación, excreción	Digestión, metabolismo, asimilación, calor corporal, secreción glandular	Solidez, estabilidad, lubricación, construcción de tejido
Humedad	Seco	Oleoso (húmedo)	Oleoso (húmedo)
Temperatura	Frío	Caliente	Frío
Densidad	Ligero	Ligero	Pesado
Viscosidad	Móvil Enrarecido	Fluido	Viscoso Denso
Tendencia de acción	Irregular	Intenso	Estable
Textura	Áspero	Líquido Mal oliente	Suave
Estado energético	Cinético	Balance	Potencial
Regula (físico)	Movimiento, respiración, deseos naturales, transformación de tejidos, funciones motoras y sensoriales	Calor corporal, temperatura, digestión, hambre, sed	Estabilidad, energía, lubricación y viscosidad
Efecto en los tejidos	Destructivo para todos los *dhatus*	Mejora el tejido sanguíneo	Promueve todos los tejidos
Produce (emocional)	Falta de arraigo Miedo	Percepción, comprensión	Perdón, codicia, apego, posesividad
Proceso de enfermedad	80% de los casos	15% de los casos	5% de los casos

Subdoshas

Cada uno de los *doshas* es dividido en cinco *subdoshas*, basado en el lugar y la acción de las energías. Estas subcategorías ayudan a definir más allá los desequilibrios energéticos.

Cuadro 3: Los *doshas*, sus energías, ubicación y *subdoshas*

Dosha	*Vata*	*Pitta*	*Kapha*
Función	Movimiento	Digestión, metabolismo	Solidez, estabilidad, lubricación
Elementos	Aire y éter	Fuego y agua	Agua y tierra
Órganos, sistemas	Respiratorio, cabeza (fuerza, determinación), perístasis, excreción (heces, orina, feto, flatulencia semen, menstruación) circulación (nervio, linfa, sangre), colon, muslos, huesos, oídos, piel	Intestino delgado (bilis, quilo), piel, ojos, hígado, mente (digestión de los estímulos sensoriales), sangre, sudor	Articulaciones (fluido sinovial), lengua (saliva), estómago (mucosidad), cerebro (fluido cerebro-espinal), pecho (lubrica los pulmones, corazón), grasa
Tratamiento	Aceite	Ghee	Miel
Subdoshas	*Prana* (vital) Corazón, cavidad bucal, cerebro, tórax, oído, nariz, lengua, sistema nervioso, mente, sentidos	*Alochaka* (visión) Ojos, visión	*Tarpaka* (agrada) Refresca la cabeza. Ojos, oído, nariz
	Udana (hacia arriba) Tórax, garganta Sonido, habla	*Sadhaka* (satisfacer) Corazón, intelecto, memoria	*Bodhaka* (sentir) Raíz de la lengua, apetito, lubrica los alimentos
	Samana (equilibrar) Intestinos, movimiento de los fluidos corporales	*Ranjaka* (da color) Hígado, bazo, sangre	*Avalambaka* (da soporte), tórax, enfría el sistema
	Vyana (difundir) A través de todo el cuerpo, distribuye los nutrientes	*Pachaka* (jugos digestivo) Duodeno, fuego digestivo	*Kledaka* (humedece) Estómago, humedece el estómago
	Apana (hacia abajo) Colon, sistema urinario, reproductivo, eliminación	*Bhranjaka* (brillante) Piel, brillo saludable	*Sleshaka* (flema) Lubrica las articulaciones

Tridosha y la mente

La cosmovisión ayurvédica está estrechamente relacionada con la filosofía Samkhya, una de las escuelas clásicas de filosofía en el pensamiento de la India. Esta postula que *Purusha* (sin forma, masculino) y *Prakruti* (forma, femenino) son las fuerzas cósmicas que crean el mundo y todo lo que hay en él, y dentro de la fuerza creadora, *Prakruti*, están los tres *gunas* o cualidades.

Sattva (esencia) es el potencial creativo. Representa la alegría, el estar contento, la paz y la armonía. *Rajas* es la fuerza vital activa. Representa la energía, el cambio, la emoción y la turbulencia. *Tamas* es el potencial de la fuerza destructiva, a menudo es descrita como inercia. Representa descanso, apatía, inercia, depresión, el deterioro y la resistencia.

Cada *guna* es necesario para que el ser humano viva con éxito en la Tierra. El reto es ser lo suficientemente flexible para el uso del *guna* correcto dependiendo de la actividad del momento. Para pedirle a un jefe por un trabajo deseamos utilizar *rajas*. ¡Tenemos que ser un poco agresivos! En general, el objetivo del Yoga y el Ayurveda es avanzar hacia un estado de mente *sáttvica*, y llevar una vida *sáttvica* tanto como sea posible. El objetivo es la armonía, sin embargo, podemos mantener una pizca de *rajas* y *tamas* para acomodar el movimiento y el reposo.

Prakruti crea la Inteligencia Cósmica (*mahad*). A partir de *mahad* viene el ego (*ahamkara*). *Ahamkara* se divide en los tres *gunas* primordiales del universo: *sattva*, *rajas* y *tamas*. De los tres *gunas* vienen todas las manifestaciones del universo orgánico e inorgánico, incluyendo los cinco elementos, los cinco órganos de acción y la mente.

En Occidente, se considera a la mente como una sola entidad, en esencia divorciada del cuerpo, pero de alguna manera relacionada. El cuerpo y la mente pueden influirse mutuamente. Una visión alternativa cada vez más popular es que la mente no es más que un conjunto de reacciones químicas en el cerebro, y por lo tanto la mente es solo física.

Ayurveda clasifica la mente en varios aspectos:

- *Chitta*: sustancia mental.
- *Manas*: emocional, el aspecto sin forma de *chitta*, conectado a los sentidos.
- *Buddhi*: intelecto, estructuras formadas en *chitta*.
- *Vritti*: pensamientos, burbujas en *chitta*.

- *Samskaras*: residuos sutiles de los pensamientos, acciones y eventos.
- *Vasana*: acumulación de *samskaras* que modifica los pensamientos y el comportamiento.
- *Manas srotas*: los canales sutiles de *chitta* en todo el organismo.

De acuerdo con Yogi Bhajan, la mente produce mil pensamientos en un cerrar y abrir de ojos. Pocos llegan al nivel de la conciencia. Yogi Bhajan describe la mente como tres diferentes entidades:

- Mente negativa: actúa primero para calcular el peligro en cierta situación, toma acciones inmediatas para evitar el peligro, evalúa los posibles resultados negativos de cualquier acción, trae el rasgo de la obediencia.
- Mente positiva: actúa en segundo lugar para calcular el beneficio de cualquier situación, toma acción para obtener un beneficio, evalúa los posibles resultados positivos de cualquier acción, trae el rasgo del optimismo.
- Mente neutral: toma la información de la mente negativa y de la mente positiva y teje las consecuencias, trae el rasgo del servicio (lograr una mente neutral es la meta de Yoga).

Los aspectos de la mente a menudo se clasifican en función de los tres *gunas*. *Medhya* es un concepto que implica la inteligencia o sabiduría. Es el desarrollo mental, o la terapia mental. *Medhya* también significa algo que es poderoso, fuerte y puro.

Hay muchas formas de llevar *medhya* en la mente. Puede aplicarse cualquier cosa que promueva el *sattva guna*. Los *yamas* y *niyamas* de Yoga están dirigidos a este. Las hierbas medicinales ayurvédicas juegan un papel, y los preparados de *bhasma* que contienen esmeraldas, oro y diamantes son importantes.

Típicamente se cree que las hierbas y terapias *medhya* promueven las capacidades que en el mundo Occidental llaman mente. Las hierbas *medhya* engendran y convocan a la inteligencia, memoria y percepción mental. Estas hacen que la mente sea digna de sacrificio a lo Divino.

CUATRO

EL CAMINO DE LA SALUD Y LA ENFERMEDAD EN AYURVEDA

Ayurveda es un acercamiento completo a la salud física, mental y espiritual. La meta es preservar lo que se nos ha dado y trabajar consistentemente para lograr la perfección. Idealmente, nos gustaría empezar con una persona concebida y nacida de una madre saludable para así comenzar la vida con el regalo de una salud robusta. Después nos concentraríamos en construir las reservas para su vida posterior. Si constantemente estamos tratando una enfermedad, estamos practicando una forma inferior de Ayurveda.

Para comprender el tratamiento ayurvédico y el manejo de la salud tenemos que entender las bases de los conceptos psicológicos que forman la visión de Ayurveda. El sistema energético en Ayurveda está basado en la experiencia sensorial humana, así como la intuición y la revelación de expertos. Es inminentemente una forma útil y práctica para entender y predecir cómo la salud de una persona se beneficiará de las cosas que le podemos ofrecer.

Anatomía ayurvédica

En la práctica moderna, Ayurveda entiende y reconoce las ideas de anatomía y fisiología contemporáneas.

No obstante, la fisiología ayurvédica es mucho más antigua. Estas ideas aparecieron mucho antes de los microscopios y la química moderna. Aparecieron a partir de siglos de paciente observación y experimentaciones interminables.

Los conceptos de la anatomía ayurvédica son energéticos y dan una impresión muy precisa de lo que pasa en el mundo real con los pacientes reales.

Ayurveda conceptualiza un plan donde los alimentos son consumidos y desglosados en pasos sucesivos, hasta que la energía es procesada y llevada a todos los tejidos del cuerpo.

Un alma individual es representada por el fuego en el pensamiento védico. Este fuego espiritual es llamado *agni*, que significa guía interna. La meta última de los practicantes de Yoga y Ayurveda, es desarrollar el *agni* interno en su gloria total. El fuego del *agni*, la chispa misma de la vida, se manifiesta en diferentes formas en el cuerpo humano.

El fuego del estómago (*jatharagni*) comienza a desglosar los alimentos. El fuego en el hígado (*bhutagni*) extrae la energía de los elementos de los alimentos.

En cada estado, el *agni* apropiado (proceso de tejido metabólico) actúa para formar el tejido, y después pasar los productos metabólicos al siguiente tejido. El proceso comienza con *rasa*, y progresivamente se va refinando mientras persisten las acciones metabólicas. En última instancia, la esencia más refinada de *Prana* en el cuerpo se involucra para formar las secreciones reproductivas.

Los siete tipos de tejido (*dhatus*)

Una característica única de la fisiología ayurvédica es el concepto de la formación de cada tejido humano a partir de un tejido previo en forma ascendente en su complejidad. La palabra *dhatu* significa "soporte" o "el que soporta".

Los alimentos son digeridos hasta que se convierten en quilo, *ahara rasa*, o la esencia de los alimentos. *Ahara rasa* se convierte en *rasa dhatu* (el plasma de la sangre), el tejido más simple. *Rakta* se convierte en *mamsa* (tejido muscular), y así sucesivamente.

Otro grupo de clasificación son los *upadhatus*, donde se incluye el cabello, las uñas y los ligamentos. Son estructuralmente importantes, pero usualmente no son incriminados en las condiciones de las enfermedades. Los *dhatus* y *upadhatus* forman conjuntamente el groso del cuerpo físico humano.

Los siete tipos de tejido (*dhatus*)

Tejido	Nombre	Tejido secundario
Rasa	Plasma	Menstruación y lactancia
Rakta	Sangre	Tendones y vasos sanguíneos
Mamsa	Músculo	Músculo y piel
Medas	Tejido adiposo	Grasa y sudor
Asthi	Hueso	Dientes, unas y cabello
Majja	Médula espinal y nervios	Lágrimas
Shukra	Tejido reproductivo y semen	Órganos sexuales

Ama

Esta idea es un concepto clave: cuando uno ingiere sustancias en el cuerpo, principalmente alimentos, si no se procesan correctamente las partículas no son metabolizadas o eliminadas apropiadamente. Este deshecho acumulado es *ama*. Este concepto general de *ama* cubre casi cualquier sustancia o energía que se origina de una digestión o partículas metabolizadas de manera inapropiada. Es muy similar al concepto en sanación natural occidental de “toxicidad”.

Estos productos tóxicos de una digestión inapropiada se acumulan en los canales (*srotas*) del cuerpo. Las obstrucciones comúnmente observadas de los *srotas* o *nadis* son el hígado (se reduce el paso de la bilis), el tracto urinario, las trompas de Falopio, arterias y el tracto respiratorio.

La toxicidad de *ama* tiende a acumularse en donde haya una debilidad en el cuerpo, lo que resulta en una enfermedad. La idea se ejemplifica en la osteoartritis, que es llamada *amavata*, cuyo significado es “acumulación de *vata* y *ama* en las articulaciones”. El término *sama* significa “con *ama*”.

Un *agni* digestivo bajo (*agnimandya*) crea *ama*, pues los alimentos no pueden ser digeridos completamente. El *agni* bajo del tejido (*dhatu agnimandya*) retardará la formación del tejido particular y se produce *ama*. Además, durante el proceso catabólico, la desintegración del tejido, burdo o sutil, se produce el tejido de desecho (*kleda*). Se le llaman productos sutiles de deshecho o *kleda*. Esto es normal, y el exceso es excretado del cuerpo. Cuando esta excreción se vuelve insuficiente, se acumula en el cuerpo, y se transforma en sustancia tóxica (*ama*). *Ama* usualmente obstruye *vata*, así que el movimiento y los impulsos de los nervios de esa parte del cuerpo son obstruidos.

Características de *ama*:

- Siempre son sustancias que no son digeridas completamente, así que no son homogéneas
- Tiene olor desagradable (se experimenta solo cuando *ama* se combina con excreciones: sudor, orina, y heces, esputo o vómito)
- Muy pegajoso

Síntomas de acumulación de *ama*:

- Se presenta un recubrimiento de la lengua, en especial al levantarse por la mañana
- Fatiga frecuente o letargo
- Obstrucción (*srotorodha*): estagnación y disturbio en el transporte de cualquier *srota*, incluso a nivel celular
- Pensamiento turbio
- Dolores
- Inflamación y gas
- Manchas en la piel
- Fluidos corporales pegajosos
- Mal aliento

El punto focal de la mayoría de los procedimientos terapéuticos es limpiar el *ama* del cuerpo, claro está, que es mejor prevenir su formación en primer lugar. Cuando *ama* se combina con los *doshas* en desequilibrio, las enfermedades podrán manifestarse pronto.

Salud digestiva óptima

En una conversación normal, no se mencionan síntomas como estreñimiento, gas, diarrea y síndrome del colon irritable. Probablemente, usted esté muy ocupado pensando en la cara o la cintura, como para reflexionar sobre su colon. Pero Ayurveda dice que es mejor que piense en su digestión, ya que es el sistema más importante del cuerpo, y el comienzo de una buena salud o una vida llena de problemas.

Afortunadamente, puede perfeccionar su digestión (*panchan*) y el proceso de eliminación siguiendo reglas básicas de estilo de vida. Y si llega a tener algunos problemas en el camino, algunos remedios naturales ayurvédicos directos y efectivos le regresarán al equilibrio.

Los herbolarios ayurvédicos están tan interesados en lo que sale del cuerpo como en lo que entra. Si los alimentos no son digeridos apropiadamente, o no pueden salir los productos de desecho de la digestión, casi se puede decir que ni siquiera importa lo que entra por la boca.

El estómago es donde sucede la acción real. Es el primer paso del camino digestivo donde poderosos químicos se mezclan con la masa de los alimentos. Si estos jugos digestivos están bajos, (incluyendo el ácido hidroclorídrico y la bilis), entonces el proceso completo será débil desde el principio.

Los herbolarios tradicionales de todo el mundo están de acuerdo que las hierbas amargas promueven las secreciones digestivas y aceleran la digestión. La cocina ayurvédica incluye por lo general pequeños platos con condimentos intensamente amargos para ser consumidos antes del primer bocado de la comida, para estimular las secreciones y que los alimentos se muevan a un buen paso. El melón amargo o el *chutney* de fenogreco pueden ser utilizados. Las hierbas amargas reducen el gas, la inflamación y los síntomas de alergias de alimentos e indigestión. La raíz de genciana es el "digestivo amargo" más popular en la herbolaria Occidental y en Ayurveda. Otros digestivos amargos incluyen raíz de arrayán, diente de león y chiretta.

El *agni* es la energía del fuego en el metabolismo y la digestión. Cada órgano, y en este caso, cada célula tiene *agni*. En una discusión normal, el término que se usa, describe las energías recolectadas en el tracto digestivo, el cual es responsable de romper y absorber los alimentos durante el proceso de la digestión. El *agni* del estómago es *jatharagni*, el fuego digestivo burdo. El *agni* trabaja en los nutrientes del estómago y el intestino delgado para asegurar que los alimentos sean digeridos completamente y sean asimilados.

Toda la energía fuera del organismo debe ser transformada y reutilizada en el interior. Ese es el trabajo de *agni*, en todas sus formas y subdivisiones. Casi todas las cualidades de la salud son una función de *agni*, el fuego de la vida y la fuerza metabólica que crea la energía vital en cada nivel. Además de la digestión, se dice que el *agni* regula la visión, la temperatura corporal, la tez, la valentía y la ira. Ya que todas las funciones del cuerpo dependen del metabolismo, el *agni* es la base de la salud y la homeóstasis. Fundamentalmente, todas las patologías se deben de alguna manera a una falla en el *agni*.[14]

Hay cuatro variaciones del *agni* digestivo, las cuáles son clasificadas por su origen y cualidades.

Mandagni (fuego digestivo bajo y débil) produce *ama* debido a un exceso de la condición de *kapha*. Produce un metabolismo lento, sobrepeso, alergias y enfermedades de la mucosa. *Tikshnagni* (fuego digestivo muy intenso) produce *ama* debido a un exceso de la condición de *pitta*. Puede causar hiperacidez, dolor de pecho, hipoglucemia y enfermedades inflamatorias. *Vishamagni* (fuego digestivo en desequilibrio) produce *ama* debido a un exceso de *vata*. El fuego gástrico se suprime, causando apetito irregular, indigestión y gas. Debido a la naturaleza de *vata*, esto resulta en ansiedad e inseguridad, miedo y problemas neurológicos. *Samagni* es el resultado de tener los *doshas* en balance. Tener este tipo de digestión permite que cualquier persona coma casi cualquier alimento sin ningún problema. La función de la digestión, absorción y eliminación son adecuadas.

Cuadro 4: Los trece *agnis*

Agni	**Ubicación**	**Función**
Jatharagni o *pachakagni*	Estómago	Comienzo del desglose de los alimentos
Akasha (éter) *mahabhutagni*	Hígado	Metabolismo fino molecular y asimilación
Vayu (aire) *mahabhutagni*	Hígado	Metabolismo fino molecular y asimilación
Agni (fuego) *mahabhutagni*	Hígado	Metabolismo fino molecular y asimilación
Jala (agua) *mahabhutagni*	Hígado	Metabolismo fino molecular y asimilación
Prithvi (tierra) *mahabhutagni*	Hígado	Metabolismo fino molecular y asimilación
Rasa (plasma) *dhatvagni*	Plasma	Provee energía al tejido
Rakta (sangre) *dhatvagni*	Sangre	Provee energía al tejido
Mamsa (tejido muscular) *dhatvagni*	Músculo	Provee energía al tejido
Meda (tejido adiposo) *dhatvagni*	Grasa	Provee energía al tejido
Asthi (huesos) *dhatvagni*	Huesos	Provee energía al tejido
Majja (médula espinal) *dhatvagni*	Médula espinal	Provee energía al tejido
Shukra (semen) *dhatvagni*	Tejidos reproductivos	Provee energía al tejido

El estómago es el asiento de *kapha* en el cuerpo, así que este órgano es el lugar primordial para manifestar síntomas de *kapha*.

Para el estómago frío de *kapha*, las hierbas carminativas calientan el tracto digestivo, aceleran y aumentan el proceso de la digestión y reducen el gas. El hinojo, cardamomo, eneldo, comino y semillas de alcaravea son carminativas. El jengibre reduce el espasmo, absorbe y neutraliza las toxinas en el tracto gastrointestinal y aumenta las secreciones de los jugos digestivos, incluyendo la bilis y la saliva.[15] El jengibre contiene ingredientes que alivian el intestino y ayudan a la digestión aumentando la peristalsis. La corteza caliente de la canela es otro remedio leve pero útil para la digestión lenta.

Cuando la masa de alimento llega al intestino delgado, los nutrientes entrarán en el torrente sanguíneo con la ayuda del hígado. En el hígado (un lugar muy caliente y activo), el metabolismo se rige por los *bhuta agnis*. Los alimentos se componen de los cinco elementos. *Bhuta agni* asegura el procesamiento de cantidades adecuadas de los elementos para nutrir los tejidos. Hay cinco *bhuta agnis*, cada uno asociado a un elemento. Baba Hari Dass dice que el deseo de dulce es un signo de debilidad del hígado.

Es el momento de hablar sobre el movimiento intestinal ideal. Las heces adecuadas son como un banano maduro y pelado en tamaño, forma y color. Y además flota. ¡Si las heces se hunden, usted se está hundiendo!

Los movimientos intestinales regulares, voluminosos, suaves y cómodos son vitales para la buena salud. Pero algo debe estar muy mal, ya que cuatro y medio millones de estadounidenses dicen que están estreñidos la mayoría o todo el tiempo. El estreñimiento se define médicamente como defecar menos de tres veces a la semana o con poca cantidad.

El control correcto de los tiempos del intestino incluye los conceptos clave de tiempo de tránsito y regularidad. El tiempo que tarda una comida para ir de la boca y salir por el otro extremo se conoce como "tiempo de tránsito." Para una persona que lleva una dieta saludable, libre de alimentos refinados y procesados, treinta horas es el tiempo de tránsito promedio. Ayurveda dice que el tiempo de tránsito ideal es de 18 a 24 horas. En nuestra sociedad donde es común estreñimiento, es común que sea de 48 horas o incluso mucho más.

El punto importante es que entre más tiempo permanecen los productos finales de la digestión transitando por nuestro sistema, más posibilidades tienen de descomponerse en compuestos poco saludables. El tiempo de tránsito intestinal lento aumenta el tiempo que pasa dentro la materia fecal en el colon, y conduce a una mayor absorción de agua de las heces. Entre más agua es absorbida, resulta en heces más duras y más pequeñas, teniendo más dificultades para que sigan adelante. Cada vez hay más evidencia que demuestra que el estreñimiento por tránsito lento resulta en el desarrollo de cálculos biliares.[16]

Mida el tiempo de tránsito ingiriendo algo que pinte de color las heces. Marque la cantidad de tiempo hasta que vea el color en las heces. El carbón vegetal, remolacha y la clorofila funcionan bien.

La regularidad es el intervalo entre las evacuaciones. Una deposición todos los días es esencial. Una evacuación para cada comida es incluso mejor. Un movimiento intestinal adecuado depende principalmente de tres factores: la peristalsis, la fibra y la humedad.

La fibra absorbe la humedad, aumenta el tamaño de las heces, dando a los músculos de la pared intestinal algo a lo que puedan agarrarse, haciendo las heces más suaves. Los laxantes de volumen naturales proporcionan fibra soluble para frenar la motilidad intestinal. Las semillas de psyllium, el laxante de mayor fibra utilizado en Ayurveda, equilibra la función intestinal y alivia el dolor del colon irritable.[17]

El contenido de humedad adecuado es fundamental para una buena eliminación. Los mucílagos son hierbas que crean una baba que cubre y alivia la pared intestinal y mantiene las heces húmedas y bastante resbaladizas como para salir sin problemas.

Ejemplos ayurvédicos son shatavari y la raíz de bala. La raíz de malvavisco, una hierba parecida conocida en Europa, está estrechamente relacionada con la hierba bala de Asia, utilizada para la inflamación de las membranas del estómago.[18] Para utilizar bala, malvavisco o una hierba lubricante similar, tome una cucharada de hierbas en polvo por comida (mezcle en un bocado de comida, como si fuera puré de manzana, e ingiera).

Cuando los nutrientes de los alimentos entran en los *dhatus*, segunda etapa del metabolismo, *vipaka* comienza en los sistemas de los tejidos. Cada *dhatu* procesa los nutrientes necesarios para sus propias funciones. Cada uno tiene un *dhatu agni* respectivo, dando un total de siete *dhatu agnis*. Los nutrientes alimentan cada *dhatu* en forma secuencial. En primer lugar, *rasa dhatu* toma lo que necesita. Entonces, *rakta dhatu* extrae los nutrientes necesarios y pasa lo demás a lo largo de *mamsa dhatu*. Este proceso continúa a través de los siete *dhatus*, que termina con la producción de *ojas*.

Malas

A través de la digestión, generamos diferentes tipos de materiales de deshecho (*malas)* que deben de ser eliminados. Hay dos tipos de *malas*. Los desechos de los alimentos se llaman *ahara mala*, mientras que los *dhatu malas* son desechos producidos en el metabolismo de los tejidos.

Los principales *malas* se producen por los alimentos. Los *ahara malas* son las heces (*purisha*), orina (*mutra*) y sudor (*sweda*). Los *dhatu malas* son secreciones numerosas de la nariz, ojos, oídos, además de ácido láctico, dióxido de carbono, y otros metabolitos, además del cabello, piel y uñas. Si los *malas* son anormales de alguna manera, causan disturbio en los *doshas* y promueven las enfermedades.

Cuadro 5: Los tres *malas*

Mala	Elementos	*Vriddhi* (aumento)	*Ksaya* (disminución)
Heces (*purisha*)	Tierra	Pesadez, flatulencia, dolor abdominal	Hinchazón abdominal, dolor en la espalda baja, debilidad, asma, osteoartritis
Orina (*mutra*)	Agua y fuego	Frecuencia urinaria, desequilibrios de la vejiga, infecciones del tracto urinario	Orina reducida, sed crónica, piedras renales, dolor en abdomen bajo
Sudor (*sveda*)	Agua	Transpiración copiosa, hongos en la piel y picor, estreñimiento y olor corporal	Transpiración reducida, piel roja y caliente, sensación de quemazón

Deseos naturales

Para poder facilitar la eliminación de los productos de deshecho, el cuerpo es equipado con deseos naturales. Hay dos tipos de deseos naturales, aquellos que pueden ser reprimidos y los que no.

Hay trece deseos naturales en el cuerpo que no deberían de ser reprimidos. Estos son llamados naturales que surgen para mantener el equilibrio. No deberíamos de sentirnos apenados por responder a estos deseos cuando aparecen. Reprimir cualquiera de estos deseos puede causar desequilibrios en los *doshas* y problemas en los órganos involucrados. En nuestra cultura, sostener el movimiento de los intestinos es muy común, y generalmente genera estreñimiento más adelante en la vida.

Los trece deseos naturales no reprimibles son:

- Micción
- Movimiento intestinal
- Soltar el semen
- Pasar gases
- Vomitar
- Estornudar
- Eructar
- Bostezar
- Hambre
- Sed
- Llorar
- Respirar con dificultad después de un esfuerzo

CINCO

EL CAMINO DEL DIAGNÓSTICO AYURVÉDICO

La salud es un estado en donde la estructura y función están operando de manera óptima y en un estado de equilibrio físico, mental y espiritual. Específicamente, estos son los puntos más importantes:

- Los tres *doshas* están en equilibrio con respecto a la constitución
- Todos los *dhatus* están fuertes y en un estado de equilibrio apropiado
- Todos los *agnis* están en equilibrio, dando lugar a un apetito adecuado, digestión y asimilación
- Los *malas* se producen y son eliminados de la manera correcta
- Los órganos sensoriales funcionan de manera normal
- La mente está en equilibrio
- La persona vive en alegría

Ayurveda pretende el principio de *svabhavoparamavada,* donde todo mundo tiene una tendencia inherente a moverse en dirección hacia el equilibrio, con respecto a su constitución, y que el cuerpo ha nacido con una sabiduría innata para curarse a sí mismo. Si podemos vivir una vida natural y limpia, iremos en dirección hacia la salud.

Las enfermedades aparecen por desequilibrios en el balance de los *doshas*. La medicina ayurvédica hace hincapié en la necesidad de una evaluación extensiva y precisa del proceso de la enfermedad. Ayurveda ha desarrollado un acercamiento único al diagnóstico (*rogi roga parikshan*) que involucra el reconocer la energía del paciente (*rogi*) y la enfermedad (*roga*).

Nos preocupamos por la persona que tiene la enfermedad, más que por la enfermedad que aparece en la persona. En cualquier persona, los aspectos de la salud siempre se mantienen incluso durante el estado de la enfermedad, y la reserva de *Prana* es la base para su eventual recuperación.

Cuando se apoya de manera adecuada, la tendencia del cuerpo es eliminar la raíz de la enfermedad y sanarse a sí mismo. Sin equilibrio, podemos ir de yogui (aspirante espiritual) a *rogi* (paciente).

Ayurveda da el mismo peso al diagnóstico del paciente y al diagnóstico de la enfermedad.

El sanador en Ayurveda

El sanador es un facilitador del equilibrio. Idealmente, se preserva la estabilidad ya presente. Por lo general, sin embargo, asiste en el proceso de regresar el equilibrio de los *doshas*. Realiza la creación, ejecución y seguimiento del plan según lo que se necesita. Ayurveda no es un sistema sin sentido. El objetivo es volver a equilibrar, a través de los medios más rápidos posibles. Si un paciente está fuera de balance, es porque las leyes del universo se rompieron de alguna manera. Para restaurar la salud, hacemos lo que se necesite para volver a equilibrar lo más rápido posible, sin llegar a crear más daño. Todos tenemos preferencias personales, deseos que las cosas fuesen diferentes, y ganas de hacer otras cosas. Pero ninguno de nosotros puede cambiar las leyes por las cuales fuimos creados. Sería agradable poder comer una torta entera de chocolate todos los días sin consecuencias, pero por desgracia, no es así. Por lo tanto, tomamos un poco de hierbas digestivas amargas, nos desintoxicamos un poco y seguimos con nuestro día.

Yogi Bhajan dice:

"Desde la primera concepción del hombre, siempre ha habido luchas entre la salud y la enfermedad. En nuestro cuerpo tenemos bacterias saludables y no saludables. Tenemos un sistema para preservar nuestro cuerpo y recuperarlo".

"Según pasó el tiempo y la humanidad progresó, aparecieron diferentes sistemas de salud. Uno se llama el sistema ayurvédico. Después viene el sistema de naturopatía, luego el sistema griego, después la homeopatía y la alopatía, incluyendo la cirugía. Así que de alguna manera estos cinco o seis sistemas existen de forma completa hoy en día. Cada sistema tiene sus ventajas y desventajas. El sistema ayurvédico es muy fuerte y bonito, pero no hay un sistema de diagnóstico en el sentido de que, como en la alopatía, podemos tomar rayos X y otras tantas pruebas para llegar a una conclusión certera. La homeopatía tiene un problema ya que la persona que es aquejada por la enfermedad no está en condiciones para nombrar los síntomas correctamente, y la investigación de síntomas a veces causa un montón de problemas".

"Luego viene el sistema de sanación. Todas las personas que conozco quieren volverse sanadoras, pero en realidad, aquellos que quieren convertirse en sanadores nunca llegan a convertirse en eso. Y ese es el primer paso para ser un fracaso como sanador. Los "sanadores" son aquellos falsos entre un demagogo espiritual y un ególatra. Si pones la palabra *espiritualidad* sobre la caratula, eso es todo lo que tendrá al respecto".

"Volverse un verdadero sanador conlleva un camino largo y requiere un desarrollo personal muy fuerte. Sanar es un proceso, no un truco. He visto a personas que son por naturaleza sanadores. Estudian casi todos los sistemas y son muy sensibles a la conciencia. Hay mucho poder divino en ellos".

"A decir verdad, un sanador no solo debe tener el conocimiento, tiene que tener su propia psique para sustituir la psique vacilante de la persona que atraviesa algún problema, para que vaya en el camino correcto. Así que para ser un sanador, la persona tiene que volverse espiritualmente fuerte, tiene que volverse muy dadivosa y ser un auténtico ser humano, profundamente sensible".

"La profundidad de la sensibilidad puede unirte con la persona en el dolor, y podrás estar en la posición de entender el dolor de esa persona y estar en la posición de compartir, a través de la energía vital, la comodidad o salud a esa persona. En realidad, un sanador espiritual no hace milagros, es solo una persona divina que da parte de su vida para darle bienestar a alguien"[19].

Diagnóstico del paciente

Este proceso, *rogipareeksha*, es la verdadera majestad en el diagnóstico ayurvédico. Esta incluye información holística sobre el paciente: personalidad, humores, hábitos, digestión, inteligencia, herencia, finanzas, familia, comunidad, deseo de sanar y constitución. Usamos un sistema de diez partes para recolectar los detalles de estos factores.

1. Constitución (*prakruti*): características físicas y mentales establecidas al momento del nacimiento
2. El desequilibrio actual (*vikruti*): la desviación excedente de las proporciones originales de los *doshas* (*prakruti*)
3. El estado de los tejidos (*sara*): la calidad de los siete *dhatus* y la mente
4. La solidez del cuerpo (*samhanana*): lo compacto y el físico
5. Estatura y proporcionalidad (*pramana*): presencia de un marco bien proporcionado
6. Fuerza física (*vyayama shakti*): esfuerzo y aguante físico
7. Adaptabilidad (*satmya*): capacidad para mantener la homeostasis
8. Equilibrio emocional (*sattva*): capacidad para mantener una mente calmada y equilibrada
9. Capacidad digestiva (*ahara shakti*): apetito y capacidad para ingerir, digerir y asimilar los alimentos
10. Índice de envejecimiento (*vaya*): comparación cronológica de la edad con la apariencia

Constitución

Para entender y comprender el cuerpo y la mente es invaluable porque es un excelente vaticinador de cómo el cuerpo crecerá y cambiará en el curso de la vida. Cuando se puede predecir con gran exactitud los tipos de enfermedades a los cuales será más susceptible, se puede actuar de manera correcta antes de tiempo y prevenirlo. Esto ayuda a desarrollar una vida preventiva. La constitución establece la probabilidad a largo plazo del cuerpo de caer en una mala salud en formas muy particulares. Al entender estos caminos, la persona puede establecer hábitos saludables para prevenir problemas y sacar el mejor provecho a la mayoría de regalos inherentes.

Determinando el tipo corporal

La constitución (*prakruti*) realmente se determina en el momento que ocurre el nacimiento. Las características particulares de la constitución son realmente evidentes en la infancia.

Hay miles de tipos diferentes para cuerpos posibles, porque no todos los cuerpos manifiestan las tendencias del *dosha* principal. La mayoría tienen tipos duales de *doshas* y a veces tipos *tridosha* en donde los tres (*vata, pitta* y *kapha*) son igualmente fuertes. Por ejemplo, la base de la bioquímica puede estar en cualquier lugar del espectro de PH, desde extremadamente alcalino, neutral, hasta extremadamente ácido.

Por conveniencia, Ayurveda divide comúnmente los tipos de cuerpo en siete categorías.

1. *Vata*
2. *Pitta*
3. *Kapha*
4. *Vata- pitta*
5. *Pitta- vata*
6. *Vata- kapha*
7. *Tridosha* (o en equilibrio, *sannipatha* o *sama prakruti*)

Afortunadamente, no hay un "mejor tipo" de cuerpo. Cada uno tiene sus ventajas y sus desventajas, sus propias fortalezas y debilidades. Las constituciones de un solo *dosha* tienden a menos problemas de salud, pero estos serán más profundos y serios. Los tipos de *doshas* duales y el tipo *tridóshico* tendrán una mayor variedad de problemas, pero menos severos.

La constitución establece no solo las características corporales.[20] La mente, por supuesto, es parte de todas las personas. La constitución también predice las características de la personalidad.

El tipo tierra (*kapha)*, está destinado a tener los pies en la tierra: conservador, leal, lento, calmado y estable. El tipo fuego, *pitta*, tiende a ser feroz. Es probable que sean líderes, apasionados, coloridos, argumentativos, competitivos, decisivos y convincentes. El tipo aire (*vata*), es creativo y nervioso. Son inquietos y desorganizados (en otras palabras están "en el aire"). Las propias descripciones (tierra, aire y fuego) evocan percepciones que influencian nuestras percepciones de otras personas en una gran medida.

Se dice que en el planeta debe haber más o menos el mismo número de individuos en cada una de las categorías constitucionales.

Cuestionarios

Usar un cuestionario para determinar su constitución es inherentemente problemático. Es una forma reduccionista, y si no se toma en contexto con toda la información del diagnóstico, puede resultar algo frustrante.

Los cuestionarios usuales sobre el *prakruti* son, por necesidad, una simplificación, y pueden conducir a errores. El éxito en Ayurveda requiere entender al paciente de manera total, en la salud y en la enfermedad. Los cuestionarios son valiosos para obtener un entendimiento básico del *dosha* en equilibrio al momento de nacer. Hay que entender que el cuestionario es solo el principio. Al ir absorbiendo el sentimiento de Ayurveda, su entendimiento personal se irá profundizando, y continuará siendo más profundo y sutil al paso de los años.

Las forma físicas como el tamaño del hueso y el color de ojos, son buenas herramientas para valorar el *prakruti*. Las tendencias de las enfermedades son un poco más complicadas. Las personas tienden a desarrollar ciertas categorías de enfermedades, y estas *tendencias* son parte del *prakruti*. En realidad, el *desarrollo de la enfermedad* es parte del *vikruti*. Las personas con *kapha vikruti* tienen tendencia a desarrollar enfermedades de mucosidad. Sin embargo, cualquier persona puede desarrollar neumonía. Solo porque alguien haya tenido neumonía no quiere decir que tenga una constitución *kapha*.

Cualquier persona puede tener cualquier combinación de factores en la constitución del cuerpo, la mente y los sentidos. Más importante que el porcentaje total del resultado del cuestionario, es entender qué parte de la persona está inmersa en qué *dosha* y cómo mantenerlo en equilibrio.

Cuadro 6: Generalidades de la constitución

	Vata	***Pitta***	***Kapha***
UBICACIÓN PRINCIPAL, ÁREA DE PROBLEMA PRINCIPAL	Intestino grueso	Intestino delgado	Pecho y estómago
NATURALEZA GENERAL	Variable, débil, frágil	Intensa, agresiva, atlética, líder	Sólida, suave, lenta, letárgica, pegajosa
TEMPERATURA	Frío	Caliente	Frío
HUMEDAD	Seco	Oleoso (húmedo)	Oleoso (húmedo)
ESTRUCTURA FÍSICA	Delgado, alto o pequeño, desproporcionado, venas y tendones visibles	Medio, definición muscular pronunciada	Grueso, grande, no definida
PESO	Bajo	Moderado	Pesado, obeso
PIEL	Áspera, seca, frío, oscura	Roja, amarilla, con hoyuelos, pecas, erupciones, caliente, suave, transpiración	Gruesa, aceitosa, fría, pálida
CABELLO	Seco, rizado	Escaso, calvicie, gris, rojizo	Grueso, negro

APETITO	Variable, generalmente bajo, necesita comer con frecuencia (hipoglucemia)	Intenso, vasto	Regular, continuo, baja hambre (hiperglucemia)
DIGESTIÓN	Irregular, gas	Rápida, caliente, ácido	Fluida, eficiente
HECES	Estreñimiento, seca, dura	Diarrea, oleoso, quemazón	Mucosidad, gruesas, pesadas, regular, lento
MENTE	Variable, humor cambiante, euforia, curioso, implacable	Buena inteligencia, astuto, irritable	Considera las conclusiones, plácida, calmada, receptiva
MEMORIA	Generalmente pobre, baja	Buena	Prolongada
FORTALEZAS EMOCIONALES	Creativo, artístico	Productivo, inteligente, determinado	Leal, calmado, estable
DEBILIDADES EMOCIONALES	Ansiedad, miedo, inseguridad	Celoso, agresivo, juicio	Depresión, avaricia, apegos
DORMIR	Insomnio, errático	Muy bien	Prolongado, profundo
SUEÑOS	Volar, brincar, correr, cosas altas	Fogoso, pasional	Agua, romance
HÁBITOS	Apresurado, errático, móvil, le gusta viajar	Volátil, necio, le gusta cazar	Constante, considerado
PROFESIÓN	Obras, drama, baile	Deportes, política	Negocios, cosméticos
ACTIVIDAD	Inquieta	Atlética	Lenta
MENSTRUACIÓN	Irregular, a veces sin menstruación, poca, sangre oscura, cólicos	Regular, sangrado profundo, rojo brillante, síndrome premenstrual, cólicos moderados	Fácil, regular, sangre ligera, edema
SEXO	Variable, líbido bajo, desviada, fantasía, deseo fuerte, energía baja, poca fertilidad	Líbido moderado, pasional, dominación moderada, fertilidad	Fuerte, sensual, líbido bajo pero constante, devocional, alta fertilidad
TENDENCIA A ENFERMEDADES	**Dolor (de todo tipo)**	**Inflamación** Hipertensión, fiebre, hígado,	**Mucosidad** Sistema inmunológico

	Dolor de cabeza, osteoartritis	ácido, piel, hemorroides, intestinos irritables, artritis reumatoide	fuerte, sinusitis respiratoria, tumor, secreciones o crecimiento anormal

Examen personal de constitución

Realice el siguiente cuestionario para conocer su constitución. Cuando ya tenga una buena idea de cómo se encuentra en términos del *dosha* dominante, puede comenzar a reconocer y hasta predecir algunos de los problemas de salud. Muchas personas se impresionan de cómo se explica tan claramente el historial de salud, y cómo consistentemente se predicen los problemas que les aqueja por su tipo de cuerpo. Después se puede empezar a aplicar técnicas naturales específicas de sanación según su discreción, escogiendo unos remedios sobre otros por su uso preciso según su tipo de cuerpo particular.

Ocasionalmente, algunas personas encontrarán que sus respuestas caerán claramente en la columna de un *dosha*. Hay veinte preguntas: si más de dos tercios (catorce) de las respuestas caen en una columna, eso es una buena indicación de un *dosha* predominante. Por ejemplo, si alguien toma el cuestionario y tiene un resultado de catorce de veinte en la columna de *pitta*, con cinco en *kapha* y uno en *vata*, claramente tendrá una constitución *pitta*.

Si las preguntas están distribuidas de manera igual en las tres columnas, es muy probable que sea un tipo *tridosha*. Si tiene nueve en una, nueve en otra y dos (o algo similar a esto), entonces tiene una constitución de *dosha* dual, con las dos dominantes representando su constitución. Por ejemplo, once respuestas en *vata* y nueve en *pitta* probablemente lo hará *vata-pitta*.

Contestando de manera honesta

Si tiene dificultad en decidir sus respuestas para algunas de las preguntas, ya sea del cuerpo o personalidad, puede ser porque el tiempo y la forma de vida estándar en Occidente han distorsionado su experiencia sobre su verdadera constitución. La forma de vida moderna y los hábitos pueden alterar la forma en que ve su verdadero yo, por así decirlo. Nuestra constitución representa las tendencias e incluye los regalos y potencial, pero un estilo de vida inadecuado en el que usted abusa de su salud, puede significar que su potencial nunca se vea y que los regalos sean enterrados. Las tendencias son solo eso: inclinaciones naturales que no son fijas. Estas pueden ser enmascaradas por otros acontecimientos conforme el tiempo avanza.

Un ejemplo clásico de esto es una persona de constitución *pitta* (normalmente una persona de cuerpo mediano y muscular) que tiene mucha grasa acumulada en la parte superior de su marco subyacente, y cuyos músculos están poco desarrollados a pesar de su tendencia natural a ser desarrollado. Diríamos que dicha persona tiene una constitución tipo *pitta,* con *kapha* (tierra) temporalmente en exceso. Una dieta alta en grasas, de baja calidad y una vida sedentaria hacen que una persona con constitución *pitta* vaya en dirección a lo grande y lento de *kapha*, cubriendo su constitución fundamental.

La mayoría de los occidentales necesitan algo de trabajo para exhibir las tendencias normales de su *dosha* principal. Usualmente, al principio, usted tiene que ir trabajando con las cosas conforme las va encontrando, quitando capa por capa hasta que llegue a la base, y en el fondo encontrará el *dosha* que determina su constitución. Una vez haya llegado a ese punto, puede trabajar de manera constitucional por el resto de su vida, como algunas personas afortunadas en otras culturas lo han hecho desde el principio.

Una buena regla a seguir para muchas personas, si el aspecto esencial de su constitución no está claro, es pensar cómo era de niño. Pregunte a sus padres o amigos si no puede recordarlo. Estos síntomas que enmascaran a menudo comienzan temprano, así que es posible que tenga que ir un poco lejos. A menudo, a los tres años de edad, las prácticas de estilo de vida y la dieta ya han comenzado a eclipsar la verdadera expresión de la constitución.

¿Cómo se comparaba con otros niños? ¿Era fuerte y musculoso hasta los veinte y después pasó los siguientes treinta años en un trabajo, sentado y comiendo hamburguesas todos los días como refrigerio? Puede verse y sentirse como *kapha,* pero probablemente sea un *pitta*, como en el ejemplo anterior. Si usted era rápido, ligero y creativo en la infancia, pero ahora está trabajando 16 horas al día con tres hijos en casa, puede que no se vea ni se sienta como el *vata* que es. Usted o un familiar recordarán cómo era cuando niño, lo que puede generalmente proveer claves para ver la verdadera constitución que hay por debajo de los signos y síntomas actuales.

Cuestionario constitucional

Este es un resumen rápido del cuestionario de la constitución. No está diseñado para ser profundo sino para hacer relucir el *dosha* constitucional dominante, para aumentar su conciencia de sí mismo. Será el principio para explorar el concepto complejo de la constitución ayurvédica. Vea el apéndice para un examen más extenso y detallado.

Instrucciones:

- En cada categoría, ponga una marca en la casilla que más le represente. Puede tener muchas características de las tres. Haga su elección y decida qué casilla es la que más se acerca a su forma de vida más constante, especialmente en los años de infancia.
- Recuerde su infancia más lejana y compárela con otros niños de la misma edad. Por ejemplo, cuando tenía tres años, era de los más pesados, de los más delgados o en el medio. Pregúntele a sus padres.
- Pídale consejo a un amigo o a su pareja, especialmente en relación a características negativas, pues pueden ser difíciles de identificar.
- Haga solo una anotación por categoría. No divida las respuestas. Marque una sola vez por categoría.
- No se califique de más como *pitta*. Debido a que *pitta* está en la columna del medio, muchas personas se anotan en esa columna.

- Sume las marcas en cada columna. El total de las tres columnas debe ser igual a veinte.

Cuadro 7: Cuestionario constitucional (versión corta)

CARACTERÍSTICAS CORPORALES	*Vata*	√	*Pitta*	√	*Kapha*	√
CONTEXTURA	Delgado, poco desarrollado, muy alto o bajo		Contextura mediana, moderadamente desarrollada, músculos visibles		Contextura grande, fornida, gruesa, músculos no visibles	
PESO CORPORAL	Bajo, huesos prominentes		Moderado		Pesado, obeso	
TENDENCIAS A ENFERMEDADES	Dolor, enfermedades nerviosas		Inflamación, infección, calor, fiebre		Mucosidad, congestión, agua	
PIEL	Delgada, agrietada, venas visibles		Húmedo, suave, oleoso, caliente, lunares, pecas, acné, rosada		Grueso, oleoso, frío	
COMPLEXIÓN	Café, negro, opaco		Clara, roja (rojiza, enrojecida), amarilla		Pálido, blanco	
CABELLO	Café, negro, seco, rizado, ondulado, poco, áspero		Suave, oleoso, fino, amarillo, rojo, canas tempranas, calvicie		Grueso, oleoso, ondulado, oscuro o claro	
ARTICULACIONES	Delgadas, truenan, inestables		Medianas, suaves, sueltas		Gruesas, se mueven suavemente	
DIENTES	Resaltados, agrietados, con espacios, delgados y con encías en retroceso		Tamaño moderado, suave, encías rosadas y sangrantes		Grandes, blancos, completos	
OJOS	Activos, secos, cafés, negros, pequeños, delgados, inestables		Tamaño mediano, mirada penetrantes, verdes, grises, esclerótica roja o amarilla		Grandes, amplios, prominentes, azules, gruesos, oleosos, esclerótica blanca	
ELIMINACIÓN	Estreñimiento, duras, secas, con dolor		Sueltas, suaves, oleosas		Oleosas, gruesas, lentas, pesadas	
	Total corporal		**Total corporal**		**Total corporal**	
CARACTERÍSTICAS DE CONDUCTA						
ACTIVIDAD	Activo, hablador en ráfagas cortas, nervioso		Moderado, longitud media, con		Letargo, majestuosidad	

		propósito, establece metas	
APETITO	Variable, errático, bajo	Excesivo, fuerte	Lento y constante
SED	Variable	Excesiva	Leve
SUEÑO	Insomnio, ligero	Corto y profundo	Pesado, profundo, largo, excesivo, dificultad para despertarse
MENTE	Inquieto, curioso, poca capacidad de atención	Agresivo, perceptivo	Calmada, lenta y constante
FORTALEZA EN LA PERSONALIDAD	Creatividad	Liderazgo	Leal, calmado y alegre
DEBILIDAD EN LA PERSONALIDAD	Ansiedad, inseguridad, miedo	Celos, irritabilidad, agresivo	Codicia, apego, egocentrismo
MEMORIA	Por lo general, buena a corto plazo, pobre a largo plazo	Moderada, clara	Lenta para memorizar, pero buena retención
SUEÑOS	Activo, vuelo, miedo, pesadillas	Enojo, pasión, coloridos, fuego, conflictivos	Agua, romance, pocos sueños
HABLA	Caótica, continua, rápida, locuaz	Cortante, incisiva, argumentativa, convincente	Lenta y melodiosa, clara y reticente
	Total conducta	**Total conducta**	**Total conducta**
	Gran total	**Gran total**	**Gran total**

Haga lo mejor posible con su constitución

Use los alimentos, té, hierbas y sustancias nutritivas para aumentar los regalos, aquellos aspectos de su constitución que son ventajas. También es importante para compensar las posibles deficiencias en la constitución. En un momento dado, puede estar tomando suplementos o siguiendo alguna práctica de estilo de vida para hacer frente a un problema específico actual de desequilibrio (*vikruti*). Al mismo tiempo, también estaría haciendo cosas que aumenten los beneficios de la constitución a largo plazo, y que alivien las tendencias naturales del cuerpo heredadas con el fin de evitar problemas de salud en el futuro.

Cuando hay un *dosha* claramente dominante, el esquema de todo el mantenimiento de la salud pone de relieve la supresión de ese *dosha*. Si su constitución es *vata*, este es el que quiere elevarse en comparación con los otros dos, y lo llevará fuera de equilibrio. Las tendencias *vata* causarán ciertas vulnerabilidades fundamentales al estallar o manifestarse como síntomas. La forma de comer, el ejercicio, los suplementos y el estilo de vida deben estar inclinados a mantener *vata* bajo control.

En una persona *tridóshica*, los tres *doshas* están continuamente tratando de conquistar a los otros dos. El equilibrio de este tipo de cuerpo puede ser un reto, sin duda, un acto de equilibrio en la cuerda floja.

Constitución mental

El cuerpo y la mente están inexorablemente ligados. Tenemos una constitución mental (*manas prakruti*), así como tenemos una constitución física. Mientras que las tendencias mentales son tan permanentes como las físicas, puede ser un poco más difícil acertar a ciertos patrones, ya que la mente puede moverse más fácilmente que, por decir, la estructura de los huesos.

El Dr. Lad ha dicho "*Manas* significa la mente y debe estar en equilibrio. Por tanto, debemos tener una mente en equilibrio, así como los tres humores corporales en balance (*vata, pitta, kapha*), y el estado de equilibrio de los tres *malas* (orina, heces, sudor: no hay estreñimiento, diarrea ni inflamación). Y el último estado, el estado puro del observador consciente, después en un estado de la naturaleza verdadera de felicidad, dicha, alegría, paz, amor, manifestado, entonces usted tiene salud." [21]

Usamos de alguna manera diferentes términos para describir los atributos mentales. *Sattva* significa puro, verdadero y en equilibrio. *Rajas* significa actividad. *Tamas* significa inercia, implicando un mal estado.

Cuadro 8: Constitución mental (*manas prakruti*)

CARACTERÍSTICAS	*Sattva*	*Rajas*	*Tamas*
COMPORTAMIENTO GENERAL	Calmado, gentil	Intenso, agresivo	Destructivo, inerte

TIPO DE COMUNICACIÓN	Clara	Controladora	Resistente
COMPROMISO	Completo	Parcial	Ausente
CONCENTRACIÓN	Buena	Fluctúa	Borrosa, distraída
FUERZA DE VOLUNTAD	Fuerte	Fluctúa	Limitada
CONOCIMIENTO	Bueno, consistente	Variable	No hay interés
MEMORIA	Buena, perdurable	Variable	Limitada, falta de retención
PERDÓN	Fácil	Con dificultad, condicional	Con resentimiento
LIMPIEZA	Buena	Moderada	Pobre
ACTIVIDAD SEXUAL	Moderada, espiritual	Variable, controladora	Física, con necesidad
CARIDAD	Anónima, desinteresada	Apego, reconocimiento por contribución	Por beneficio personal
DEPRESIÓN	Nunca o muy pocas veces	Moderado	Frecuente, prolongado
EXPRESIÓN EMOCIONAL	Honesto, sincero	Negación	Reprimido
APEGOS	Raramente	Moderado	Muy apegado
MIEDO	Infrecuente	Medio	Frecuente, prolongado
ENOJO	Poco común	Intenso	Frecuente, prolongado
CODICIA	Raramente	Moderado	Frecuente, pronunciado
CONFUSIÓN	Infrecuente	Moderado	Frecuente, aburrido, confusión
ORGULLO	Poco común	Moderado	Ensimismado
ODIO	No hay	Moderado, pero intenso	Profundo, aferrado
AFLICCIÓN	Raramente	Moderado	Muy a menudo, prolongado
AMOR	Incondicional, universal	Egoísta, personal	Obsesivo
PERCEPCIÓN SENSORIAL	Claro	Agitado	Bloqueado, suprimido
HABLA	Calmado, pacífico, claro	Inquieto agitado, rápido	Despacio, monótono, aburrido

DORMIR	Ligero, profundo, pacífico	Interrumpido, perturbado, enojo	Profundo, pesado, dificultad para levantarse
ANDAR	Fresco, alerta	Perturbado, agresivo	Soñoliento, pesado, aburrido
ACTIVIDADES FÍSICAS	Alerta, consciente	Hiperactivo, agresivo	Lento, perezoso, aburrido
EJERCICIO	Diario, Yoga suave, caminar, nadar	Agresivo, intermitente	Pesado, con dificultad para resistir
EXPRESIÓN FACIAL	Feliz, contento	Mezclado	Aburrido
OJOS	Claros	Inquietos	Aburridos
DIETA	Vegetariana, los seis sabores en moderación, 1 a 2 comidas por día	Ocasionalmente carne, alimentos calientes, picante 2 a 3 comidas por día	Carnes pesadas, dulces, queso, 4 a 5 comidas por día
DIGESTIÓN	Normal	Variable	Lenta
ELIMINACIÓN	Consistente	Irregular	Lenta
DROGAS, USO DE ALCOHOL	Ninguno	Social, moderado	Frecuente
CLARIDAD MENTAL	Fácilmente obtenida	Moderada facilidad para lograrla	Dificultad para lograrla
PAZ MENTAL	Consistente con facilidad	Moderada, algunas veces	Infrecuente
SATISFACCIÓN DE VIDA	Típicamente satisfecho	Algunas veces, parcialmente satisfecho	Raramente satisfecho
PRÁCTICA ESPIRITUAL	Consistente	Algunas veces	Nunca, raramente
PODER ESPIRITUAL	Humanitario	Egoísta, personal	Destructivo
Total (39 elementos)			

Diagnóstico de la enfermedad

En el diagnóstico de la enfermedad, *rogapareeksha*, tiene como finalidad acceder a la naturaleza de la enfermedad y es dividido en tres actividades principales. La interrogación (*prasna*) involucra tomar el historial completo, incluyendo los síntomas, historia y estilo de vida. La palpación (*sparsanam* o *panchendriya pariksha*) es un examen físico completo donde se involucran los cinco sentidos del profesional de Ayurveda. La inspección (*darsanam* o *ashtavidha pariksha*) involucra el intricado proceso de experimentar la orina del paciente, heces, lengua, cuerpo y sonidos, ojos, sabor y olores. Este proceso algunas veces es referido como *darsan-sparsan- prasan.*

Todo el cuerpo y su comportamiento tiene significado cuando se busca determinar dónde está el desequilibrio de los *doshas*. Ayurveda usa muchos métodos de observación y evaluación para juntar conocimiento sobre el paciente. El profesional evaluará todo lo que entra y sale del paciente. Ayurveda pone atención particular en las heces, la orina y el sudor (los tres *malas*).[22]

Ashtasthana pareeksha **(los ocho exámenes)**

Los principios observan:

1. Pulso: la técnica del principio de diagnóstico.
2. Orina: color y olor.
3. Heces: consistencia y olor.
4. Lengua: color, tamaño, forma y capacidad de determinar el sabor.
5. Sonido: respiración, voz y sonidos del cuerpo.
6. Tacto: temperatura, humedad y textura.
7. Vista: ojos y visión.
8. Forma: aspecto y tamaño de varias partes del cuerpo.

Se agregan detalles de estilo de vida e impresiones generales.

Dasavidha pareeksha **(examen en diez pasos)**

1. Anormalidades estructurales y funcionales
2. Ubicación: condiciones cercanas
3. Fuerza y aguante físico
4. Condiciones climáticas y estacionales
5. Capacidad digestiva
6. Constitución
7. Edad
8. Estatus mental
9. Habilidades personales y rutinas de estilo de vida
10. Hábitos alimenticios

Cuadro 9: Diagnóstico

PRINCIPIO	*Vata*	*Pitta*	*Kapha*
ORINA	Poca Dolorosa o con dificultad Orina gris	Con color Quemazón Sangre	Gran cantidad Fría Pálida
HECES	Duras Secas Compactas Negras Gas	Sueltas Amarillas Verdes Negras Rojas	Bien formadas Mucosidad Color ligero Grandes Húmedas
LENGUA	(Área trasera) Negra Sucia	(Mitad) Amarilla o verde Úlceras	(Área frontal) Blanca Gruesa
SONIDO	Truena Respiración rasposa Alto	Moderado Voz cálida Intenso	Profundo Completo Rico
OJOS	Oscuros Morados	Brillantes Verde o almendrados	Café claro Azules
SABOR Y OLOR	Pútrido	Fermentado	Maduro o dulce

Síntomas

Los síntomas pueden decirnos mucho de lo que está pasando en el cuerpo, y cómo los *doshas* se están comportando. Algunos síntomas están asociados con el exceso de energía de ciertos *doshas*. El dolor significa exceso de *vata*. El calor significa mucho *pitta*. Mucosidad y edema significa exceso de *kapha*. Use esta figura como una visión en conjunto.

	Vata	*Pitta*	*Kapha*
PRIMARIO	Dolor (generalmente)	Inflamación	Mucosidad
DOLOR	Cortante, agudo	Quemazón	Apagado

<table>
<tr><td>OTRO</td><td>Agrietamiento
Truena
Sequedad
Rigidez
Tensión
Inmovilidad
Ronquera
Gas y estreñimiento
Preocupación
Fatiga
Adelgazamiento
Insomnio</td><td>Rojizo
Ampollas
Color verde, amarillo
Enojado
Discute
Acidez
Diarrea
Mal aliento
Sabor agrio
Noche con sudor
Ojos con sangre</td><td>Flema
Mucosidad
Pesadez
Frío
Grasoso
Palidez
Sabor dulce
Mareos
Indigestión (lenta, llenura)
Edema
Obesidad</td></tr>
</table>

Vamos a tomar un ejemplo. El cáncer no es, en ningún sistema médico, una enfermedad discreta. Más bien, es un grupo de condiciones relacionadas. Desde la perspectiva ayurvédica, la característica principal del cáncer es el motín de células contra la propia identidad del cuerpo (*ahamkara* en sánscrito). Es típico cuando *ahamkara* se ha debilitado por el daño repetido al sistema inmune.

El cáncer es un concepto reduccionista alopático. Mientras que en Ayurveda se reconoce condiciones a las que llamamos cáncer, el tratamiento se trata de equilibrar los *doshas* de manera individual.

Las células cancerígenas han perdido el tacto con la inteligencia básica del propio cuerpo. Svoboda dice que el cáncer es como "darse por vencido" ya que su "propio yo" se deshace de sus responsabilidades y deja que un nuevo centro de autoconciencia aparezca dentro de la persona.

El cáncer de cualquier tipo usualmente involucra a los tres *doshas*. Una enfermedad tan seria y degenerativa solo se manifiesta después de que el equilibrio de los *doshas* ha sido seriamente interrumpido por un periodo muy largo de tiempo. Típicamente el proceso empieza con la predominancia de uno de los *doshas*. El fuego digestivo (*agni*) es bajo, así como los otros procesos metabólicos, dejando que las toxinas se acumulen en los tejidos.

Ayurveda ve el cáncer como cualquier tipo de enfermedad psicológica, por lo menos derivada de una energía vital negativa, incluyendo una imagen pobre de uno mismo. Por lo general, un factor importante son las emociones suprimidas o estancadas. Este problema básico usualmente viene de un exceso de *apana*, o el movimiento descendente de *vata*, la energía que equilibra *Prana*, o energiza, el movimiento ascendente de *vata*. Ayurveda trata el cáncer con terapias emocionales y meditación para equilibrar la parte psicológica. Además, el cáncer puede promoverse por toxinas en el medio ambiente, alimentos sin vida, un estilo de vida sedentario y la falta de propósito espiritual en la vida.

El cáncer tipo *vata* incluye síntomas emocionales como miedo, ansiedad, depresión e insomnio. La piel es gris o café, con tumores secos, duros y de tamaño, forma y consistencia variable.

El cáncer tipo *pitta* incluye síntomas emocionales de enojo, irritabilidad y resentimiento. Los tumores son inflamados, infectados, queman y sangran. La piel es caliente, oleosa y con manchas. La mayoría del cáncer de piel es tipo *pitta*.

El cáncer tipo *kapha* incluye síntomas emocionales como depresión, letargo y fatiga. La piel es de color frío, pálido y oleoso. Los tumores generalmente son benignos al principio y se vuelven malignos con el tiempo.

Después de un análisis exhaustivo, se establece el plan de tratamiento. En términos generales, el proceso del tratamiento ayurvédico pasa por tres etapas: eliminación de las toxinas acumuladas en el cuerpo (*ama*) (dado si el paciente tiene la suficiente energía vital para tolerar la desintoxicación: de otro modo se siguen pequeños pasos que se van incrementando alternando la reconstrucción y desintoxicación), equilibrar a los *doshas* de manera proporcional, y finalmente, la tonificación. Ya que el cáncer es fundamentalmente una enfermedad caracterizada por materia que no debería estar ahí, la desintoxicación es primordial.

Causas de la enfermedad

Se deben examinar las causas de la enfermedad (*nidana*) de manera holística.

En el pensamiento ayurvédico contemporáneo de Occidente, se tiene mucho énfasis en los *doshas*. Es verdad que la causa de la enfermedad siempre es un desequilibrio de los *doshas*. Pero ¿qué es lo que hace que se desequilibren? Generalmente esa preocupación es un hecho más crítico a largo plazo.

El microcosmos (el ser humano) y el macrocosmos (universo) están en una constante e infinita interacción el uno con el otro. En esta situación, lo semejante aumenta lo semejante. Cuando hay un desvío entre el individuo y la Naturaleza, la armonía se pierde y aparecen las enfermedades. El intelecto, el mundo material y los ritmos de la naturaleza deben de estar sincronizados en el flujo energético universal.

De acuerdo con Charaka, el mal uso del intelecto (mal entendimiento) o transgresión volitiva en contra de lo que uno sabe que es correcto y verdadero lleva a conclusiones erróneas, y acciones peligrosas. Si una persona inteligente participa en hábitos poco saludables o en abusos, es el resultado de un mal uso del intelecto. Las acciones pueden ser verbales, mentales o físicas. Un buen ejemplo es fumar cigarrillos a pesar de las precauciones sobre la salud que hay en el paquete. También cuenta pensar demasiado, hablar o leer, trabajo mental o actividad física, chismes, decir mentiras, incitar a violencia y a la comunicación ilógica o agresiva, o suprimir los instintos naturales. [23]

Las percepciones sensoriales no sanas perturban la mente y pueden ser la causa de la enfermedad. Ejemplos incluyen ver televisión o la computadora por mucho tiempo, escuchar música muy fuerte y comer cuando no se tiene hambre.

Estar fuera de la armonía con los ritmos y ciclos de la naturaleza también puede iniciar un desequilibrio y traer la enfermedad.

SEIS

LOS ALIMENTOS Y LA DIETA EN AYURVEDA

La dieta es lo primero y es la base para construir una buena salud, y puede llegar a ser un tratamiento efectivo, incluso cuando solo se usa esta. Es la terapia más segura, y puede ser usada por cualquiera como una forma de autocuidado. Claro está que los resultados para que se materialicen son mucho más lentos que otros métodos más directos, como la medicina herbal.

Una dieta inapropiada es el factor físico principal que induce a la enfermedad. Así que, cuando modificamos nuestra dieta, también estamos tratando a uno de los problemas principales. Ayurveda evalúa principalmente la dieta basada en las cualidades energéticas de los alimentos, y su efecto en los *doshas*, y no necesariamente el contenido nutricional químico.

La digestión comienza cuando uno piensa en los alimentos. Cuando su comida está bien seleccionada, preparada de manera correcta y presentada de forma bella, sus sentidos ayudarán a la digestión. Todo su ser, su cuerpo y mente, estarán receptivos. Los sabores, aromas, colores y texturas hacen que la experiencia de comer sea un momento agradable y creativo.

Mantenga la mesa del comedor dedicada a comer. Solo sus alimentos deberán estar frente a usted. Use aperitivos y aromas apetecibles, treinta minutos antes de la comida, para que fluyan los jugos digestivos. Coma en una atmósfera serena para que su cuerpo pueda prestar toda la atención a mantenerse saludable.

Debemos de comer cuando las heces y la orina hayan sido eliminadas, las emociones estén calmadas, los *doshas* en equilibrio, los eructos no tengan mal olor o sabor, cuando realmente tenga hambre, los gases tengan un movimiento descendente, el fuego digestivo sea alto, los órganos sensoriales estén claros y el cuerpo se sienta ligero. Después de una comida de tamaño adecuado, el estómago deberá estar lleno, la mitad con comida, un cuarto con líquido y un cuarto deberá estar vacío.[24]

Si come alimentos pesados, aceitosos y dulces, ingiéralos al principio de los alimentos. Consuma alimentos ácidos y salados a la mitad de la comida, y los alimentos secos, ligeros y amargos al final.

Ocho reglas importantes (*asta ahara vidhi visesayatana*) hacen parte de una dieta adecuada. Deben de considerarse en orden para que la dieta sea nutritiva.[25]

Cuadro 10: Ocho factores de dieta y alimentación

FACTOR	Descripción	Detalle
***PRAKRUTI* (O *SVABHAVA*)**	Naturaleza de los alimentos	Energética básica (ejemplo: pesado)
***KARANA* (O *SAMSKARA*)**	Método de procesamientos	Modificaciones (ejemplo: decocción, tostar, batir)
SAMYOGA	Combinación de alimentos	Evitar combinaciones inapropiadas
***RASI* (O *MATRA*)**	Cantidad de alimentos	Cantidades apropiadas para la salud
DESA	Medio ambiente, clima	La estación apropiada y la ubicación
KALA	Estado actual del paciente o enfermedad (literalmente "tiempo")	Efecto de los alimentos en el estado de la enfermedad

UPAYOGA SAMSTHA	Reglas de alimentación	Tolerancia personal
UPAYOKTA	Plenitud del paciente	Preparación para comer

Personalizar la dieta con Ayurveda

Cada uno de nosotros es único. Así como nuestros cuerpos son diferentes, también lo son nuestros requerimientos nutricionales. Ayurveda reconoce esto y enfatiza una dieta correcta para cada individuo.

Para alcanzar el equilibrio, la dieta debe tratar cada *dosha* y tendrá ciertas características que sean opuestas al *dosha* que está dominante y que esté causando el problema.

DOSHA	**CUALIDADES**	**LA DIETA DEBERÍA SER**
VATA	Frío, seco, ligero	Caliente, húmeda, pesada
PITTA	Caliente, húmedo, ligero	Fría, seca, pesada
KAPHA	Frío, húmedo, pesado	Caliente, seca, ligera

El sabor representa una forma sensorial para determinar la química de los alimentos. Lo significativo del sabor será discutido más adelante en la sección de hierbas terapéuticas.

En los alimentos cotidianos, los sabores deben de ser consumidos en una proporción apropiada. Cada sabor tiene una medición de potencia o intensidad metabólica. El dulce es el sabor menos potente. La mayoría de la dieta de las personas deberá ser de sabores dulces (neutral, blanda), ya que estos son los macronutrientes: necesarios para la nutrición, pero de impacto menor en la acción metabólica. El sabor agrio es el segundo sabor menos potente, aunque deberá ser consumido en menores cantidades que el sabor dulce. El sabor agrio es un gran sabor para *vata*, ya que promueve la digestión. El salado es el siguiente en acción. En general, debemos comer poca cantidad de salado. Picante, amargo y finalmente astringente, son los tres sabores más potentes.

Vata debe concentrarse en comer los sabores dulce, agrio y salado, los sabores constructores y anabólicos. El salado es el mejor para *vata* ya que promueve la retención de la humedad en los tejidos.

Pitta debería usar principalmente los sabores que enfrían: dulce, amargo y astringente. El amargo es el mejor para *pitta* ya que es el más frío.

Los *kapha* deberán consumir principalmente picante, amargo y astringente, los sabores catabólicos y desintoxicantes. El picante es el mejor para *kapha* porque es caliente y seco.

El cuadro a continuación lista los sabores en orden de potencia. La proporción de la dieta, en general, deberá ser de cada sabor como está indicado.

Las proporciones del sabor en la terapia de dieta

Potencia menor **Potencia mayor**

	DULCE	AGRIO	SALADO	PICANTE	AMARGO	ASTRINGENTE
VATA	3ro mejor	2do mejor	Mejor			
PITTA	2do mejor				Mejor	3ro mejor
KAPHA				Mejor	2do mejor	3ro mejor

A menudo, la dieta que es mejor para usted será igual a la dieta para su *prakruti*, pero recuerde, cualquier *dosha* puede estar fuera de equilibrio en cualquier momento, por esto, deberá tratar ese *dosha* en particular primero.

Por ejemplo, si tiene una estructura delgada, siempre tiene frío y piel seca, usted tiene una constitución *vata*, por lo tanto, deberá comer una dieta *vata:* un programa que equilibre su estilo de vida. Pero si esta semana está reteniendo agua, se siente lento y tiene el pecho lleno de mucosidad, está experimentando un desequilibrio *kapha*, y deberá usar una dieta que equilibre a *kapha* hasta que su cuerpo regrese al equilibrio y la salud.

De acuerdo con Tillotson, estas son las proporciones adecuadas para las comidas: [26]

Comida vegetariana

4 partes de cereales

1 parte de leguminosas

1 parte de lácteos
1 parte de vegetal o fruta
1 parte líquida como bebida

Comida con carne
3 partes de cereales
1 parte de fruta o vegetales
1 parte de carne, huevos o lácteos
1 parte líquida como bebida

Las personas *vata* que comen carne pueden aumentar la proporción en dos partes. Idealmente, una comida, o por lo menos la dieta del día, debe contener los seis sabores en proporciones adecuadas. Alterar las proporciones de sabor ayuda a regresar el balance de los *doshas*.[27]

Las cualidades de los alimentos para los *doshas*

Los alimentos que coma, actuarán en su cuerpo, basados en las propiedades energéticas, tales como la temperatura, el peso y la humedad. El sabor inherente será importante, al igual que el contenido calórico, método de preparación, cantidad servida, humedad y densidad.

Podemos evaluar estas cualidades en cualquier alimento, y para cualquier programa alimenticio. De manera general, podemos promediar los efectos netos de los alimentos y tener una idea sobre si cierto individuo deberá evitar o enfatizar ese alimento en su dieta. El siguiente cuadro da una idea generalizada de opciones de dieta. Escoja la dieta que disminuya al *dosha* que esté actualmente en exceso.

Cuadro 11: Alimentos para los doshas

Alimentos para equilibrar *vata*

ENERGÍA	Caliente, húmeda, pesada (evitar frío, seco, ligero)
SABORES	Dulce, salado, ácido
ESTRATEGIA	Nutritivo, fácil de digerir, caliente, que satisfaga, pesado, húmedo, que dé fuerza, comidas frecuentes y pequeñas, especias ligeramente calientes, concentración y calma durante la comida
ENFATIZAR	Frutas dulces Vegetales cocinados Cereales cocinados (avena) Nueces Edulcorantes naturales Especias ligeramente calientes (albahaca) Productos lácteos en moderación, especialmente calientes
EVITAR	Frutas secas Cereales secos (pasteles de arroz inflados) Vegetales crudos Familia de la col (brócoli) Legumbres en general Cualquier alimento que cause gases

Alimentos para equilibrar *pitta*

ENERGÍA	Fría, seca, pesada (evitar caliente, húmedo, ligero)
SABORES	Dulce, amargo, astringente
ESTRATEGIA	Alimentos blandos, moderados, servidos fríos, crudos, sin especias calientes, bajos en aceite, comer cuando se esté calmado, tres comidas regulares
ENFATIZAR	Frutas dulces Vegetales dulces y amargos (verdes) Frijoles en general Edulcorantes naturales (miel de arce) Quesos ligeros (queso cottage) Bebidas dulces y frías (jugo de manzana)
EVITAR	Frutas ácidas Vegetales picantes (cebolla) Nueces Especias calientes (chiles) Productos de leche fermentados (yogur) Aceites

Alimentos para equilibrar *kapha*

ENERGÍA	Caliente, seca, ligera (evitar frío, húmedo, pesado)
SABORES	Picante, amargo, astringente
ESTRATEGIA	Ingerir menos alimentos, bajos en grasa, calorías, utilizar especias calientes, ayuno ocasional, comer con menos frecuencia, comer la comida principal a medio día
ENFATIZAR	Frutas secas y astringentes (manzana, uvas pasas) Vegetales, especialmente crudos Cereales secos (tortas de cereales soplados) Especias picantes (pimienta, chiles) Frijoles cocinados con especias tibias Tés herbales de especias (jengibre)
EVITAR	Frutas dulces Nueces Lácteos Aceites

Ayuno y desintoxicación

Terry Picard, un paciente de Khalsa, ha estado notando ciertos dolores en sus rodillas y codos durante un año. Cuando estos dolores comenzaron a convertirse en costras y comenzaron a salir más heridas atrás de sus oídos, supo que era tiempo de cambiar su rutina. Sus problemas de piel fueron la oportunidad perfecta para hacer un ayuno de desintoxicación. A los 39 años, estaba bien de salud y era muy aventurero. Así que usamos un programa de hierbas y jugos con resultados rápidos.

Hicimos un programa que incluía hierbas para limpiar, hojas de violeta y bayas de *amla*. Usó magnesio y la hierba haritaki para mantener el movimiento intestinal apropiado y comió una dieta rica en raíces vegetales y jugos refrescantes.

Después de seis semanas, Terry escribió un reporte. "Aquí está una actualización: mis rodillas están completamente libres de costras, los codos están un 95% libres, y los oídos están un 30% mejor. Todavía hay costras pero no es tan malo como antes". Después de todo, un buen comienzo.

Claro está, que la prevención y una vida limpia es el primer recurso, pero ¿qué pasa si ya hay un daño hecho y el cuerpo está saturado de suciedad nociva? Hay algo que usted puede hacer, puede desintoxicarse.

Por desgracia, el concepto ayurvédico de desintoxicación es un poco difícil de definir en términos médicos. El concepto tradicional es metafórico, no es un proceso fisiológico bien definido. Las señales de la necesidad de desintoxicar son bien conocidas, el proceso práctico de "desintoxicación" se entiende bien y, sabemos cuándo se ha logrado, debido a que los síntomas desaparecen, la gente se siente mucho mejor después de ser "desintoxicada", y el aspecto clínico y los exámenes de laboratorio de la enfermedad mejoran con el proceso.

Los líquidos pueden congregarse en partes del cuerpo donde no pertenecen. El edema, las bolsas de los ojos y quistes llenos de líquido, son un conjunto inapropiado de fluidos que a menudo contienen altas concentraciones de moléculas de residuos perjudiciales. La sangre se puede acumular en áreas estancadas, en donde impedirá el movimiento suave de los líquidos corporales normales. Los moretones, coágulos de sangre y la sangre congestionada en el endometrio son buenos ejemplos de sangre congestionada. Los minerales, incluso los normales, se pueden acumular y causar problemas si se presentan en exceso. Un espolón óseo es un ejemplo de un depósito mineral no saludable. Los minerales tóxicos como el plomo y el cadmio son dañinos cuando se acumulan. Los subproductos microbianos pueden ser negativos. La levadura, un habitante natural del colon en números apropiados, produce el alcohol como un subproducto de su propio metabolismo. Todos absorbemos pequeñas cantidades de alcohol a partir de nuestra propia levadura intestinal como una cuestión de rutina. Pero cuando la levadura llega a una proporción excesiva, el alcohol puede afectar el metabolismo normal.

Los productos químicos normales del cuerpo en exceso pueden ser un problema. La glucosa, el azúcar normal en la sangre, causa la diabetes cuando ya es demasiado alta. Incluso los desechos corporales normales pueden convertirse en un problema si se acumulan en exceso. Si la orina se concentra en la vejiga, puede irritar y debilitar el tejido de la vejiga. Hasta el estreñimiento puede ser considerado como un tipo de toxicidad.

Desintoxicar el cuerpo es con frecuencia la primera fase del trabajo terapéutico natural. Se ve a menudo como un elemento central en el tratamiento de las enfermedades degenerativas crónicas. Un programa de desintoxicación puede implicar el uso de medicamentos homeopáticos, cambios en la dieta, suplementos nutricionales y terapias de estimulación de los ganglios que se centran en la eliminación de toxinas y productos de desecho del cuerpo a nivel celular.

Tillotson dice, "En mi experiencia, la disbiosis no tratada puede ser un factor causal en una multiplicidad de condiciones de enfermedades difíciles, como problemas de la tiroides, inflamación ocular (uveítis), fatiga crónica y otros. Casi nunca empiezo a tratar la tiroides, los ojos, los músculos, las emociones o cualquier otra parte del cuerpo hasta que se borre la inflamación intestinal existente. No es que sea un gran problema, es un concepto básico de Ayurveda. Aprendí hace décadas cómo solucionar problemas en el estómago primero".[28]

Signos de que se necesita desintoxicación

Entonces, ¿cómo sabe usted que necesita una desintoxicación? Bueno, es una apuesta segura que si vive en una sociedad industrializada la necesite. Ya que *ama* es la raíz de casi todas las condiciones crónicas, los síntomas son tan comunes que parecen vagos. Sin embargo, cuando se empiece a recibir algunas de estas terapias y vea los resultados, verá por sí mismo que estos signos de toda la vida, tan normales para la mayoría de nosotros, en realidad pueden desaparecer. Considérese a sí mismo como "tóxico" (lleno de *ama*) si tiene fatiga, inflamación (bolsas en los ojos, prostatitis, etc.), masas (quistes, fibrosis, cálculos, coágulos, edema), enfermedades de la piel especialmente inflamatorias (eczema, acné), dolores de cabeza, dolor en las articulaciones (y dolores crónicos), mal olor en general (heces, aliento, transpiración) estreñimiento (regular o transitorio), decoloración de tejidos (amarillentos, labios morados, mucosidad café, entre otros), lengua recubierta, esclerótica con color (amarilla o café en la parte "blanca" del ojo), exceso de mucosidad (pulmones, congestión en los senos nasales o en las heces), orina concentrada, o condiciones causadas por acumulaciones de químicos naturales (gota, entre otros).

Saliendo de allí

De alguna forma u otra, podemos limpiar todos los canales eliminativos. El ejercicio aeróbico aumenta la circulación, aumenta el ritmo metabólico y estimula la salida de productos de deshecho del cuerpo. Podemos también deshacernos de estos de manera más directa usando los mecanismos propios del cuerpo de expulsión (purga, diuresis, diaforesis, expectoración, vómito) todos los cuales eliminan los deshechos de manera inmediata. Estos métodos directos son menos populares en Occidente. Por lo general, el cuerpo pasa por, ciclos de procesamiento de alimentos (usualmente durante el día), y desintoxicación (usualmente durante la noche). Cuando el cuerpo no recibe alimento por un tiempo, entra en un estado de desintoxicación. Esa es la teoría que hay detrás del ayuno. El reducir temporalmente la ingesta de calorías, a cualquier nivel, aumentará la desintoxicación. Aumentar la ingesta de agua promueve el intercambio de líquidos y la micción, por lo que muchos expertos recomiendan el consumo abundante de agua durante la desintoxicación. El calor aumenta la circulación y la orina, así que ¡prenda su sauna!

El ayuno es promovido ampliamente para la desintoxicación. Hay muchos tipos de ayuno, desde regímenes de solo agua hasta las estrategias de ingesta limitadas, como las dietas de jugo. En general, Ayurveda no aboga un ayuno de agua. La falta drástica de alimentos hace que el cuerpo piense que está muriendo de hambre y por tanto, intenta conservar sus reservas, lo que en realidad impide una desintoxicación. Yogi Bhajan dijo: "Yo no dudo de las personas que pueden pasar cuarenta días en ayuno de solo agua, o de siete o quince días. No puedo coincidir con ellos, pero creemos el que comer y el ayuno, son situaciones muy singulares".

Personas con salud menos robusta y sobre todo los que tienen exceso de *vata*, no les irá bien con este régimen riguroso. En ocasiones, a las personas más robustas como los tipo *kapha,* les puede hacer bien hacer ayunos extensos solo con agua. Mientras que generalmente es eficaz, con el fin de funcionar correctamente, los mecanismos de eliminación tienen que estar trabajando adecuadamente para vaciar los residuos que se liberan de los tejidos.

La mayoría de los occidentales no están en ese barco. Si la persona típica moderna intenta siquiera un solo día de ayuno de agua, el malestar en la tarde le hará preguntarse si quisiera probarlo de nuevo alguna vez. Además, los cambios de humor por el azúcar en la sangre ¡harán que las personas alrededor se lo pregunten también!

Tal vez sea mejor desintoxicar de una manera menos drástica siguiendo una monodieta. En esta, la dieta se limita a alimentos específicamente terapéuticos por un periodo corto de tiempo para reducir el estrés en el sistema digestivo mientras se mantiene el combustible de la salud y comodidad de la persona. Las monodietas deben de ser individualizadas para la persona o condición, y son mejores de llevar junto con el consejo y supervisión de un profesional de salud natural experimentado y de confianza. Yogi Bhajan era un gran abogado de la monodieta, y la recomendaba frecuentemente. Él dijo "sea lo que sea que queramos hacer con nuestro cuerpo y con nuestro sistema, este sí depende de algo, eso se llama la semana de limpieza. En doce meses requerimos un banquete y un ayuno de manera simultánea. Y si verdaderamente quiere vivir bien y por mucho tiempo, entonces tiene que realizar lo que llamamos el ayuno de cuarenta días."

"Lo que sugerimos es que la persona comience con sandía para que pueda deshacerse de los depósitos en los riñones y la vejiga. Le llamamos un sistema obstruido, al sistema digestivo. Queremos que la persona coma solamente sandía por tres días, previendo que sea una persona normal y saludable. Si queremos limpiar el colon, el corazón, las arterias y la sangre, entonces, después pasará a comer solamente melón por tres días."

"Después se quiere limpiar cualquier veneno o toxina que haya en el cuerpo. Por tanto, pasará los siguientes tres días comiendo papaya. Estoy explicando el ayuno. Si lo puede seguir o no, no me preocupa. Hay muchas cosas que no hay en América que sí tenemos en la India, pero nada lo sustituirá."

"A continuación, deberá solamente beber limón, agua y miel por tres días. Después, limón y agua solamente, por tres días y, después tres días con sólo agua. Después de esto, deberá ir de regreso, de la misma manera; tres días de agua, lo que significa seis días de agua en total. Siga después con agua con limón, después miel, limón y agua, así hasta llegar a 3 días de melón finalmente. Cuente cuántos días son en total."[29]

El melón es caliente y laxante. La sandía es fría y limpia los riñones y el intestino grueso. La papaya asiste al cuerpo a remover el exceso de las sustancias de proteínas. Baba Hari Dass lo expresó al decir que la papaya es buena para el hígado.[30]

Yogi Bhajan tiene varias versiones de esta famosa dieta de melón. Algunas incluyen otros melones y varía en el tiempo y las instrucciones. La idea esencial es trabajar en un ayuno con melón, progresivamente llegando a tomar solo agua, y devolverse de la misma manera. Rompa este ayuno, en un periodo de 3 a 4 días. Agregue otras frutas y después yogur, y finalmente vegetales, para ayudar a la transición a una dieta más típica. Evite el exceso de aceite por varios días.[31]

Este es un ejemplo de un ayuno más extremo. Dependiendo de la versión que utilice, todo el proceso dura unos cuarenta días. Como dice Yogi Bhajan, solo una persona saludable deberá intentar esto. Este no debe de ser el primer intento de ayuno. Empiece haciendo ayunos más cortos y progresivamente llegue a ayunos más prolongados y profundos de limpieza.

Yogi Bhajan da un ejemplo de una monodieta basada en cereales dice: "una persona debe comenzar con frijol mungo y arroz. Los primeros tres días solo comerá frijol mungo y arroz, y seguido a esto, arroz y frijol mungo con vegetales en este. Las personas que lo han hecho lo han encontrado muy fascinante, muy depurativo y muy saludable."[32]

A la mayoría de personas les va mejor al gradualmente hacer ayunos comenzando con un solo día de alimentos un poco más fáciles de digerir, por ejemplo, vegetales al vapor por un solo día. La siguiente semana lo intentan de nuevo. Después de un tiempo, puede lentamente aumentar el rango del ayuno, y aumentar la intensidad de la restricción, yendo de vegetales y frutas, a jugo, té y agua.

Muchas personas con enfermedades crónicas están llenas de materiales de desecho. Son a menudo fríos, lentos y generalmente estreñidos. Los sistemas de curación tradicionales no abogan por un ayuno para estas personas, al menos no hasta que hayan desarrollado alguna actividad física y, sus órganos de eliminación se hayan limpiado.

Los tubérculos son excelentes para apoyar el hígado y desintoxicación. La remolacha, zanahoria y rábano son las mejores para esto (crudos, cocidos o en jugo). Sus propiedades en este sentido no han sido estudiadas, pero tienen una larga historia de uso tradicional en otras culturas para este propósito.

El jugo de remolacha es el rey de los desintoxicantes del hígado, de hecho, es tan poderoso que debe usarse con cuidado. Se desintoxica el hígado tan rápido que debe ser mezclado con otros jugos de manera que todas las toxinas no vayan directamente al torrente sanguíneo al mismo tiempo.

La remolacha es el tratamiento ayurvédico que ha sido por mucho tiempo honrado para las hemorroides. Se estimula el hígado para producir más bilis, ayudando a la circulación a través de este y a la reducción de la presión en la vena en este sitio. Solo coma una gran cantidad de remolacha o de hojas de remolacha hasta que el dolor y la picazón disminuyan. Continúe hasta que se alivie por completo. La zanahoria es más suave, pero también ayudará. Pruebe el jugo de zanahoria mezclado con jugo de raíz bardana fresco (es delicioso).

Yo (Khalsa), recuerdo una vez que me topé con alguien que no era consciente de ello. En la fila para pagar en una tienda de alimentos saludables, una joven estaba charlando con el empleado de la caja. Estaba tenía un recipiente vacío en la mano y orgullosamente anunciaba: "Acabo de tomar 470 ml de jugo de remolacha", me dirigí al encargado y le pregunté: "¿Tiene una cama o un sofá en esta tienda en alguna parte?" Él respondió desconcertado, "Claro, ¿por qué? ", le expliqué y señalé a la mujer, "porque ella se va a desmayar". En ese momento, la mujer se fue al suelo, dando apenas tiempo para que el encargado la sostuviera. Ella durmió durante una hora en una habitación trasera de la tienda de comestibles. El problema, es que una gran cantidad de jugo de remolacha puro vacía todo el *ama* del hígado al torrente sanguíneo sin dar opción a eliminarlo de inmediato.

Los vegetales verdes son considerados ampliamente en la medicina natural como el tratamiento más refrescante y antiinflamatorio. También resultan ser desintoxicantes, así que ayudan a sanar y a tratar los síntomas. El pasto de trigo es especialmente bueno, pero el brócoli, pepino y las hojas verdes oscuras también funcionan. El jugo es lo mejor para ingerir suficientes vegetales verdes. Después de todo, ¿cuántos pepinos o pedazos de apio podría usted llegar comer? Si bebe un cuarto de jugo de vegetales al día, podrá desintoxicarse rápidamente. Baba Hari Dass mencionó que el pepino cura la intoxicación de medicinas.[33] Como dicen, lo que entra tiene que salir. La desintoxicación puede que no sea la conversación más fascinante en una fiesta de coctel, pero es un hecho de la vida real. Tal vez la abuela, cuando hablaba de la "limpieza primaveral" tenía razón, después de todo.

Cuadro 12: Ayuno de melón de Yogi Bhajan

Comer solo la comida indicada por día. Consuma la cantidad deseada.

3 días de melón
3 días de sandía
3 días de papaya
3 días de agua con limón y miel
3 días de agua con limón
6 días de agua
3 días de limón

3 días de agua con limón y miel
3 días de papaya
3 días de sandía
3 días de melón

Alimentos que producen o asisten la desintoxicación

Cuadro 13: Alimentos desintoxicantes

- *Cebolla, ajo y jengibre* (contienen sulfuro, aumenta la circulación)
- *Sandía* (compuestos antioxidantes)
- *Chiles* (aumenta la circulación)
- *Piña* (las proteasas reducen el exceso de acumulación de proteínas tóxicas y subproductos de degradación de las proteínas)
- *Yogur* (las buenas bacterias ayudan a mantener a un lado las "malas" bacterias que produce toxinas)
- *Papaya* (las proteasas reducen el exceso de la acumulación de proteínas y reduce subproductos de degradación de las proteínas)
- *Familia de las crucíferas* (col, col rizada y brócoli, junto con otras contienen compuestos de sulfuro; también compuestos antioxidantes)
- *Cúrcuma* (compuestos antioxidantes)
- *Vegetales verdes* (especialmente crudos, son los más desintoxicantes de todos los vegetales disponibles)
- *Cítricos* (compuestos antioxidantes, incluyen vitaminas, minerales y fitonutrientes)

Lácteos

En una dieta vegetariana del Yoga, los productos lácteos son una fuente significativa de proteínas, así que la leche es importante como parte de la dieta.

La leche de vaca es fría, pesada, dulce y pegajosa, así que ayuda a promover el exceso de *kapha* si se toma fría. Cuando la leche de vaca se calienta y se toma tibia, rompe la cadena larga de proteínas que son difíciles de pasar por el hígado. De esta manera, parece no causar los efectos adversos de congestión por el frío, como sí lo hace la leche líquida sin procesar. La leche nunca debe tomarse fría excepto por el yogur (que está presuntamente predigerido).

Llevar la leche a punto de ebullición hace que sea más digerible, debido a que en este proceso se rompe la cadena larga de proteínas. En general, Ayurveda sostiene que la comida caliente se digiere más fácilmente, ya que es menos probable que suprima el *agni* digestivo. Se recomienda el uso de leche hervida como una fuente de proteína digerible.

La leche no se combina bien con otros sabores más que el dulce. No la consuma en una comida típica, ya que cuenta con los seis sabores. Use productos lácteos como una comida por sí sola, o combínelos con ingredientes dulces, como cereales o tostadas.

Es probable que algunos nutrientes se pierdan en este proceso, pero el aumento de la digestibilidad hace que valga la pena el esfuerzo.

Entonces, ¿dónde entra el tema de la leche pasteurizada? A primera vista, parecería que el calor de la pasteurización podría ser una ventaja, desde el punto de vista ayurvédico. Aunque, irónicamente, preferimos recomendar la leche cruda porque las vacas son tratadas mejor, les dan pocas o ninguna hormona para el crecimiento, antibióticos y, quizá lo que es de igual o mayor importancia, es probable que tengan menos hormonas de estrés en su leche. Sabemos por experiencia que una madre con trastornos puede afectar negativamente a la leche y causar cólicos en su niño. Por lo tanto la idea de la "vaca sagrada" no es tan extraña si se considera desde esta perspectiva. "No moleste a Bessie o ella va a envenenar su leche."

Hemos tenido numerosos casos de niños y adultos que han tenido intolerancia a la leche de vaca, que cuando se les da leche caliente, no presentan problemas. Las especias calientes (canela, clavo de olor, jengibre) y la miel, aumentan la digestibilidad de la leche, sobre todo para las personas *vata* que son sensibles, sin embargo, solo el hervirla, por lo general, será suficiente para compensar esta sensibilidad.

En un país tradicional como la India, donde la refrigeración ha sido un problema, la leche se toma directamente de la vaca, se mantiene caliente e inmediatamente se vende al consumidor. Tenga en cuenta el problema de salubridad antes de usar la leche cruda.

Para los vegetarianos, se recomienda que tomen diariamente hierbas tónicas, tales como el *ashwagandha, shatavari* o ginseng con jengibre y miel en leche hervida caliente. Es una gran manera de fomentar rutinas de tonificación en pacientes muy débiles que sufren enfermedades causadas por deficiencias. En circunstancias de emergencia, Ayurveda recomienda sopas de caldo de carne para este propósito.

No creemos que un tónico (tal como la ashwagandha, ginseng asiático o el ginseng americano) sea suficiente, si no hay alimentos tonificantes en la dieta. Los dos juntos, las hierbas y los alimentos ricos en proteínas, hacen una combinación que será un tónico de más poder. El polvo de regaliz con leche es un *rasayana* que promueve el intelecto.[34]

Los productos de leche son utilizados de impresionantes maneras. ¡Y no solo de leche de vaca! La leche de cualquier animal que imagines ha sido investigada, y puede ser prescrita.

Yogi Bhajan dice, "Esto es tradición y folclore. Se dice que si alguien come yogur con dátiles (khaaj, khajoor), no se necesita el cuidado de Dios, porque ni Él podrá hacerle dar enfermedades. ¿Puede creerlo? Esto es una tradición, que se pasa de corazón a corazón. El yogur es un alimento autodigestivo perfecto. Cuando se añade los dátiles (siempre y cuando no haya azufre en ellos) cualquier persona podrá recuperar su salud, bajo cualquier circunstancia y es una maravillosa, maravillosa comida que puede curar cualquier cosa. Añadamos a nuestra dieta a partir de hoy una porción de dátiles y yogur. ¡Pero no seas tacaño, añada tantos dátiles como te sea posible! "[35]

"Las personas que están por encima de los cuarenta, como yo, y la gente mayor, deben hervir los dátiles con la leche y hacer un dulce de esto. No se preocupe que la leche hervida no tenga vitamina D. Entonces, lo que vamos a hacer es añejar la leche hirviéndola. A fuego lento, ponga muchos dátiles en un vaso de leche y deje hervir".

"Hierva la leche. No hay nada malo en eso. Hierva la leche. ¿No ve que la leche hervida y los dátiles se han de llevar toda la mucosidad del cuerpo? ¿Quiere una prueba más práctica? Lo que les digo es cierto. Yogis, yo les digo, "entonces, por favor hiervan la leche." ¿Qué debo hacer? Ese es el camino del sistema, tal como lo conocemos, en la práctica. "[36]

Yogi Bhajan dio una dieta de leche hervida con pistachos, dátiles y azafrán. Se le preguntó si era una buena fórmula en general para dar a la gente.

Su respuesta fue: "Sí. Esta es una fórmula energética y de alta potencia. Tome leche, y hierva pistachos, dátiles y azafrán en ella. ¡Esto puede hacer hablar a los muertos! Es muy poderoso. Normalmente las personas que tienen problemas en sus últimos años de vida, problemas sexuales, problemas de eyaculación, y ese tipo de cosas, si toman esta bebida después de tener sexo y luego van a la cama, es muy regenerador, muy, muy bueno. "[37]

La leche no combina bien con el pescado, los huevos, yogur o sabores salados, amargos, picante y astringente.[38] La leche combina con el sabor dulce, lo cual incluye el trigo, arroz, miel, azúcar y dátiles. Generalmente, es mejor beber la leche en hora distinta a la de las comidas.

Ghee y mantequilla

El ghee es el mejor de todos los alimentos oleosos y se usa para curar los desequilibrios de *pitta* y *vata*. Se piensa que el ghee tiene los beneficios sanadores de la mantequilla, pero sin las impurezas (grasa saturada, sólidos de la leche). El *Sushruta Samhita* dice que el ghee es bueno para todas las partes del cuerpo, y es el remedio último y completo para problemas *pitta* (inflamación), y es el medio por excelencia (*anupana*) para mezclar las medicinas para personas con estas condiciones.

Específicamente, se dice que el ghee contribuye al intelecto, inteligencia, la cantidad y calidad del semen y, mejora la digestión. Sabemos por la ciencia moderna que el ghee es rico en antioxidantes fenólicos.[39]

Las grasas en la dieta regulan una gran variedad de funciones de las células T. Un estudio en ratones en 1996 mostró que una dieta que contiene ghee, previene que las células T medien el contacto de hipersensibilidad de la piel.[40]

El beneficio del ghee aumenta con el tiempo. El ghee viejo (hasta cien años) reduce los tres *doshas* y disipa los bloqueos en los *srotas*.[41] Ayuda en el tratamiento del alcoholismo, fiebre y dolor vaginal. Debido a que tiene una especial habilidad de limpiar *manovaha srota* (canal mental), es utilizado para enfermedades mentales, como epilepsia y psicosis.

El ghee es alabado por fomentar la vitalidad sexual así como los tejidos de los nervios y el cerebro. Favorito por mucho tiempo entre los practicantes de Yoga, lubrica los tejidos conectivos y promueve la flexibilidad.

Yo (Khalsa) recuerdo un paciente mío, un *pitta* en extremo (fuego), quién a los cincuenta años, justo en el pico de la vida de *pitta*, estaba inflamado como si fuera una pelota por una acumulación de lesiones atléticas pasadas. Cada articulación, cada músculo le dolía. Comenzó a utilizar ghee para tratar su condición. Para mi sorpresa, no ganó ninguna libra y su colesterol bajó, en vez de subir. Lo mismo pasó con los triglicéridos.

El ghee medicado, la mantequilla clarificada en la cual se han extraído hierbas (*ghrita* en sánscrito) es un método de preparación famoso para tratar condiciones tipo *pitta*. Por ejemplo, el conocido *brahmi ghrita* contiene la popular hierba *gotu kola*, y es utilizado para una gran variedad de condiciones del cerebro en una dosis de una cucharada por día.

El *shatavari ghrita* se hace con una decocción de 1 parte de raíz de *shatavari* en 4 partes de ghee, 8 partes de agua y 8 partes de leche (o solo 16 partes de agua). Se cocina a fuego lento hasta que el agua se evapora y solo quede el ghee medicado. Después de que se enfríe, se le puede agregar vitamina E para preservarlo, si así se desea.

El ghee es también se usa de manera externa. La consultora de belleza ayurvédica, Pratima Raichur lo sugiere como base para masaje para beneficiar la piel sensible (*pitta*). Ayurveda es conocido por recomendar ghee, a veces mezclado con miel, para aplicar sobre heridas, inflamación y ampollas. Una preparación especial llamada ghee *"lavado cien veces"*, se aplica tópicamente para la cicatrización de heridas y para calmar *pitta*.

Ayurveda sugiere que los productos naturales de leche son de mejor calidad que la margarina. Un estudio en 1991 por el Consejo de Investigación Médica se mostró que comer mantequilla creaba la mitad de los riesgos de enfermedades del corazón, en comparación con la margarina polisaturada, que contiene peligrosas grasas *trans*.[42] Una dieta con ghee, produce menos enfermedades del corazón que las dietas que contienen grasas *trans*.[43] Una vez dicho esto se debe entender que el ghee es grasa y, solo una cantidad de grasa total es necesaria en una dieta saludable. Si quiere empezar a consumir ghee, asegúrese de reducir proporcionalmente las grasas totales en su dieta.

Para hacer ghee, ponga de una a dos libras de mantequilla en una cacerola en la estufa. Derrita a fuego lento hasta que las cuajadas blancas se separen y se vayan al fondo. Cuando una gota de agua hierva inmediatamente al dejarla caer dentro de la cacerola, el ghee está listo. Decante el aceite de mantequilla, desechando la cuajada que se ha posado en el fondo. Guárdelo en un frasco limpio en el armario. Si se mantiene limpio y libre de agua, el ghee no necesita refrigeración.

El ghee y la mantequilla tienen esencialmente las mismas propiedades de sanación, pero el ghee es más digerible. Mientras que el ghee es caliente y ligero, la mantequilla es fría y pesada. La mantequilla es tónica y construye. Trata la anorexia, el agrandamiento de bazo, hemorroides y parálisis facial. Es buena para los músculos, desórdenes mentales, inflamaciones y letargo. La mantequilla aumenta *kapha* y reduce *vata* y *pitta*.

Miel

La miel (*madhu)* es dulce, astringente, pesada, seca y fría. Debido a su naturaleza fría y astringente, es el tratamiento por excelencia para enfermedades de *kapha*, por lo que disminuye la mucosidad y otras acumulaciones de *kapha*. Entre más vieja sea la miel, mejor para *kapha*. Es el principal *anupana* para *kapha*. Lo frío disminuye a *pitta*. Como es dulce puede ser bueno para *vata*, pero la parte fría, seca y astringente puede ser un problema. La miel es *yogavahi*, una sustancia que es capaz de penetrar hasta los tejidos más profundos. Ayurveda distingue los tipos de miel basado en el tipo que recolecta la abeja y la clasifica de manera diferente.

La miel es sedante. Puede usarse en quienes mojan la cama; para la sed, la diarrea y las náuseas. Para la debilidad de la vista, se utiliza con jugo de zanahoria. Para los trastornos pulmonares con moco, mezcle miel con de jugo de jengibre, en misma proporciones. Para tratar el asma se puede usar partes iguales de pimienta negra, jugo de jengibre y miel.

La miel también es un laxante suave cuando se toma con un vaso de agua tibia.

Aplique miel astringente y antimicrobial por su cualidad para cerrar tejidos. Promueve la sanación, estimula la granulación y previene la infección. Hace la piel suave. Una combinación de miel, cúrcuma y harina de garbanzo hace una buena mascarilla para la cara. Aplique y deje secar por 20 minutos. Lave con agua.

Ayurveda recomienda que el uso de miel y ghee, si son mezclados, debe ser en cantidades diferentes (por ejemplo, dos partes de ghee y una parte de miel).[44] Aunque esto es una enseñanza contemporánea, hay muchas fórmulas en diferentes textos y recientes referencias que incluyen partes iguales.

De acuerdo con enseñanzas históricas de Ayurveda, la miel no debe ser cocinada. Está bien ponerle un poco al té que se ha enfriado. Para platos dulces, use una variedad de azúcar sin refinar, en cantidades razonables u otro edulcorante natural. La seriedad y las razones atrás de estas prohibiciones son un poco vagas y todavía se siguen solo debido a que fueron mencionadas por los ancestros.

Discutimos esto con el Dr. Tillotson. Según él, citando a su mentor el Dr. Mana, "la idea es que, en tiempos antiguos, el polen de la miel era algunas veces recolectado por las abejas de plantas venenosas, y al calentarse o mezclarla con ghee, el veneno se activaba y salía. Este conocimiento, es debido probablemente a la experiencia, no a la lógica. De todas maneras, en tiempos modernos, ya que la miel es recolectada por abejas de plantas seguras, no tendríamos por qué preocuparnos."[45]

Limón

Esta cítrica y sabrosa fruta es muy común en la medicina casera ayurvédica. El jugo de limón fresco, con moderación, sana los *doshas* (como todos los ácidos, perturbará a *pitta* si se toma en exceso). El limón es antibacteriano, por lo que reduce la enfermedad causada por las bacterias en el tracto digestivo. Es un potenciador ácido que facilita la digestión y calma la distensión abdominal. El limón aumenta el *agni* por lo que es bueno para el apetito letárgico. Tiene alto contenido de flavonoides antioxidantes, y por lo tanto, combate las enfermedades causadas por radicales libres. Mantiene la piel clara y los ojos luminosos.

Mezclar el jugo de medio limón exprimido fresco en un vaso con agua tibia, y tomarlo en la mañana en ayunas ayuda a la limpieza interna. Agregue jugo de limón al té herbal, y a sus frijoles y lentejas, así como a sus ensaladas.

Sal

Ayurveda no tiene aversión a la sal, algo común en todos los círculos de alimentos saludables en América. Por el contrario, cada persona deberá ingerir lo que su cuerpo requiera. La gente con exceso de *kapha* retendrá el agua lo cual se volverá muy pegajosa con el exceso de sal. Aquellos con exceso de *vata* se beneficiarán de la humectación y del aumento del volumen de la sangre que se incrementa por las propiedades de la sal. El cloro en la sal contribuirá al ácido clorhídrico en el estómago, lo que aumenta el fuego digestivo.

Ayurveda menciona muchos tipos de sal mineral, cada una con diferente composición y diferentes propiedades. La sal de roca es la preferida.

La sal negra hindú (llamada sal negra *nirav, sanchal* o *kala namak*), es una sal de roca, volcánica o *saindhav* extraída de la tierra. Es de color rosado, por la presencia de minerales y hierro. La sal tiene un sabor fuerte a sulfuro. Es usada en la cocina de la India como condimento, especialmente en *raitas* (yogurt con pepinos y tomates). La sal negra es recomendada para personas que tienen presión arterial alta, porque tiene menos sodio. También se le conoce por reducir los gases intestinales, la indigestión y la acidez estomacal.

De acuerdo con Baba Hari Dass, para la inflamación de las amígdalas, se debe mezclar hollín de chimenea con sal negra y pulsarla directamente con el pulgar en las amígdalas.[46]

Se puede beber agua de acuerdo al nivel de sed y comer sal al gusto. Si no desea o tiene una aversión a la sal, probablemente tenga deficiencia de sal. Funciona de la misma manera para el agua. Como prueba, empiece a comer un poco más sal de lo que normalmente hace ahora. Aumente la cantidad diaria, un poco a la vez, sin necesidad de utilizar tanto que arruine el sabor de la comida. Si continúa manteniendo el aumento del consumo de sal, eventualmente desarrollará un deseo por la sal.[47]

Si la sal hace que retenga agua, puede que estés comiendo demasiados carbohidratos y no suficientes proteínas.

En un reciente desafío a un dogma médico, un investigador canadiense del Hospital Monte Sinai de Toronto, el Dr. Alexander Logan, revisó 56 estudios y decidió que, sorprendentemente, la ingesta de sodio no tiene efecto significativo sobre la presión arterial. En su lugar, se encontró con una serie de efectos negativos a la restricción de la ingesta de sal, incluyendo alteraciones en el colesterol y el metabolismo del calcio. [48]

Proteínas

Mientras Ayurveda proviene de una cultura que ahora es principalmente vegetariana, Ayurveda no es en sí mismo un sistema vegetariano. Ayurveda no prohíbe la carne. El *Charaka Samhita* incluye pautas para comer verduras y productos de origen animal. Esto no afirma ni recomienda como rutina el exceso de consumo de carne. Se opina que la carne es nutritiva para el alivio de ciertas enfermedades, para pacientes deshidratados, demacrados, débiles o convalecientes. El Dr. Marc Halpern, de la Escuela de Ayurveda de California, dice: "Algunas personas se benefician de la carne, mientras que otros se beneficias de ser vegetarianos."[49]

El Yoga, por otro lado, promueve el vegetarianismo por razones espirituales y de salud. Ayurveda siempre recomendará lo que funcione para usted. Por ejemplo, una sopa de carne cocida, se sugiere para personas con *vata* alto o para aquellos que estén severamente demacrados.

Uno de los autores, Khalsa, es vegetariano desde hace mucho tiempo y sigue una dieta yóguica (lactovegetariana). El otro autor, Tierra, come carne. El punto es evaluar en honestidad cómo está su cuerpo haciendo frente a su estilo de vida, historial médico, y equilibrio *dóshico* actual. Después se hacen ajustes. Es esencial consumir y digerir suficiente proteína. Ambos autores han visto a pacientes que comen y digieren muy poca proteína y están agotados gracias a su dieta. Ambos también han visto personas que consumen proteínas en exceso y que no las digieren, lo que resulta en una acumulación de *ama* y la necesidad de desintoxicación.

Swami Sadashiva Tirtha dice: "Ayurveda sugiere el uso de carne solo como medicina ya que la carne en realidad, no reconstruye ni regenera las células ni los tejidos. En caso de debilidad extrema, como una anemia avanzada, la carne roja (o su sustituto como las pastillas de hígado) y sopas de hueso, son útiles para tratarla.[50] ***Si se consume carne, es mejor hacerlo durante el día, cuando el agni está alto, y cocinarse muy bien para estimular la digestión.***

El Dr. Virender Sodhi, un médico ayurvédico en el estado de Washington, dice que, "Era esencial para ciertos tratamientos. El animal era sacrificado para el paciente e involucraba un ritual de gratitud hacia el animal."[51]

Aparte del tema moral, la principal objeción práctica a la carne es que es densa y pesada, y muy difícil de digerir. Es esencial cocinarla de manera apropiada y asegurar que el *agni* esté listo. Yogi Bhajan dijo que, desde el punto de vista de la salud física, uno puede comer lo que quiera, si sale de ti dentro de las siguientes 24 horas. Su opinión era que la carne generalmente no lo hace".[52]

Es interesante saber que la persona tipo *pitta* es la que probablemente puede digerir más carne, pero es el tipo que menos se beneficia de esta, ya que usualmente es caliente y tiende a incrementar la agresividad.

De acuerdo con el Dr. Gaby, la dieta occidental tiende a contener mucha proteína. Estudios indican que tener exceso de proteínas en la dieta puede provocar disminución de hueso.

Los frijoles, arvejas y legumbres, incluyendo las lentejas, son una excelente fuente de proteínas. Si incluye estas en su dieta, y además come cereales integrales como el trigo, avena, maíz, cebada, mijo, trigo sarraceno y arroz, estos dos grupos proveerán toda la variedad de aminoácidos esenciales que necesitas de proteína. Las legumbres son altas en minerales alcalinos, calcio, magnesio, potasio, hierro, cobre, zinc y vitaminas del complejo B, todos los nutrientes que benefician para tener huesos fuertes. Como beneficio adicional, las legumbres son ricas en fibra soluble, del tipo que reduce el colesterol. Habiendo dicho esto, recuerde: es necesario comer suficientes proteínas.

La disminución en la densidad del fémur es asociada con la cantidad de proteína en la dieta. El hueso está compuesto por una matriz importante de proteína, en el cuál se depositan los minerales. Si no hay suficiente proteína en la dieta, el cuerpo no puede preservar la matriz de proteína. Entonces, como todas las cosas, el equilibro es la clave: no necesitamos, ni mucha ni muy poca proteína.

Recuerde que el Ayurveda dice, que la carne no debe consumirse con leche, yogur o huevos.

La carne ayuda a construir la sangre. Otras opciones son: las semillas de sésamo-ajonjolí negras, la granada, el jugo de uvas negras y la melaza. La fórmula de chyavanprash, la cúrcuma y el ghee también ayudan. Los suplementos de hierro deben de ser ingeridos con jengibre o canela para ayudar a la asimilación.[53]

El *Charaka Samhita* dice que la carne es "insalubre" si proviene de un animal que ha crecido en un entorno que no sea natural o nativo a su medio ambiente. La carne es tóxica si el animal ha consumido alimentos que no son naturales a su dieta o a su medio ambiente. Hoy en día, en países industrializados, la carne se produce de maneras insalubres, y está contaminada por muchas drogas y hormonas. Probablemente, sea preferible consumir animales silvestres, o carne que haya sido criada orgánicamente.

Cuadro 14: Propiedades de la carne

Energía de la carne

CARNE	**Sabor**	**Temperatura**	***Vipaka***	**Efecto en los *doshas***	**Propiedades**
RES	Dulce	Caliente	Dulce	PK+V-	Pesado, grueso
BÚFALO	Dulce	Frío	Dulce	VP-K+	Pesado, opaco
POLLO BLANCO	Dulce Astringente	Caliente	Picante	VPK=	Ligero, oleoso, fortificante
POLLO OSCURO	Dulce	Caliente	Dulce	V-PK+	Pesado
PATO	Dulce Picante	Caliente	Dulce	V-PK+	Pesado
HUEVOS	Dulce	Caliente	Dulce	V-P+K=	Pesado, oleoso
YEMA DE HUEVO	Dulce	Caliente	Dulce	V-PK+	Oleoso
PESCADO	Dulce	Caliente	Dulce	PK+V-	Pesado, oleoso, liso, promueve el calor
CORDERO	Dulce Astringente	Caliente	Dulce	VPK+	Pesado, fortalece.
PUERCO	Dulce Astringente	Caliente	Dulce	VPK+	Pesado, oleoso, liso,

					apetitoso, diurético
CONEJO	Dulce Astringente	Caliente	Picante	V+PK-	Ligero, seco, áspero

Carne para cada *dosha*

Vata		***Pitta***		***Kapha***	
No	Sí	No	Sí	No	Sí
Pavo, conejo, puerco, cordero	Carne blanca, sopa de pollo	Carne, pollo, conejo, huevos, puerco, salmón, sardinas	Comer de manera moderada aves, pescado	Res, búfalo, pollo, pato	Pescado de agua fresca, camarones, conejo, venado, carne blanca (pequeñas cantidades)

Frijoles

En la cocina ayurvédica, las legumbres (frijoles, arvejas y lentejas, son llamadas *dal)* constituyen una fuente importante de nutrición. Los frijoles son ricos en proteínas, carbohidratos complejos, incluyendo minerales solubles y vitaminas. Los frijoles son particularmente una buena fuente de minerales importantes: ácido fólico, calcio, zinc, hierro y selenio. Son versátiles y deliciosos, y se usan en ensaladas, como aperitivos, sopas, platos principales, condimentos y postres. Combinan bien con muchos ingredientes, como cereales y vegetales, y son buenos ingredientes para platos principales condimentados con hierbas.

Para ayudar al proceso de digestión, agrégueles especias calientes y carminativas como comino, pimienta negra y jengibre.

Frijoles mungo y kichari

Los frijoles mungo son pequeños frijoles cilíndricos con una piel verde oscura. Se utilizan enteros o partidos y sin cáscara. Son *tridóshicos* y muy fáciles de digerir, especialmente si se comparan con frijoles más grandes. Son astringentes y dulces, y tienen una energía muy refrescante. Son más fáciles de digerir que otras legumbres, y son una buena fuente de proteína vegetariana. Desintoxican la sangre y neutralizan las toxinas, especialmente para *pitta*. Al neutralizar las toxinas dentro del cuerpo, pueden ayudar a calmar la mente, aliviar la hipertensión, limpiar la acumulación de exceso de colesterol y otros lípidos de las venas y arterias del cuerpo, fomentando sanación de las enfermedades. Este frijol es una verdadera estrella dentro del Ayurveda. Baba Hari Dass opina que la combinación de dátiles, frijol mungo, arroz y polvo de jengibre es refrescante.[54]

Los frijoles mungo van bien con cualquier cereal y harina, vegetales y alimentos verdes, además de tarta de fruta, brotes, especias y leche de soya o de nueces. Cuando son cocinados, el dahl de frijol mungo tiene la consistencia de una colada. Puede usarse para hacer platillos, ensaladas, sopas, pastas, bocadillos, batidos y dulces.

Lave y limpie bien los frijoles antes de cocinarlos. El dahl de frijol mungo seco generalmente no necesita ser remojado.

El kichari es uno de los alimentos más nutritivos en Ayurveda. Es un estofado que se cocina hasta que tiene la consistencia de mantequilla suave y se hace a partir de un cereal (casi siempre arroz) y una pequeña leguminosa, que sea fácilmente digerible. Las lentejas son de uso frecuente, pero también se puede usar arvejas, *urud dal* o frijol mungo. El estofado es predigerido, y por lo general ligeramente especiado. Tal ver incluirá un poco de pimienta y un poco de comino. Hay muchas recetas simples para kichari.

Esta comida tipo estofado es el principal alimento para la convalecencia dentro del Ayurveda. Cuando la gente es hospitalizada, es muy común comer solo kichari durante la duración de la estancia hospitalaria. Con frecuencia, este kichari en los hospitales no es más que lentejas, arroz y un poco de sal y pimienta. Por lo general, se trata de una papilla de consistencia fina, y se utilizan 10 partes de agua y 1 parte de cereal. A veces, durante el tratamiento de la enfermedad se le recomienda al paciente una dieta de kichari durante varias semanas. El kichari con frijoles y cereales es suficiente para el equilibrio de los aminoácidos.

Tierra y Khalsa recomiendan habitualmente este plato para una limpieza profunda y como dieta de rejuvenecimiento. El kichari hace una buena base para los medicamentos. Puede cocinar o mezclar las hierbas como una forma conveniente de ingerir grandes cantidades de la medicina nutricional.

Kanji

El kanji es una papilla muy fina. Se da en casos de *agni* muy bajo, cuando se necesita una dieta más ligera, como por ejemplo durante un resfriado. El kanji de agua puede estar hecho con frijol mungo partido en mitades, cebada o arroz partido. La dosis habitual es de uno o dos litros por día. El kanji se hace generalmente por la cocción de una parte del grano en 14 partes de agua hasta que sea una sopa sea muy delgada. Se puede agregar jengibre, comino y sal al gusto. Puede colar la papilla si lo desea.

El kanji puede ser un plato digerible, bajo en grasa para el tercer trimestre del embarazo.[55] Puede ser un vehículo para la medicina, o como base para disimular sabores medicinales. El agua puede ser sustituida con decocción de hierbas.

El kanji a veces se fermenta, lo que lo hace menos adecuado para *pitta*.

La medicina china utiliza esencialmente la misma papilla, la cual llaman *congee*.

Karela

El karela *(Momordica charantia),* también conocido como bálsamo de pera o melón amargo, es una hortaliza muy cultivada como alimento en Asia, África y América del Sur. Es ampliamente conocida como un remedio popular amargo.

Este melón es verde y cubierto de piel como el de la calabaza. Es muy amargo y algo picante. Es ligero, seco y caliente. Reduce *kapha* y *pitta*. Es una buena fuente de sabor amargo y una manera conveniente de obtener este sabor en la dieta. El amargo no es ideal para *vata*, así que tenga cuidado al usarlo cuando *vata* esté alto, aunque el beneficio digestivo podría ser de ayuda en condiciones *vataja*, siempre que el uso no es excesivo. En condiciones de *pitta* alto, puede ser utilizado con un poco de ghee.

El melón amargo puede cocinarse al vapor o salteado y se ingiere como un alimento. Los informes clínicos muestran buenos resultados con 60ml de jugo al día. Este vegetal es ampliamente disponible en tiendas de comida asiática. El jugo es difícil de hacer apetecible, así que tape su nariz y ¡tómeselo de un trago!

Muchos estudios han demostrado el efecto hipoglucémico de esta hierba. El karela parece tener algún tipo de acción en el páncreas, así como en otros tejidos implicados en la diabetes, incluyendo un componente con acción similar a la insulina, lo que lo hace un posible sustituto de la insulina.[56] Los investigadores han acuñado el término de ***planta insulina*** para describir el karela. La molécula similar a la de la insulina en el karela es casi idéntica a la insulina bovina, la cual es muy utilizada por los diabéticos.

El melón amargo contiene potentes desintoxicantes que protegen el páncreas de los radicales libres, que se consideran como una de las causas de la diabetes tipo I. El karela se utiliza para la amenorrea, lombrices y obesidad. Aumenta el apetito y estimula el *agni* digestivo.

El karela es tan fácil de cultivar como el pepino. Si es jardinero, sería una gran adición al patio trasero de su hogar. Las hojas jóvenes se pueden utilizar como vegetal verde.

Berenjena

La berenjena, conocida como *elabatu*, es llamado "los ovarios de Dios" por Yogi Bhajan. Es dulce, astringente y picante. Khalsa aprendió acerca de la berenjena para las mujeres por medio de Yogi Bhajan. Es un potenciador de la circulación caliente, excelente para las mujeres fisiológicamente "frías". Es emenagogo, comida diurética que aumenta *pitta* y pacífica a *vata*. En nuestra experiencia, este es uno de los grandes alimentos para la curación de la mujer. La berenjena no se ha estudiado mucho, por lo poco que sabemos, el mecanismo no es claro, pero la berenjena puede contener fitohormonas, como las que están siendo descubiertas en muchos otros alimentos. La berenjena puede ser útil en el tratamiento del síndrome premenstrual crónico.

Robyn Landis, colega de Khalsa, utiliza la berenjena para estimular naturalmente la aparición de la menstruación que había cesado por más de dos años.[57] Para la amenorrea, se debe consumir regularmente, la mitad de una berenjena al día, para producir resultados. Con base a estas propiedades, está contraindicada durante el embarazo.

La berenjena aumenta el apetito y disminuye los gases en algunas personas. Aumenta el semen y la fuerza muscular, mientras sirve como tratamiento para los cálculos biliares. También puede ser utilizada para el asma, tos y dolor crónico.

La berenjena es una solanácea. La sensibilidad es rara, pero las personas que tienen problemas con las solanáceas tendrán que evitarla. Muchas personas con sensibilidad a las solanáceas son tipos *vata*. En general, la berenjena no es compatible con el yogur, la leche, el melón y el pepino.

Cebolla

La cebolla (*palandu*) es un alimento picante de la familia de los lirios y es uno de los vegetales cultivados más antiguos. Sus propiedades son muy similares a las del ajo, aunque un poco menos concentrado. Este bulbo afecta prácticamente a todos los tejidos y es la base de todos los programas fuertes a base de hierbas (excepto para los practicantes célibes de Yoga). Las cebollas son un tónico para las glándulas endocrinas las cuales producen hormonas, aumentan la resistencia, el vigor, el estado de alerta y el rendimiento sexual. También reducen la presión arterial y el colesterol y aumenta la salud circulatoria. Mejoran la digestión, fortalece las articulaciones y apoyan el sistema inmune. El olor característico de la cebolla proviene de los compuestos de azufre.

Las cebollas son un excelente alimento antialérgico y apoyan el sistema respiratorio, sobre todo en el caso de asma. Hacen la flema delgada y estimulan la expectoración. Se deben mezclar cantidades iguales de jugo de cebolla y miel, y se debe tomar tres a cuatro cucharaditas de esta mezcla diariamente para la tos.

Las cebollas aumentan la energía sexual, la líbido, y las secreciones sexuales. Son buenos afrodisíacos, pero ya que promueven el deseo sexual, pueden conducir a actividad sexual excesiva, lo que puede contrarrestar los beneficios del rejuvenecimiento.

Las cebollas son significativamente hipoglucémicas. Se cree que las propiedades activas que son los compuestos que contienen azufre (disulfuros), tales como la alicina. La evidencia sugiere que estos compuestos bajan los niveles de glucosa al competir con la insulina (también un disulfuro) en el hígado. Los beneficios cardiovasculares conocidos de estas hierbas en forma aislada (regulación de la presión arterial, colesterol y agregación plaquetaria) justifican su uso en el tratamiento de la diabetes. Ayurveda considera que la cebolla es una medicina para el corazón en casos múltiples. Sin embargo, incluso a niveles dietéticos moderados, este alimento tiene efectos potentes. Los diabéticos deben utilizarla libremente.

Un estudio realizado en Cornell University encontró que varias especias, como el ajo y la cebolla, matan todas las bacterias en las que fueron probadas, incluso el anthrax.[58]

Las cebollas son valiosas para las hemorroides sangrantes. Consuma 28 gramos de cebolla hecha puré en agua y añada 56 gramos de azúcar, dos veces al día. Esto traerá le alivio a los pocos días.

Las cebollas son una de las fuentes más ricas de flavonoides.[59] Las cebollas contienen quercetina. También inhiben la enzima lipoxigenasa, que genera una químico inflamatorio. [60] Poseen un alto nivel de actividad antioxidante. El picor y el sabor de las cebollas son influenciados por el amargo y sabor astringente de los flavonoides. Científicos investigaron el contenido de los fenoles totales, el contenido de flavonoides, la actividad antioxidante y la actividad anticancerígena del chalote y diez variedades de cebolla de diferente color, picor y amargura. Para todas las variedades, el contenido de los fenoles totales y el contenido de los flavonoides estaban fuertemente correlacionados con la actividad antioxidante total.[61]

Yogi Bhajan menciona muchas veces el valor de la cebolla, el ajo y el jengibre en combinación, llamados las raíces de la trinidad. "Yo digo, en este Universo del Ayurveda, el método básico de sanación, hay solo tres cosas. Jengibre, ajo y cebolla. Se les llama *Triyajhad*, las tres raíces. Y tenemos 3R (la combinación de las tres raíces).

"Sabemos que las 3R funcionan en la columna vertebral y mantienen los *tattvas* juntos. Yo me sentía miserable por diferentes situaciones. Ahora todos me preguntan, '¿cómo bebes esta leche?' Tomo un vaso de leche de cabra, en el cuál la noche anterior hiervo ajo, jengibre y cebolla cruda, le pongo mucha agua y lo dejo en una estufa a fuego lento. Para la mañana del siguiente día ya está lista. La gente me pregunta, "¿No le molesta el ajo? ¿No huele a cebolla?" No, yo no huelo nada. No me molesta. Puedo trabajar todo el día como un hombre joven y cada día es mejor que el anterior."[62]

"Pique una cebolla. ¿Sabe que una cebolla al día puede mantenerle vivo tanto tiempo como quiera vivir? Una cebolla cruda al día puede resolver los problemas de cualquier persona. Una cebolla cruda al día es igual que diez manzanas y muchos zucchinis. No estoy bromeando, estoy diciendo lo que es."[63]

"Tome una cubeta grande de cebollas picadas. ¿Conoce los cucharones para servir? Nueve cucharones para servir con chiles rojos picados. Después cinco tazas vinagre de cidra de manzana. Puede agregarle un poco de sal si lo prefiere. Normalmente no se hace. Dos botellas de concentrado de tamarindo. En caso de no tener tamarindo, puede tomar media cubeta de limón con cáscara."

"Le diré una cosa. Si tiene cáncer en el sistema intestinal o cáncer en el estómago, tome cáscara de naranja, agréguele aceite de oliva y agua, hierva esto y tome mucha de esta bebida todos los días, así se curará. Simplemente píquela; después póngale aceite de oliva y después agua. Lo hago como vegetal y lo consumo. No sabe lo que esto puede hacer por usted. Y en las noches, deje la puerta del baño abierta."

"Se levantará muy temprano en la mañana por el llamado de la naturaleza. Esa es la belleza del aceite de oliva y la cáscara de naranja, finamente picada."

"Entonces, lo que se hace es picarlas, tomar una cebolla y ponerla en el arroz. Luego, ponga vegetales verdes y aceite de sésamo. Es un platillo maravilloso y perfecto. Puede usarlo en cualquier momento, cuando quiera."[64]

SIETE

EL CAMINO DE LOS TRATAMIENTOS AYURVÉDICOS

Ayurveda tiene un enfoque muy holístico para los tratamientos. Cada aspecto del paciente, la enfermedad, el medio ambiente y el estilo de vida son considerados formas para traer el equilibrio de vuelta al cuerpo, mente y espíritu. Similar a la medicina moderna, los textos clásicos antiguos dividieron el Ayurveda en ocho ramas de tratamiento (*ashtanga Ayurveda*).[65,66]

Estas divisiones no son excluyentes la una de la otra, y son la base de todos los conceptos subyacentes. Las ocho ramas son fáciles de reconocer, aún para lectores modernos.[67] Estas son: medicina interna (*kaya chikitsa*), pediatría (*kaumar bhritya*), psiquiatría (*bhoot vidya*), otorrinolaringología y oftalmología (*shalakya*), cirugía (*shalya*), toxicología (*agad tantra*), geriatría (*rasayana*), vida sexual y afrodisíacos (*vajikarana*).

Cuadro 15: Ramas de Ayurveda

Rama	Nombre	Comentarios
MEDICINA INTERNA	*Kaya chikitsa*	Medicina general para adultos
PEDIATRÍA	*Kaumar bhritya o bala chikitsa*	Prenatal, posnatal, cuidado de bebé Cuidados de la mujer antes y durante el embarazo Enfermedades de niños
PSIQUIATRÍA	*Bhoot vidya o graha chikitsa*	Enfermedades mentales y tratamientos. Mejorar la función mental. Los métodos incluyen medicinas, dieta, Yoga y mantras. Incluye alineamiento espiritual y prácticas correctas
OTORRINOLARINGOLOGÍA Y OFTALMOLOGÍA (ENT)	*Shalakya chikitsa*	Enfermedades de la cabeza y tratamientos. Oído, nariz, garganta
CIRUGÍA	*Shalya tantra o shalya chikitsa*	Cirugía de acuerdo a Sushrutha. *Shalya* es un cuerpo ajeno que queda atrapado en el cuerpo, en una herida penetrante. *Shalya tantra* evolucionó para remover penetraciones. Incluye la remoción de tumores, entre otros. Equivalente a la cirugía moderna
TOXICOLOGÍA	*Agad tantra o Visha chikitsa*	Toxinas de vegetales, minerales, animales Incluye picaduras de víboras, insectos, envenenamiento por alimento, epidemiología
GERIATRÍA	*Rasayana*	Prevención de enfermedades. Promueve la vida larga y saludable. Aumenta la salud, intelecto, belleza
VIDA SEXUAL Y AFRODISIACOS	*Vajikarana*	Aumenta la sexualidad, vitalidad

Claro está que Ayurveda usa dieta y alimentos medicinales como base de la salud. Además de lo anterior, las hierbas son el método más importante para un tratamiento impactante. Los tratamientos ayurvédicos tienden a ser de productos altamente refinados y procesos, basados en métodos de baja tecnología, tal como decocción, extracción de jugos y el rostizar.

Ayurveda considera la posibilidad de muchos enfoques para llegar a la meta del tratamiento. Ayurveda ha clasificado estos enfoques, enumerando diferentes caminos para restablecer y aliviar el sufrimiento.

Estos son:

- Terapia *shodhana* (purificación)
- Terapia *shamana* (paliación)
- *Pathya vyavastha* (prescripción de dieta y actividad)
- *Nidan parivarjan* (evitar enfermedades causas y factores de perturbación)
- *Satvavajaya* (psicoterapia)
- Terapia *rasayana* (rejuvenecimiento)

Categorías de tratamiento en Ayurveda

Hay muchas maneras de acercarse a un caso. En el caso de la enfermedad, el mejor método general para llegar al equilibrio a largo plazo es por medio de la purificación, ya sea a través de métodos suaves con dieta y hierbas o métodos clínicos más agresivos. Esto tiene sentido dado que la base de la mayoría de las enfermedades están asociadas a *ama*.

Si el paciente no es suficientemente fuerte como para tolerar la desintoxicación, también se puede empezar a mitigar los síntomas, lo que permite a la persona una cierta medida de alivio temporal. Por lo general, se hace con hierbas agudas para cuidados y un poco de estilo de vida moderado o cambios en la dieta.

También se recomiendan cambios en la dieta a largo plazo o ajustes en las rutinas de actividad cotidiana. Se puede limpiar la vida de la persona, para evitar problemas. Los regímenes de psicoterapia y antienvejecimiento también pueden empezar a usarse.

Cuadro 16: Categoría de tratamientos en Ayurveda

TERAPIA	Significado	Detalles	Uso principal
SHODHANA	Purificación	Desintoxicación interna y externa *Purvakarma* *Panchakarma* Purificación metabólica	Neurológico musculoesquelético Vascular Respiratorio Metabólico (diabetes, similar)
SHAMANA	Paliación	Equilibrio superficial de *doshas* Alimentos, estilo de vida Hierbas agudas para cuidado	Alivia síntomas Pacientes débiles
PATHYA VYAVASTHA	Prescripción de dieta y actividades	Indicaciones y contraindicació n en dieta, actividades, hábitos, emociones	Aumentar medidas terapéuticas Impedir procesos patogénicos. Optimizar la digestión Construir tejidos fuertes
NIDAN PARIVARJAN	Evitar los factores que causan y agravan las enfermedades	Evitar factores que precipitan la enfermedad	Prevención
SATVAVAJAYA	Psicoterapia	Evitar los deseos de la mente por objetos insalubres. Cultivación del valor, memoria y concentración	Enfermedades mentales

RASAYANA	Rejuvenecimiento	Promueve fuerza, inmunidad, vitalidad y juventud	Antienvejecimiento

Terapia de masaje en Ayurveda

Ayurveda tiene una larga historia de uso de sofisticadas técnicas de masaje únicas como partes integrales de un sistema de curación total. El masaje se utiliza para las condiciones más graves y puede ser un pilar de un programa eficaz de gestión integral.[68,69]

Todas las terapias giran en torno del comportamiento de los *doshas*. Nuestro objetivo es encontrar el *dosha* en desarmonía, el que se ha vuelto hiperactivo y equilibrarlo mediante una compensación energética. Por ejemplo, si *kapha* está alterado, los síntomas incluyen condiciones frías, lentas, duras y húmedas (obesidad, congestión en el pecho, diabetes, entre otros). Nuestra estrategia de masaje será entonces para compensar la energía *kapha* con técnicas calientes, activas, secas, ásperas y medios de lubricación.[70]

Ayurveda utiliza el masaje terapéutico como base del tratamiento para virtualmente todas las condiciones, no solo aquellas de origen musculoesquelético. El masaje ayurvédico puede tratar casi cualquier tejido, dependiendo de las especificaciones de los tratamientos, tales como, el aceite personalizado, generalmente infundidos con hierbas medicinales, la temperatura del cuarto de tratamiento, la profundidad e intensidad del tratamiento, la región del cuerpo donde se trabaja y el tiempo de la sesión.

El masaje de aceite, *abhyanga*, es realizado con mucha más cantidad de aceite que en los estilos occidentales. El aceite es muy importante por el aspecto medicinal de la terapia. El aceite es la comida y la medicina, y debe alimentar a los tejidos correctamente. Se elige muy específicamente al igual que la medicina y está por lo general infundido con una hierba. El objetivo es lograr que la mayor cantidad de aceite medicado como sea posible penetre los tejidos para pacificar el *dosha* que se está tratando. [71] Idealmente,

Ayurveda recomienda un masaje con aceite antes de hacer ejercicio para aumentar la lubricación de los tejidos antes del movimiento. Después de hacer ejercicio, mientras se está enfriando y *kapha* se está acumulando de nuevo, podría recibir otro masaje seco con polvo, como lo podrían ser hierbas seleccionadas, para absorber los desechos en la piel y estimular los tejidos. Después del masaje tome una ducha para quitar el polvo de la hierba.

Los *doshas* varían en su predominio dependiendo de la hora del día. Para mejor control de *kapha,* reciba un masaje de 06:00 a.m. a 10 a.m. y de las 6:00 p.m. a las 10:00 p.m. Para las condiciones de *pitta,* aplique la terapia de masaje en la parte más caliente del día, de las 10:00 am a 2:00 pm. Para ayudar a controlar el exceso de *vata* con masaje, programe la terapia en la tarde de 2:00 p.m. a 6:00 p.m.

Ayurveda da atención especial a la selección de aceites y otros medios de masajes. Se considera que cada aceite tiene ciertas propiedades terapéuticas específicas y se elige de acuerdo a cada paciente y su equilibrio *dóshico* justo en ese momento.

Medio de masaje de los *doshas*

Vata	***Pitta***	***Kapha***
ACEITES BASE	**ACEITES BASE**	**ACEITES BASE**
Almendra	Almendra	Almendra
Aguacate	Caléndula	Maíz
Ricino	Coco	Jojoba
Oliva	Semilla de calabaza	Mostaza
Sésamo	Salvado de arroz	Oliva
Germen de trigo	Cártamo	Cártamo
	Sándalo	Sésamo
	Girasol	Vitamina A
ACEITES INFUNDIDOS	**ACEITES INFUNDIDOS**	**ACEITES INFUNDIDOS**
Narayan	Eclipta	Narayan
Bala	Neem	Eucalipto
Amla	Brahmi	Raíz de cálamo
Dashmula	Guduchi	Romero
Ashwagandha	Amla	Bhumy amalaki
Ashwagandha Bala	Brahmi Amla	
Guduchi	Bringraj	

Aceites importantes para masaje

ACEITE	ENERGÍA-*DOSHAS*	USOS
Ricino	Caliente, dulce V↓P↑K↑	Mejor para *vata* Inflamaciones, masas benignas
Ghee	Caliente P↓V↓K↓	Mejor para *pitta* (*tridóshico*) Inflamación, erupciones de la piel
Mostaza	Caliente V↓K↓P↑	Mejor para *kapha* Temperatura corporal, heridas, rigidez, bronquitis, purifica la sangre, artritis, dolor de oídos
Oliva	Caliente V↓K↓ P↑	Artritis, gota
Sésamo	Caliente, dulce, pesado V↓P↓K↓	Aceite de masaje excelente para la inflamación, dolor, rigidez, piel, cabello, pecho, semen, color de cabello (especialmente sésamo negro)

Cuadro 17: Entorno para la terapéutica en Ayurveda

Vata	*Pitta*	*Kapha*
Cobija caliente, botella con agua caliente Acogedor, hogareño Color oro Relajante, despacio Tela de seda Música suave, ligera Flores de colores profundos Aromas: Geranio Enebro Lavanda Mirra Pachuli Salvia Albahaca	Frío, abierto, lujoso, elegante Sábanas ligeras Colores: azul claro, plateado Plantas verdes Flores: rosa blanca, rosada Almohadillas para refrescar los ojos Aromas: Gardenia Jazmín Lavanda Loto Rosa Sándalo Vetiver	Caliente, estimulante, excitante, vívido Sábanas rojas, colores brillantes Tejidos de lana ligera Vasijas de cobre Flores rojas, brillantes Aromas: Albahaca Alcanfor Eucalipto Incienso Limón Menta Enebro Salvia

Panchakarma

Después de determinar el desequilibrio del *dosha*, se lleva a cabo una dieta de balance, medicina herbal y un régimen terapéutico. La terapia más profunda es el *panchakarma* (cinco métodos de limpieza interna). Estos consisten en procesos variados de vómito, purga, enema, medicación nasal y sangrado.[72]

Es habitual prepararse para la terapia de *panchakarma* con una combinación de oleación y sudoración (*purvakarma*), para disolver *ama* y conducirlo hacia el tracto digestivo para su eliminación.[73] Una dieta especial de kichari se toma a menudo exclusiva o principalmente durante el programa, ya que este alimento es a la vez nutritivo y desintoxicante.[74]

Desafortunadamente, algunos tratamientos son difíciles de realizar en Occidente el día de hoy, así que a menudo se no se hacen. La emesis (vómitos) es extremadamente importante para la eliminación del moco. En la India, el sangrado se hace a menudo sin dolor con la ayuda de sanguijuelas que extraen selectivamente la sangre tóxica de un área en particular. En la actualidad, muchos centros ayurvédicos en Occidente no pueden administrar estas terapias debido a ciertas restricciones y obligaciones legales. A las personas se les puede direccionar para vomitar en casa, lo que puede ser muy problemático y aterrador para los no iniciados; o donar una cantidad de sangre en el banco de sangre local (este es un sustituto razonable, pero no tiene la especificidad por el cual Ayurveda elige en donde retirar la sangre venosa, que puede ser extraída en pequeñas cantidades de lugares muy puntuales).

Panchakarma: cinco terapias de limpieza para enfermedades crónicas

Primero, aplicar las terapias para preparar para *panchakarma* (*purvakarma*):

1. *Panchana* (dieta preparatoria): alimentos medicinales que causen que los *doshas* se hagan líquidos y vayan al tracto

digestivo (ejemplos: yogur con sal o banano con leche y azúcar cruda).

2. *Snehana* (aceite: interno y externo). *Abhyanga* (aceite para masaje).
3. *Swedana* (vapor y fomentación): caja o carpa de vapor. Se usa una manguera para dirigir el vapor herbal (se puede usar una olla de presión con manguera).

Si está lo suficientemente fuerte, se procede a hacer *panchakarma*. Si está débil, solo se administran medicinas. Después, se aplican terapias de *panchakarma*.

Cuadro 18: Panchakarma

Terapia	**Proceso**	***Dosha***	**Beneficio**
VAMANA	Vómito	*Kapha*	Enfermedades respiratorias
VIRECHANA	Purgación	*Pitta*	Inflamación
BASTI	Enema	*Vata*	Gas y enfermedades nerviosas
NASYA	Lavado nasal	*Vata y kapha*	Senos nasales y enfermedades sensoriales
RAKTAMOKSHANA	Sangrado	*Pitta*	Enfermedades de la sangre

Duración típica

1er ciclo: 7 días de oleación, fomentación y terapias nasales. Al 8vo día, terapia de emesis. 3 días libres	**2º ciclo** 1 a 7 días de oleación, fomentación y terapias nasales. Al 8vo día, terapia de purgación. 3 días libres	**3er ciclo** 1 a 7 días: de oleación, fomentación y terapias nasales. Al 8vo día, terapia de enema

Después, aplique postratamiento (*paschat karma*)

- *Samsarjana karma*: restaurar la digestión a través de una dieta específica.
- *Rasayanadi karma*: terapia de rejuvenecimiento.
- *Samana prayoga*: tratamientos para enfermedades específicas según sea necesario.

Después, proceda con los cuidados postratamiento

- Terapias de oleación por el mismo número de días del *pancha karma.*
- Agua tibia para beber y bañarse
- Celibato

Evitar:

- Suprimir los deseos naturales
- Hablar en voz alta
- Ira y ansiedad
- Exponerse a la luz del día y el viento frío
- Caminar o manejar largas distancias
- Exponerse a humo y polvo

Hierbas para la mente

Ayurveda es completamente holístico. Abarca aspectos positivos y negativos de cada ámbito de la vida, incluyendo el comportamiento y la conducta. Estos principios se han diseñado específicamente para lograr y mantener el equilibrio interno y externo. Al darle la debida importancia al cuerpo *(sharira),* los sentidos *(indriya)* y la mente *(manas).*

Las hierbas son herramientas muy poderosas para sanar la mente y las emociones. Los yoguis han clasificado determinadas hierbas que tienen un efecto particularmente positivo en la mente. Pueden abrir el corazón, equilibrar la ira y mejorar la comunicación. Según Baba Hari Dass, "para mejorar la cabeza, primero cure el estómago."[75]

"Perder la conexión con nuestra belleza interna es parte de este curso agitado, del día a día de este mundo" dice la revista *Better Nutrition.*[76] La belleza es una de las cosas que invitamos a venir a nuestra mente, cuerpo y vidas. La verdadera belleza no es hacer las cosas bien. Es un tema de calidad de vida. "Ser sexualmente atractivo, verse bien en una sesión de fotos de ropa interior, ganar un concurso de modelaje, ser esbelto y pulcro para una máquina corporativa, son motivaciones que nos mantienen en guerra con quienes somos verdaderamente."

La directora de belleza de la revista *Essence,* Mikki Taylor, dice que el régimen de salud ayurvédico produce resultados fascinantes. Su nivel de energía es siempre alto, no tiene hinchazón después de comer y sus dolores de cabeza por sinusitis han desaparecido.[77] Aprendió que la rutina requiere de compromiso. Ella dice que el Ayurveda nos brinda un entendimiento de nuestro verdadero yo. Pasar a través de esta antigua práctica le ayudó a llegar a un nivel superior. En su opinión, muchos de nosotros estamos tratando de entendernos mejor y alcanzar realmente un bienestar total. Ayurveda ayuda a hacer esta conexión.

De acuerdo con De Jager, deberíamos tomarlo con un grano de sal, cuando los textos clásicos hablan sobre curar la "locura."[78] Sin embargo, muchos de estos tratamientos son muy eficaces y pueden ayudar considerablemente en el tratamiento de las enfermedades mentales. Tal vez la mejor manera de interpretar esta traducción sería un esfuerzo hacia el "equilibrio del cerebro." Khalsa ha encontrado que muchos de estos remedios se refieren vagamente a la locura pueden ser aplicables en los trastornos *vata-kapha* de epilepsia y autismo, cuando se aplica con un diagnóstico diferencial adecuado.

El sabor amargo, por ejemplo, se compone del elemento aire y éter, los mismos elementos que predominan en la mente. Las hierbas con sabor amargo por lo general abren la mente, aumentan la sensibilidad de la conciencia y mejoran la función mental. Estas son refrescantes, calman y expanden la mente, por tanto, luchan contra la apatía mental. Las hierbas amargas para la mente incluyen la manzanilla y el gotu kola.

El sabor dulce, compuesto del elemento tierra y de agua, arraiga y calma. Ejemplos de hierbas dulces para la mente son ashwagandha y regaliz.

Tradicionalmente, Ayurveda utiliza muchas hierbas para ayudar a aceptarnos a nosotros mismos y a los demás, y para abrir el corazón, controlar la ira y mejorar la comunicación.

En la búsqueda de hierbas para abrir y equilibrar la mente, cuatro hierbas se destacan: gotu kola, brahmi, shankpushpi y jatamansi. La mayoría de personas se beneficiarían con el uso a largo plazo de una o más de estas hierbas en dosis moderadas.

Los problemas mentales pueden surgir por cualquier *dosha*, pero comúnmente *vata dosha* es el responsable. La idea central de muchas de las terapias de la mente es controlar *vata*, el *dosha* que regula el sistema nervioso. Dashmula es un remedio que pacifica *vata*, que se suministra en forma de polvo, té o como enema. Una decocción de dashmula con ghee, con sopa de carne o con mostaza blanca, es útil para la ambiguamente denominada "locura".

Baba Hari Dass habla de consumir semillas de calabaza para la locura.[79] Claro, ahora que sabemos que el cerebro es un tremendo consumidor de ácidos grasos esenciales, podemos ver que tiene razón.

El brahmi y el gotu kola son las medicinas herbales más usadas para la mente. El ghee añejo, procesado con jugo de brahmi, vacha, kustha (*saussurea lappa*) y shankpushpi, mitiga la "locura", la epilepsia y los *karmas* difíciles de la vida. Digamos que el brahmi ayuda a eliminar la tendencia mental que crea problemas en nuestras vidas.

Baba Hari Dass menciona el brahmi a menudo. De nuevo, para la "locura," lo combinó con cálamo y shankpushpi.[81]

El *jatamansi* es una destacada hierba *rasayana sáttvica* que abre y limpia los *srotas* y atrae el *prana*. Las cinco partes del loto (tallo, semilla, tronco, estambre y hojas) especialmente cuando se toman leche dorada, promueven fuerza e inteligencia.[82]

El *amla* es una hierba de primer rango para la mente en general. Muchas autoridades dicen que el *amla* es lo mejor para conservar la juventud y la prevención de la senilidad.[83] Utilizada con sésamo, miel y ghee en la mañana, es un *rasayana* que aumenta el intelecto. Uno de sus nombres es *dhatri*, "la enfermera", asociado con sus efectos curativos generales. Otra hierba de la *triphala*, el *haritaki*, trae una larga vida y una mente feliz. Úselo con azúcar sin refinar, miel, jengibre seco, pipali y sal.

El *ashwagandha*, utilizada constantemente durante años, aporta una cualidad de calma y conexión con la tierra en el pensamiento y la vida. La *ashwagandha* y el *shatavari*, mezclado con *mandukaparni* y *shankpushpi*, representan una combinación clásica para fomentar el intelecto a largo plazo.[84] Se puede usar *bala* como una versión refrescante del *ashwaganda*.[85]

El *guduchi* es *tridóshico*, y por lo tanto una hierba muy útil. Como se trata de una hierba para la limpieza y construcción, se puede administrar en casi todos los casos. Tiene un *prabhava* como "néctar" para el cuerpo y la mente. El jugo de *guduchi*, junto con *gotu kola*, pasta de *shankpushpi* y regaliz en polvo, promueve el intelecto. [86] Kustha es una hierba más conocida en la medicina china. También se recomienda en general para una amplia gama de trastornos mentales.

Otra variedad de hierbas son dignas de mención. La baya de enebro con cebada, cocinada en leche y agua, añadiendo ghee, miel y aceite, se emplea como un enema para mejorar la digestión, la fuerza y la inteligencia.[87]

El azafrán (*kesar*) es un nervino tridóshico que ayuda a tratar la depresión y la melancolía. Yogi Bhajan lo prepara en tintura con alcanfor y lo da por gotas.

Finalmente, un consejo ayurvédico. Use *shirodhara*, un chorro relajante de aceite de hierbas caliente que se vierte lentamente sobre la frente. Es relajante y ayuda a controlar el estrés. Trae de vuelta al cuerpo un hermoso resplandor desde el interior.

Limpieza nasal: limpieza en primavera para la nariz

Llámele limpieza de primavera para su nariz. *Neti* (lavado nasal, ducha nasal o irrigación de los senos nasales) es una técnica antigua simple. El agua salada tibia enjuaga las vías nasales. Solo tarda unos segundos al día y vale mucho la pena.

Muchas prácticas de respiración de Yoga requieren una nariz limpia, por esto, el Yoga y su ciencia médica hermana Ayurveda, refinaron su procedimiento. Las prácticas de limpieza de Yoga han utilizado esta limpieza nasal por miles de años. La versión ayurvédica usa la vasija *neti*. Es una vasija pequeña con una boquilla, diseñada para una limpieza eficiente y fácil de los pasajes nasales, con forma de lámpara de Aladino. Sostiene alrededor de 300 ml de agua para limpiar los dos pasajes nasales.

Tradicionalmente está hecha de metales como cobre, plata o barro, sin embargo, los diseños modernos son hechos usualmente de acero inoxidable, cerámica o plástico. El procedimiento generalmente se llama *jal neti* (*jal* significa "agua").

Cuando nos exponemos a sustancias irritantes, como alérgenos, contaminación, escombros, microbios y humo, las membranas mucosas de los senos nasales se inflaman, provocando un aumento de producción de moco, más denso, pegajoso, congestión y disminución de la función del pelo de la nariz. El siguiente paso es la congestión, infección y uso de medicación (la mucosidad que se estanca es una causa importante de infección de los senos nasales.)

Los lavados *neti* limpian la mucosidad acumulada y la basura antes de que causen problemas. Esta maniobra simple limpia partículas, disminuye las membranas nasales, aumenta la función del pelo de la nariz, adelgaza las secreciones y abre las pequeñas aberturas de los senos nasales. La sal reduce la inflamación. El suave chorro de agua caliente funciona como una manguera para lavar las hojas viejas acumuladas en una acera.

¿El resultado? Menos dinero gastado en medicinas, reducción de los síntomas de alergias, disminución de la congestión y senos nasales sanos para el futuro. Puede que no sea bonito, pero el *neti* abre la cabeza y a menudo hace lo que la cirugía de senos nasales, antibióticos, descongestionantes y los antihistamínicos no hacen. Además es seguro y natural.

La solución usada por lo general, llamada "isotónica", está cerca de la salinidad de los tejidos humanos. Use una taza de agua con una cucharadita de sal. Puede utilizar muchos tipos de medicinas naturales para el agua en el *neti*, incluyendo decocciones, infusiones fuertes o ghee. Para hacer una solución para uso del *neti*, prepare un té de hierbas de una cucharadita de hierba en una taza de agua hervida.

Ayurveda algunas veces recomienda el uso de alumbre de potasio y sal para limpiar los dientes. Un año, cuando el resfriado andaba azotando las calles, Yogi Bhajan sugirió el uso de la combinación (dos partes de alumbre y una parte de sal) en la solución de *neti*, remplazando el uso de sólo el agua con sal. Ahora escuche esto: el alumbre es ¡extremadamente astringente! Así que algunas personas tuvieron una gran sorpresa al rociar sus fosas nasales. Pero sí que secó esos senos nasales tapados. Ya está advertido.

En el *neti*, una decocción de *triphala* colada disminuirá las membranas inflamadas, el eucalipto disminuirá las mucosas y el sello de oro matará la bacteria. *Gotu kola*, escutelaria y cálamo se aplican tradicionalmente para los síntomas de senos nasales.

La leche caliente con glicerina en el *neti* puede ser calmante.

Cuadro 19: Neti herbal

Consejos para *neti*:
• Hierva primero el agua (idealmente purificada o destilada).
• Use el agua a temperatura corporal. Deberá sentirse neutral en la nariz.
• Si está disponible use sal sin procesar, sin yodo. Opcional: agregue bicarbonato de sodio.
• Use de un cuarto de cucharadita a media cucharadita de sal por vasija de *neti*.
• Aumente un poco más el contenido de la sal crea una sensación de cosquilleo, pero corta la mucosidad mejor.[88]
• Lave bien la vasija antes y después de cada uso.
• El uso de *neti* puede no ser indicado para personas que tienen sangrado de la nariz, después de cirugía o reflejo de deglución deteriorada.

Medicinas opcionales para *neti*:
• Leche caliente: calmante
• Glicerina: relajante
• Ghee: antiinflamatorio
• Decocción de triphala: astringente, antiinflamatoria
• Decocción de hierbas para la mente: *gotu kola*, escutelaria y cálamo

OCHO

MATERIA MÉDICA AYURVÉDICA

Las hierbas son la medicina más importante en Ayurveda. Hay muy poca diferencia entre los alimentos y las medicinas. Se ponen hierbas dentro de los alimentos por su sabor y por sus efectos medicinales. Se mezclan los alimentos con las hierbas para hacerlos apetecibles. En general, las hierbas entran dentro de los programas de salud de todas las personas.

Las hierbas se ingieren durante enfermedades agudas para mantener el equilibrio y prevenir enfermedades. Su uso depende de un diagnóstico diferencial preciso. Al categorizar las hierbas por su perfil energético, se puede diseñar un régimen poderoso y con efectos específicos.

Temperatura

Ayurveda clasifica las acciones herbales basándose en la temperatura, un concepto que incluye la influencia tanto en el rango, como el efecto metabólico sobre la temperatura del cuerpo.

Una buena manera de comprender el amplio concepto de la temperatura (*virya*) es el espectro desde lo hipometabólico (frío) a lo hipermetabólico (caliente). Según aumenta el rango metabólico, más calorías se queman por minuto. También la temperatura y todos los otros procesos biológicos aumentan. La descripción contraria aplica con respecto al frío.

	EJEMPLOS	ACCIÓN	PROMUEVE	EFECTO EN LOS *DOSHAS*
HIERBAS CALIENTES	Mostaza, clavo	Aumenta la circulación, aumenta el apetito, eleva la temperatura corporal	Digestión, mareos, sed, fatiga, sudor, sensación de quemazón	P↑ KV↓
HIERBAS REFRESCANTES	Diente de león, aceite de sándalo	Disminuye el metabolismo, reduce la inflamación y trata la fiebre	Sensación de frescura, firmeza de los tejidos, calma, claridad	P↓ KV↑

Sabor

En sánscrito la palabra para el sabor es *rasa* y tiene muchos significados. La naturaleza interrelacionada de las definiciones nos ayuda a conceptualizar la importancia del sabor. *Rasa* significa "esencia", una metáfora en Ayurveda que expone que la idea de sabor es, tal vez, un factor clave para entender las cualidades de la planta. *Rasa* también significa "savia", lo cual es una metáfora que se refiere al sabor de una hierba el cual refleja las cualidades de la savia que nutre la planta cuando va creciendo. Además, *rasa* puede significar "apreciación", "deleite artístico" o "nota musical", todo eso en una misma palabra.

El sabor afecta directamente nuestro sistema nervioso a través del *Prana,* la fuerza vital. El sabor estimula los nervios, la mente y los sentidos, aumentando la vivacidad. El sabor aumenta la digestión al estimular los nervios gástricos.

El efecto fisiológico es causado por los componentes bioquímicos intrínsecos de los alimentos o de las medicinas, que pueden ser identificados por cualquiera de los seis sabores (dulce, ácido, salado, picante, amargo y astringente).

Los compuestos activos de las plantas con sabor dulce (o suave) son a menudo carbohidratos, grasas y aminoácidos (proteínas). Estos alimentos son constructores de macronutrientes, promueven la masa y la salud del tejido, y conforman gran parte de la mayoría de las dietas en todo el mundo. En general, la mayoría de los tónicos nutritivos son dulces. Investigaciones revelan que muchos tónicos inmunoestimulantes tienen en común un cierto tipo de carbohidratos de cadena larga llamados *polisacáridos*. El comer alimentos con un *rasa* dulce puede aumentar la pesadez y la sensación de frío. No obstante, aumentará la resistencia física. Los alimentos dulces son útiles para facilitar los movimientos intestinales, tienen un efecto diurético y son calmantes para el cerebro. Sin embargo, en exceso pueden conducir al letargo, al retraimiento emocional, a la obesidad, a la sensación de saciedad y pérdida del apetito, a la diabetes, al edema y a la inflamación en diversos tejidos.

Todos los cereales y los frutos secos son familia de los dulces. El *shatavari*, la raíz de una planta de espárragos, es una hierba dulce que se utiliza para los problemas de riñón y los pulmones. El regaliz es una hierba dulce clásica.

Los carbohidratos, proteínas y grasas deben equilibrarse con otros sabores más potentes, aquellos que están contenidos en los micronutrientes.

Los alimentos de sabor agrio producen su acción a través de los ácidos orgánicos, limpian el cuerpo de toxinas y promueven la digestión. Los alimentos ácidos tienden a ser altos en contenido de vitaminas, tal como la vitamina C en los limones. Las cáscaras cítricas son, de hecho, utilizadas para promover la digestión y estimular el apetito. El escaramujo es parte de una terapia agria, contiene vitamina C y se utiliza para el tracto respiratorio.

Las sales son compuestos minerales que ayudan al cuerpo a retener líquidos, mejorar la digestión y la acción intestinal. Le dan sabor a los alimentos y activan el flujo de la saliva y los jugos gástricos. Los alimentos y las hierbas saladas, como las algas marinas, ayudan a controlar el gas y cualquier tipo de tos. La mayoría de los sabores salados vienen del cloruro de sodio (sal de mesa). Este químico es necesario para la nutrición, pero contribuye a la carga de ácido. Otros minerales, menos abundantes en nuestra dieta, también tienen el sabor salado.

El sabor salado puede contribuir a los síntomas de *pitta*. Pero, ya que promueve la retención de agua, es muy saludable para *vata*. Por otro lado, la retención de agua, es perjudicial para *kapha*, y el exceso de energía salada puede conducir a la obesidad y otros trastornos de pesadez.

El picante, compuesto por los elementos fuego y aire, aumenta las secreciones digestivas. Por ejemplo estos alimentos generalmente contienen aceites volátiles: el jengibre. Estos alimentos picantes calientan el cuerpo. El *tattva* del fuego en el picante se opone a la naturaleza fría compartida por *kapha* y *vata*, pero solo *kapha* se beneficia verdaderamente del picante debido a la cualidad seca de este sabor.

El picante desintoxica los tejidos. Este sabor hace que los fluidos corporales como el sudor, las lágrimas, la saliva, el moco y la sangre fluyan libremente. La pimienta negra es una medicina picante excelente y se utiliza en la terapia ayurvédica como tónico digestivo y purificador de la sangre. Otra a tener en cuenta es la asafétida. Entre las "hierbas de la vida", como Yogi Bhajan les llama, están la mejorana picante, el romero, el orégano y el tomillo.

Para *vata* es necesario modificar el picante con el fin de evitar una perturbación debido a su sequedad. Para *vata*, se debe utilizar el picante con grasa, que tiene un *gurú* o propiedad pesada, o con dulce, el cual es húmedo y pesado. Algunas hierbas picantes son *sáttvicas* por naturaleza, ya que tienden a no perturbar *vata*. El jengibre, el cardamomo y otros compuestos aromáticos suaves son buenas opciones para *vata* cuando se necesita la energía del calor. Estas hierbas picantes *sáttvicas* se pueden utilizar incluso en pequeñas cantidades en presencia de *pitta*, ya que no son lo suficientemente calientes como para trastornar el *dosha* caliente. Los problemas *pitta* tienden a ponerse en marcha debido al *vata* perturbado, por lo que a menudo estos picantes *sáttvicos* ligeros pueden equilibrar el trastorno de *vata* subyacente que está causando el desequilibrio de *pitta*.

A menudo, los alimentos amargos y las preparaciones a base de hierbas están constituidas por alcaloides y glucósidos. Los polifenoles, incluyendo los que se encuentran en las uvas y el té negro, también contribuyen a menudo al sabor amargo. Los vegetales verdes son ligeramente amargos. Estas medicinas limpian y pueden eliminar las toxinas de los tejidos. Muchos fármacos que han sido creados a partir de plantas provienen de esta categoría amarga, como la digitalis (dedalera). Popularmente la gente en la India sabe que, cuando el cuerpo se vuelve tóxico, caliente o picante, el sabor amargo es la mejor medida correctiva.

En muchas regiones de Asia, una pequeña porción de condimento amargo se consume en el comienzo de una comida ya que activa y acelera la digestión. Sin embargo, asegúrese de ser cuidadoso en el uso excesivo del sabor amargo en su dieta, puesto que es catabólico y puede conducir a la pérdida de apetito, pérdida de peso, piel seca o dolor de cabeza.

El amargo es el sabor de la desintoxicación, pero reduce debido a su naturaleza seca, dificulta la eliminación del *ama* porque desfavorece la circulación, necesaria para eliminar los desechos. La combinación del sabor amargo, junto con una energía caliente, tal y como sería una hierba de sabor picante, es una combinación muy valiosa para propósitos clínicos.

La astringencia, la sensación de endurecimiento, estiramiento y arrugamiento producida por la presencia de taninos, una subcategoría de los polifenoles, no es realmente un sabor en el sentido bioquímico. No hay papilas gustativas en la lengua para lo astringente. Es característico de las hierbas y los alimentos que se utilizan para promover la contracción del tejido y la absorción de líquidos. El *rasa* astringente es frío y constrictivo, detiene el metabolismo y el flujo de las secreciones, tales como sudor y las lágrimas. En la parte emocional, reduce la ansiedad y la emoción. Demasiado sabor astringente en la comida, lo cual es poco probable en una dieta, puede conducir al estreñimiento y sequedad de la boca.

Las hierbas astringentes se utilizan en el tratamiento de la diarrea, la hemorragia o la micción excesiva. Las hojas astringentes de la fresa, frambuesa y mora se utilizan como hierbas tonificantes para la membrana mucosa del tracto digestivo, el útero y los riñones. El tratamiento con resinas de goma vegetal, tales como el incienso, mirra y guggul, ayudan a secar la inflamación de la piel y el cuerpo.

Como la mayoría de los occidentales necesitan desintoxicarse, siempre se les anima a la mayoría de ellos a concentrarse en el aumento del sabor amargo y astringente.

Cuadro 20: Los seis sabores y sus propiedades

	DULCE *MADHURA*	ÁCIDO *AMLA*	SALADO *LAVANA*	PICANTE *KATU*	AMARGO *TAKTA*	ASTRINGENTE *KASHAAYA*
ELEMENTOS	Tierra + Agua	Tierra + Fuego	Agua + Fuego	Fuego + Aire	Aire + Éter	Aire + Tierra
COMPOSICIÓN	Carbohidratos, proteínas, grasas	Ácidos orgánico	Minerales	Capsaicina y similar	Alcaloides y otros principios	Polifenoles (taninos)
CARACTERÍSTICAS	Agradable, tónico para el cerebro	Digestivo, sialagogo	Humectante, expectorante	Desintoxicante, cardíaco	Aperitivo, seca	Dureza, absorbente
TEMPERATURA	El menos frío	Medio caliente	El menos caliente	El más caliente	El más frío	Medio fría
EFECTO POSDIGESTIVO (*VIPAKA*)	Dulce	Dulce	Ácido	Picante	Picante	Picante
HUMEDAD	El más húmedo	El menos húmedo	Humedad media	El más seco	Sequedad media	El menos seco
PESO	El más pesado	El más ligero	Peso medio	Medio ligero	El más ligero	El menos pesado
EJEMPLOS DE ALIMENTO	Trigo, arroz, leche, azúcar, dátiles, regaliz, menta	Yogur, queso, uvas verdes, limón, jamaica, escaramujos, tamarindo	Sal, algas	Cebolla, chiles, jengibre, ajo, rábano	Cúrcuma, ruibarbo, fenogreco, raíz y hojas de diente de león	Plátano verde, granada, raíz de sello de oro, alumbre
ACCIONES	Aumenta *rasa* (jugosidad), agua, *ojas*, fortalece, quita la sed, crea sensación de quemazón, nutre y calma. Enfría	Estimula el apetito, agudiza la mente, fortalece los órganos de los sentidos, causa secreciones y salivación, ligero, caliente, untuoso	Promueve la digestión y salivación, antiespasmódico, laxante, nulifica otros sabores, retiene el agua, pesado, untuoso, caliente	Limpia la boca, promueve la digestión y absorción de los alimentos, purifica la sangre, cura enfermedades de la piel, reduce coágulos de la sangre, ligero, caliente, untuoso	Promueve otros sabores, antitóxico y germicida, antídoto para desmayos, trata la picazón y la sensación de quemazón	Sedante, estriñe, vasoconstrictor, coagulación de la sangre, seco, áspero, frío
EFECTO EN *DOSHA*	↓V, ↓P, ↑K	↓V, ↑P, ↑K	↓V, ↑P, ↑K	↓K, ↑V, ↑P	↓P, ↓K, ↑V	↓P, ↓K, ↑V
DESORDENES PRODUCIDOS POR LOS SABORES	Obesidad, exceso de sueño, pesadez, letargo, pérdida de apetito, tos, diabetes, crecimiento anormal del tejido y músculo	Aumento de sed, sensibilidad de los dientes, cierre de los ojos, hace líquido a *kapha*, sangre tóxica, ulceración, edema, ardor del estómago, acidez	Enfermedades de la sangre, desmayos, enfermedades de la piel, inflamación, úlceras digestivas, erupción cutánea, acné, hipertensión	Calor, sudor, desmayos, sensación de quemazón en la garganta, estómago, corazón, úlceras digestivas, mareos, pérdida de conciencia	Aspereza, emaciación, sequedad, reducción de la médula espinal y el semen, mareos, pérdida de conciencia	Sequedad de la boca, distensión, estreñimiento, obstrucción de la palabra, enfermedades del corazón

EFECTO EN EL TEJIDO	Anabólico	Anabólico	Anabólico	Catabólico	Catabólico	Catabólico
EMOCIÓN	Satisfacción	Envidia	Entusiasmo	Extroversión, ira	Falta de satisfacción	Introversión

La meta de Ayurveda es restaurar la armonía propia de los *doshas*. Al entender el perfil energético de los alimentos o medicinas, podemos deshacernos de la acumulación de las características de la energía del *dosha* agresor y así restaurar las condiciones para su funcionamiento propio y original.

Gurvadi gunas

Hay un total de diez pares de características y energías en las que se puede clasificar un remedio determinado. Estos atributos son los *gurvadi gunas*. La energética principal, la temperatura, la humedad y el peso son los *gunas* primarios o *upakarmas*. El resto son las distinciones más sutiles que nos ayudan a determinar el uso de las hierbas en la aplicación clínica. Por ejemplo, una hierba con un *guna* viscoso ayuda a sanar una fractura.

Cuadro 21: *Gurvadi gunas*

ESPAÑOL	SÁNSCRITO	PROPIEDADES	EFECTO EN *DOSHA*	ESPAÑOL	SÁNSCRITO	PROPIEDADES	EFECTO EN *DOSHA*
Gunas principales (*upakarmas*)							
Pesado	*Guru*	Pesadez, induce fatiga, afecta las funciones digestivas, aumenta deshechos	K+PV-	Ligero	*Laghu*	Purificación de los canales, aumenta *agni*, vigor, alegría	K-V+
Frío	*Shita*	Reduce el calor, aumenta la fuerza, estamina	VK+P-	Caliente	*Ushna*	Aumenta el calor, metaboliza *rasa y rakta,* promueve el sudor	VK-P+
Aceitoso (húmedo)	*Snigdha ("sneha" amor)*	Desarrolla suave y terso, genera fuerza, complexión, afrodisiaco	KP+V-	Seco	*Ruksha*	Seco, duro, áspero, reduce secreciones, afrodisiaco	KP-V+

Otros gunas							
Suave	*Slakshna*	Agradable al tacto (suave debido a falta de agua: metal pulido)	KP+V-	Áspero	*Khara*	Desagradable al tacto, raspado, emaciación	V+KP-
Lento, pesado	*Manda*	Sin brillo, presión lenta, pacificación, supresión, acción débil	K+PV-	Rápido, penetrante	*Tikshna*	Penetrante, purificante, evacuación, quemazón, secreción, raspado	PV+K-
Sólido (denso)	*Sandra*	Regenerador, aumenta *dhatus*	K+VP-	Líquido	*Drava*	Microscópico, fluido, por todo el cuerpo, aumenta *rasa*	KP+V-
Suave	*Mrudu*	Promueve laxitud, reduce las secreciones	K+PV-	Duro	*Kathina*	Hace el cuerpo firme, duro, seco, excreciones duras (*mala*)	V+KP-
Estático (estable, inmovilidad)	*Sthiram*	Estabilidad, sostenido, obstrucción	PV-K+	Móvil	*Chala*	Promueve la defecación, la flatulencia y elimina los productos de deshecho (*mala*)	VP+K-
Sutil	*Sukshma*	Decoloración, absorción, microscópico, *mala*, fácil de digerir	V+PK-	Denso (obvio)	*Sthula*	Tamaño grande, obstrucción, sueño, digestión buena pero lenta, articulaciones fuertes	K=VP-
Fricción (claro, limpieza)	*Visada*	Remueve lo pegajoso, alivia las úlceras	K-PV+	Pegajoso (liso debido al agua)	*Picchala*	Junta, *jeevan* (vida), *bala* (fuerza), *sandhan* (juntar), *uplepa*, *shaitya* (frialdad), *Tantul* (fibroso) y *gurupaka* (difícil de digerir)	KP+V-

Potencia especial

Algunas hierbas manifiestan características especiales que no son predecibles por su perfil energético. Se utilizan terapéuticamente por sus propiedades especiales, y puesto que estas acciones quedan fuera del esquema energético, deben ser aprendidas como excepciones. Esta singularidad es la potencia especial o *prabhava*.

A veces, una hierba tendrá propiedades en conflicto con su perfil energético básico. La albahaca es un ejemplo clásico. Aunque se clasifica como caliente, esta hará bajar la fiebre, la cual generalmente es causada por el calor.

Hay algunas propiedades que no se consideran dentro de las categorías, por el contrario, pueden incluso contradecir el uso energético.

Cuadro 22: Potencia especial

Ejemplos:
Espino (ácido, caliente): potencia especial cardiovascular.
Diente de león (amargo, frío): promueve y enriquece la leche materna.

Áreas a considerar:
• Constituyentes bioquímicos especiales
• Efecto especial dentro de un área particular del cuerpo
• Acciones específicas psicológicas o espirituales

Efecto post digestivo (*vipaka*)

Algunas hierbas, después de que se digieren, tienen un efecto en los tejidos distantes que es diferente al efecto en el tracto digestivo. Ayurveda considera el tracto digestivo de suprema importancia, por lo que es crítico entender el *vipaka* para aplicarlo en la medicina herbal.

Tener en cuenta el *vipaka* es especialmente importante a largo plazo, sobre todo cuando una hierba va a estar actuando sobre los tejidos del cuerpo durante un período prolongado (por ejemplo, varios años).

Las tres etapas de la digestión:

1. Secreción alcalina de la boca (dulce y salado) (*kapha*)
2. Secreciones ácidas y enzimas del estómago (ácido) (*pitta*)
3. Etapa de secado en el intestino grueso (picante, amargo, astringente) (*vata*)

SABORES	***VIPAKA***
Dulce y salado	Dulce (aumenta sustancia corporal)
Ácido	Ácido
Picante, amargo, astringente	Picante

Hay muchas excepciones (el *vipaka* difiere por el sabor primario de la hierba).

Por ejemplo, el gotu kola es principalmente amargo, pero tiene un *vipaka* dulce (tónico especial para el cerebro y nervios)

VIPAKA	**BENEFICIO A LARGO PLAZO**	**EFECTO NEGATIVO A LARGO PLAZO**
Dulce	Protege la esencia Regula la eliminación Aumenta la potencia sexual	Mucosidad Artritis Obesidad
Ácido	Promueve secreciones	Perturba *pitta* Reduce secreciones sexuales
Picante	Retiene y reduce secreciones	Gas, estreñimiento Hipertensión Erupciones de la piel, resequedad

Dosis ayurvédicas y preparaciones

Las hierbas ayurvédicas se pueden consumir de muchas maneras. La forma más común es la ingesta de la hierba seca en polvo, mezclada con algo blando. El componente con el que se mezclan las hierbas se llama vehículo (*anupana*). Por tanto, la hierba y el vehículo siempre van a pasar por el sentido del gusto. El *anupana* se selecciona por su capacidad para pacificar el *dosha* y se utiliza como medicamento por su capacidad para "llevar" la hierba hacia el *dosha* en tratamiento. Los vehículos más comunes son la miel para *kapha*, el ghee para *pitta* y la leche caliente para *vata*.

En la India, la medicina a menudo se distribuye en paquetes pequeños de dosis única. Cada paquete diminuto, llamado *pudia*, es un papel doblado, del tamaño de la mano, que contiene una dosis única en polvo de hierba. Para su uso, se transfiere el polvo a un *anupana* y se ingiere.

El Ayurveda, literalmente, ha experimentado muchas veces con cada sustancia del mundo natural. El sistema encontró formas de procesar hierbas y minerales para modificar sus efectos positivos y negativos. A menudo, el procesamiento es necesario para concentrar los ingredientes activos o para reducir los efectos secundarios o la toxicidad. Estos métodos, son procedimientos simples y a menudo laboriosos de calor o fermentación que se hacen con plantas comunes o productos agrícolas, como lo pueden ser el jugo de hierbas o la leche de cabra.

Un buen ejemplo es el *shudh kupilu* (*Strychnos nux vomica*, nuez vomitiva) una hierba muy tóxica que se utiliza ampliamente como medicina. Contiene estricnina y brucina que son alcaloides tóxicos. Se utiliza como tónico y energizante, como remedio para el resfriado y la gripe, como digestivo y se mezcla con ghee para reducir la fiebre. Es una medicina para los trastornos nerviosos de *vata*.[89] Para la impotencia se toma con pimienta negra. Las personas con presión alta nunca se deben consumirlo.

Así es como Baba Hari Dass la usa para desintoxicar: se pone la fruta en heces de vaca y se deja reposar allí por siete días. Luego se lava y se rostiza con ghee. En noche de luna llena se muele hasta hacerla polvo. La dosis a tomar es estrictamente la mitad del tamaño o del peso de un grano de arroz.[90]

Las tinturas no son preparaciones ayurvédicas tradicionales, aunque los vinos medicados se usan constantemente. No se es tan común usar hierbas ayurvédicas en forma de tinturas, ya que su utilidad no ha sido probada suficientemente. Esto no quiere decir que una preparación no funcionará. Siéntase libre de experimentar con tinturas. Simplemente son muy nuevas para llegar a alguna conclusión.

Ayurveda usa muchas hierbas, pero principalmente, usa medicinas de fuerza media que combinen bien con alimentos y que se puedan tolerar fácilmente. Las dosis deben ser adecuadas para lograr un efecto determinado. En comparación a los medicamentos que están acostumbrados los occidentales, las dosis ayurvédicas parecen ser muy altas. Úselas con precaución, pero no dude en usar la dosis necesaria para producir el efecto deseado.

Yo (Khalsa) tuve muchas experiencias con Yogi Bhajan en los primeros años después de que llegó a EE.UU., cuando recomendaba dosis que parecían imposibles o hasta peligrosas para los no iniciados (claro que no lo eran, eran dosis ayurvédicas normales). Una vez presentó un programa que involucraba tomar treinta cápsulas grandes de cebolla, ajo y jengibre, con leche descremada caliente por diez días, cuatro veces al año, cada vez que hubiera cambio de estación. Para las personas acostumbradas a tomar dos aspirinas para el dolor de cabeza, parecía algo ridículo. Pero para aquellos lo suficientemente valientes para probarlo, los resultados hablaban por sí solos. Durante el último siglo, las dosis de hierbas que se mostraban en publicaciones se volvieron mucho más pequeñas. Por ejemplo, la dosis promedio en Europa hoy en día es de siete a quince veces la típica dosis en Estados Unidos para cualquier hierba. El promedio de la dosis en China es de 56 gramos (peso de hierba seca) por día en forma de té. En última instancia, lo importante es la cantidad de los compuestos activos de la hierba que entran a su cuerpo.

Cuadro 23: Métodos de preparación ayurvédicos

Vehículos

DOSHA	*KAPHA*	*PITTA*	*VATA*
Cualidades del *dosha*	Seco, áspero, caliente	Dulce, frío	Caliente, mucílago
Anupana	Miel	Ghee (puede usar ghee medicado, como el ghee de gotu kola)	Aceite (ricino, sésamo)

Métodos de preparación ayurvédicos

PREPARACIÓN	**NOMBRE AYURVÉDICO**	**DESCRIPCIÓN**	**EJEMPLO**
POLVO	*Churna*	Polvo de hierba, terroso, seco	*Triphala churna*
TABLETA DE RESINA	*Guggul*	Resina pegajosa (guggul) mezclada con polvo de hierba seca hecho pastilla	*Triphala* guggul
TABLETA	*Vati, guti*	Hierbas secas prensadas o enrolladas en tabletas	*Agnitundi vati*
INFUSIÓN DE TÉ (CALIENTE)	*Phant*	Hierbas secas remojadas en agua caliente para extraer los ingredientes activos	Té yogui
INFUSIÓN DE TÉ (FRÍO)	*Hima*	Hierbas secas remojadas en agua fría para extraer los ingredientes activos	*Sevanti hima*
DECOCCIÓN DE TÉ	*Kvath*	Hierbas secas remojadas en agua caliente para extraer los ingredientes activos	*Dashmula kvath*
VINO MEDICADO	*Arisht*	Vino hecho de hierbas medicinales, o "tintura" de vino hecha con hierbas remojadas en vino (se fermenta después de la decocción)	*Arjunarisht*
VINO MEDICADO	*Asava*	Vino hecho de hierbas medicinales, o "tintura" de vino hecha con hierbas remojadas en vino (se fermenta después de la decocción)	*Kumariasava*
ACEITE EN INFUSIÓN	*Taila*	Ingredientes herbales extraídos al cocinarlos con aceite, usualmente de sésamo	Aceite de dashmula
GHEE MEDICADO	*Ghrita*	Ingredientes herbales extraídos al cocinarlo con ghee	Brahmi ghee
JALEA	*Prash, avaleha, kalash*	Frutas frescas medicinales, junto con otros ingredientes herbales, cocinados y hechos una jalea concentrada	Chyawanprash

CENIZAS MINERALES	*Bhasma*	Minerales incinerados en un proceso complejo	Loha bhasma
UNGÜENTO	*Anjan*	Hierbas extraídas en una base de grasa semisólida para aplicación tópica	Ungüento de sándalo
PASTA HERBAL	*Kalka*	Hierbas frescas molidas en una consistencia de pasta	Brahmi kalka
PREPARACIONES MINERALES HECHAS CON MERCURIO	*Rasa*	El mercurio es incinerado, casi siempre con sulfuro	Makaradwaj
JUGO DE HIERBAS FRESCA	*Svarasa*	Se exprimen hierbas frescas para hacer un jugo	Brahmi svarasa

Ajo

Nombre científico: *Allium sativa*
Nombre común: Ajo
Nombre ayurvédico: Rasoon (carente de un sabor), lasunam
Familia: Liliaceae
Parte utilizada: Rizoma
Temperatura: Caliente, seco
Sabor: Picante (recordatorio: "carece de uno") posee todos los sabores, excepto el sabor amargo
Efecto en los *doshas*: VK- P+
Tejidos: Trabaja en todos los tejidos
Acciones: Antibacterial, antifungal, antiparasítico, carminativo, anticoagulante, antitrombótico, hipotensor, hipocolesterolémica, antidiabético
Usos: Infección bacterial, hipertensión, ateroesclerosis, disentería, diabetes, resfriados, gripa, asma, bronquitis
Precauciones: Pacientes con constitución caliente; inflamación aguda, insomnio, deshidratación, hipoglucemia, pénfigo, cirugía inminente (posible), trasplantes de órganos, se usa frecuentemente como anticoagulante; grandes cantidades pueden inhibir la absorción de yodo por la tiroides, puede causar molestias gastrointestinales en personas sensibles.
Preparación y dosis: tintura 1:1, 120 a 250 gotas; usar diente con los alimentos.

En la cultura occidental, el ajo es conocido principalmente por reducir el colesterol, pero tiene muchas más funciones.

En general, según un estudio publicado, el ajo parece reducir los niveles de presión arterial en aproximadamente un 5 a un 10%. Esto puede no parecer mucho, pero cada paso cuenta cuando se está reduciendo el daño total de la hipertensión crónica. Herbolarios clínicos que utilizan el ajo, a menudo afirman ver una reducción mayor con dosis más altas. Muchos estudios han investigado los efectos del ajo sobre la presión arterial.[313]

Tal vez el mejor de estos ensayos se vio en 47 sujetos con hipertensión leve. Durante doce semanas, la mitad recibió placebo y la otra mitad recibió una dosis diaria de 600 mg de polvo de ajo, estandarizado a 1.3% de aliina. El ajo redujo la presión arterial sistólica en un 6% y la presión diastólica en un 9%.[314] Otro estudio realizado en el Hospital de Rhode Island logró una reducción de un 5.5% en la presión sistólica sanguínea. También redujo el colesterol un 7%.

Históricamente, el ajo ha sido una hierba muy popular en Ayurveda, donde se utiliza para mejorar la digestión lenta, el cuidado de la diarrea asociado con infección intestinal, y tratar la mala absorción. Extrañamente, Ayurveda sugiere el uso del ajo para úlcera estomacal. Esto cada vez tiene más sentido, ya que recientes estudios en Holanda confirmaron que el ajo puede matar la bacteria asociada con las úlceras, Helicobacter pylori.[316]

Además, se utiliza para tratar el asma, la infección de oído, el edema y es en general un tónico que aumenta la estamina. Ayurveda recomienda el uso del ajo para la diabetes, un beneficio encontrado en estudios modernos.[317] Por ejemplo, un estudio de la India realizado en 1999, mostró una reducción significativa y progresiva de los niveles de glucosa en ratones diabéticos a los que se les dio ajo.[318]

Médicos naturistas modernos utilizan el ajo para la bronquitis, la infección por hongos, la tos, el pie de atleta y el acné. Un diente de ajo pelado y envuelto en una gasa, se inserta como un supositorio vaginal y se retiene durante la noche para tratar la infección vaginal por levaduras. Según una investigación moderna el ajo es más potente contra la levadura que la nistatina.[319]

El ajo apoya la función inmune en pacientes con sida.[320, 321]

Los herbalistas consideran esta hierba como un desintoxicante. Un estudio en ratas hecho en 1999 muestra que el jugo de ajo previene el efecto tóxico del mercurio en el feto.[322] El ajo es un poderoso antioxidante,[323] una característica, entre otras, que permite tener efectos anticancerígenos.[324] Estudios han mostrado recientemente que el ajo beneficia las células cancerígenas de la vejiga.[325]

Dice un estudio ruso que el ajo tiene efecto sobre pacientes con artritis reumatoide. De quince pacientes que recibieron ajo, el 86.5% mostró una respuesta positiva sin efectos secundarios.[326]

Se le preguntó a Yogi Bhajan sobre tratamientos contra el cáncer. "Yo no quiero asegurar nada, pero el pudín de ajo ha revertido el cáncer irreversible en ciertas personas. Este es el regalo que el ajo nos da. No sé lo que es. Solo puedo decirle: tome leche y ajo y haga un pudín. ¡Un montón de ajo! A veces la gente usa un poco de arroz. Como cuando se hace arroz con leche, en vez de hacer eso, haga un budín de ajo con menor cantidad de arroz. Y en vez de azúcar, utilice jarabe de arce. Un chico lo comió durante cinco o siete días, y cuando volvió a su chequeo médico, se encontró un retroceso de la enfermedad. Para un paciente con cáncer terminal, debe ser una monodieta".[327]

Uno de los usos modernos del ajo, es en el tratamiento de cataratas ya que sus constituyentes las previenen.[328]

El ajo es esencialmente un alimento. Una dosis común es dos dientes de ajo al día. Cantidades más grandes no le harán daño y podrá experimentar mejores resultados si está dispuesto a incluirlo en su dieta o usar una dosis más alta como suplemento.

Ajwain

Nombre científico: *Carum copticum*
Nombre común: Semillas silvestres de apio
Nombre ayurvédico: Ajwain, ajmoda

Otros nombres: Biznaga
Familia: Apiaceae (Umbelliferae)
Parte utilizada: Semilla
Temperatura: Caliente
Sabor: Picante
Efecto en los *doshas*: KV-P+
Tejidos: plasma, médula espinal, nervios
Acciones: antimicrobial, carminativo, antiespasmódico, diaforético, diurético, energizante, expectorante, litótrope.
Usos: resfriados, gripa, tos, indigestión, edema, artritis, laringitis, bronquitis
Precauciones: hiperacidez, *pitta* alto
Preparación y dosis: infusión, en polvo de 250 a 500 mg

(Nota: algunas veces el nombre latín de *Apium graveolens* se le da al ajwain. Ese es el nombre científico del vegetal moderno conocido como el apio, que no es utilizado en la India. La clasificación de la familia del perejil, *Apiaceae,* es compleja y confusa. Hay muchos alimentos y plantas medicinales dentro de esta familia y muchas variedades de cada planta. Tienen diferentes nombres y usos en diferentes culturas. Yogi Bhajan se refería al ajwain como "semilla de orégano," otra descripción, no muy científica, de esta semilla asiática única. Nombre antiguos que todavía pueden ser vistos incluyen *Trachyspermum ammi, Trachyspermum copticum* y *Bunim copticum*)

Es miembro de la familia del perejil; la semilla del ajwain tiene una forma creciente (como el eneldo o el hinojo, que también son de la misma familia). Las semillas de ajwain se utilizan como especia. El sabor es similar al del comino, pero más fuerte. Se siente caliente y amargo al paladar y, deja la lengua entumecida por un momento. Tiene una fragancia fuerte y distintiva similar a la del tomillo. Las semillas son un elemento básico en India, los restaurantes hindúes generalmente sirven un montículo de arroz con semillas de ajwain para ayudar a la digestión.

El ajwain se destaca por aliviar gases y muchas personas dicen que un té hecho de semillas de ajwain y de eneldo es uno de los mejores remedios carminativos.[91]

Esta hierba promueve la función de los riñones y generalmente beneficia al sistema nervioso. Beneficia al sistema respiratorio. Se suele decir que de las semillas de esta familia son poderosamente desintoxicantes.

De acuerdo con la gente en India, estas semillas aumentan la inmunidad y son antimicrobiales.[92] Tiene sentido que el ajwain sea antimicrobial, ya que el aceite esencial de esta semilla contiene un 50% de timol, un conocido componente antiséptico.[93] Ajwain tiene un contenido relativamente alto de calcio y hierro.

Hierva las semillas de ajwain en fórmulas de té para aumentar la inmunidad durante la temporada de resfriados. Agregue semillas de ajwain en polvo a la comida (como a los rellenos de la India de *parantha*).

El ajwain es medianamente afrodisiaco. Yogi Bhajan lo incluía en sus fórmulas para la función sexual masculina, generalmente combinado con asafétida.[94]

Alcanfor

Nombre científico: *Cinnamomum camphora*
Nombre común: Alcanfor
Nombre ayurvédico: Karpura
Familia: Lauraceae
Parte utilizada: Aceite destilado cristalizado
Temperatura: Ligeramente caliente
Sabor: Picante, amargo
Efecto en los *doshas*: KV- P+ (en exceso)
Tejidos: Plasma, sangre, adiposo, nervioso, médula espinal
Acciones: Expectorante, descongestivo, energizante, broncodilatador, nervino, analgésico, antiséptico
Usos: Asma, tos ferina, bronquitis, congestión pulmonar, histeria, delirio, insomnio, epilepsia, gota, reumatismo, congestión nasal, caries, problemas de los ojos

Precauciones: Use solamente en dosis bajas supervisadas ya que el alcanfor en exceso, actúa como un veneno narcótico y perturba *pitta* y *vata*

Preparación y dosis: Infusión fría con 14 gramos de cristales en un galón de agua (dosis 56 ml); aceite medicado; polvo de 1 a 2.5 gramos

El árbol de alcanfor es grande, hermoso, perenne y es fuente natural de la goma de alcanfor.

El alcanfor tiene una amplia gama de usos medicinales. Típicamente, se aplica a la piel, donde actúa como un rubefaciente, anti irritante y anodino local. También es un antiséptico suave. La goma es un ingrediente preferido en la preparación de linimentos y aceites medicinales, ya que liquidifica depósitos tóxicos difíciles de mover y hace que fluyan.

El alcanfor se utiliza a veces internamente como un muy poderoso desintoxicante. Es un poderoso estimulante para el sistema digestivo, circulatorio y nervioso.

Tradicionalmente, el *tilak* (para la frente) se hace a menudo con alcanfor y azafrán. Esta combinación enfría los lóbulos frontales y la cabeza y promueve el pensamiento fresco y la meditación.

Para uso externo, en una botella de vidrio, ponga 100 ml de aceite de coco y añada 5 gramos de alcanfor. Cierre el frasco herméticamente con una tapa. Ponga la botella en la luz del sol durante dos horas. Aplique este aceite sobre la zona afectada.

El alcanfor, como medio de masajes, se usa para el dolor muscular y la dismenorrea.

Yogi Bhajan recomienda la goma de alcanfor como un limpiador de la sangre de primer rango. Él inventó una tintura de azafrán y alcanfor que la calificó como "la sangre de Cristo", y lo recomendaba para casos extremos que necesitan desintoxicación interna.

Debido a su fuerte sabor, el alcanfor también se encuentra en mezclas para cepillar los dientes.

Para el dolor en los senos nasales se administran gotas de ghee y alcanfor en la nariz. Las preparaciones de alcanfor se pueden aplicar en el pecho para aliviar la congestión.

Quemar alcanfor purifica la atmósfera. Actúa como un germicida en esta manera, y es ampliamente utilizado en la India.

Aceite refrescante para la limpieza de la piel
1 taza de hojas de menta frescas
1 cuarto de agua pura
5g polvo de alcanfor

Hervir las hojas de menta en el agua y dejar reducir hasta la mitad. Colarlo. Dejarlo reposar hasta que esté frío y agregar el polvo de alcanfor. Trate la piel de manera regular con este limpiador. Este dejará su cara maravillosamente fresca y limpia.

Aloe

Nombre científico: *Aloe vera, Aloe barbadensis y otras especias*
Nombre común: Aloe
Nombre ayurvédico: Kumari (principal), ghrit kumari
Otros nombres: Aloe
Familia: Liliaceae
Parte utilizada: Toda la hoja y el gel interno de la hoja, látex seco
Temperatura: Frío
Sabor: Amargo, astringente, picante, dulce
Efecto en los *doshas*: VPK= en gel o en polvo. Excepto en grandes cantidades puede perturbar *vata*
Tejidos: Todos los tejidos
Acciones: Laxante (el látex del aloe, parte amarilla), emoliente, tónico femenino, antitumoral, colagogo, amargo, rejuvenecedor, emenagogo, vulnerario, alterativo, estimulante inmune
Usos: Amenorrea, bursitis, conjuntivitis, estreñimiento, condiciones inflamatorias de la piel, obesidad, fiebre, ictericia, hepatitis, enfermedades de herpes, dismenorrea, menopausia, vaginitis, tumores, gusanos intestinales, hígado o bazo agrandado, enfermedades venéreas

Precauciones: colitis ulcerosa, enfermedad de Crohn, hemorroides inflamadas, niños menores de 12, embarazo, sangrado uterino. El uso crónico interno puede promover el flujo excesivo de heces, y puede agotar los electrolitos. La pérdida de potasio puede potenciar la toxicidad de los glucósidos cardíacos. Su uso como laxante, en dosis altas no debe ser por más de 8 a 10 días consecutivos.

Preparación y dosis: aloe fresco entero, en pequeños trozos de 1 cm cuadrado, 300 mg en polvo (en dosis mayores actúa como laxante), jugo o gel 30 ml.

Se puede pensar en el aloe como un remedio para las quemaduras de sol, pero Ayurveda toma un enfoque diferente. Llamado *kumari* ("virgen"), esta hierba se dice que restaura la energía de la juventud y renueva la naturaleza femenina. Es un tónico principal para el sistema reproductivo femenino, y también nutre el hígado, el bazo y la sangre.

Los beneficios de la planta han sido ampliamente conocidos por grandes civilizaciones en Asia y el Pacífico. Unos de sus principales defensores fue el médico griego Dioscorides.

El aloe vera es un miembro de la familia de los lirios, aunque tiene un parecido muy similar al cactus. Sus hojas son suculentas, anchas en la base y puntiagudas con bordes espinosos. Estas hojas turgentes contienen un gel claro curativo.

El aloe puede ser utilizado por cualquier persona ya que equilibra los tres *doshas*. Por ser dulce, amargo y frío, beneficia especialmente a *pitta* y combina bien con el shatavari. Se hacen tres preparaciones distintas de diferentes partes de la planta: el gel interno, la salvia y la piel. Cada parte contiene sus propios beneficios.

El gel interno de la hoja, contiene 96% de agua y es antiinflamatorio, antipicazón, vulnerario y hipocolesterolémico. Se bebe como líquido y es una medicina refrescante. Su naturaleza calmante recubre el tracto digestivo, por lo que se utiliza para tratar las úlceras y la gastritis.

El herbolario británico y miembro de la facultad de Bastyr University, Rowan Hamilton llena de elogios al gel por su efecto antioxidante, estimulante inmune, anticáncerigeno y antiviral.

Ayurveda valora particularmente este gel como un desintoxicante general. El aloe ayuda a eliminar las toxinas del sistema digestivo y facilita la digestión. La naturaleza fría del gel reduce la acidez. El *kumari* purifica el cuerpo y ayuda a la función del hígado, así que es útil para la piel cuando se toma de manera interna. Consuma de 1 a 2 cucharaditas de gel fresco todos los días para una piel joven y sana. Muchas personas toleran varias onzas al día de gel para necesidades específicas agudas. El aloe es la base del famoso vino digestivo, *kumariasava*. Esta medicina se utiliza para la anemia, la inflamación del hígado, el asma y el estreñimiento.

El aloe equilibra el azúcar en la sangre y las grasas,[96] y promueve la digestión. Se puede utilizar aloe para fomentar el periodo menstrual y para equilibrar el ciclo menstrual.

El jugo de la hoja tostada se puede tomar con miel para el resfriado y la gripa.

La piel fresca del aloe contiene látex amarillo, algunas veces llamado aloína, el cual se encuentra en los constituyentes de los laxantes de antraquinona. La piel del aloe, una vez que el gel se ha raspado, generalmente se seca y se pulveriza. Incluso una dosis de 500 mg puede provocar heces sueltas.

Si se le hace una hendidura a la hoja, esta exuda un látex amarillo y se seca para formar un material crujiente, que Hamilton tradicionalmente llama "aloe amargo". Éste, es también el nombre común de una especie específica de aloe, también llamada Tap aloe o aloe del Cabo. El nombre científico es *Aloe ferox*. Este material concentrado es profundamente purgativo y muy amargo. El aloe amargo normalmente se seca en un polvo resinoso de color marrón antes de su uso.

Las hojas de aloe son un remedio popular para la curación de la piel. Este notable gel se aplica directamente en la piel afectada. Hamilton dice que el aloe es eficaz en el tratamiento de dermoabrasión y congelación cosmética, psoriasis y eczema. La planta del aloe es famosa por ser un tratamiento popular para las quemaduras y heridas menores. Estimula la síntesis de colágeno y la maduración durante la granulación en el proceso de curación de heridas. Los estudios también sugieren el uso tópico del aloe en las lesiones del herpes.[97]

El aloe también influye en la inflamación, formación fibrosa de tejido y contracción de heridas. Hamilton menciona que se ha utilizado con éxito en tándem con hidrocortisona, ayudando a reducir la inflamación, mientras suprime el efecto inhibidor de la hidrocortisona en la cicatrización de heridas. El aloe también parece inhibir los radicales libres, reduciendo el daño en el sitio de la inflamación. Parece que los compuestos del aloe (emodina, aloe-emodina y aloína) producen salicilatos antiinflamatorios cuando se metabolizan.

Amapola

Nombre científico: *Papaver somniferum y spp.*
Nombre común: Post dana
Nombre ayurvédico: Ahiphena
Familia: Papaveraceae
Parte utilizada: Semillas (no narcótica)
Temperatura: Caliente
Sabor: Picante, astringente, dulce
Efecto en los *doshas*: VK-P+
Tejidos: Plasma, sangre, músculo, hueso, médula espinal, nervioso
Acciones: Astringente, carminativo, antiespasmódico, sedante, analgésico
Usos: Diarrea (especialmente en niños), disentería, dolor abdominal, mala absorción, insomnio, dolor de nervios, tos
Precauciones: Gastritis, colitis, alto *pitta*
Preparación y dosis: Infusión, en polvo de 250mg a 1 gramo

La planta de amapola contiene pequeñas cantidades de opiáceas, incluyendo la morfina y la codeína, así que es ligera.

La semilla de amapola es un remedio caliente para dormir y actúa inmediatamente. Haga una decocción con cuatro cucharadas. Tome el té media hora antes de irse a la cama. El efecto típicamente dura como cuatro horas. Use esta decocción para aliviar la tos rápidamente, de manera similar a otro jarabe de codeína (otro opiáceo) para la tos.[484]

La presencia de la papaverina (alcaloide), en sus semillas, explica por qué esta planta relaja los músculos y reduce los espasmos estomacales y respiratorios. La semilla es segura y efectiva para la diarrea pediátrica.

Para aliviar el dolor, tome un té durante el día.

Las flores tienen un efecto similar. Su uso a largo plazo puede causar estreñimiento. Algunas veces las semillas se muelen y se mezclan con azúcar cruda y cardamomo para la diarrea, el asma y la tos. Los extractos de amapola se han usado para tratar fiebres, tuberculosis, problemas de riñones e hígado y enfermedades del tracto urinario.

El aceite de semillas de amapola prensado en frío es utilizado en alimentos, especialmente en ensaladas. Las semillas trituradas se usan como agente espesante en los alimentos del norte de la India, además de dar un sabor y aroma a nuez, dulce y ligero.

El chutney de semillas de amapola es una forma sabrosa de ingerir los beneficios somnolientos de las semillas

1 cucharadita semillas de amapola
1 cucharadita de coco rayado
1 cucharadita ghee
1/8 cucharadita de polvo de comino
1/8 cucharadita de polvo de cúrcuma

Mezcle las semillas de amapola con el coco. Agregue agua y forme una pasta. Caliente el ghee en un sartén. Agregue el comino y la cúrcuma. Retire del calor. Revuelva. Agregue el ghee con especias a la mezcla de semillas de amapola y revuelva. Deje enfriar.

Amla

Nombre científico: *Emblica officinalis* (anteriormente *Phyllanthus emblica*)
Nombre común: Amla
Nombre ayurvédico: Amla (agrio) o Amalaki
Otros nombres: Grosella espinosa hindú
Familia: Euphorbiaceae
Parte utilizada: Fruto
Temperatura: Frío
Sabor: Dulce, amargo, picante, astringente
Efecto en los *doshas*: PV-K+
Tejidos: Afecta todos los tejidos, elementos y aumenta *ojas*
Acciones: Afrodisiaco, rejuvenecedor, tónico nutritivo, laxante, refrigerante, estomacal, hemostático, astringente
Usos: Enfermedades sangrantes, anemia, diabetes, hemorroides, gota, vértigo, estreñimiento, gastritis, colitis, hepatitis, osteoporosis, enfermedades de hígado o baso, canas prematuras, pérdida de cabello, debilidad general y deficiencia de tejido, enfermedades mentales, palpitaciones
Precauciones: Diarrea
Preparación y dosis: Cápsulas o polvo, largo plazo, de 1 a 2 gramos por día. Usos agudos, de 6 a 8 gramos por día

El amla es una fruta muy pequeña y suave que se usa generalmente como rejuvenecedor. Sus frutos brillantes y verdes tienen un sabor ácido, dulce, amargo y astringente, con una energía fría. Es especialmente beneficioso para el corazón físico y el corazón emocional, mientras que promueve también la longevidad, la buena fortuna y el amor.

Esta fruta es una fuente maravillosa de vitamina C, con un contenido de 20 a 30 veces la cantidad por peso de las naranjas. No es de extrañar que sea un rejuvenecedor tan conocido. Debido a su contenido de vitamina C, el amla es un poderoso antioxidante. En estudios recientes se ha demostrado que es un tónico magnífico para los ojos, ya que ayuda a mejorar significativamente la miopía.

El amla es un tónico para la sangre, los huesos, el hígado y el corazón. Aumenta la producción de células rojas y fortalece los dientes, el cabello y las uñas, además de mejorar la vista y regular el azúcar en la sangre. Evidencia científica reciente muestra que el amla previene la peroxidación lipídica en las membranas celulares.

Tradicionalmente, el amla es usada como tratamiento de erisipelas, dispepsia, gastritis, biliosidad, hiperacidez, hepatitis, estreñimiento, cólicos flatulentos, colitis, hemorroides, desórdenes hemorrágicos, alcoholismo, menorragia, anemia, diabetes, gota, osteoporosis, canas prematuras, alopecia, fiebre, astenia, desórdenes mentales, vértigo, palpitaciones, inflamación, tos y asma.[98-101]

El amla es tridóshico y es la mejor hierba para controlar *pitta*. Se agrega comúnmente a fórmulas para pacientes sensibles y débiles, donde una acción de limpieza suave es indicada.
Amla es una de las mejores hierbas antiinflamatorias y se utiliza para una amplia variedad de condiciones inflamatorias, incluyendo las hemorroides, la gastritis y la colitis. Subrayando su designación tradicional como hierba "fría", en estudios recientes se encontró que el amla es una fruta antiinflamatoria en ratas con edema inducido con carragenina y dextrano.[102]

En general, es la hierba primordial para el tratamiento de los ojos, y se dice que trata las canas prematuras, especialmente si hay inflamación presente, ya que reduce *pitta* sin alterar el estado de los otros dos *doshas*. Gracias a demostraciones en las que se observa que mejora significativamente la miopía, el amla es la medicina para las cataratas que se utiliza con más frecuencia. Además, es un potente inhibidor de radicales libres, los cuales son una de las causas de las cataratas. La hierba mejora la vista a nivel general, pero actúa lentamente, y es posible que solo alcance su pico de acción después de un período de uso de varios años.

Se ha demostrado que el extracto de amla tiene beneficios protectores para el hígado. En una lesión hepática inducida por tetracloruro de carbono en ratas, los extractos inhibieron la hepatotoxicidad. Las hierbas promovieron la disminución de los niveles de peróxidos de lípidos, glutamato piruvato transaminasa y fosfatasa alcalina en el serum y el hígado. Además, se encontró que los extractos ayudan a reducir los niveles elevados de colágeno hidroxiprolina significativamente, lo que indica que el extracto puede inhibir la inducción de fibrosis.[103]

Debido al alto contenido de vitamina C, el amla es un magnífico antioxidante.[104-108] Se ha demostrado que aumenta los niveles de tres importantes enzimas de barrido de radicales libres en el cerebro.[109] Los polifenoles (taninos) en el amla presentan actividad antioxidante en el cuerpo y se encontró que inhiben la peroxidación de los lípidos de sobrecarga hepática de hierro.[110-112]

Investigadores confirmaron recientemente los supuestos efectos de protección en las células de esta valiosa hierba, así como los efectos protectores contra el melanoma. La reciente investigación muestra que el amla tiene propiedades contra el cáncer, incluyendo sus funciones de disminución de radicales libres y antioxidantes.[113-116]

Estudios recientes demuestran que el amla protege contra niveles altos de colesterol y el daño arterial resultante.[117] En un reciente estudio con animales se encontró que el ajo, la cebolla y el amla, de manera individual y en conjunto, reducen las grasas en la sangre, consecuencia de una dieta de 21% de mantequilla y res.[118] El amla baja el colesterol en la sangre, pero si no se hace nada para mejorar la salud de manera general, el efecto será temporal. De acuerdo con recientes investigaciones científicas, el nivel de colesterol subirá una vez la hierba se descontinúe.[119]

La vitamina C encontrada en el amla es estable al calor y está unida a los taninos de la fruta, permitiendo que se pueda cocinar en preparaciones como el *chyavanprash*, una mermelada rejuvenecedora herbal.

El amla sin madurar se prepara en encurtidos para aumentar la digestión.[120] La fruta seca se hace en infusión con aceite para masajes, especialmente para la cabeza. El aceite de amla proporciona lustre y fortaleza al cabello y contribuye en el tratamiento de canas prematuras y alopecia, signos de un *pitta* desequilibrado.[121]

Angélica

Nombre científico: *Angelica glauca*
Nombre común: Angélica
Nombre ayurvédico: Choraka
Otros nombres: Angélica
Familia: Apiaceae (Umbelliferae)
Parte utilizada: Raíz
Temperatura: Caliente, estimulante
Sabor: Picante, dulce, amargo
Efecto en los *doshas*: VPK= P+ (en exceso)
Tejidos: Sangre, plasma, músculo, médula espinal, nervios, sistema reproductor femenino
Acciones: Expectorante, diaforético, carminativo, diurético, antiinflamatorio, antimicrobial, antiespasmódico, antiséptico, estimula las secreciones gástricas y pancreáticas
Usos: Tos, gripa, resfriado, indigestión, cólicos con gases, eructos, artritis, dolores reumáticos, dolores de cabeza, anemia, cólico menstrual, síndrome premenstrual, dismenorrea, amenorrea
Precauciones: Condiciones de *pitta* elevados, hipertensión, uso recurrente de luz UV-A (puede causar foto toxicidad, aumenta el riesgo de carcinógenos y foto dermatitis), agente de adelgazamiento de la sangre, embarazo
Preparación y dosis: Raíz en polvo de 0.5 a 2 gramos, de 3 a 10 gramos (Khalsa); tintura de raíz de 2 a 4 ml; infusión de raíz de 1 cucharada por taza de agua (note posible discrepancias en las dosis para diferentes preparaciones); decocción con leche; pasta

La angélica es un bienal alto, el más grande de la familia Apiaceae, con grandes hojas y tallos huecos que se pueden comer como el apio. Crece en las regiones templadas distantes de Europa Occidental, los Himalayas y Siberia. *Angelica archangelica*, la especie Europea, también se utiliza.

La choraka tiene un sabor dulce picante y un efecto caliente. Su ingestión promueve el flujo de la sangre hacia las partes periféricas del cuerpo. Fortalece y actúa como tónico del sistema nervioso.

Como muchas otras angélicas, su habilidad para promover la circulación ayuda al tratamiento de la migraña.

Es un excelente remedio para las náuseas, la indigestión y los gases causados por una digestión débil. Para su uso, hierva té y aumente la dosis diaria gradualmente.

La choraka tiene propiedades antibacteriales y anti fúngicas y generalmente, un efecto de limpieza, así que desintoxica el cuerpo y aumenta la inmunidad. La hierba promueve el flujo sanguíneo y estimula la expectoración, por lo que las propiedades calientes dan alivio a la bronquitis, la tos, el asma y la mucosidad respiratoria. Como té diaforético, ayudará a bajar las fiebres. Para uso externo, las hojas frescas de la planta se aplastan y se aplican en forma de cataplasmas para los pulmones y enfermedades del pecho.

Las cualidades ligeras de calor y desintoxicación de esta hierba apoyan su uso en la osteoartritis. Así como muchas otras plantas de la familia del perejil, tal y como la famosa hierba China dong quai, ayuda a regular el ciclo menstrual y alivia el dolor del periodo y síndrome premenstrual. En general, promueve la menstruación, actuando como un emenagogo. Para esta función, la choraka se combina regularmente con la flor de hibisco y los pétalos de rosa.

La angélica tiene como función en las fórmulas ayurvédicas la parte del equilibro emocional. Algunas veces se combina con el tallo de arjuna, pétalos de rosa, bhasma de perla y sándalo blanco para equilibrar *sadhaka pitta*. Esta combinación equilibra las emociones y restaura la dicha y la fuerza interna. La nuez moscada, el brahmi y el bhasma de zinc pueden agregarse para equilibrar la conexión entre el corazón y la mente.

Nancy Lonsdorf M.D., directora médica del *The Raj Ayurveda Health Spa*, recomienda la choraka para las olas de calor. Ella sugiere agregar un cuarto de cucharita de polvo de choraka para las fórmulas básicas de salud femenina.[122]

Arjuna

Nombre científico: *Terminalia arjuna*
Nombre común: Arjuna
Nombre ayurvédico: Arjuna
Otros nombres: Arjuna
Familia: Combretaceae
Parte utilizada: Tallo
Temperatura: Frío
Sabor: Astringente, picante
Efecto en los *doshas*: PK- V+
Tejidos: Sangre, plasma, músculo, huesos, nervios
Acciones: Tónico cardiaco, estimulante circulatorio, alterativo, hemostático, astringente
Usos: Todas las enfermedades del corazón, anginas, heridas traumáticas, huesos rotos, enfermedades venéreas, diarrea, mala absorción
Precauciones: Ninguna conocida
Preparación y dosis: Polvo, ghee medicado, decocción con leche. De 1 a 3 gramos por día, hasta 30 gramos por día en casos severos (Khalsa)

Mary estaba abatida. "Nunca más tendré mi vida de antes," suspiró. A la edad de 72 años, los problemas del corazón de Mary eran insoportables. Por lo menos una vez a la semana ella se encontraba en el hospital con una taquicardia incontrolable (latidos rápidos de corazón). Los medicamentos estabilizaban su ritmo cardiaco pero la dejaban con la sensación de que llevaba encima una frazada de metal. Y el ciclo continuaba.

Khalsa sugirió que usara el arjuna, la famosa hierba para el corazón. Mary ya no tuvo que volver más a urgencias.

El arjuna es una de mis hierbas favoritas. Hemos visto sus beneficios miles de veces, en casi cualquier tipo de enfermedad cardiovascular. La medicina es hecha de la corteza de un árbol de hoja caduca de unos 60 a 90 pies de altura que se encuentra por toda la India. El arjuna es pariente de los famosos árboles medicinales, *haritaki* y *bibhitaki,* ingredientes de la *triphala.* El grueso tallo, que va desde la tonalidad blanquesina a la rosada grisácea, es probablemente la hierba médica medicinal más utilizada.

Alan Keith Tillotson, Ph.D., autor de *The One Earth Herbal Sourcebook,* dice: "el tallo del arjuna es uno de los más importantes tónicos para el corazón en la medicina ayurvédica, que se usa para tratar todas las formas de enfermedades relacionadas. Este reduce los daños del corazón por inflamación o mucosidad". Esta hierba mantiene una posición en Ayurveda muy similar a la del espino en la herbolaria Europea. Entre las enfermedades para la que es prescrita en la India están la insuficiencia cardiaca, la hipertensión, las anginas, endocarditis, pericarditis y edema.[123]

Herb McDonald, un herbolario veterano con práctica clínica en Albuquerque, Nuevo México, comparte su punto de vista. El llama al arjuna como "la hierba número uno para el sistema cardiovascular. Es la base para el tratamiento de cualquier enfermedad cardiaca, en especial las arritmias. Lo uso junto con el guggul para el colesterol. Usar arjuna en mi práctica ha eliminado el uso del espino," dice McDonald.

Herb menciona el caso que él llama como "el milagro del arjuna." Se trata de una paciente con 85 años de edad y un historial de enfermedades circulatorias, incluyendo dos ataques cardiacos. Ella tenía episodios regulares de sensaciones de aumento de temperatura con palpitaciones, seguidos de un "choque" de debilidad y pesadez. Hasta el momento, no se había encontrado una razón médica para lo que le sucedía, cuando su hija llegó con Herb y una enfermera, y comenzaron a tomar su presión cada hora. ¡Su presión arterial alternaba entre 60/40 y 180/130! Herb le dio nueve cápsulas de arjuna de 730 mg por día. En las siguientes 24 horas, los episodios pararon, nunca más regresaron y su presión arterial se mantuvo estable.

Los médicos modernos están comenzando a usar arjuna para enfermedades arteriales coronarias, insuficiencia cardiaca y colesterol alto.[124,125] Clínicamente, se han visto los beneficios en el colesterol muchas veces. Varios estudios a lo largo de los últimos años han mostrado que el arjuna, por lo menos en animales, llega a reducir el total del colesterol y aumenta el HDL. [126,127]

Los constituyentes del arjuna incluyen una variedad de polifenoles, que probablemente representan gran parte de su actividad, incluyendo taninos, ácido elágico, ácido gálico, oligómeros proantocianidínico (PCO) y flavonoides (arjunona, arjunolona, luteolina). También contiene saponinas triterpenoides (ácido arjunico, ácido arjunolico, arjungenina, arjunglucósidos), fitosteroles, calcio, magnesio, zinc y cobre.

El arjuna parece mejorar la función muscular cardiaca y la actividad de bombeo del corazón. Los glucósidos saponina del arjuna, pueden ser responsables de los beneficios del movimiento de contracción del corazón, mientras que los flavonoides y OPC ofrecen la acción antioxidante y el fortalecimiento vascular.

Se ha comenzado a acumular información científica sobre el arjuna. En particular, personas con angina de pecho se pueden beneficiar de esta medicina.[128] En un estudio en Delhi, India, pacientes con angina tuvieron un 50 por ciento de reducción de la enfermedad después de tres meses de terapia con arjuna. Al ver la condición clínica general de los pacientes, en el 66 por ciento se mostró un mejoramiento en los resultados de los caminadores y la fracción de eyección (fuerza cardiaca).[129] Es particularmente efectivo para insuficiencia cardiaca congestiva.[130]

No siendo esto suficiente, el arjuna también beneficia en las cardiopatías y tratamientos de ataques cardiacos (infarto de miocardio) y protege de daños al tejido del corazón. [131, 132] El arjuna especialmente sobresale en el tratamiento de trastornos del ritmo cardiaco, en especial la taquicardia.

El arjuna ha demostrado tener propiedades antimutagénicas y anticancerígenas.[133-135] Es conocido por el poderoso antioxidante cxxxiii. Estudios muestran que el arjuna es un poderoso antibacterial.[136]

Históricamente, sus usos ayurvédicos[137] incluyen enfermedades del hígado, incluyendo la cirrosis, enfermedades urogenitales, diuresis y menstruación irregular. Además, se puede utilizar en hemorragias, disentería y diarrea (todas las condiciones en las que los polifenoles astringentes son apropiados).

El Dr. Tillotson señala que "mirando la literatura tradicional, vemos que por más de 1,500 años, doctores ayurvédicos han hervido el tallo de arjuna con leche o ghee para usarla como medicina, haciendo que los pacientes lo ingieran diariamente hasta por un año." Una dosis típica de tallo seco de arjuna es de 1 a 3 gramos en polvo por día. Para insuficiencia congestiva cardiaca, se ha utilizado 500 mg de extracto cuatro veces al día. Se puede hervir la corteza triturada para hacer un té que es de un agradable color rojizo. En la India, fórmulas de bebidas de té son comúnmente disponibles y generalmente incluyen hierbas calientes circulatorias como la pimienta negra. Es un poco amargo, pero puede agregarle otras hierbas, como el jengibre, para darle sabor.

Artemisa

Nombre científico: *Artemisia vulgaris*
Nombre común: Artemisa, Damanaka
Nombre ayurvédico: Nagadamani
Familia: Asteraceae (Compositae)
Parte utilizada: Punta de la flor
Temperatura: Caliente
Sabor: Amargo, picante
Efecto en los *doshas*: VK-P+ (en exceso)
Tejidos: Piel, sangre, músculos, médula espinal, nervios
Acciones: Emenagogo, diaforético, colerético, diurético, estomacal, orexigénico, vermífugo, amargo digestivo, antibacteriano, antifúngico, antiviral
Usos: Amenorrea, anorexia, dispepsia, lombrices, lombriz intestinal, náuseas y vómitos
Precauciones: Embarazo; puede ser tóxico en grandes cantidades o en uso crónico
Preparación y dosis: Infusión de una cucharadita por taza de agua; 1:1 tintura fresca de 1 a 20 gotas por día, 4 veces al día

Las artemisias son encontradas en todo el mundo y es muy popular en la Medicina China.

Es una hierba específica para la menorragia, cuando hay sangrado excesivo causado por exceso de frío.

Es útil en todas las condiciones de frío, abdomen inferior congelado, dismenorrea, endometriosis y fibromas. También se puede utilizar como lavado vaginal para levaduras y síntomas vaginales tipo *kapha*.

Es antiespasmódica en los intestinos con los calambres de *vata*. Su afinidad en el tratamiento de la parte inferior del abdomen beneficia en todos los síntomas de *vata* o en problemas nerviosos en esta área.

La hoja fresca en cataplasma se aplica para eliminar las verrugas. Para la piel con picor se utiliza como una crema para la piel o como producto de limpieza.

Asafétida

Nombre científico: *Ferula asafoetida*
Nombre común: Hing
Nombre ayurvédico: Hing
Otros nombres: Asafétida
Familia: Apiaceae (Umbelliferae)
Parte utilizada: Resina seca (la resina se exuda de la raíz)
Temperatura: Caliente
Sabor: Picante
Efecto en los *doshas*: VK- P+
Tejidos: Sangre, plasma, músculo, huesos, médula espinal, nervios
Acciones: Carminativo, energizante, analgésico, antiespasmódico, antihelmíntico, antiséptico, afrodisiaco
Usos: Indigestión, flatulencia, cólico intestinal, distensión abdominal, estreñimiento, artritis, reumatismo, convulsiones, tos ferina, epilepsia, palpitaciones, histeria, asma, gusanos, parálisis
Precauciones: Fiebre alta, erupciones, urticaria, embarazo, hiperacidez

Preparación y dosis: dosis baja en polvo, pasta de 1 a 2.5 gramos al día

Por todo Asia central, desde Irán hasta Afganistán y atravesando la India, la ferula es una especia importante dentro de la alimentación y un ingrediente esencial en el hogar como remedio. La asafétida hindú de Cachemira tiene una gran reputación en el mercado internacional.

La asafétida recibe el apodo de aza de Persia, por resina, y el latín foetidus, por olorosa. Esta terrible y olorosa resina exudada de la savia sale de la raíz de una planta de hinojo gigante perenne que llamamos hing.[138] Con un fuerte olor a azufre podrido, el olor del hing es mucho más desagradable que el ajo más podrido y raro. La goma se seca en "lágrimas" cuando sale de la raíz. Estas lágrimas son de la mejor calidad y presentación. También se encuentra en otras presentaciones, como una masa o una pasta con un color que va de gris a marrón y con consistencia como crema para el calzado.

El hing es un remedio caliente y poderoso para el exceso de *vata* y *kapha*. Como carminativo, calienta el tracto digestivo y promueve la digestión y la circulación de manera adecuada. Como es el caso de la mayoría de hierbas olorosas, nutre el elemento tierra y por lo tanto, aumenta la estamina.

El hing promueve una asimilación más profunda de los nutrientes, particularmente en el intestino delgado, razón por la cual está asociada con la construcción de grasa y tejido muscular.

En condiciones de *udavarta* (flujo descendiente bloqueado) revierte el flujo correcto de *vata*. La asafétida se encuentra entre los mejores remedios para *udavarta* y para equilibrar problemas del corazón causados por *vata* de manera general. Se puede utilizar un supositorio rectal hecho de asafétida, miel y sal de roca, untado con ghee para su inserción. Otros ingredientes que trabajan bien con ésta son la sal de roca, el cardamomo, el jengibre, la triphala, el haritaki y el cálamo.[139]

Es fundamental asegurar la función adecuada del intestino grueso. El estreñimiento puede reducir el rendimiento sexual y la salud de la próstata, desequilibrando *apana* principalmente. Tener la tubería tapada puede inhibir tanto la capacidad eréctil, como las funciones de la eyaculación y la producción del semen. Por décadas, Khalsa ha utilizado con éxito una fórmula que le enseñó Yogi Bhajan para la salud urogenital masculina, basada en estos principios, que contiene goma de asafétida, semillas de hinojo, raíz de cúrcuma, hojas de sena y semillas de ajwain. La asafétida promueve la líbido y aumenta el *agni*. El hinojo y el ajwain, los dos de la familia del perejil, son carminativos y promueven el equilibrio hormonal ya que contienen fitoesteroles. La cúrcuma reafirma los tejidos de la membrana, mientras que la sena es laxante.

La asafétida mejora la voz de los cantantes. En el tiempo de los Mugales, los cantantes de la corte comían una cucharada de asafétida y mantequilla antes de su práctica de canto.

El potente olor a podrido de la resina de asafétida fresca la hace no calificable como un saborizante de alimentos, pero después de freírla y en pequeñas cantidades su sabor se vuelve agradable y puede ser agregada a los alimentos por su tono picante. Para su uso en alimentos, el hing en polvo usualmente se diluye con un polvo neutral como harina de arroz, y se vende comercialmente en pequeños envases.

Algunas personas no comen ajo o cebolla por razones religiosas o de estilo de vida. En estos casos, el hing es un buen sustituto culinario. Es comúnmente usado en la comida hindú. Una cantidad del tamaño de una arveja es suficiente para agregar el sabor de la asafétida a una gran olla de alimentos. El aroma de la especia disminuye cuando se diluye en forma de polvo. Pero la resina olorosa debe fritarse en aceite caliente antes de agregarlo al plato principal. El aceite caliente permite que el sabor se disperse de manera más pareja en el plato. Debido al fuerte olor, muchas personas prefieren agregar un poco, diez minutos antes de servirlo. Se recomienda no usar hing durante el embarazo o en casos de *pitta* alto.

Asana

Nombre científico: *Pterocarpus marsupium*
Nombre común: Kino
Nombre ayurvédico: *Asana*
Otros nombres: Árbol kino hindú
Familia: Fabaceae
Parte utilizada: Resina
Temperatura: Frío
Sabor: Astringente, amargo
Efecto en los *doshas*: VK+ P-
Tejidos: Sangre, médula espinal
Acciones: Antidiabético, astringente, antiinflamatorio, antibacterial
Usos: Control del azúcar en la sangre, tonifica las membranas mucosas gastrointestinales, diarrea crónica, infección intestinal, colitis, enjuague bucal, gárgaras, baños vaginales para el exceso de descarga
Precauciones: Ninguna
Preparación y dosis: Infusión fría, jugo, polvo de 2 a 4 gramos por día para controlar la azúcar en la sangre

La principal característica del *asana,* se manifiesta en el tratamiento de diabetes.

Asana demuestra unas características singulares, incluyendo la protección de las células beta y propiedades regenerativas, así como acciones para bajar la glucosa en la sangre. En estudios, se ha visto que la hierba puede revertir el daño a las células beta de manera consiste y por el contrario vuelve a poblar los islotes.[140-143] El *asana* es capaz de restaurar la secreción normal de insulina. En investigaciones científicas, comparado con grupos de control, los grupos a los que se suministró *asana* tuvieron un gran porcentaje de individuos que no desarrollaron diabetes o hipoglucemia.

Además, el *asana* actúa como insulina en el cuerpo, pero disminuye el azúcar en la sangre de una manera distinta a la de la insulina. Hay diferentes puntos de unión de la insulina y el *asana,* lo que significa que la reducción del azúcar en la sangre puede suceder sin importar la disponibilidad de insulina.[144, 145]

La corteza de este árbol es uno de los pocos remedios que se enseña que tiene efecto sobre la diabetes tipo I. Se ha reportado que la corteza de *asana* regenera las células que producen la insulina del páncreas, pero sólo si la enfermedad es de origen reciente.[146] Actúa de manera protectora, previniendo la destrucción de las células beta al compensar los efectos de una exposición tóxica.[147] Esta protección de células beta puede ser de particular beneficio en un diagnóstico temprano de diabetes tipo I que todavía están sufriendo por la actividad autoinmune.[148-150]

El *asana* es una rica fuente de epicatequina, un poderoso antioxidante famoso por el té verde.

Ashwagandha

Nombre científico: *Withania somnifera*
Nombre común: Ashwagandha
Nombre ayurvédico: Ashwagandha ("olor a caballo")
Otros nombres: Cereza de invierno
Familia: Solanaceae
Parte utilizada: Raíz (alunas hojas, fruta)
Temperatura: Caliente (ligeramente)
Sabor: Astringente, amargo, dulce
Efecto en los *doshas*: VK- P y *ama* + (en exceso)
Tejidos: Músculo, grasa, huesos, médula espinal, nervios, reproductivo
Acciones: Tónico, rejuvenecedor, afrodisiaco, astringente, sedante, antiinflamatorio, antioxidante[151]
Usos: Debilidad general, debilidad sexual, agotamiento nervioso, problemas de la edad adulta, pérdida de memoria, pérdida de energía muscular, emaciación de niños, insomnio, parálisis, esclerosis múltiple, ojos débiles, problemas de piel, reumatismo, tos, dificultades al respirar, anemia, fatiga, inflamación glandular, infertilidad
Hojas: Fiebre, hemorroides (internamente); heridas, hemorroides, tumores, llagas, sarpullido (externamente)

Fruta: Tiña (aplicada externamente)

Precauciones: Congestión severa, *ama* alto, congestión linfática, resfriado y gripa

Preparación y dosis: Cápsulas o té o decocción en leche (cocinada en leche caliente) de 1 a 10 gramos por día en condiciones agudas, 1 gramo por día como tónico de por vida (principalmente hombres)

Al caminar por la acera para recoger su correo, Jodi estaba petrificada, temblando a punto de colapsar. Con tan sólo 22 años, ella estuvo atrapada por 2 años en su casa, petrificada por el pánico. En total desesperación, Jodi llegó a donde Khalsa para una consulta. Sus amigos la enrollaron en una manta, la llevaron a la puerta trasera del auto y la llevaron a la clínica. Después de dos meses de estar usando la renombrada hierba calmante de la India, Jodi pudo llegar por sí misma a su siguiente cita. Dos meses más pasaron y la joven mujer pasó toda una tarde de compras en un centro comercial antes de ir a su siguiente sesión. Jodi había conquistado su pánico.

La ashwagandha, algunas veces llamada "cereza de invierno," es el mejor tónico, especialmente para los hombres. Este *rasayana* es una solanácea, una pariente del tomate y la papa. A diferencia del ginseng, la ashwagandha no es estimulante y más bien es relajante. Eso permite que se puedan tomar dosis más grandes, sin sobre estimular. La ashwagandha es un remedio excepcional para el agotamiento nervioso.

El nombre ashwagandha significa "olor a caballo". Se dice que tiene un olor distintivo como la orina de un caballo, pero muchas personas no reconocen este olor.

La ashwagandha es un notable tónico sexual y de estamina. Estudios muestran un efecto como el de la testosterona.[152] En otro estudio clínico ciego, la withania (3 g por día por un año) fue examinada en el proceso de envejecimiento de 101 adultos maduros saludables (50 a 59 años de edad). Se observaron mejoramientos significantes en la hemoglobina, las células rojas, el pigmento del cabello y la estatura. Se redujo el serum del colesterol, el calcio de las uñas se mantuvo y el 71.4% de aquellos que recibieron la hierba reportaron un mejoramiento en su rendimiento sexual.[153] La ashwagandha es apropiada como un tónico sexual para la mujer también, especialmente combinado con shatavari.

Además de su acción sexual, la herbolaria ayurvédica usa ashwagandha para la debilidad general y el cansancio, el adelgazamiento, la pérdida de memoria, enfermedades nerviosas, tos, anemia e insomnio. Los médicos modernos suelen emplearlo para la fatiga crónica, la ansiedad, el insomnio y los desórdenes crónicos vasculares y del corazón donde se combina a menudo con la famosa corteza de arjuna.[154]

Estudio tras estudio se continúa confirmando su efecto en la tolerancia al estrés, el rendimiento y la resistencia, lo que mejora aún más los beneficios de esta hierba.[155-157] Un estudio indica que la hierba reduce el daño cerebral debido al estrés en un 80%.[158] En otro, se mostró que la ashwagandha aumenta la capacidad física, el tamaño del corazón y el contenido de azúcar en la sangre en el corazón y el hígado.[159,160] Esta medicina fue probada en ratas contra el comportamiento impredecible del estrés, la depresión, el metabolismo de la glucosa, el comportamiento sexual masculino suprimido, la función inmune suprimida y la disfunción cognitiva. También se midieron las ulceras estomacales, la atrofia de la glándula arenal, los niveles de vitamina C y los niveles de hormonas de estrés. Sorprendentemente, la hierba benefició en todos los casos.

Ayurveda la considera como una hierba que "enraíza", es decir, que nutre y regula los procesos metabólicos y estabiliza el humor. Gracias a un estudio se concluyó que: "las investigaciones apoyan el uso de *Withania somnifera* como un estabilizador del humor en condiciones clínicas de ansiedad y depresión en Ayurveda."[161] La ashwagandha aumenta la memoria y el desempeño de los animales en la prueba del laberinto.[162]

Además de ser una hierba tónica de acción lenta, la ashwagandha es, en nuestra experiencia, una hierba excelente para el tratamiento de la ansiedad crónica. Se tarda aproximadamente una semana para llegar a la dosis correcta, y otra semana para que la hierba alcance la máxima eficacia. Como la ashwagandha es una hierba de acción lenta, puede tomar su dosis diaria a cualquier hora durante el día. Si se utiliza de esta manera, la ashwagandha evita la aparición de episodios de ansiedad.

Use la hierba para restablecer patrones del sueño a largo plazo. En lugar de darle sueño cuando toma la hierba, este remedio parece regular los ciclos del sueño después de un tiempo, dando facilidad para un sueño placentero.

La ashwagandha muestra una variedad de beneficios para las funciones cardiovasculares, incluyendo un aumento significativo en los tiempos de coagulación (adelgazamiento de la sangre), lo cual puede ayudar en la impotencia.[163] Tiene también una actividad antioxidante para el cerebro[164] lo cuál puede explicar, por lo menos en parte, el efecto anti estrés, inmunomodulador, facilitador cognitivo, antiinflamatorio y beneficios de antienvejecimiento. Estudios recientes muestran que la ashwagandha tiene una acción que aumenta la inmunidad y los efectos antitumor.[165-167]

Una dosis típica de ashwagandha es alrededor de un gramo por día, tomado en periodos largos, hasta varios años, como rejuvenecedor. Ya que la ashwagandha es muy segura, se usan grandes cantidades en periodos cortos. En la India, la Withania se da junto con hierbas picantes y calientes (jengibre, pimienta, entre otros) para aumentar los efectos tónicos. Como rejuvenecedor general, esta es una buena combinación:

10 partes de ashwagandha
1 parte de pipali
5 partes de ghee
10 partes de miel

Azafrán

Nombre científico: *Crocus sativus*
Nombre común: Azafrán
Nombre ayurvédico: Nagakeshara, kesar
Otros nombres: Azafrán

Familia: Iridaceae
Parte utilizada: Pistilo de la flor
Temperatura: Frío
Sabor: Picante, amargo, dulce
Efecto en los *doshas*: VK=P-
Tejidos: Trabaja en todos los tejidos especialmente la sangre
Acciones: Alterativo, emenagogo, afrodisíaco, rejuvenecedor, energizante, antiespasmódico, carminativo
Usos: Dolor menstrual e irregularidad, menopausia, impotencia, infertilidad, anemia, agrandamiento de hígado, histeria, depresión, neuralgia, lumbago, tos, asma, diarrea crónica, reumatismo
Precauciones: Embarazo porque puede causar aborto espontáneo. En grandes cantidades es narcótico
Preparación y dosis: Infusión, decocción en leche, aceite medicado, ghee medicado, polvo de 100 a 250 mg. Use pequeñas dosis como una pizca con otras hierbas

El azafrán se ha utilizado como un medicamento versátil por más de 3,600 años. La evidencia histórica sugiere que fue utilizado en Grecia para las úlceras de la piel, heridas, aftas, arritmias cardíacas, viruela, sarampión, ictericia, estreñimiento, enfermedades oculares, enfermedades del hígado, dolor en las articulaciones, dolores de oído, diarrea, vómitos y dolores de cabeza. [495] Históricamente ha sido utilizado en el tratamiento de condiciones ginecológicas ya que regula la menstruación y la fertilidad. Estudios han identificado que los estrógenos esteroides y otras sustancias del azafrán imitan las hormonas sexuales femeninas. El azafrán y sus componentes (crocina y crocetina) tienen actividad antitumoral contra diferentes tumores malignos en seres humanos y animales.

Ayurveda considera que es uno de los mejores revitalizadores de la sangre. El azafrán es una hierba muy potente, que mejora la circulación en todo el cuerpo, pero particularmente en el tracto reproductivo femenino. A pesar de que tiene un sabor picante, el efecto final es refrescante, por lo que es excelente hierba para combatir *pitta*.

Bala

Nombre científico: *Sida cordifolia*
Nombre común: Bala
Nombre ayurvédico: Bala ("fuerza"), khareti
Otros nombres: Malva de la India
Familia: Malvaceae
Parte utilizada: Raíz (hojas, semillas y tallos también se utilizan). Cada parte tiene una indicación terapéutica diferente y debe ser preparada por separado para tener un efecto máximo.
Temperatura: Fría
Sabor: Dulce
Efecto en los *doshas*: VPK= y *ama*+ (en exceso)
Tejidos: Todos los tejidos, especialmente médula espinal y nervios
Acciones: Tónico, rejuvenecedor, demulcente, energizante, nervino, afrodisiaco, analgésico
Usos: Enfermedades del corazón, parálisis facial, neuralgia, reumatismo, asma, ciática, demencia, agotamiento, debilidad sexual, disentería, leucorrea, fiebre crónica, cistitis, convalecencia
Precauciones: Trastornos congestivos con alto *kapha* o *ama*, hipertensión
Preparación y dosis: Decocción, decocción en leche, pasta, aceite medicado, polvo de 250 mg a 1 gramo

La bala es probablemente el *rasayana* más utilizado después del ashwagandha. Su naturaleza tridóshica es rara en el mundo de las hierbas, así que esta es ampliamente aplicable y, por esa razón, digna de mención. Es particularmente un tónico para *vata*. Es una hierba dulce, fría y pesada que construye la función inmune. Es muy bien tolerada por la mayoría de pacientes. La bala contiene cinco de los seis sabores, una propiedad muy rara, así que es ampliamente nutritiva para todos los tejidos del cuerpo.

La bala es calmante y mucilaginosa, por lo que se utiliza de manera particular para trastornos de los nervios tipo *vata*, y se combina con otros tónicos para órganos específicos, tales como el arjuna para el corazón. Esta hierba aumenta la líbido, y tiene un efecto *vrishya*, razón por la cual aumenta la calidad y la cantidad de fluidos reproductivos (*shukra dhatu*) para la concepción saludable.

La bala es antiinflamatoria,[168] y generalmente beneficia los pulmones. Contiene un compuesto similar a la efedrina, así que da un poco de energía al administrarlo.[169] **Por esta razón, hay que monitorearlo cuidadosamente en casos de hipertensión. Se usa como un ligero broncodilatador para el asma.**[170,171]

Para la parálisis, la bala se prepara en decocción de leche, junto con ashwagandha y kapi kachu.

Para uso externo, la bala es preparada con aceite medicado para quejas en las articulaciones, dolores musculares y dolor en los nervios. Este aceite (*taila*) se aplica en casos de hombro congelado y debilidades similares. Un linimento que contiene partes iguales de raíz de bala y dashmula puede ser aplicado para la ciática.[172]

Una hierba relacionada, la mahabala *(Sida rhombifolia)*, se utiliza en gases, cólicos, emaciación, impotencia y diarrea. La mahabala se usa como aceite para masaje en tratamientos de condiciones de articulaciones.[173,174] La atibala *(Abutilon indicum),* se usa en enfermedades del tracto genitourinario, incluyendo la uretritis, cistitis y gonorrea.[175]

Siempre y cuando lo tolere, tome la hierba en polvo, un gramo o hasta varios gramos por día, en decocción o en agua o en leche.

Bérbero

Nombre científico: *Berberis aristata* y *Berberis vulgaris*
Nombre común: Agracejo Indio
Nombre ayurvédico: Daru haridra
Otros nombres: Cúrcuma de árbol
Familia: Berberidaceae
Parte utilizada: Raíz, fruta, tallo (típicamente la corteza de la raíz)
Temperatura: Frío

Sabor: Amargo, astringente, picante
Efecto en los *doshas*: PK- V+
Tejidos: Plasma, sangre, grasa
Acciones: Alterativo, acción de limpieza hepática, antihemorrágico, antiinflamatorio, antiséptico, colagogo, antiemético, estimulante hipotenso, aumenta las plaquetas y conteo de células blancas en leucopenia, sedante, antipirético
Usos: Infecciones bacteriales, inflamación o cálculos en la vejiga, congestión hepática, ictericia, hepatitis, tumores en el hígado, disentería (amebiana, bacilar), diabetes, fiebre (remitente o intermitente), malaria, bazo agrandado, piorrea, conjuntivitis, acné, furúnculos
Precauciones: posible embarazo o en niños menores de 2 años (posible)
Preparación y dosis: De 1 a 2 ml 3 veces al día, decocción de 1 cucharadita hervida en 8oz de agua por 10 a 15 min, 3 veces por día (note posibles discrepancias en la dosis de diferentes preparaciones)

El agracejo indio es un remedio desintoxicante amargo que se utiliza principalmente para el hígado. El principal componente activo es la berberina.

La planta alcaloide berberina tiene una larga historia de uso medicinal en Ayurveda y la medicina China, así como en la herbolaria Norteamericana nativa. Las preparaciones herbales que contienen berberina han demostrado tener una gran actividad antimicrobial contra una variedad de organismos incluyendo las bacterias, los virus, los hongos, los protozoos, los parásitos intestinales y la clamidia. Su uso clínico principal se enfoca en la curación de la diarrea bacterial, infecciones de parásitos intestinales e infecciones de tracoma ocular (conjuntivitis crónica bacterial contagiosa, causada por la clamidia).[176]

Se ha juntado evidencia que la berberina puede ser muy valiosa en el tratamiento de las células cancerosas de varios tipos. Un estudio de la *The University School of Medicine*, en Ube, Japón, indica que la berberina podría beneficiar en el tratamiento de cáncer de esófago. [177] Un experimento de cultivo de laboratorio hecho en Taiwán reveló que la berberina inhibe, y finalmente, a dosis más elevadas, mata las células tumorales del colon humano.[178] Otro estudio, realizado en Italia, estableció que la berberina inhibe la capacidad de la levadura infecciosa para producir una enzima que se necesita para colonizar la piel y la superficie de la mucosa.[179]

El extracto de las raíces de agracejo Indio mostró actividad hipoglucémica y actividad antiinflamatoria significativa.[180] La berberina funciona en casos severos de diarrea y cólera reduciendo el aumento de la permeabilidad capilar.[181] Se ha encontrado que la berberina funciona efectivamente para controlar la gastroenteritis en niños. Tiene buenos agentes antidiarreicos y se puede administrar fácilmente en niños en forma de jarabe.

Betel

Nombre científico: *Areca catechu*
Nombre común: Areca
Nombre ayurvédico: Sopari
Otros nombres: Areca, nuez areca
Familia: Palmae
Parte utilizada: Semillas
Temperatura: Caliente
Sabor: Ácido, amargo
Efecto en los *doshas*: VK – P+
Tejidos: Bazo, estómago, colon
Acciones: Antihelmíntico, vermífugo, carminativo, diurético, astringente
Usos: Elimina los gusanos, purgante con aceite de ricino, gas, distensión abdominal, estreñimiento, edema
Precauciones: Evitar durante el embarazo
Preparación y dosis: 6 a 12 gramos en decocción, 30 gramos para combatir la tenia

La tradición de masticar areca es antigua y profundamente arraigada en la India. Es probable que la tradición del hábito originalmente se desarrollara en las islas tropicales del sureste asiático. Como vicio, es de alguna manera mal visto por algunos sectores de la sociedad. Podríamos decir que es un hábito "un poco travieso", tal vez parecido al de masticar tabaco. Masticar la nuez produce saliva roja, que a menudo se escupe en la acera. No es agradable.

Paan, (su nombre común en hindi), es un empaque de ingredientes herbales, incluyendo areca picada, envuelta en una hoja de la pimienta de betel (de ahí el nombre común de la nuez). La nuez sopari es ligeramente narcótica y es el ingrediente clave en el paquete de paan. Estas sustancias adictivas reducen ligeramente la inquietud interior y las tensiones en los comedores de paan habitual. Sin embargo, estos ingredientes también pueden causar náuseas, mareos, sudoración y síntomas iniciales de la intoxicación en los que no utilizan paan. Los masticadores de paan eventualmente pierden sus dientes.

Betel es masticado como un refrescante bucal. La preparación de areca es llamada *tambula* es sánscrito, derivada del término *tamra,* que significa cobre, indicado el color rojo (el color de la nuez de areca). De acuerdo con Sushruta, paan mantiene la boca limpia, fortalece la voz, lengua y los dientes y los mantente libres de enfermedades orales.

También ayuda a la digestión y purifica la sangre. Sopari es un remedio general reproductivo femenino para condiciones que incluyen dolores menstruales y el síndrome premenstrual.

La nuez de areca es estimulante del sistema nervioso central, lo que hace tener los sentidos más vivaces, porque afecta la percepción del tiempo cuando se toma en dosis suficientes. La administración oral normal, en el cuál el polvo se ingiere sin la cal, no produce efectos psicoactivos.

Bhumy amalaki

Nombre científico: *Phyllanthus niruri, P. fraternus* o *P. amarus*
Nombre común: Phyllanthus
Nombre ayurvédico: Bhumy amalaki
Otros nombres: Phyllanthus

Familia: Euphorbiaceae
Parte utilizada: Planta
Temperatura: Frío
Sabor: Amargo, astringente, dulce, picante
Efecto en los *doshas*: VPK=
Tejidos: Hueso, plasma, sangre
Acciones: Alterativo, vulnerario, antiinflamatorio, diurético, colagogo
Usos: Hepatitis, ictericia, erupciones en la piel, comezón, enfermedades venéreas, diabetes, anemia, enfermedades del hígado y bazo
Precauciones: *Vata* alto
Preparación y dosis: Polvo de 250mg a 1 gramo, cataplasmas externos

El bhumy amalaki es una hierba común de temporada de lluvias que se encuentra en campos de cultivo y terrenos baldíos.

Esencialmente, *bhumy* (significa "tierra") *amalaki* (igual que amla, el famoso árbol frutal) es una versión enana del árbol amla. Están estrechamente relacionados a los euforbias que, en algún tiempo, los botánicos las tenían bajo el mismo género. En este caso, se utiliza toda la planta. Su altura varía de 30 a 60 cm.

Este remedio es el comodín para problemas de hígado. Úselo como tratamiento hepático en general. En la experiencia de Khalsa, aumenta el flujo de bilis en una forma muy leve, por lo que es bien tolerado por las personas para quienes está contraindicado un colagogo fuerte.

Se puede utilizar a largo plazo como remedio para todas las condiciones del hígado, incluyendo enfermedades de la piel como eczema y acné, y problemas oculares.

En la medicina ayurvédica, el bhumy amalaki se ha utilizado para hepatitis secundaria y otros dolores, por más de 2,000 años. Se ha utilizado para problemas como la ictericia, la gonorrea, la menstruación frecuente y la diabetes. Los brotes jóvenes de la planta se administran en una infusión para el tratamiento de disentería.[182] **Para las úlceras de la piel, llagas, hinchazón y picazón, se usa como cataplasma por vía tópica.**

El bhumy amalaki bloquea el ADN polimerasa, la enzima necesaria para que el virus de la hepatitis B pueda replicarse. En un estudio, después de usar la hierba por treinta días, 59% de los infectados con hepatitis viral crónica B perdió uno de los principales marcadores de la sangre de la infección (antígeno de superficie de la hepatitis B).[183] La hierba ha demostrado eficacia clínica en la hepatitis viral B. Otros estudios no han podido confirmar este efecto.

La raíz, las hojas, las frutas, el jugo lechoso y la planta entera se utilizan como medicina. Es útil para la indigestión, la sed, la bronquitis, la lepra, la anemia, la descarga urinaria, la anuria, la bilis, el asma, el hipo y como un diurético.

Las frutas se usan de forma externa para úlceras, heridas, llagas, sarna y tiña.

Como dato curioso, en muchas partes de la India, especialmente en desiertos, las raíces mezcladas con la goma guggul, se dan a los camellos para curar la indigestión.

Use hasta 10g por día en cápsulas.

Bibitaki

Nombre científico: *Terminalia belerica*
Nombre común: Bibitaki
Nombre ayurvédico: Bibitaki
Otros nombres: Mirobálano belerico
Familia: Combretaceae
Parte utilizada: Fruta
Temperatura: Caliente
Sabor: Amargo, astringente, dulce
Efecto en los *doshas*: KP- V=
Tejidos: Hueso, plasma, músculo
Acciones: Astringente, rejuvenecedor, expectorante, laxante, antihelmíntico, antiséptico, litótrope

Usos: Dolor de garganta, tos, laringitis, bronquitis, cataratas, piedras, disentería, parásitos, enfermedades de los ojos, diarrea crónica

Precauciones: *Vata* alto

Preparación y dosis: Infusión, decocción, polvo de 1 a 5 gramos por día. La fruta bibitaki, otra de las famosas frutas de mirobálano en Ayurveda, crece en un árbol de hoja caduca grande que alcanza hasta 30 metros, que se da a lo largo y ancho de la India a 1,000 metros de elevación, excepto en regiones secas de la India Occidental.

La fruta tiene un sabor astringente y ácido y, una energía caliente, haciéndola una de las mejores hierbas para controlar *kapha*. Es una poderosa hierba rejuvenecedora que nutre los pulmones, la garganta, la voz, los ojos y el cabello. Se destaca en la eliminación de cálculos y acumulaciones de toxinas (moco, colesterol, depósitos minerales) en el aparato digestivo, urinario y respiratorio. Es laxante y astringente, razón por la cual purga los intestinos mientras que al mismo que tonifica los tejidos del tracto digestivo.

La fruta madura tiene una propiedad laxante más fuerte, mientras que la fruta seca es menos laxante. La fruta cocida o al vapor pierde su actividad laxante y es más astringente y estriñe.

El bibitaki tiene propiedades diuréticas, anodinas, astringentes, digestivas, antihelmínticas, expectorantes, antipiréticas y antieméticas. Presuntamente, el alto nivel de taninos (17%) en el fruto, representa sus acciones curativas.[184]

Este medicamento combina propiedades *rasayana* con una actividad laxante suave. Reduce la inflamación y la fiebre (*pitta*), y trata la tos y la congestión de las vías respiratorias (*kapha*). Se utiliza en una amplia selección de trastornos digestivos, incluyendo úlceras gástricas, cálculos biliares, diarrea crónica, parásitos y hemorroides.

Ya que en Ayurveda el bibitaki se considera para *kapha*, es de esperar que reduzca las grasas en el cuerpo. La ciencia ahora muestra que, al menos en experimentos con animales, la hierba reduce la aterosclerosis, la grasa en el corazón y la grasa en el hígado.[185,186] En estudios recientes se ha demostrado que el bibitaki protege al hígado.

También se aplica en preparados tópicos en el tratamiento del reumatismo y heridas.

Bilwa

Nombre científico: *Aegle marmelos*
Nombre común: Bilwa, Bael
Nombre ayurvédico: Bilwa
Familia: Rutaceae
Parte utilizada: Fruta sin madurar
Temperatura: Frío
Sabor: Astringente, dulce
Efecto en los *doshas*: K- V+, aumenta *agni*
Tejidos: Plasma, sangre, grasa, nervios
Acciones: Astringente, digestivo energizante, estomacal
Usos: diabetes (hojas), diarrea crónica (especialmente en niños), mala absorción, cólicos, sangrado, tos, insomnio, disentería amebiana
Precauciones: No usar en fiebre aguda, fiebre crónica
Preparación y dosis: Decocción, confección, polvo de 250 mg a 1 gramo

La bilwa es una fruta de un árbol leñoso. Es dulce, fría, aromática, alterativa, medicina nutritiva. Es el símbolo de la riqueza y la fertilidad. El árbol se llama Shivadurme, el árbol de Shiva, y es considerado sagrado.

La fruta sin madurar es astringente y es usada para tratar la diarrea, la disentería común y la amebiasis, la dispepsia. La astringencia beneficia a las úlceras intestinales. Cuando está fresca, la fruta es laxante, y es útil para el estreñimiento. Las preparaciones de la fruta fresca se usan en Europa como laxante. Estas propiedades le confieren el tratamiento del síndrome de intestino irritable, ya que tiende a normalizar la función intestinal en general. El fruto tiene propiedades carminativas y es antimicrobiano, por lo que se utiliza para la infección intestinal. También sirve para tratar la melancolía, las palpitaciones del corazón y la fiebre. [187]

La fruta madura es nutritiva y se utiliza en alimentos y dulces. Las hojas de bilwa estimulan el páncreas para la secreción de insulina. La dosis normal es una cucharadita de jugo de hojas frescas por día. La bilwa, en dosis adecuada, es muy útil en el control de azúcar en la sangre y puede ser una parte importante en un programa de diabetes. Las hojas también ayudan al tratamiento de la fiebre, el asma y la ictericia.

Las raíces también se utilizan, principalmente para la diarrea.

Esta hierba es muy común en la India, pero es difícil encontrarla en América.

Brahmi

Nombre científico: *Bacopa monniera*
Nombre común: Bacopa
Nombre ayurvédico: Brahmi
Otros nombres: Hisopo de agua
Familia: Scrophulariaceae
Parte utilizada: Partes aéreas, raíz
Temperatura: Frío
Sabor: Amargo, astringente, dulce
Efecto en los *doshas*: VPK=
Tejidos: Nervioso, digestivo, reproductivo, respiratorio
Acciones: Tónico, purgativo, diurético, antihelmíntico, analgésico
Usos: Neuralgia, epilepsia, enfermedad mental, indigestión, úlceras, gases, estreñimiento, asma, bronquitis, infertilidad, enfermedades reumáticas, tónico para la impotencia y eyaculación precoz, mejora la función mental, la memoria, y reduce el tiempo de aprendizaje
Precauciones: Ninguna conocida
Preparación y dosis: Polvo con agua caliente, dos gramos por día.

Nota: En India, el gotu kola (*Centella asiática*) se intercambia comúnmente con otra hierba similar, la bacopa (*Bacopa monniera).* A los dos se les llama "brahmi." También se le puede llamar bacopa al hisopo de agua. A la centella puede también se le puede llamar gotu kola ("el nombre cingalés") o mandukaparni ("hoja de rana").

Estas plantas no son muy bien distinguidas en los textos antiguos ayurvédicos. Hay algunas discusiones sobre qué tan iguales son. Pero una mirada minuciosa claramente puede indicar que se está discutiendo sobre dos plantas diferentes.

La centella asiática es más dulce y una planta ligeramente más pesada, con cualidades tónicas. La bacopa es una planta más fría y amarga, con unas cualidades ligeramente desintoxicantes. Las dos apuntan al tratamiento del cerebro y los nervios.

Baba Hari Dass considera la centella como el "brahmi débil" y la bacopa como el "brahmi fuerte." Charaka reconoce a las dos como apoyos para las dificultades mentales, pero mantiene que el brahmi tiene roles más específicos para tratar enfermedades mentales (locura, ansiedad, depresión, epilepsia), mientras que el mandukaparni mejora la función mental actuando como *rasayana*. Charaka clasificó a la centella como un promotor del intelecto y tónico nervino y como una "gran medicina divina." ¿Se ha encontrado alguna vez en la cocina con la sensación de no tener ni la menor idea de porqué fue allí? No, no usted. Lo que sea que haya sido, debía de ser importante ya que usted llegó allí. Tal vez, si va de regreso hasta la sala, en algún momento, mágicamente recordará porqué estaba en la cocina. O tal vez, alguna medicina herbal pueda evitar el envejecimiento de la memoria.

La bacopa es más utilizada en el sur de la India, mientras que el gotu kola es usado como brahmi en el norte de la India. Muchas autoridades consideran que su función es idéntica, aunque su perfil energético varía de alguna manera.

La bacopa, brahmi o hisopo de agua, ha sido parte de la medicina tradicional ayurvédica por lo menos desde el siglo sexto D.C. Algo que indica el gran respeto que se le tiene a esta hierba es el nombre: "brahmi" que significa "como dios." En Asia se usa para enfermedades de los nervios, el agotamiento mental y la mejora la memoria ya que es un poderoso alimento mental. Las personas que meditan lo pueden usar para aumentar la comprensión, la concentración y la retentiva. Debido a que aumenta la habilidad para resolver problemas de manera efectiva, se encuentra con frecuencia en fórmulas ayurvédicas para prevenir el estrés.

Sus cualidades cumplen una doble función: como un constructor del tejido nervioso, diurético y sedante y, como tónico para el corazón. Investigaciones más recientes muestran que tiene beneficios contra el estrés.[213, 214]

Como si esto no fuera suficiente, también se emplea contra el asma, la ronquera, la ansiedad, la epilepsia, la neurastenia, el estrés emocional, la bronquitis, la tos, la retención de líquidos y el dolor articular.

La bacopa es un tónico nervino, diurético y sedante. Los efectos sedantes y de tónico cardiaco son por la presencia de la hersaponina, uno de las cuatro saponinas aisladas de la planta. Otros principios activos del brahmi, que figuran en las hojas, son las saponinas esteroidales, incluyendo las bacosidas. Estos agentes tienen la capacidad de mejorar la transmisión del impulso nervioso y con ello fortalecer la memoria y la cognición. [215-217] Literatura científica apunta a algunos buenos usos del brahmi en el tratamiento de los trastornos cognitivos y de la conducta.[218,219]

Numerosos estudios de personas con facultades mentales disminuidas han demostrado resultados impresionantes.[220,221]

El brahmi es seguro y efectivo en niños. Los estudiantes hindúes lo toman en casa. Científicos hindúes dieron brahmi a 40 estudiantes entre la edad de 6 y 8 años en un ensayo simple. Los niños tuvieron mejoría en el aprendizaje, la memoria inmediata y la percepción. Sus tiempos de reacción y rendimiento mejoraron. La dosis fue de un gramo al día durante tres meses, de la planta seca que se extrae en forma de jarabe.[222] Los niños con TDAH también se benefician de la bacopa. **En un experimento doble ciego aleatorio, con placebo controlado, la bacopa mejoró prácticamente todas las medidas de los síntomas del TDAH en los niños.**[223]

La bacopa es un tratamiento tradicional contra la epilepsia y desórdenes convulsivos similares. Información científica similar, muestra que, hasta el 50% de los pacientes, tendrán menor ocurrencia de convulsiones.[224,225] Estudios recientes revelan que el brahmi es un potente antioxidante con mayor capacidad de captación de radicales libres, lo que puede explicar muchos de sus efectos.[226,227]

La dosis típica es de dos gramos de la hierba entera, dos veces al día con agua tibia.

Bringraj

Nombre científico: *Eclipta alba*
Nombre común: Bringraj, Bhangra
Nombre ayurvédico: Bhringaraj, Kesharaja (gobernador del cabello)
Otros nombres: Cardos (en la India)
Familia: Asteraceae (Compositae)
Parte utilizada: Hierba (planta completa, incluyendo hojas y raíz)
Temperatura: Caliente
Sabor: Amargo, picante
Efecto en los *doshas*: VK- y aumenta *pitta* (en exceso)
Tejidos: Plasma, sangre, huesos, médula espinal, reproductivo
Acciones: Rejuvenecedor, alterativo, hemostático, tónico, antipirético, nervino, laxante, vulnerario
Usos: Pérdida de cabello, canas prematuras, alopecia, agrandamiento del hígado y bazo, cirrosis, hepatitis crónica, sangrado, disentería, enfermedades de la piel, trastornos mentales, anemia
Precauciones: Condiciones muy frías
Preparación y dosis: Infusión caliente o fría, decocción, aceite medicado, ghee medicado, polvo de 6 a 10 gramos

El bringraj es la hierba principal usada para el cabello y con afinidad a la cabeza. Es fundamentalmente una hierba fría que, en general, controla *pitta dosha*, causante de la calvicie y las canas prematuras.

Ya que es un *rasayana* para *pitta*, tiene muchas similitudes con otros remedios tónicos fríos como el diente de león.[228] Es protector hepático[229,230] y refrescante para la mente y los sentidos.[231] Las acciones son similares a las de otros rasayanas fríos como mandukaparni. La afinidad al hígado y su naturaleza fría lo hace útil para enfermedades inflamatorias de la piel y condiciones calientes de los ojos y cabeza.[232- 233] El bringraj baja los lípidos en la sangre.[234]

Ayurveda también utiliza la *eclipta erecta. La eclipta prostata* se utiliza en la medicina China esencialmente para las mismas condiciones.

La dosis es hasta cuatro gramos por día en condiciones crónicas. Dosis más altas se pueden tolerar. La hierba es bastante fría. La respuesta a la dosis es dependiente.

El aceite infundido con eclipta es utilizado para *abhyanga*, especialmente para la aplicación en la cabeza. Es utilizado también para enfermedades inflamatorias de la piel. Algunas veces se añade amla al aceite, que ya también es útil para *pitta*.

Cálamo

Nombre científico: *Acorus calamus*

Nombre común: Raíz de cálamo

Nombre ayurvédico: Vacha ("hablar", más claramente)

Familia: Araceae

Parte utilizada: Rizoma

Temperatura: Caliente

Sabor: Amargo, picante, astringente

Efecto en los *doshas*: VK- P+

Tejidos: Plasma, músculo, grasa, nervios, reproductivo, médula espinal

Acciones: Energizante, rejuvenecedor mental, descongestionante, expectorante, nervino, antiespasmódico, emético

Usos: Resfriados, tos, asma, sinusitis, artritis, epilepsia, shock, coma, sordera, pérdida de memoria, histeria, neuralgia, convulsiones, aumenta la cognición mental para pensar de mejor y aprender más fácil

Precauciones: Condiciones de sangrado incluyendo epistaxis, hemorroides sangrantes

Preparación y dosis: Ghee medicado, aceite medicado, decocción en leche, pasta, polvo de 1 a 4 gramos al día

El vacha es una hierba importante para la mente. Se dice que estimula el poder de la autoexpresión y aumenta la inteligencia. Los yoguis y videntes antiguos usaban esta hierba. El cálamo promueve la circulación en el cerebro, agudiza la memoria, aumenta la conciencia y aumenta la comunicación y autoexpresión.

Es una hierba amarga que actúa como carminativo y mucolítico. El juntar estas cualidades, sugieren al vacha como un remedio superior para equilibrar *vata*.

Las funciones calientes respiratorias y digestivas son muy conocidas en la herbolaria Europea, pero las aplicaciones en la mente son únicas en Ayurveda.

Esta hierba es muy popular entre los estudiantes de Khalsa. Cuando en sus clases enseña sobre esta en *Bastyr University*, donde instruye a futuros médicos y profesionales herbolarios, siempre es popular dentro de un pequeño grupo de los que la conocen. Gracias al cálamo, la semana de exámenes finales se vuelve mucho más manejable, para estudiantes de medicina exhaustos, especialmente los tipos *vata*, fríos y dispersos.

Esta hierba se combina a menudo con la centella asiática, que es refrescante y suave. La energética complementaria hace de esta una combinación adecuada para una amplia variedad de personas.

Para los trastornos de déficit de atención, combina bien con brahmi, jatamamsi, shankpushpi y regaliz. El cálamo calentará y pacificará el *dosha*, en el insomnio de tipo *vata*. Utilice una dosis diaria junto con los alimentos, para tener un efecto gradual.

El Charaka Samhita enumera el ghee medicado con vacha para la epilepsia tipo *vata* y *kapha*. Se prepara la decocción de una parte de vacha en cuatro partes ghee y ocho partes de agua.

Khalsa tiene gran experiencia en el uso del vacha para tratar la epilepsia. Especialmente en episodios menores (ausencia), su eficacia es impactante. A menudo, esta hierba puede sustituir completamente el medicamento anticonvulsivo (precaución: no tratar la epilepsia a la ligera, es una enfermedad grave y complicada, con muchas causas, asociadas a cuestiones familiares y sociales). Combine el uso del vacha con la medicación, teniendo un control riguroso sobre el paciente. Siempre consulte a un profesional cualificado. Sarpaganda combina bien con vacha para la epilepsia, pero con estrecha vigilancia. Siempre consulte a un profesional cualificado.

Para la epilepsia, utilice el vacha en ghee, junto con aragvadha, kaitarya, brahmi, hing, choraka (angelica glauca) y jatamansi. [235]

Al igual que en la epilepsia, Ayurveda recomienda el uso del vacha y el sarpaganda para una categoría vagamente llamada "locura". Khalsa, quien tiene una especialidad en trastornos del espectro autista, utiliza ampliamente estos dos medicamentos para esta condición.

El vacha se combina con triphala como *rasayana*, para otorgar inteligencia, longevidad y buena memoria.[236]

El cálamo es bastante emético en dosis no mayores que la dosis sugerida. Dosis más altas también pueden estimular "pensamientos extraños", no del todo alucinaciones, sino experiencias mentales inusuales que no son necesariamente agradables. Con base a estas cuestiones, tal vez no sea compatible la coadministración con otras drogas psicoactivas, aunque se sabe poco acerca de estas preocupaciones.

Parece casi una vergüenza utilizar una hierba tan poderosa y valiosa en problemas comunes del estómago y problemas de pulmones, pero el vacha es bastante útil para la dispepsia. Para la tos, combinarlo con raíz de regaliz.

Chanchal Cabrera dice que, en la tradición herbal británica, se cree que la raíz de cálamo equilibra el ácido del estómago. Una dosis de hasta 5 ml de tintura por día reduce el ácido, mientras que dosis más altas estimulan la producción de ácido. [237]

Junto con el neem y el pipali, el vacha se utiliza para equilibrar los problemas cardíacos causados por *kapha* en general.

El cálamo contiene azarona y beta azarona, constituyentes del aceite esencial que son carcinógenos conocidos y toxinas hepáticas. Aquellos con disfunción del hígado, deben tener cuidado con las variedades genéticas asiáticas de Acorus calamus.[238] La variedad europea no tiene este efecto, así como no parece tener las características psicoactivas. La especie de Norteamérica no tiene azarona. La azarona tiene un efecto sedante.[239] Las especies chinas que se utilizan, son esencialmente el mismo, Acorus gramineus.

Las propiedades activadoras de la mente del vacha se han acreditado a los azarones. Ellos son los precursores de 1,2, 4-trimethory-5-propenilbenceno, una feniletilamina que se piensa es diez veces más potente que la mezcalina. [240]

Se ha escrito mucho sobre los problemas potenciales del cálamo, pero recuerde que se ha utilizado durante miles de años por pueblos en varios continentes, como medicina y alimento. Prashanti de Jager lo llama: "otro caso de una cacería de brujas desinformado, similar al reciente de la efedra y la bala". [241]

Preocupaciones anteriores han limitado el uso del vacha en América. Esta es una hierba verdaderamente útil y valiosa. Muchas personas podrían beneficiarse del cálamo si se dieran cuenta de ello. Según dice Prashanti de Jager: "no te dejes engañar, el cálamo de la India es seguro e infinitamente útil".[242]

El vacha es una hierba potente, por lo que la dosis efectiva es una cantidad bastante razonable.

Utilice de 1 a 4 gramos por día. Aumente gradualmente hacia la dosis efectiva.

Aplique vacha como ghee medicado en las fosas nasales para el cerebro y el beneficio de la mente o inhale una decocción de leche o una infusión de aceite para el mismo propósito. Se utiliza para restaurar la conciencia en condiciones extremas.

Para la congestión nasal se aplica nasya. La decocción de cálamo se utiliza en una vasija *neti* como un remedio general para condiciones cerebrales.

La dosis patológica de cálamo es supuestamente unos treinta gramos de la hierba fresca. Francamente, usted estaría vomitando mucho antes de ingerir mucho de este. Crea que hay personas que lo han intentado y han lamentado haberlo hecho.

Canela

Nombre científico: *Cinnamomum cassia*
Nombre común: Canela
Nombre ayurvédico: Twak
Familia: Lauraceae
Parte utilizada: Corteza interna
Temperatura: Caliente, reseca
Sabor: Dulce, picante, astringente
Efecto en los *doshas*: VK- P+
Tejidos: Plasma, sangre, músculo, médula espinal, nervios
Acciones: Carminativo, diaforético, astringente, energizante, aromático, antibacterial, cólicos menstruales (Khalsa), antihemorrágico (Khalsa)
Usos: Dismenorrea, náusea y vómito, hipertensión, pulmonar, gástrico, intestinal y sangrado renal; inicios de resfriado o gripe, cándida oral, diabetes
Precauciones: Contraindicado en grandes cantidades; periodos extensos de tiempo; alergia a la canela; en el embarazo grandes cantidades causan irritación digestiva; dosis por más de 2 gramos han causado convulsiones, delirio, alucinaciones y muerte (extremadamente raro)
Preparación y dosis: Polvo de la corteza de 0.3 a 1.2 gramos por día o 2 a 4 ml por día (note posibles discrepancias para dosis en diferentes preparaciones)

La canela es una hierba ligera que es bien tolerada por una amplia variedad de personas. Es picante, dulce y es un tónico caliente. Aumenta la vitalidad, calienta y da energía al cuerpo de manera general, contrarresta la congestión, para la diarrea, mejora la digestión, alivia los espasmos estomacales, es antireumático y ayuda a la circulación periférica de la sangre. [258-260]

La corteza de canela *(Cinnamomum verum, C. zeylanicum*), se produce de un árbol de hoja perenne nativo de Sri Lanka y la India.[261] Para su uso como especia y medicina, los árboles de canela se cultivan en plantaciones en las regiones tropicales, entre ellos Indonesia. La corteza externa se elimina, dejando la corteza interior, que es la especia a cosechar.

El uso de la canela se remonta miles de años. Los egipcios la añadían a sus mezclas de embalsamamiento alrededor del año 500 A.C. Los hebreos, griegos y romanos la utilizaban como una especia, perfume y medicina. En el siglo XVII, los europeos empiezan a usarla como especia culinaria. Los médicos occidentales del siglo XIX recomendaban la canela como un remedio digestivo para calambres estomacales, náuseas, diarrea y cólicos. La corteza de canela es un ingrediente habitual en muchos productos de pasta de dientes, enjuague bucal, perfume, jabón, labiales, goma de mascar, atomizadores nasales y las bebidas de cola.

La corteza contiene *cinnzelanin* y *cinnzelanol*, los dos son insecticidas. La canela es un ingrediente en muchas fórmulas herbales para piojos, sarna y otros parásitos de la piel.[262]

Como medicina, la canela es ampliamente conocida por ser un relajante muscular, por lo que puede ser empleado para los calambres menstruales, para lo cual es excepcional.[263] Muchas mujeres han encontrado que es un remedio drástico, dando a menudo alivio en la primera toma, después de años de dolor mensual.

La canela es una hierba caliente. Esta propiedad también hace que sea una muy buena opción para promover la menstruación. La canela mejora la circulación y la relajación del útero debido a que la sangre tibia puede aliviar los calambres. Como es de imaginar, la canela se utiliza a menudo para este síntoma junto con otras hierbas que calientan, como el jengibre.

La canela tiene una larga reputación de matar bacterias. Puede proteger contra E. coli, una bacteria que causa enfermedades transmitidas por los alimentos de entre 10.000 y 20.000 estadounidenses cada año. Los microbiólogos de la Universidad Estatal de Kansas hicieron pruebas con jugo de manzana que contenía 100 veces el número de bacterias que se encuentran típicamente en los alimentos contaminados. A temperatura ambiente, una cucharadita de canela mató el 99,5 por ciento de las bacterias en tres días. [264] Ya que la canela es un fuerte inhibidor de bacterias, puede agregarlo generosamente a su comida durante viaje para evitar la intoxicación por alimentos. Un estudio del 2001 encontró que el aceite de canela mató una amplia variedad de organismos causantes de enfermedades respiratorias.[265] Otra investigación hecha en Taiwán indicó que los componentes de la canela tienen un "efecto inhibidor excelente" en nueve especies de bacterias patógenas.[266]

La canela es uno de los ingredientes naturales más utilizados en productos para el cuidado oral. Gracias a sus antibióticos, antivirales y analgésicos, se presta perfectamente para la elaboración de cremas dentales y enjuagues bucales.

La corteza de canela puede controlar los niveles de azúcar en sangre en los diabéticos. Científicos del Departamento de Agricultura de Estados Unidos (USDA) descubrieron que la canela reduce la cantidad de insulina necesaria para el metabolismo de la glucosa. La especia hizo que las células de grasa fueran más sensibles a la insulina. En un ensayo de laboratorio que se hizo en de las células grasas los investigadores encontraron que el compuesto más activo, polímero calcona metilhidroxi (MHCP), aumentó el metabolismo de la glucosa más o menos veinte veces. Una dosis de 1/8 a 1/4 de cucharadita de canela en polvo por comida para los pacientes diabéticos puede ayudar a regular los niveles de azúcar en la sangre.[267]

Un estudio reciente encontró que los vegetarianos tienen niveles altos de ácido salicílico, el ingrediente antiinflamatorio de la aspirina. Los científicos sugieren que esto puede explicar en parte por qué las personas que consumen una dieta rica en frutas y verduras por lo general tienen una menor incidencia de enfermedades del corazón y cáncer. [268] La canela tiene una de las mayores concentraciones de ácido salicílico.

El cinamaldehído, uno de los constituyentes, es sedante y analgésico. El eugenol, otro compuesto en el aceite esencial, alivia el dolor. Esta hierba se destaca en el tratamiento de la gripe. Es compatible con las funciones inmunes y baja la mucosidad.

Para el pie de atleta, el aceite esencial de canela es bastante fiable. Este aceite es caliente, por lo que deberá tener cuidado en su aplicación. Diluya el aceite esencial con cualquier aceite vegetal, como de almendras, o loción para las manos, o incluso alcohol para frotar. Comience con una solución al 10% y trabaje hasta que la fuerza sea eficaz. Las uñas infectadas suelen tolerar aplicaciones de aceite de canela pura. El aceite fino penetra muy bien en los tejidos debajo de la uña. Aplique el aceite una vez o dos veces al día.

Por extraño que parezca, la canela aumenta el flujo de sangre a través del cuerpo, pero paradójicamente, los herbolarios la veneran por su capacidad para detener el sangrado excesivo. Hablando del flujo de sangre, un estudio sobre olores que provocan la estimulación sexual, encontró que el olor de los rollos de canela horneados tuvo mayor efecto en los hombres. Sorprendentemente, el olor que obtuvo el mayor aumento de flujo sanguíneo en el pene fue una combinación de lavanda y canela.[269] 270

Los pacientes que pueden beneficiarse de la canela tienen cualidades frías, secas y frágiles, y pueden tener a menudo osteoartritis, falta de aliento y problemas digestivos.

Dado que la canela es una hierba culinaria común, hay que ser un comprador selectivo para conseguir una de buena calidad. Usted encontrará canela de calidad medicinal en una tienda de alimentos de salud, en farmacias de hierbas y en fábricas de tés medicinales de alta calidad.

Cardamomo

Nombre científico: *Elettaria cardamomum*
Nombre común: Cardamomo
Nombre ayurvédico: Ela
Otros nombres: Cardamomo
Familia: Zingiberaceae (relacionado al jengibre)
Parte utilizada: Fruta, semillas (las semillas son medicinales, crecen dentro de la vaina)
Temperatura: Caliente
Sabor: Picante, dulce
Efecto en los *doshas*: KV- P+ (en exceso)
Tejidos: Plasma, sangre, nervios, médula espinal
Acciones: Carminativo, estomacal, energizante, antiespasmódico, expectorante, diaforético

Usos: Cólico, flatulencia, da sabor a los alimentos, resfriado, tos, bronquitis, voz ronca, pérdida de sabor, mala absorción, indigestión, asma

Precauciones: Úlceras y *pitta* alto

Preparación y dosis: Polvo de fruta de 0.5 a 10 gr; decocción de leche; infusión (no deje hervir).

El cardamomo es una especia antigua, nativa de la India. Es la semilla de una vid tropical perenne, relacionada con el jengibre. Es un excelente promotor digestivo, especialmente para comidas frías y dulce. Según Baba Hari Dass, tradicionalmente se toma el banano con cardamomo.[243] Yogi Bhajan enseñó una fascinante receta anti ansiedad que combina banano, leche, cardamomo y nuez moscada.[244]

Dado que en general se consume como alimento, es considerado muy seguro. Se utiliza en la medicina herbal para tratar gastralgia, enuresis (micción involuntaria), espermatorrea, flema, indigestión y gas.

Esta hierba tiene un efecto caliente, acción antimucosa, por lo que es especialmente adecuado en las fórmulas para los pulmones y para el rejuvenecimiento del bazo. Elimina *kapha* del estómago y los pulmones, además de ser bueno para reducir *vata* alto.

Un compuesto del aceite de cardamomo, terpinen-4-ol, sugiere que el cardamomo puede ser eficaz en el tratamiento de la vaginitis por levaduras. Estudios han demostrado que las preparaciones con alto contenido de terpinen-4-ol son tan eficaces contra las infecciones por levaduras como antifúngicos farmacéuticos de nistatina y clotrimazol. El cardamomo así como el árbol de té podría tener el doble de terpinen-4-ol.

Estudios muestran que el cardamomo es útil para aliviar el dolor, es antiinflamatorio y tiene un efecto antiespasmódico.[245]

En Ayurveda se usa una variedad de cardamomo negro (*Amomum subulatum Roxb*), nativo de los Himalayas Orientales.[246] Estas vainas son de color café oscuro de 2.5cm de largo. El cardamomo negro tiene un olor fresco y aromático, con alcanfor fácilmente discernible. Tradicionalmente, el proceso de secado es sobre fuego, así que la hierba adquiere un sabor fuerte y humeante. El sabor es amaderado, robusto e intenso. Combina bien con sabores salados, pero no es utilizado en platillos dulces.

Medicinalmente, equivale al cardamomo verde. El cardamomo negro es tónico para el corazón y el hígado. Es un aperitivo y colagogo.

Chiretta

Nombre científico: *Swertia chiratata*
Nombre común: Chiretta
Nombre ayurvédico: Kirata tikta, Chiretta
Familia: Gentianiaceae
Parte utilizada: Toda la hierba
Temperatura: Frío
Sabor: Amargo
Efecto en los *doshas*: P- KV+
Tejidos: Sangre, plasma, nervino
Acciones: Muy refrescante, digestivo amargo, antibacterial, diaforético
Usos: Fiebre, malaria, náusea, indigestión, hinchazón abdominal, mejora el apetito y la digestión, hipo, tuberculosis, enfermedades del hígado, cálculos biliares
Precauciones: Evitar en hiperacidez digestiva
Preparación y dosis: Polvo de 250mg a 1 gramo

Esta planta crece a una altura de 1,200 metros. Se le conoce a veces como Nepalanimba (Nepalese amargo).

La chiretta es un pariente cercano de la genciana de Europa. Se utiliza de manera similar a la genciana, como una hierba amarga y fría. También, su acción amarga y uso es parecido al del kalmegh.

La chiretta es un digestivo amargo muy popular que limpia *pitta ama* de los intestinos. A diferencia de las otras hierbas amargas, que, como regla general tienden a estreñir, esta actúa como laxante ligero. Equilibra el hígado, así que puede estimular el apetito.

Las medicinas amargas son antiinflamatorias, así que alivia el asma, baja la fiebre, remueve impurezas de la sangre y se utiliza en enfermedades de la piel. También es antihelmíntico.

Mahasudarshan (literalmente "la gran fórmula para la buena visión") contiene hierbas amargas que enfrían y limpian los ojos, siendo uno de los remedios ayurvédicos principales para su tratamiento.[253] La fórmula contiene una combinación de chiretta, guduchi, bérbero, pimienta negra, pimienta larga, raíz de jengibre y triphala.

La chiretta se utiliza con cardamomo, cúrcuma y kutki para la inflamación del tracto gastrointestinal. Para la inflamación de la piel se combina con neem, manjishta y gotu kola.

Yogi Bhajan dijo lo siguiente: "hay un tipo de pasto seco y largo en la India llamado chiretta, que es muy amargo y altamente purificante para sangre. Remoje un manojo en agua durante la noche. En la mañana cuele el agua y tome una taza. Es muy muy amarga. Al día siguiente ponga otro manojo en agua y haga un té. Así nunca tendrá problemas de la piel. Debe tomar esto junto con ghee o aceite de almendra en leche, ya que reseca mucho."[254]

Cilantro

Nombre científico: *Coriandrum sativum*

Nombre común: Cilantro, Dhania

Nombre ayurvédico: Dhanyaka, Kottamalli

Familia: Apiaceae (Umbelliferae)

Parte utilizada: Semillas, hojas, fruta, planta fresca (cilantro, perejil chino)

Temperatura: Frío

Sabor: Amargo, picante

Efecto en los *doshas*: PKV=

Tejidos: Plasma, sangre, músculos, cardiovascular

Acciones: Carminativo, alterativo, diaforético, diurético, energizante

Usos: Quemazón en la uretra, cistitis, infección del tracto urinario, quemaduras, erupciones, urticaria, dolor de garganta, vómitos, fiebre de heno, alergias, indigestión

Precauciones: *Vata* alto con deficiencia en el tejido nervino
Preparación y dosis: Infusión caliente o fría; jugo fresco (cilantro), polvo de 2.5 a 5 gramos.

El cilantro es una especia culinaria que cumple una doble función como un carminativo leve caliente.

Ayurveda usa el cilantro específicamente para el fortalecimiento de las vías urinarias. Tanto las semillas como las hojas se pueden utilizar en infusión para infecciones del tracto urinario. También se utiliza para el malestar de estómago, indigestión y gases. El sabor picante y su propiedad auxiliar en la digestión es adecuada para *kapha*. Las semillas se muelen hasta formar una pasta que se aplica a las úlceras de la piel y de la boca.

El cilantro es diaforético y diurético. Tiene una leve acción para mejorar los niveles de azúcar en la sangre, por lo que podría ser parte de un programa para la diabetes. Se utiliza ampliamente, junto con el jengibre seco como un remedio popular para el resfriado y la gripe.

Un cataplasma de la semilla se puede aplicar para el dolor de cabeza o para las articulaciones artríticas.

Una nueva investigación muestra que el cilantro tiene efectos antioxidantes en las grasas. [278]

La hoja tiene un sabor amargo y astringente. El cilantro tiene una energía refrescante, y mejora la digestión sin subir *pitta*. El jugo de cilantro se utiliza como medicina para alergias agudas. Se aplica en las erupciones de la piel en un lavado.

Clavo

Nombre científico: *Eugenia caryophyllata*
Nombre común: Clavo
Nombre ayurvédico: Lavanga
Familia: Myrtaceae
Parte utilizada: Botones de las flores secas
Temperatura: Caliente
Sabor: Picante
Efecto en los *doshas*: VK- P+

Tejidos: Plasma, músculos, médula espinal, reproductivo, nervino

Acciones: Energizante, carminativo, expectorante, analgésico, afrodisiaco

Usos: Resfriados, gripa, asma, indigestión, vómito, dolores de muelas, laringitis, faringitis, presión arterial baja, impotencia

Precauciones: Condiciones inflamatorias, hipertensión, *pitta* alto

Preparación y dosis: Polvo de 2.5 a 5 gramos; infusión (no hervir); decocción de leche.[271]

El clavo es un árbol de hoja perenne que crece hasta unos treinta metros. Es nativo de Indonesia y las Islas de Malaca. Tiene hojas verdes brillantes en forma de uñas y botones florales rosados. Después del secado, el botón se vuelve de un color marrón rojizo profundo. Estos se quitan del árbol y se secan. La palabra latina "Clavus" significa en forma de clavo, en referencia al botón.

El clavo es un producto importante en el comercio de las especias. Se utiliza mucho en perfumes, vinos calientes y licores, pociones de amor, productos dentales, como pomada y como repelente de insectos.

Los clavos se utilizan ampliamente en la medicina herbolaria asiática. Promueven la circulación en los pulmones y el estómago. Es una especia caliente para tratar la tos y mejorar la digestión. Los herbolarios usan el clavo para promover el flujo en el sistema linfático.

El volátil aceite es un analgésico poderoso. Su principal constituyente es el eugenol. Este facilita la contracción de las fibras musculares. Como calmante, ayuda a dolores musculares, reumatismo y artritis. Es una sustancia muy caliente y un poderoso rubefaciente. Inhalado, el aceite de clavo es valioso para aliviar la bronquitis y el asma. Históricamente se ha utilizado para el "entumecimiento muscular". El clavo tiene un beneficio especial en la función nerviosa, lo que significa que equilibra *vata*. Por esa razón, es ampliamente usado en el té Yogui.

El aceite de clavo es un aceite muy potente y debe ser utilizado con cuidado. No lo utilice sin diluir en masaje o en baños, ya que puede irritar la piel y las membranas mucosas y puede causar dermatitis. Es mejor evitarlo durante el embarazo.

Uno de los beneficios menos conocidos del aceite de clavo es para combatir el pie de atleta y los hongos en la piel.

En experimentos con animales, el clavo reduce los triglicéridos y azúcar en la sangre.[272]

Coleo

Nombre científico: *Coleus forskohlii* syn. *Plectranthus barbatus*
Nombre común: Patharchur
Nombre ayurvédico: Coleus
Familia: Lamiaceae
Parte utilizada: Hojas y raíces
Temperatura: Extracto estandarizado, no especifico
Sabor: Aromático
Efecto en los *doshas*: Extracto estandarizado, no especificado
Tejidos: Plasma, músculos, sangre, nervino
Acciones: Antiespasmódico, tónico para el corazón, baja la presión arterial, dilatador de los bronquiolos y vasos sanguíneos, carminativo, antiinflamatorio
Usos: Asma, bronquitis, glaucoma, insuficiencia cardíaca congestiva, mejora la circulación, aumenta el flujo de sangre hacia el cerebro, alivia los gases, distensión abdominal, molestias abdominales, apoyo de la tiroides, diabetes
Precauciones: Ninguna conocido
Preparación y dosis: Decocción de 15gr de raíz a 2 tazas (500ml) de agua; 50mg de extracto de contenido estandarizado 18% (9mg)

El coleo es de la familia de la menta. Se ha utilizado por mucho tiempo en la India, Tailandia y algunas partes del Sureste de Asia como escabeche y especia. Es un ingrediente en diversos brebajes menores de medicación para calambres estomacales y enfermedades del corazón, así como trastornos pulmonares, insomnio y convulsiones.[273]

Esta hierba no recibió mucha atención hasta que los extractos estandarizados comenzaron a aparecer en los últimos años. En realidad, como medicina herbal es mucho más que un fenómeno contemporáneo. Contiene un constituyente, la forskolina, que activa la enzima adenilato ciclasa, que es un compuesto clave que inicia una secuencia de eventos críticos dentro de cada célula del cuerpo.

Esta hierba aumenta el monofosfato de adenosina cíclico (AMPc) en las células. Esta acción tiene profundas aplicaciones para aumentar la sanación.[274] El aumento de la AMPc en la inhibición de la activación plaquetaria y la desgranulación, la inhibición de la degranulación de los mastocitos y la liberación de histamina, aumenta la fuerza de contracción del corazón, la relajación de las arterias y otros músculos lisos, el aumento de la secreción de insulina, aumento de la función de la tiroides, y aumento de la lipólisis. Todos estos efectos benefician la hipertensión y la diabetes. El coleo es bastante efectivo para el glaucoma.

Muchas de estas propiedades lo hacen adecuado como remedio cardiovascular general, para la hipertensión y cardiomiopatía. [275] El coleo se está utilizando ahora para el asma, los cólicos intestinales, los cólicos uterinos y para el dolor al orinar.

Los extractos de coleus han sido investigados para la pérdida de peso. Informes iniciales, muy preliminares, indican que aumenta la masa magra. El AMP facilita la acción hormonal y puede regular la respuesta termogénica del cuerpo. Esto aumenta la tasa metabólica básica, aumentando la utilización de la grasa corporal. Un pequeño ensayo en humanos, con 50 mg al día de forskolina, redujo el peso corporal sustancialmente.[276] Adicionalmente, un estudio temprano en animales encontró efectos para combatir la obesidad.[277]

Comino

Nombre científico: *Cuminum cyminum*
Nombre común: Comino, Jira
Nombre ayurvédico: Jiraka
Familia: Apiaceae (Umbelliferae)

Parte utilizada: Semillas
Temperatura: Frío
Sabor: Amargo, picante, picoso
Efecto en los *doshas*: PKV=
Tejidos: Hígado, bazo
Acciones: Carminativo, antiespasmódico, energizante
Usos: Debilidad digestiva acompañada de gases, inflamación abdominal, cólico, dolor de cabeza, fomentación para sanar hematomas dolorosos y heridas
Precauciones: No conocidas
Preparación y dosis: Polvo de 3 a 9 gramos

El comino forma parte de la familia del perejil. Hay una gran confusión y diferentes opiniones sobre la botánica de los perejiles, las Apiaceaea. Esta familia se utiliza alrededor del mundo por sus cientos de especies, como alimento y medicina. Hay 3,000 especies de Apiaceae alrededor del mundo. Se han cruzado y hecho híbridos una y otra vez, hasta que la especie ha llegado a ser casi irreconocible y las variedades silvestres a menudo son muy diferentes a las variedades culinarias modernas.

El Ayurveda distingue dos variedades. En América está disponible el comino verde o común. Su sabor y su acción son más suaves.

La semilla de comino es un remedio para los gases con acciones similares al hinojo, al cilantro y el anís, con los que está estrechamente relacionado. De manera interna, es un diurético suave, emenagogo y trata las hemorroides. Estimula la lactación y reduce las náuseas.[279] Ayurveda considera al comino un buen antídoto para alimentos picantes como el tomate y el chile.

El comino es usado para el insomnio leve y el resfriado común. Como la mayoría de las Apiaceaes, mata a los gusanos.

Como cataplasma, sirve para tratar la hinchazón de mama o de los testículos. Fumado en una pipa con ghee, alivia el hipo.

La decocción de comino se llama *jaljira* (agua de comino). Se bebe en tiempos calurosos para mantenerse fresco. Tiene propiedades suaves para la pérdida de peso.

El comino negro (*kala jira, Krishna jeeraka, Sushava*) es *Bunium persicum* (anteriormente *Carum bulbocastanum* o *Cuminum nigrum*). Algunas veces se le llama *shahi jeera* o "comino imperial." El comino negro aparentemente era más utilizado en la India antes de la introducción de la alcaravea de Europa. Es típicamente más pequeño y fino que el comino verde.

Tiene propiedades medicinales similares, pero más fuertes, y un sabor terroso y a nuez. No lo confunda con la semilla negra, algunas veces llamada semilla de cebolla o *kalonji* (*Nigella sativa*). El comino y la alcaravea tienen diferentes nombres científicos modernos, pero están estrechamente relacionados y tienen propiedades energéticas y gustos similares. El comino y la alcaravea *(Carum carvi)* son ambos llamados *jira.*

La alcaravea aparentemente se originó desde Europa central hasta Asia. Hoy en día se cultiva principalmente en Finlandia, los Países Bajos, Europa del Este y Alemania. El término latino "carum" aparentemente es una corrupción de la palabra griega para el comino. *Carum carvi*, la verdadera alcaravea silvestre se encuentra en el Himalaya del norte. Sus acciones son esencialmente las mismas que las del comino y otras semillas similares de la familia del perejil.

Crisantemo

Nombre científico: *Chrysanthemum morifolium*
Nombre común: Crisantemo
Nombre ayurvédico: Sevanti
Otros nombres: Crisantemo
Familia: Asteraceae (Compositae)
Parte utilizada: Flor
Temperatura: Frío
Sabor: Dulce, ligeramente amargo
Efecto en los *doshas*: PK- V+
Tejidos: Pulmones, hígado
Acciones: Carminativo, alterativo, tónico, febrífugo, antiespasmódico, antibacterial

Usos: Inflamación, resfriados, gripa, dolores de cabeza, rejuvenecedor, conjuntivitis (lavado de ojos), resequedad en los ojos, mareos, visión, hipertensión
Precauciones: No se conocen
Preparación y dosis: Infusión estándar; polvo de 3 a 9 gramos

Claro que se piensa de esta planta como una flor decorativa, ¿pero ha pensado alguna vez que tuviera propiedades medicinales? La flor de crisantemo es un remedio refrescante para reducir *pitta* con una afinidad a la cabeza. Enfría *pitta* en los ojos y ayuda a la visión.

El crisantemo es un estimulante inmune, especialmente efectivo en condiciones febriles del tracto respiratorio superior. Esta medicina tiene un historial de efecto in vitro contra varias bacterias, incluyendo el estreptococo, estafilococo, y shigella.[255]

Se ha demostrado en estudios que la acacetin-7-O-beta-D-galactopiranósido, un compuesto en el crisantemo, inhibe el VIH in vitro. Varios compuestos del crisantemo tuvieron efectos similares.[256,257]

La flor de crisantemo es un diaforético frío y se utiliza para reducir la fiebre y la inflamación. Las flores de manzanilla y los pétalos de rosa combinan muy bien con ésta para reducir la inflamación. El crisantemo es refrescante para la mente, ayuda a rendirse a la voluntad del ego y mitiga la ira.

El crisantemo sabe bien como té, así que puede beberlo.

Cúrcuma

Nombre científico: *Curcuma longa*
Nombre común: Cúrcuma
Nombre ayurvédico: Haldi, Haridra
Familia: Zingiberae
Parte utilizada: Raíz (rizoma)
Temperatura: Caliente
Sabor: Amargo, astringente, picante (ligeramente)
Efecto en los *doshas*: K- PV+ (en exceso)

Tejidos: Trabaja en todos los tejidos

Acciones: Antihepatotóxica, antiinflamatorio, antiartrítico, colagogo, colerético, carminativo, inhibidor de la ciclooxigenasa, antifertilidad, antibacteriana y antifúngica tópica, hipotensor, antiateroslerótico, previene el cáncer

Usos: Ictericia, cálculos biliares, hemorragias, hematomas, cólicos, artritis, esguinces, heridas, dolor de muelas, flatulencia, previene las cataratas

Precaución: Embarazo, obstrucción del ducto biliar

Preparación y dosis: Infusión, una cucharadita por taza de agua; 1:0.85 tintura, 10 a 40 gotas por día, cuatro veces al día; polvo crudo, hasta 30 gramos al día (Khalsa)

Sally Manday tenía eczema. Su piel estaba tan dañada que la sangre empapaba los vendajes en las que se vio obligada a envolver sus brazos. A sus cuarenta años, Sally había soportado el eczema crónico desde la infancia. Empeoraba cada vez más hasta que cada centímetro de su cuerpo por debajo del cuello quedó cubierto. Estaba triste y deprimida por su futuro.

Irónicamente, Sally era muy consciente de su salud. Tenía una dieta excelente, usaba hierbas y vitaminas, y tenía un estilo de vida saludable, pero nunca había sido capaz de controlar el problema de su piel, a pesar de los numerosos programas con diversos profesionales. La dosis de esteroides necesaria para controlar el eccema produce efectos secundarios intolerables.

Un día, un amigo le preguntó a Sally si estaba cansada de su situación, a lo que ella respondió que estaba dispuesta a intentar cualquier cosa por mejorar. Yogi Bhajan le recomendó un riguroso programa de hierbas y alimentación, enfocado en una sorprendente dosis de 28 gramos diarios de cúrcuma (sorprendente para Sally, por lo menos). Entonces comenzó su tratamiento y los resultados fueron espectaculares.

En pocos días, la piel de Sally comenzó a responder. Ella continuó tomando cúrcuma y para finales de la sexta semana, solo tenía parches del tamaño de una pequeña moneda, que cada vez reducían más. ¡El resto de su cuerpo estaba cubierto con piel nueva!

Todo esto pasó hace quince años y Sally no ha vuelto a tener ni una pequeña partícula de eczema. Hoy en día ella trata su piel solo con dieta, y una o dos cápsulas de cúrcuma al día, o en sus alimentos.

Esta invaluable medicina, la cual es la más importante para muchos en la India, es la hierba favorita de Khalsa. Después de aprender sobre esta por más de treinta años gracias a Yogi Bhajan, es ahora una vieja amiga de confianza. De hecho, en el mundo de la herbolaria le conocen como "Sr. Cúrcuma." Entre más se utiliza esta maravilla de hierba, más usos que parece tener. Le llama "la medicina en un tarro".

La cúrcuma es una hierba perenne de la familia del jengibre. Este rizoma amarillo es la parte medicinal. La cúrcuma, a veces llamada azafrán de la India se cultiva en el sur de Asia y es el ingrediente que le da el color amarillo al curry y a los platos amarillos tailandeses. Se utiliza ampliamente por el sabor y color en muchos alimentos en todo el mundo. India produce casi la totalidad de los cultivos del mundo y utiliza el 80% de los mismos. EE.UU. es el mayor importador de cúrcuma en el mundo, donde se utiliza casi exclusivamente para dar color a la mostaza preparada.

La cúrcuma tiene una amplia aplicación y se usa para tratar artritis, úlcera, flatulencia, orina con sangre, moretones, cólicos, dolor en el pecho, ictericia, dificultades menstruales, hemorragia y dolor de muelas, entre otras condiciones. Los practicantes de Yoga la usan por ser beneficiosa para el sistema musculoesquelético.

La cúrcuma fresca tiene una fragancia aromática y picante, que da paso a un aroma más medicinal cuando se seca. Con el tiempo, el olor se vuelve más terroso. Tiene un sabor amargo caliente. En la India, se utiliza en casi todos los platillos, sobre todo con las lentejas y papas. Úsela con moderación en platos de vegetales o de legumbres, junto con otras especias calientes como el ajo y la canela, y para contrarrestar las comidas de sabor dulce como las frutas o las cebollas secas.

En términos herbales, la cúrcuma es aromática, estimulante, tónica, carminativa, antihelmíntica, vulneraria y antibacteriana.

La cúrcuma tiene propiedades adapto génicas similares. Aunque los adaptógenos típicamente actúan sobre el sistema endocrino, los efectos de la cúrcuma no parecen estar por este camino. Tal vez sus beneficios sean mejor denominados como de "protección".

Los principios activos, "curcuminoides," son reconocidos por un amplio rango de actividad y seguridad. Además de las fuertes propiedades antioxidantes, estos compuestos son altamente antiinflamatorios, ayudan a la mejora de sistema inmune y son desintoxicantes. La cúrcuma contiene potentes eliminadores de radicales libres.[543]

La cúrcuma es muy segura y se utiliza ampliamente en los alimentos, por lo que se pueden utilizar dosis moderadas. Pequeñas cantidades (como un gramo al día) han demostrado tener efectos clínicos.

La curcumina es el compuesto que hace amarillo a la cúrcuma. Es el componente más investigado de la hierba, y es el principal responsable de las propiedades antiinflamatorias de la cúrcuma. Aunque poco probable, la curcumina representa la totalidad de la acción del amplio espectro de la hierba. Por otro lado, los herbolarios dicen que han visto mejores resultados con toda la hierba que con curcumina sola para muchas condiciones.

La curcumina es uno de los heptanoides de diarilo conocidos en conjunto como curcuminoides que comprenden aproximadamente el 5% de la cúrcuma. Un polifenol, la curcumina (denominado químicamente "metano diferuloyl"), actúa de forma similar a otros polifenoles.

La curcumina no tiene toxicidad conocida. Las dosis extremadamente altas de la cúrcuma, su extracto de alcohol, y la curcumina pura no producen efectos no deseados en cualquier animal estudiado.

El mecanismo de acción no se entiende bien en el caso de la curcumina. Alguna evidencia sugiere que actúa para promover la secreción de esteroides en las glándulas suprarrenales, mientras que otra evidencia contradice esta teoría. Al igual que otros polifenoles sabemos que dos de las acciones principales son la inhibición de la lipoxigenasa y los efectos antioxidantes.

Un estudio demostró que la curcumina tiene un mecanismo de acción novedoso, distinto al de las principales categorías de medicamentos antiinflamatorios, tales como salicilatos (como la aspirina) y glucocorticoides (como prednisona). Encontrar un antiinflamatorio diferente de esta categoría es realmente un gran avance.

Primero y ante todo, la cúrcuma baja la inflamación. Uno de los ingredientes activos, la curcumina, (el pigmento que da a la cúrcuma su color amarillo característico), tiene efectos antiinflamatorios similares a la cortisona y la fenilbutazona, la drogas más comunes para la inflamación. [544] La curcumina no es esteroide, por lo que no tiene ninguno de los efectos secundarios que tienen los esteroides antiinflamatorios. [545] Uno de los usos más famosos para la cúrcuma es el tratamiento para la enfermedad inflamatoria de la piel. Estas cualidades antiinflamatorias hacen que la cúrcuma sea adecuada para el tratamiento de condiciones tan diversas como la enfermedad de las encías y el síndrome del túnel carpiano.

La curcumina también sirve para tratar el dolor directamente. Al igual que la cayena, agota las terminaciones nerviosas de la sustancia P, el receptor neurotransmisor del dolor. [546] Las investigaciones muestran que la curcumina y los compuestos relacionados suprimen el dolor a través de un mecanismo similar al de muchos medicamentos (enzimas COX-II de la COX-I). [547] Recientemente, se ha mostrado que la cúrcuma mejora la cicatrización de las heridas. En un estudio reciente, se observó una combinación de hierbas excepcionales, incluyendo la cúrcuma. Cuarenta y dos pacientes con osteoartritis fueron asignados aleatoriamente para recibir una preparación ayurvédica, que contiene (por cápsula) 450 mg de ashwagandha, 100 mg de boswellia, 50 mg de cúrcuma, y 50 mg de un complejo de zinc, o un placebo, durante tres meses. La dosis fue dos cápsulas tres veces al día, después de las comidas. Los tratamientos luego se cruzaron. En comparación con el placebo, la combinación de la hierba redujo significativamente la intensidad del dolor y la discapacidad. No hubo efectos secundarios el descontinuar el tratamiento requerido.

Un estudio en animales de Inglaterra, publicado en 2003, encontró que la cúrcuma mejoró la osteoartritis.

La cúrcuma se ha usado históricamente como un cataplasma externo para esguinces y dolores en las articulaciones.

La cúrcuma tiene una gran cantidad de beneficios para el sistema digestivo. Históricamente, este medicamento se ha utilizado para reducir los gases (*carminativo*),[548] una función que ahora está recibiendo cada vez más apoyo científico. Otro compuesto en esta hierba, el *p-tolymethylcarbinol*, aumenta la producción de varias secreciones importantes en el tracto digestivo.

La cúrcuma se utiliza extensamente para la indigestión, y hay cierta evidencia científica de que la curcumina trata la dispepsia. Un estudio controlado con placebo hecho a 106 pacientes midió los efectos de 500 mg de curcumina cuatro veces al día contra el placebo. Siete días después, el 87% por ciento del grupo con curcumina experimentó un alivio total o parcial de los síntomas de dispepsia, en comparación con el 53% del grupo de placebo.[549]

Con su capacidad para suprimir la inflamación, incrementar el contenido de mucina del estómago, y detener la hemorragia, la cúrcuma trata y previene las ulceraciones de todo tipo, incluyendo la gastritis, la úlcera péptica, el síndrome de intestino irritable y la colitis. [550] La cúrcuma es una maravilla para la colitis, (dolor, inflamación, daño de la membrana mucosa, y diarrea). Use cada día dos cucharadas llenas de polvo de cúrcuma y dos cucharadas llenas de polvo de corteza de olmo para hacer una pasta con agua o jarabe de arce.

Las hemorroides responden particularmente bien a la cúrcuma, que, además de uso oral, se puede aplicar tópicamente en forma de una pasta. Aplique una pasta de cúrcuma, aceite de mostaza y jugo de cebolla. Las cremas para las hemorroides a base de cúrcuma son ampliamente disponibles en Asia.

Esta pasta es de color amarillo brillante, sin embargo, hay que recordar que usted puede llegar a quedar amarillo en partes que no suelen ser de ese color. (Sin embargo, es solo temporalmente).

Uno de los usos más famosos para la cúrcuma es el tratamiento de las enfermedades inflamatorias de la piel, para lo cual se utiliza internamente. Utilice un máximo de quince gramos por día.

De hecho, la cúrcuma es un buen tratamiento general para todo el tejido conectivo. Al ser un polifenol, la curcumina tiene la propiedad de estabilizar el colágeno. Se utiliza para mejorar la curación después de una cirugía, ya que reduce adherencias y cicatrices.

La cúrcuma es particularmente apropiada para el tratamiento de enfermedades inflamatorias de la piel, tales como psoriasis y eczema, ya que reduce el calor y limpia el hígado. Estas cualidades la hacen perfecta para tener en cuenta para todas las enfermedades de herpes (oral, genital, herpes zoster). También se recomienda para la urticaria.

Externamente, el "haldi" es la medicina suprema para la piel. En Asia, una miríada de ungüentos de cúrcuma están disponibles para el acné, la dermatitis, y la psoriasis. Por supuesto, vuelven la piel amarilla por un tiempo.

Se puede utilizar como ubtan: mezcle cúrcuma con harina de garbanzo, aceite de sésamo o almendras, un poco de crema fresca y miel. [551] El herbolario de Jager, quien es conocido en la India como "Haldi Baba" (Sir cúrcuma), sugiere que en caso de una hemorragia por un corte se ponga la herida en una pequeña taza con polvo de cúrcuma. Cuando le pasó a él, dijo: "después de unos segundos saqué mi dedo y el sangrado se había detenido. La herida no sangró de nuevo y sanó rápidamente. Todavía me sorprendo cada vez que uso este truco para los cortes y laceraciones ".[552]

Dado que la cúrcuma mata insectos y cura las lesiones de la piel, no es de extrañar que una combinación de cúrcuma y neem, otra hierba ayurvédica insecticida, aplicados tópicamente, erradica la sarna en el 97% de las personas tratadas, en un periodo entre 3 y 15 días. Esta fórmula también es tradicional para la tiña.

La cúrcuma es un antioxidante importante. Una vez más, la curcumina es el principal constituyente reconocido, pero otros ingredientes también están activos. Esta hierba funciona casi tan bien como la vitamina C o E.[553]

Se ha demostrado que la cúrcuma, al menos en ratas, previene la formación de cataratas.[554] Como astringente, ayuda a cerrar el sangrado u otros excesos de fluidos, y tonifica el tejido que está prolapsado, por lo que es apropiada para la degeneración macular "húmeda". También es un antiinflamatorio muy efectivo y funciona bien para condiciones inflamatorias en los ojos. Una dosis típica de la cúrcuma para controlar una inflamación activa sería de alrededor de 28 gramos de polvo al día, y para la prevención, una cucharadita o dos cápsulas. Aplicada como un lavado, se puede utilizar para enfermedades de los ojos inflamados (conjuntivitis, oftalmía).

Puesto que la degeneración macular se asocia fuertemente con la aterosclerosis, cualquier tratamiento que remedie esa condición podría ser beneficioso.

Investigaciones modernas sugieren que la cúrcuma tiene amplios efectos anticancerígenos. Afecta el cáncer durante el inicio, el crecimiento y el progreso de los tumores.[555] Varios estudios sugieren que la cúrcuma también puede causar una regresión de cáncer.

La cúrcuma y la curcumina tienen acción contra varios potentes carcinógenos, incluyendo el humo del cigarrillo.[556] A personas fumadoras, se les da 1,5 gramos cúrcuma de por día durante treinta días, lo que reduce sustancialmente la formación de los productos químicos mutagénicos (que causan cáncer). Se estima que 500 mg (menos de ½ de una cucharita) de cúrcuma por día en la dieta puede eliminar el ADN característico del desarrollo de cáncer.

Otro estudio reportó una reducción del 68% de cáncer en animales habiendo seguido un tratamiento con curcumina.

La cúrcuma también se utiliza en el tratamiento de tumores benignos. Ayurveda la recomienda específicamente en el tratamiento de la mama o de quistes y tumores de útero.

Las hierbas amargas son conocidas en general por promover el flujo de bilis. Se ha demostrado que la curcumina aumenta la producción de ácidos biliares en más del 100%, así como la solubilidad de la bilis, cualidades que se prestan para el tratamiento de cálculos biliares. Clásicamente, se utiliza mezclado con agracejo.

La curcumina antioxidante protege al hígado casi tan bien como la raíz de regaliz y el cardo mariano, hierbas conocidas para ese uso, lo que apoya la histórica alta estima en Asia que tiene la cúrcuma como una hierba para el hígado. También reduce las enzimas hepáticas, signos clínicos de enfermedades inflamatorias del hígado. [557, 558] Estas mismas cualidades indican el uso de la cúrcuma para el tratamiento del abuso del alcohol.

Como un limpiador del hígado, Yogi Bhajan recomienda una monodieta de 72 horas de una decocción de leche de cúrcuma, canela, clavo de olor, pimienta negra, jengibre y cardamomo.[559] Termine la monodieta con kichari o fruta ligera.

A la cúrcuma se le llama purificador de la sangre, y se ha comparado con la hierba del chaparral por su acción. Cabe señalar que la estructura molecular de la curcumina es muy similar a la de NDGA, el constituyente activo del chaparral.

La cúrcuma normaliza el colesterol. Un constituyente, el dimetilbencilo de alcohol, reduce el colesterol (en la sangre), mientras que la curcumina elimina la acumulación de colesterol en el hígado. Esta acción incluye la reducción de la absorción intestinal de colesterol, aumentando la conversión de colesterol en ácidos biliares, y el aumento de la excreción de ácidos biliares.

Como hemostático, la cúrcuma es eficaz en la reducción del sangrado. En informes herbolarios se ha observado que en caso de emergencia, una dosis oral de dos cucharadas llenas de polvo de cúrcuma controla la crisis en un caso de sangrado de sangre roja brillante por el recto.

La cúrcuma reduce la placa arterial debido a que inhibe la agregación plaquetaria, que puede beneficiar la circulación de muchas maneras, incluyendo la reducción de la acumulación de depósitos en las paredes arteriales. Un estudio reciente mostró que redujo el daño del músculo liso de la arteria, primera instancia en el proceso de la aterosclerosis (endurecimiento de las arterias). La cúrcuma se utiliza sabiamente en la enfermedad de las arterias o en la recuperación de la cirugía de bypass o angioplastia.

La cúrcuma es beneficiosa en casos de anemia, ya que facilita la producción de nuevas células sanguíneas. Su combinación única de características hace que sea adecuada para el tratamiento de las venas varicosas.

Utilizada por mucho tiempo como una hierba respiratoria, la cúrcuma sobresale en la reducción de la tos, para lo cual se mezcla a menudo como un remedio casero con cilantro y comino. Para aliviar la tos y la congestión nasal se hacen gárgaras con té de cúrcuma caliente, o una bebida de cúrcuma hervida en leche.

Como astringente y hierba antiinflamatoria, la cúrcuma es eficaz para hacer gárgaras para el dolor de garganta. Las hierbas amargas, por lo general, son refrescantes. La cúrcuma se puede utilizar para el dolor de garganta grave con fiebre. A menudo se administra en combinación con ghee (mantequilla clarificada) para esta condición.

Sus propiedades antiinflamatorias y antibacterianas hacen de la cúrcuma ideal para el tratamiento de la bronquitis. Herbolarios asiáticos la utilizan para el asma.

La cúrcuma tiene una larga historia como un antimicrobiano, que ahora está siendo apoyada por investigaciones modernas. La hierba inhibe una amplia variedad de microbios, incluyendo los estafilococos, los estreptococos, las amebas, y varios hongos causantes de enfermedades. La curcumina inhibe igual el HIV.[560] El Ayurveda la recomienda como un antibacteriano para aquellos crónicamente débiles o enfermos.[561] La cúrcuma se utiliza, tanto interna como externamente, para el tratamiento de forúnculos. También es antifúngico y antihelmíntico, y tiene un efecto especial contra la Entamoeba histolytica.

Esta hierba es antidiabética en su acción, y ayudará a normalizar el azúcar en la sangre. Su acción sobre el hígado, los niveles de colesterol y lípidos en general, ayuda en la diabetes. Trata la úlcera diabética, tanto si se utiliza por vía oral o si se aplica en la herida.

La cúrcuma es un emenagogo y un regulador menstrual leve. Como tal, es la mejor especia para las mujeres para el movimiento la sangre estancada.

Condiciones que se tratan con hierbas nervinas y antiespasmódicas pueden responder a la cúrcuma, por lo que a menudo se utiliza con arrayán.

El peso corporal y el apetito responden a la cúrcuma. Se utiliza en Asia para reducir la obesidad y en el tratamiento de la anorexia.

Al ser antiinflamatoria y astringente, es un medicamento excelente para el cuidado oral. Muchas preparaciones asiáticas para los dientes y encías se hacen con cúrcuma. Además, se puede utilizar para el dolor de muelas.

Aunque no hay mucho apoyo dentro de la literatura científica, la cúrcuma se utiliza ampliamente en Ayurveda en los regímenes de asma, el mismo uso está clínicamente apoyado por varios herbolarios estadounidenses.

Gracias a sus propiedades antiinflamatorias y para la sanación de la piel, la cúrcuma se aplica como crema para condiciones de los tejidos conectivos. En Asia, se mezcla con miel y se frota sobre el cuerpo para torceduras, esguinces, contusiones, y picazón.

Como pasta es un tratamiento de primeros auxilios para las heridas. Cuando se prepara como un lavado de ojos, es eficaz en la conjuntivitis y la oftalmía.

Recuerde que la cúrcuma es de color amarillo brillante, y mancha la piel (y todo lo demás que toque).

La cúrcuma es una hierba ligera. Para inflamaciones agudas, como una rodilla lastimada después de un paseo largo en bicicleta, la dosis puede ser tan alta como una onza (cuatro cucharadas) por día. Mezcle el polvo en agua y bébalo, o hágalo en una pasta con miel o avena. Para dosis menores, condiciones menos serias o para beneficio de la salud, use un gramo por día en cápsulas. Si se usa un extracto estandarizado, con una proporción alta de curcumina, la dosis es de 1,500 mg del contenido total de curcumina al día.

Ingiriendo la cúrcuma

1) Leche dorada: aumente la cantidad de cúrcuma si lo desea. Prepare en dos partes:

a) Prepare una pasta dorada amarilla mezclando ¼ de taza de polvo de cúrcuma en ½ taza de agua pura y hierva la mezcla en un sartén hasta que se forme una pasta gruesa. La pasta puede guardarse en el refrigerador.

b) Después que la pasta está hecha, para cada taza de leche dorada, mezcle 1 taza de leche, 1 cucharadita de aceite de almendra o del aceite vegetal que desee, ¼ cucharadita de pasta de cúrcuma preparada como se ha descrito anteriormente (o más si lo necesita), y miel. Ponga la leche en fuego lento y muévala, esperando que llegue justo al punto de hervir. Después puede licuar la mezcla para hacer una bebida espumosa. Se le puede agregar fruta a la mezcla. Sírvala con una pizca de canela en la parte de arriba.

2) Mezcle en agua, leche, jugo o té. Bébalo rápidamente.

3) Mezcle con un endulzante (miel, jarabe de arce) para hacer la pasta, ingiéralo con una cuchara.

4) Mezcle con un alimento denso de sabor fuerte (ejemplo: crema de cacahuate).

5) Mezcle con agua para formar una pasta suave. Ponga la cuchara hasta la parte trasera de su garganta y engulla. Tome con agua, jugo o té.

Mezcle: ½ pinta de tahini de semillas de sésamo
2 cucharadas de aceite de sésamo (u otro)
¼ taza de miel
¼ taza de jugo de limón
¼ a ½ taza de polvo de cúrcuma

6) Emparedado: Haga una pasta de cúrcuma como la de la leche dorada. Esparza la pasta en los dos lados del pan. Agregue los condimentos: lechuga, perejil, entre otros. Incluya rebanadas de pepino. Junte las tapas y coma.

Diente de león

Nombre científico: *Taraxacum officinale*
Nombre común: Diente de león
Nombre ayurvédico: Dughdapheni
Familia: Asteraceae (Compositae)
Parte utilizada: Raíz, hojas
Temperatura: Frío
Sabor: Amargo, dulce
Efecto en los *doshas*: PK-V+
Tejidos: Plasma, sangre
Acciones: Colagogo (raíz), diurético (hoja), antirreumático, estomacal, colerético, laxante suave, antitumoral, alterativo, digestivo amargo
Usos: Enfermedades de los riñones y el hígado, reumatismo, gota, nivel anormal de azúcar en la sangre, alergias, hipertensión, hipercolesterolemia, edema, enfermedades de la piel, vasos linfáticos congestionados, piedras en la vesícula, llagas de mama, cáncer de mama, edema, úlceras
Precauciones: Contacto con látex fresco puede causar dermatitis, obstrucción de la bilis, infección aguda de la vesícula biliar, inflamación gastrointestinal, bloqueo del intestino
Preparación y dosis: tintura (1:1) usar de 2 a 8ml por día, 4 veces al día; decocción: 1 cucharadita de raíz por taza con agua; infusión de 1 cucharada de la hoja por taza de agua (notar posibles discrepancias para dosis de diferentes preparaciones)

El diente de león es una hierba medicinal importante en tres de los más grandes y antiguos sistemas herbolarios: la medicina tradicional China, Ayurveda y la medicina europea. Mientras que no sobresale en ninguno de estos sistemas, es un miembro respetable de la materia médica de cada uno. Principalmente beneficia al hígado.[280]

Las hojas son un poderoso diurético, que por supuesto desintoxica los riñones. La raíz, sin embargo, es reconocida para la limpieza hepática.

El diente de león tiene un sabor amargo, y debido a su alto contenido de minerales, es efectivo para condiciones relacionadas con *pitta*, como eczemas, acné, forúnculos e ictericia. El diente de león contiene glucósidos amargos, resina de taraxacerina amarga, fitoesteroles (incluyendo sitosterol), taninos, triterpenos, una amplia variedad de minerales, especialmente potasio y calcio, y varias vitaminas como la A y C.

Es sorprendente que el diente de león tiene un contenido de nutrientes más alto que muchos otros alimentos que consumimos como vegetales. Por ejemplo, mientras que la zanahoria tiene 11.000 UI de vitamina A por cada 100 gramos, el diente de león tiene un colosal 14000 UI. [281]

Estudios en humanos y animales han demostrado que el diente de león incrementa el flujo de la bilis, una acción que beneficia a la congestión del hígado, la inflamación del conducto biliar y los cálculos biliares.

Curiosamente, una de sus mejores aplicaciones es en gran parte desconocida aquí en América. El diente de león es una hierba muy buena para la prevención y tratamiento de patologías mamarias de varios tipos.

Los quistes benignos, como los que se forman en el seno, son el resultado de *kapha dosha* y tienden a acumularse en el tejido graso. Ya que la mama es un órgano graso, es particularmente susceptible a estos quistes.[282]

El diente de león es una hierba desintoxicante, en especial para enfermedades relacionadas con el calor, como el quiste inflamado del seno. Esta hierba promueve la desintoxicación del sistema linfático. Las glándulas mamarias son tejidos linfáticos, por lo que el diente de león también las beneficia.

Estas cualidades le dan al diente de león la reputación en el Ayurveda y la medicina China por ser útil contra el cáncer de mama y la inflamación de la glándula mamaria,[283] dolor en los senos, tumores de mama de varios tipos, quistes, lactancia suprimida,[284] y glándulas mamarias linfáticas hinchadas. Esta hierba también se indica para reducir los abscesos y disipar nódulos, especialmente de mama, y sobre todo si son firmes y duros. Para estos usos, el diente de león se toma internamente y se aplica externamente sobre el nódulo como cataplasma.[285] Como el diente de león es diurético, también mejora la retención de agua, un factor frecuente en la sensibilidad en los senos.

En investigaciones se ha demostrado que el diente de león tiene acción contra tumores.[286] Un artículo reciente de la Revista de Medicina China llamó al diente de león como "el principal tratamiento ginecológico en condiciones difíciles recalcitrantes." [287]

La enfermedad fibroquística de la mama es una enfermedad común, que afecta del 20 al 40 por ciento de las mujeres con premenopausia. Esta enfermedad se piensa que es debido a un aumento en los niveles del estrógeno en comparación con la progesterona. Dado que el hígado es el sitio principal para la remoción de los estrógenos, el diente de león beneficia esta enfermedad. También se ha encontrado que esta hierba posee fitoesteroles, los bloques de construcción de las hormonas en las plantas, pero no se sabe si éstos juegan un papel en el beneficio del diente de león para el tejido del seno.[288] Además, ayuda a la retención de agua, un factor común en la sensibilidad de los senos.

Esta pequeña maleza es una buena medicina. Las mujeres de todas las edades pueden beneficiarse de su uso.

Métodos para utilizar el diente de león:

- Raíz de diente de león en cápsulas: 3,000 mg por día
- Tintura: 1 cucharadita por día
- Té: ¼ oz de hierba seca, cocinada por día
- Raíz de diente de león tostada: preparar como café
- Mezcla con café 50/50

Mezclar con raíz de la achicoria o raíz de bardana (¼ oz de cada hierba), cocine a fuego lento durante veinte minutos. Tome tres veces al día con las comidas.

Enebro

Nombre científico: *Juniperus spp.*
Nombre común: Enebro
Nombre ayurvédico: Hapusha
Otros nombres: Bayas de enebro
Familia: Coniferae
Parte utilizada: Bayas
Temperatura: Caliente
Sabor: Picante, amargo, dulce
Efecto en los *doshas*: KV- P+
Tejidos: Sangre, plasma, músculos, grasa, huesos, médula espinal, nervios
Acciones: Diurético, diaforético, energizante, analgésico, desinfectante, antibacterial, carminativo
Usos: Edema, hidropesía, ciática, lumbago, reumatismo, inflamación de articulaciones, diabetes, artritis, digestión débil, dismenorrea, bajo sistema inmune
Precauciones: Nefritis aguda, embarazo
Preparación y dosis: Infusión, pasta, polvo de 250 a 500 mg

El enebro tiene acciones analgésicas y aumenta la circulación en las articulaciones, por lo que se conoce como un remedio reumático. Herbolarios usan el enebro como un remedio respiratorio. Además, trata la cistitis y quejas similares del tracto urinario.

Las bayas de árbol de enebro son el mejor diurético dentro de herbolarios Occidentales. Provoca sudor (diaforético), por lo que es particularmente bueno para *vata*.

Reciente información científica muestra que el enebro previene lesiones en el hígado.[386]

La decocción de enebro en aceite es apropiado para masajes para *kapha*.

Fenogreco

Nombre científico: *Trigonella foenum-graecum* ("Heno griedo")
Nombre común: Fenogreco
Nombre ayurvédico: Methi, Medhika
Otros nombres: Alholva
Familia: Leguminosae
Parte utilizada: Semillas (también el tallo y las hojas como vegetal)
Temperatura: Caliente
Sabor: Amargo, picante, dulce
Efecto en los *doshas*: VK- P+
Tejidos: Plasma, sangre, médula espinal, reproductivo
Acciones: Tónico, hipoglucémico, expectorante, afrodisiaco
Usos: Flatulencia y cólicos en adultos e infantes, indigestión, tos
Precauciones: Embarazo (fuente de fitohormonas)
Preparación y dosis: En polvo o en los alimentos utilice hasta 110 g (peso de semillas secas) por día, según desee.

La medicina herbal ancestral ha demostrado beneficios impresionantes para tratar la diabetes, una de las peores epidemias de salud del siglo XX en América. Entre más estudiamos este remedio que sobresale de manera científica, lo más impresionante parecen ser los beneficios en varias áreas de la salud y en enfermedades.

La semilla de fenogreco es nativa del sureste de Europa, en el Norte de África y el Oeste de Asia. Esta legumbre se ha cultivado ampliamente en otras partes del mundo. El fenogreco se utiliza como un sazonador de alimentos, especialmente en Egipto, India y el Medio Oriente. Esta especia tiene un olor y sabor a arce lo que permite su uso en alimentos, bebidas, confecciones, tabaco y como un saborizante de imitación de miel de arce (maple). Las semillas también pueden comerse crudas o hervidas y las hojas se consumen en ensaladas frescas. Algunos productos cosméticos contienen extracto de fenogreco.

Históricamente, el fenogreco se ha utilizado para una serie de quejas digestivas, incluyendo la gastritis, los gases y las úlceras.[294] También aumenta la producción de enzimas del páncreas.[295]

Estudios que demuestran los efectos antiinflamatorios hacen que esto sea más probable. Entre las indicaciones tradicionales para esta hierba se incluyen la artritis, la bronquitis y las fiebres.[296]

Supuestamente también es útil para la inducir el parto, ya que se sabe que estimula las contracciones uterinas.

Hacer gárgaras con fenogreco puede aliviar el dolor de garganta y calmar la tos. Se piensa que es un tónico reproductivo masculino. Con su efecto antiinflamatorio, esta hierba ha sido utilizada de forma tópica para abscesos, forúnculos, heridas, quemaduras, eczema, gota y ulceraciones de la piel.

Así como otras hierbas amargas, el fenogreco estimula el apetito bajo y se puede dar en épocas de convalecencia para mejorar la ingesta de alimentos, el aumento de peso y la velocidad de recuperación.

Las semillas de fenogreco o alholva contienen hierro, vitamina A, vitamina B1, vitamina C y fosfato. La semilla también tiene alta proteína y fibra.

Los terpenoides cíclicos son componentes importantes de las plantas que se encuentran entre los más significativos de las hierbas medicinales. Los terpenoides cíclicos más importantes, las sapogeninas y los fitoesteroles, tienen estructuras similares a las hormonas de los esteroides de plantas y animales, y son importantes por sus acciones potentes en el metabolismo humano. El esterol más conocido es el colesterol, que a pesar de su mala reputación, es un componente fundamental de las membranas celulares, órganos, el cerebro y el sistema nervioso. El colesterol es la piedra angular de todas las hormonas esteroides, como la cortisona, el estrógeno, la progesterona y la testosterona.

Algunas sapogeninas de plantas pueden imitar o regular las hormonas esteroides humanas o los precursores hormonales. La diosgenina, un constituyente abundante en el ñame (Dioscorea spp.), se puede convertir en hormonas esteroides en el laboratorio, pero el cuerpo no puede convertirlo en hormonas esteroides. La alholva es más rica en diosgenina y otras saponinas que el ñame. Como leguminosa, comparte los rasgos ricos en estos esteroles vegetales con otras legumbres más conocidas como la alfalfa.[297, 298]

Tradicionalmente, el fenogreco ha sido prescrito para aumentar la producción de leche materna y el tamaño del pecho, así que esto puede dar cuenta de algunos de sus usos étnicos.

La aplicación médica mejor documentada de la alholva es para el control de azúcar en la sangre. Estudios demuestran el beneficio en la diabetes dependiente de insulina (tipo I) y no insulino-dependiente (tipo II).[299] Dosis bajas, como quince gramos por día, pueden lograr resultados beneficiosos en la glucemia en ayunas, después de la elevación de azúcar en la sangre, después de las comidas y como control glucémico.[300, 301] A pesar de que quince gramos es una fuerte dosis para una especia amarga, en realidad, es posible ingerir esta dosis con un poco de ingenio culinario.

En nuestra experiencia clínica, este tratamiento funciona muy bien para la reducción de azúcar en la sangre, pero los occidentales tienen dificultades para consumir esta cantidad. A pesar del sabor, los resultados valen la pena. En experimentos asiáticos se ha preparado la dosis necesaria de fenogreco en un pan u otro comestible.

La fibra soluble reduce el colesterol y el azúcar en la sangre, por lo que siempre se ha asumido que el fenogreco ayuda en casos de diabetes. Además, nueva evidencia apoya el papel de un nuevo compuesto del fenogreco. Este peculiar aminoácido, el 4-hidroxiisoleucina, que no se encuentra en ningún tejido mamífero, aumenta la producción de insulina.[302] Estudios en ratas y perros indican que el efecto es al menos en parte, por la directa estimulación pancreática de la célula B.[303] Estudios de probeta demuestran el efecto en los humanos también. [304]

La alholva reduce los niveles de colesterol, especialmente en los diabéticos. Aunque pocos estudios apoyan estas indicaciones, las saponinas del fenogreco pueden reducir el colesterol y otros lípidos en la sangre. [305, 306] La fibra soluble aumenta estos resultados. [307, 308]

Con su contenido en fibra y mucílagos, las semillas pueden actuar como un laxante. Estas semillas se hinchan al contacto con el agua, ampliando el contenido del intestino y estimulando la actividad peristáltica. Las semillas de alholva en cápsulas a veces se recomiendan como galactagogo para aumentar la producción de leche materna.

Existe alguna evidencia de que el fenogreco puede disminuir algunas sustancias formadoras de cálculos en el riñón, en particular el oxilato de calcio.[309]

Evidencias recientes parecen indicar que el fenogreco tiene beneficios antioxidantes y que aumenta la actividad del hígado.[310]

Algunas investigaciones preliminares indican alguna actividad anticancerígena.[311]

El fenogreco se puede encontrar en semillas, cápsulas, tinturas o fórmulas en el té. Hay preparaciones no amargas y sin grasa. El único efecto secundario familiar es un poco de malestar estomacal cuando se toma en dosis muy altas. Las dosis recomendadas varían ampliamente.

Para uso tópico, se forma una pasta con el polvo y agua.

Para propósitos laxantes use de 0.5 a 1 cucharadita de la hierba fresca en polvo, seguida de 250 ml de agua de una a tres veces diarias.

Genciana

Nombre científico: *Gentiana lutea, G. kurroo*

Nombre común: Genciana

Nombre ayurvédico: Kirata, Katuki, Trayamana

Familia: Gentianaceae

Parte utilizada: Raíz

Temperatura: Frío, seco

Sabor: Amargo, picante

Efecto en los *doshas*: PK- V+

Tejidos: Plasma, sangre, músculo, grasa

Acciones: Digestivo amargo, antipirético, antibacterial, antihelmíntico, alterativo, laxante, estimulante gástrico, peristáltico, colagogo, antiinflamatorio

Usos: dispepsia, gastritis, acidez, digestión lenta, fiebre, ictericia, hepatitis, agrandamiento de hígado y bazo, herpes genital, estados átonos y subácidos

Precauciones: embarazo (posible); inflamación gástrica aguda e irritación; dosis grandes por periodos extendidos puede dañar la digestión e inducir a dolores frontales de cabeza

Preparación y dosis: decocción de ¼ cucharadita por taza de agua; 1:4 tintura: 1 a 30 gotas, 4 veces al día; aperitivo amargo 30 ml; polvo en cápsulas, 5 gramos (Khalsa)

El beneficio general de la genciana se encuentra en su sabor amargo. Este limpia el hígado y estimula las secreciones digestivas. Se puede combinar con varias especias.

La raíz de genciana, un remedio antiinflamatorio y para la fiebre, es la base de una reconocida combinación Europea para la infección de los senos nasales.[329]

Los antiinflamatorios son necesarios para la colitis y otras condiciones digestivas calientes, y pueden ser muy beneficiosos. Entre estos se incluyen la raíz de genciana y el regaliz.

En fórmulas, la genciana amarga se puede sustituir por otras hierbas amargas, como la chiretta (también de la familia de la genciana) o el kutki.

La genciana puede ser muy amarga para tomar, pero se reconoce ampliamente para estimular la digestión.

Gokshura

Nombre científico: *Tribulis terrestris*

Nombre común: Gokshura, Gokharu

Nombre ayurvédico: Gokshura, Shvadamstra

Otros nombres: Abrojo

Familia: Zygophyllaceae

Parte utilizada: Fruta

Temperatura: Frío

Sabor: Dulce, amargo

Efecto en los *doshas*: VPK=

Tejidos: Plasma, sangre, médula espinal, nervios, reproductivo

Acciones: Tónico, diurético, litotrópe, afrodisíaco, nervino, analgésico

Usos: Micción con dolor y dificultad, edema, cistitis crónica, nefritis, piedras en los riñones o vejiga, gota, reumatismo, ciática, impotencia, infertilidad, enfermedades venéreas, tos, disnea, hemorroides, diabetes

Precauciones: Deshidratación

Preparación y dosis: Decocción, aceite medicado, decocción con leche, polvo, de 3 a 9 gramos al día

Esta conocida hierba ayurvédica sobresale por fortalecer el aspecto sexual. Tiene una afinidad particular con el tracto urogenital. El nombre literalmente significa "rascador de vaca", en referencia a su fruta (una semilla espinosa).

El gokshura es altamente estimado como una medicina *vajikarana* y *rasayana*. Es dulce y frío, apropiada para condiciones tipo *pitta*, aunque como tónico equilibra a *vata*.

El gokshura es un remedio excepcional para condiciones urogenitales. Promueve el flujo de la orina y calma las membranas. Pacifica a *vata* y no promueve el exceso de sequedad, como lo hacen otros diuréticos. También se le reconoce por el apoyo a la próstata. La planta y las semillas se utilizan en el tratamiento de la espermatorrea, la impotencia, la disuria, la gonorrea, la incontinencia, la gota y la infertilidad.

Esta hierba se combina a veces con guggul, triphala y trikatu en una fórmula compuesta ayurvédica tradicional tridóshica llamada *goskshuradi guggul*, utilizado para apoyar el buen funcionamiento del tracto genitourinario.

El gokshura también se utiliza en la tos y el asma.

La vaina de la semilla es cardioactiva. Dilata la arteria coronaria y mejora la circulación coronaria, así como la reducción de la presión arterial. [354]

El gokshura es también altamente estimado por ser *vajikarana*. Es un ingrediente común en fórmulas afrodisíacas. Un producto contemporáneo combina otras veintidós hierbas de múltiples propósitos, muchas de las cuáles son catalogadas por sus efectos afrodisiacos entre las cuales están el azafrán, el shankpushpi, el jyotishmati, el jatamansi, la ashwagandha y la nuez moscada.[355]

Estudios en animales confirman el efecto de aumento de funciones sexuales.[356] En el tratamiento de espermatorrea e impotencia, se pueden consumir tres gramos en total de partes iguales de gokshura, semillas de sésamo, kapikachu y ashwagandha junto con miel, ghee y leche de cabra, con el estómago vacío, dos veces al día.

Una combinación patentada para la eyaculación precoz incluye las hierbas de gokshura, shatavari, trikatu, ashwagandha, y musali, junto con otros variados ingredientes menores.

El gokshura promueve la claridad mental. De hecho, Khalsa lo recomienda por su efecto clínico excepcional contra la depresión. Esta hierba contiene alcaloides harminas que puede explicar las propiedades sedantes. Se puede consumir junto con ashwagandha como tónico nervino en enfermedades nerviosas.

Granada

Nombre científico: *Punica granatum*
Nombre común: Granada
Nombre ayurvédico: Dadima
Familia: Lythraceae
Parte utilizada: Cáscara de la fruta, corteza de la raíz, fruta)
Temperatura: Fría
Sabor: Astringente, amargo (cáscara de la fruta y corteza de raíz), dulce o ácido (dependiendo de la variedad de la fruta)
Efecto en los *doshas*: variedad dulce VKP= (puede aumentar *ama*), la variedad ácida puede perturbar *pitta*
Tejidos: Plasma, sangre, médula espinal, nervios, músculos
Acciones: Tónico astringente, alterativo, homeostático, antihelmíntico, refrescante estomacal
Usos: Gusanos, dolor de garganta, úlceras, conjuntivitis, anemia, bronquitis crónica, tuberculosis, colitis, diarrea, disentería, prolapso de vagina o recto, leucorrea
Precauciones: Estreñimiento
Preparación y dosis: Decocción, jugo fresco, pasta, polvo de 250 a 500 mg

La granada es una fruta astringente que se utiliza principalmente como té o alimento para el dolor de garganta.

Esta fruta tiene altas cantidades de pigmento de flavonoides que son poderosos antioxidantes, que reducen los radicales libres.[481] El jugo de granada muestra mayor actividad antioxidante que el vino tinto y el té verde.[482]

Estudios recientes han mostrado que reduce el colesterol y tiene un efecto anticancerígeno.[483]

Guduchi

Nombre científico: *Tinosfora cordifolia*
Nombre común: Guduchi, Gilo
Nombre ayurvédico: Guduchi, Amrita, Ambrosia
Otros nombres: Amrit, semilla lunar de hojas de corazón
Familia: Menispermaceae
Parte utilizada: Principalmente el tallo y raíz, extracto amargo almidonado en polvo
Temperatura: Caliente
Sabor: Amargo, astringente, dulce
Efecto en los *doshas*: VPK=
Tejidos: Sangre, grasa, reproductivo
Acciones: Digestivo amargo, febrífugo, diurético, afrodisíaco, rejuvenecedor
Usos: Fiebre, malaria, convalecencia por enfermedades febriles, hiperacidez, hepatitis, ictericia, diabetes, enfermedades cardiacas, artritis, hemorroides, gota, enfermedades de la piel, tuberculosis
Precauciones: Usar con cuidado durante el embarazo
Preparación y dosis: Polvo de 3 a 10 gramos por día

El guduchi es una vid de la familia moonseed (Menispermaceae). Se encuentra a menudo trepando los árboles de neem en toda la India tropical y el sudeste de Asia.

Como medicina, tiene una actividad antimicrobiana e inmunoestimulante de amplio espectro. Es fuente de berberina.

Esta hierba se utiliza en dosis altas principalmente en infecciones agudas, pero también tiene algunas aplicaciones para el apoyo inmune crónico.

Algunos dicen que es la mejor hierba para limpiar los *srotas*. Es una planta potente, desintoxicante, que se encuentra en muchas fórmulas ayurvédicas. Esta se incluye en las fórmulas para ayudar a llevar las hierbas a los tejidos. El guduchi ayuda en todos los aspectos para un metabolismo saludable (los trece *agnis*). Particularmente despeja los *srotas* en el cerebro, lo que facilita la actividad mental (*rasayana medhya*). Es compatible con la función apropiada de *shleshaka kapha*, por lo que también ayuda a la comunicación y la coordinación adecuada entre las diversas células y sus muchas funciones relacionadas, promoviendo una mejor salud en general.

El guduchi equilibra y purifica el tejido graso y asiste en la descomposición de la grasa. De acuerdo con la filosofía ayurvédica, la grasa es un importante material para construir huesos sanos.

A Yogi Bhajan le gustaba esta medicina y generalmente la recomendaba en casos de infecciones agudas respiratorias.

El guduchi es tridóshico y es comúnmente usado en fiebres, enfermedades infecciosas de la piel, tuberculosis, bronquitis, sífilis, cáncer y malaria. Investigadores han confirmado la actividad antipirética del guduchi.[357] Las hierbas amargas con temperatura caliente son raras. Esta combinación energética es específica para la desintoxicación mientras promueve la circulación de los fluidos del cuerpo.

Al ser amargo, se usa para desequilibrios gastrointestinales. Su naturaleza desintoxicante tiende a usarse en condiciones inflamatorias con *ama*, como artritis reumatoide, hepatitis e ictericia.

Otros usos incluyen impotencia, espermatorrea y debilidad general. Para la hipertrofia prostática benigna se usa una combinación herbal que incluye guduchi, shilajit, ceniza de mineral zinc purificado, kachnar, cúrcuma, punarnava, sándalo y zarzaparrilla.

El guduchi nutre directamente el cabello para una mejor calidad y fuerza (efecto *Keshya*). El jugo es diurético y un antídoto contra mordidas de víbora.

El guduchi baja el azúcar en la sangre, así que puede ayudar a combatir la diabetes.[358] También se prepara como extracto de sedimento que es predominantemente de naturaleza amiláceo (guduchi satwa, gulwelsatva o quinina India). El *satwa* se hace aplastando los tallos y las raíces en agua, eliminando el material fibroso, decantándolo y secándolo los sedimentos al sol. [359] Trata la disentería crónica, la fiebre, el dolor de cabeza, las enfermedades urinarias y la mala absorción.[360]

Guggul

Nombre científico: *Commiphora mukul cordifolia*
Nombre común: Guggul
Nombre ayurvédico: Guggulu
Otros nombres: Bdellium hindú
Familia: Burseaceae
Parte utilizada: Resina
Temperatura: Caliente
Sabor: Amargo, picante, astringente, dulce
Efecto en los *doshas*: KV- P+ (en exceso)
Tejidos: Todos los tejidos
Acciones: *Soth har* (antiinflamatorio), *vedana sthapak* (alivia el dolor o analgésico), *medohar* (reduce peso), *rasayana* (rejuvenecedor), *hridhya* (tónico para el corazón), energizante, rejuvenece, alterativo, nervino, antiespasmódico, analgésico, astringente, antiséptico, expectorante
Usos: Artritis, reumatismo, gota, enfermedades de los nervios, diabetes, obesidad, bronquitis, tos ferina, hemorroides, enfermedades de la piel, llagas y úlceras, cistitis, endometriosis, tumores
Precauciones: Infecciones agudas del riñón, fase aguda de erupciones
Preparación y dosis: Pastillas, pasta, polvo de 250 a 500 mg

El guggul raspa los canales. Es un poderoso desintoxicante que actúa profundamente. Trata los resfriados, los trastornos fríos de *kapha* y los desórdenes *vata*. Estas cualidades le dan otros usos con otras hierbas en los tratamientos de enfermedades de la piel, artritis, osteoartritis (*amavata*) y gota.

De manera secundaria, es usado para dolores de los nervios, obesidad, insuficiencia digestiva, infecciones orales y problemas menstruales.

Esta resina es utilizada para el manejo de lípidos. Es particularmente bueno para bajar el colesterol. Sin ajustes dietéticos, el guggul baja el colesterol hasta un 20 por ciento, mientras que aumenta el colesterol bueno HDL a un 36 por ciento.[361] También es útil en la trombosis coronaria.

Jeff Pyatt, ahora de 44 años, es un socio de Khalsa. Pyatt dice, "He tenido acceso a su enfoque. Me ha ayudado en muchas maneras. Mi padre murió de una enfermedad del corazón a los 42, y aunque los estudios siempre mostraron que mi colesterol estaba bajo, había subido a 214, con el HDL bajo. El doctor dijo que no me preocupara, pero me enteré del guggul, una hierba ayurvédica por medio de K.P., y comencé a utilizarlo. Cuando volví a ver el doctor seis meses después, el total de mi colesterol ya había bajado a 150 y mi HDL estaba alto. El doctor estaba sorprendido."

"Los resultados que obtuve fueron fenomenales. Siempre le digo a todas las personas de su gran efecto." dice Guruchander Singh Khalsa, D.C., de Española, Nuevo México. (sin relación).

El Dr. Khalsa, un médico quiropráctico exitoso, ha tenido niveles de colesterol de más de 300 por 20 años. Él viene de una familia con colesterol genéticamente alto. Por parte de su madre, un hermano murió a los 42 años de un ataque al corazón y todos los hermanos que quedan han tenido cirugía de bypass cuádruple, junto con ataques al corazón. El Dr. Khalsa ha logrado evitar una enfermedad grave con dieta y Yoga, pero las cifras de colesterol fueron volviéndose seriamente preocupantes. Su función tiroidea estaba deprimida, así como la hormona estimulante de la tiroides, que estaba al triple de la medida normal. Después de un poco de asesoramiento profesional, tomó seis gramos de guggul al día para bajar rápidamente la grasa de la sangre, y una combinación con hojas de gotu kola, baya de palmito, hoja de escutelaria, sauco y corteza de sauce, para aumentar la función de la tiroides. Cuatro meses más tarde, el colesterol había bajado 180 puntos y el análisis de sangre de tiroides era completamente normal.

Al igual que su efecto sobre los lípidos sanguíneos, el guggul puede ayudar en el manejo de la grasa corporal total. El guggul (*Commiphora mukul*) parece ejercer su efecto, al menos parcialmente, a través de la glándula tiroides, lo que podría explicar su beneficio para la pérdida de grasa.[362-364]

La combinación de guggul y triphala ha mostrado un efecto sorprendente en el control de la grasa corporal. Cuando 48 sujetos obesos tomaron estas combinaciones ayurvédicas tres veces al día durante tres meses, sin ningún intento de controlar su ingesta de alimentos, la pérdida de peso resultó en un promedio de casi 8kg, junto con una baja total del colesterol de dieciocho puntos. La dosis utilizada en el estudio fue de sólo 500 mg de la combinación, tres veces por día. [365]

Otro estudio controlado con placebo combinó extracto de guggul con extracto de *Garcinia cambogia* y tirosina. Después de seis semanas, veinte personas obesas tuvieron una baja significante en la grasa y el promedio de peso corporal. Los sujetos perdieron grasa pero no masa magra. La fatiga bajó y no se encontraron efectos adversos.[366]

El guggul puede tomarse en dosis de 1,500 mg tres veces al día.

Gurmar

Nombre científico: *Gymnema sylvestre*
Nombre común: Gurmar
Nombre ayurvédico: Meshasringi, Shardunika, Madhunashini
Familia: Asclepiadaceae
Parte utilizada: Hojas
Temperatura: Caliente
Sabor: Astringente, picante
Efecto en los *doshas*: K- VP=
Tejidos: Sangre, plasma

Acciones: Digestivo, estimulante, diurético, astringente
Usos: Diabetes, obesidad, hipoglucemia, cálculos renales, agrandamiento de hígado y bazo
Precauciones: Ninguna conocida
Preparación y dosis: Polvo de 1 a 5 gramos por día

La hoja de gurmar, una hierba muy conocida en la medicina ayurvédica, hasta ahora está empezando a llamar la atención de manera seria. Es particularmente apropiada para el público occidental, ya que representa una oportunidad seria de tratar la diabetes, una enfermedad que está aumentando en proporciones epidémicas.

La gymnema silvestre es una planta trepadora leñosa que crece en los bosques tropicales del centro y el sur de la India. Cuando se mastican las hojas, estas interfieren con la capacidad de saborear el dulce, lo que explica el nombre en Hindi, *gurmar* o "destructor de azúcar". El gurmar deshabilita la capacidad de la lengua para degustar el sabor dulce por cerca de cuatro horas cuando se mastica una hoja o una pizca de polvo.

El gurmar tiene los sabores astringente y picante, con un efecto caliente. Equilibra a *kapha* y esencialmente es neutral para *pitta* y *vata*.

La gymnema ciertamente puede ser la piedra angular en un programa natural contra la diabetes. Esta hierba ha sido utilizada en la India para el tratamiento de diabetes (*madhu meha* u "orina miel") por más de 2,000 años. Hoy en día en India, todavía se usa primordialmente para el tratamiento de la diabetes adulta.

Las hojas de gurmar aumentaron los niveles de insulina, cuando se administró en voluntarios sanos.[367] Las hojas también se caracterizan por la reducción del colesterol y los triglicéridos.[368] El gurmar tiende a ser un normalizador de azúcar en la sangre, disminuyendo la glucosa de manera significativa sólo en personas con hiperglucemia. Mejora significativamente los niveles de colesterol y triglicéridos. Aún no está claro qué componente específico en las hojas es el responsable de disminuir el azúcar y grasa en la sangre. Algunos investigadores han sugerido el ácido gimnémico como un posible candidato.

Tradicionalmente, se utilizan de 6 a 12 gramos de la hoja en polvo por día.[369] En estudios realizados recientemente en la India se han utilizado 400 mg al día de un extracto de las hojas de gymnema. En los diabéticos adultos, el uso continuo por períodos de dieciocho a veinticuatro meses ha sido exitoso.[370] En pacientes jóvenes con diabetes, se ha usado una cantidad similar como un complemento de la utilización continua de insulina.

En estudios recientes en la Universidad de Madras, el gurmar mostró el potencial para reparar el páncreas, aumentando la producción de insulina a niveles normales.[371] Otro estudio en la India reportó que el 25% de los participantes pudieron discontinuar la medicación de la diabetes y utilizar sólo gurmar.[372]

La acción antidiabética de la gymnema se debe a una combinación de mecanismos. Dos estudios en ratas diabéticas indican que los extractos de gymnema duplicaron el número de células beta secretoras de insulina en el páncreas y regresaron el azúcar en la sangre a la normalidad.[373, 374] La gymnema mejora la actividad de las enzimas responsables de la captación y utilización de la glucosa y suprime su utilización periférica por la somatotropina y corticotropina. También se han encontrado que el extracto de la planta inhibe la epinefrina, la cual induce la hiperglucemia.

Además, el gurmar se utiliza para el tratamiento de infecciones del sistema respiratorio superior y fiebres. Aplicado de manera cutánea a la piel, una pasta de gurmar elimina infecciones.

En la experiencia de Khalsa, el gurmar reduce los antojos de azúcar por un tiempo prolongado si se toma diariamente. Es mejor usarlo en cápsulas, ya que es extremadamente amargo. Esto impide el entumecimiento por azúcar, pero pocos pacientes del mundo real tienen inclinación hacia eso.

La dosis típica terapéutica estandarizada del extracto para que contenga 24 por ciento de ácidos gimnémicos, es de 400 a 600 mg diarios, pero existen grandes variaciones. Es mejor comenzar con una cantidad pequeña y valorar la dosis con base en el control de azúcar en la sangre.

Haritaki

Nombre científico: *Terminalia chebula*
Nombre común: Haritaki
Nombre ayurvédico: Haritaki, Abhaya
Otros nombres: Chebulic mirobálano
Familia: Combretaceae
Parte utilizada: Fruta
Temperatura: Caliente
Sabor: Todos los sabores pero en especial astringente y dulce
Efecto en los *doshas*: VPK=
Tejidos: Trabaja en todos los tejidos
Acciones: Tónico, astringente, laxante, nervino, expectorante, antihelmíntico, rejuvenecedor
Usos: Tos, asma, voz reseca, vómito, hemorroides, mala absorción, diarrea, distensión abdominal, infección por parásitos, ictericia, enfermedades del bazo, tumores, enfermedades del corazón, picor, edema, enfermedades nerviosas
Precauciones: Embarazo, deshidratación, emaciación severa o cansancio, exceso de *pitta* alto
Preparación y dosis: Decocción, polvo de 250 a 500 mg

El haritaki es una fruta que proviene de un árbol entre medio a gran tamaño, que se distribuye por toda Asia tropical y sub tropical, incluyendo China y el Tíbet. Se encuentra de manera silvestre en los bosques del norte de la India, Uttar Pradesh y Bengala, también es común en Tamil Nadu, Karnataka, y en el sur de Maharashtra. Los frutos secos también son conocidos como myrobalan negro en el comercio antiguo. En algún momento, fue exportado a Europa para la producción de tinta.

El haritaki maduro se cosecha durante el otoño, para asegurar que este tenga un efecto fuerte y laxante. El secar la fruta adecuadamente al sol, reduce el efecto laxante ligeramente. La cocción, es más eficiente que el secado, ya que reduce aún más la oxidación de sus constituyentes laxantes.

Nombrado en honor al dios hindú Hara (Shiva), remueve el miedo ante el rostro de la muerte y la enfermedad, y purifica la mente de sus apegos.

El haritaki contiene todos los sabores, excepto el salado, y tiene una energía caliente. Es un *rasayana* para *vata*, pero equilibra a los tres *doshas*. El haritaki es en general la mejor hierba para controlar *vata*, y se considera por algunos como la hierba ayurvédica más importante. Se utiliza ampliamente en la medicina tibetana, en la cual se le llama "el rey de las hierbas". Ya que *vata* promueve el estreñimiento, las cualidades laxantes suaves del haritaki son perfectas para equilibrar ese *dosha*. El *vipaka* del haritaki es fuertemente dulce, por lo que es una excelente opción como un laxante en pacientes débiles o de edad avanzada. Nutre el cerebro y los nervios.

El haritaki mejora la digestión y es un tratamiento *medhya* que agudiza los sentidos. Tiene propiedades alterativas, astringentes, expectorantes, antiinflamatorias, calmantes, cardiotónicas, laxantes, antisépticas y antieméticas.

Es fuertemente astringente, contrayendo los tejidos, y por lo tanto, se utiliza para diversas úlceras, prolapsos y descargas de fluidos.

Esta fruta contiene componentes laxantes antraquinónicos, así como taninos astringentes. [375] Para mostrar las acciones opuestas de estos componentes, los médicos administran el polvo con agua tibia para fortalecer la acción laxante, o con agua helada para promover la acción astringente. Una decocción de los frutos secos triturados es muy astringente y una solución eficaz, aunque un remedio tradicional para la diarrea.

Las propiedades astringentes y antimicrobianas del haritaki también lo convierten en un polvo dental o en un enjuague bucal eficaz para la enfermedad periodontal, o incluso para uso diario.[376]

Al haritaki se llama "la madre", y se cree que aumenta la conciencia espiritual mental. Se administra a los niños en la pérdida prematura del padre o la madre.

Según informes científicos recientes, el haritaki previene el cáncer [377] y ayuda a curar las heridas más rápido.[378]

Hibisco

Nombre científico: *Hibiscus rosa-sinensis*
Nombre común: Hibiscus
Nombre ayurvédico: Japa
Familia: Malvaceae
Parte utilizada: Flor
Temperatura: Frío
Sabor: Astringente, dulce
Efecto en los *doshas*: PK- V+
Tejidos: Sangre, plasma, músculos, médula espinal, nervios, reproductivo
Acciones: Alterativo, hemostático, emenagogo, demulcente, antiespasmódico, refrescante
Usos: Dismenorrea, menorragia, micción dolorosa, cistitis, tos, toxinas en la sangre, enfermedades venéreas, fiebre
Precauciones: Escalofríos severos, *vata* alto
Preparación y dosis: En té como bebida, infusión caliente o fría, polvo de 250mg a 1 gramo

El nombre de esta hermosa hierba de color rojo profundo es *japa*, porque aumenta la devoción en la meditación con el mantra (japa). La flor de hibisco es utilizada para destruir los obstáculos en la vida, espirituales y materiales, y asiste a la realización de las metas. Se dice que purifica el corazón espiritual y físico, y promueve la sabiduría.

Una hierba fría que hace una buena bebida para reducir los efectos del calor del verano y para tratar la fiebre. Es astringente y dulce.

En el cuerpo, el hibisco limpia la sangre y es generalmente beneficioso para los riñones y la reproducción (desequilibrios del primero y segundo *chakra*), especialmente aquellos debidos al calor y congestión. Las flores de japa nutren la sangre y el cabello.

El hibisco tiene acciones desintoxicante en el cuerpo. Se utiliza para mejorar el cutis y para mejorar el crecimiento normal del cabello. Los profesionales del Ayurveda lo usan para normalizar la menstruación.

Ayurveda dice que la flor del hibisco aumenta la devoción, promueve la sabiduría y ayuda en la meditación. Purifica el corazón.

Para el corazón físico, el hibisco normaliza la presión arterial. En varios estudios científicos, incluyendo un estudio en el 2003 en el *Diario de Etnofarmacología*, se encontró que un té de flor de hibisco benefició la presión arterial y tuvo un efecto protector sobre el corazón.[379-381]

Una colección cada vez mayor de investigaciones recientes muestra que el hibisco protege contra el daño hepático. Otra investigación también ha subrayado el efecto del hibisco en la normalización del azúcar en la sangre.

Puede preparar un delicioso té y beberlo durante todo el día si lo desea.

Hierbabuena

Nombre científico: *Mentha spicata*
Nombre común: Hierbabuena
Nombre ayurvédico: Phudina
Otros nombres: Hierbabuena
Familia: Lamiaceae
Parte utilizada: Hojas
Temperatura: Fría
Sabor: Picante
Efecto en los *doshas*: KP-V=
Tejidos: Plasma, sangre, médula espinal, nervina
Acciones: Diurético, relajante, carminativo
Usos: Inflamación urinaria, malestar estomacal, nerviosismo, dolor de cabeza
Precaución: Escalofríos severos
Preparación y dosis: Polvo, hasta seis gramos

La hierbabuena es ligeramente calmante cuando se aplica en trastornos digestivos, y relajante en general.

Ayurveda dice que esta hierba aclara la mente y los sentidos y que es aún mejor que la menta como relajante y como diurético. Mientras que la menta piperita es picante y fría, lo que puede causar problemas, la hierbabuena es completamente refrescante.

Utilice la hierbabuena como ingrediente culinario en *chutney* (salsas picantes) o *raitas* (salsa con yogur).

Como todas las mentas, la hierbabuena es un diaforético leve que se emplea en casos de resfriado. Para un efecto diurético, use la hierbabuena en forma de té caliente.

Para hacer un remedio digestivo, triture un puñado de hojas de hierbabuena lavadas. Mezcle media cucharadita de sal, dos cucharaditas de jugo de limón, una cucharadita de polvo de semillas de cilantro y una cucharadita de polvo de semillas de comino. Consuma una cucharadita de la pasta con cada comida durante unos días.

Hinojo

Nombre científico: *Foeniculum vulgare*
Nombre común: Hinojo
Nombre ayurvédico: Sampf, Methica
Familia: Apiaceae (Umbelliferae)
Parte utilizada: Semillas (también el tallo como vegetal)
Temperatura: Ligeramente caliente (disputado)
Sabor: Dulce, picante
Efecto en los *doshas*: VPK=
Tejidos: Plasma, sangre, músculo, médula espinal
Acciones: Carminativo, antiespasmódico, antiinflamatorio, galactagogo, estomacal, fitoestrogénico, expectorante leve, emenagogo
Usos: Flatulencia y cólicos en adultos e infantes, indigestión, tos
Precauciones: Embarazo (posible), sobre dosis de aceite esencial puede causar náusea, vómito, convulsiones y edema pulmonar
Preparación y dosis: Té, polvo (manejo agudo): hasta 12 gramos por día. Manejo crónico: de 1 a 2 gramos por día; infusión: 1

cucharadita de semillas molidas por taza de agua; 1:4 tintura de 10 a 60 gotas por día, 4 veces al día.

Para Khalsa las semillas de hinojo son el carminativo primordial en el mundo, especialmente para los adultos. Él dice nunca haber visto un caso de gases dolorosos que no se haya aliviado con semillas de hinojo, siempre que la dosis haya sido lo suficientemente alta.

El hinojo aumenta el fuego digestivo sin perturbar *pitta*. El hinojo es una especia refrescante que calma los nervios y promueve el estado de alerta mental. El perfil energético en términos de temperatura aún está en disputa. Es claro que no debe está muy lejos de ser neutral, si hay alguna variación en la clasificación. En términos generales, las semillas de la familia del perejil son ligeramente calientes. Los carminativos típicamente son calientes y el hinojo es principalmente un carminativo. Sin embargo, algunas autoridades sostienen que el hinojo es ligeramente fresco. Podemos ceder y decir que los efectos digestivos son un poco calientes y los efectos mentales son un poco refrescantes. Se dice que el hinojo es la especia más sáttvica.

El anís (*mishraya*) tiene propiedades similares y generalmente puede sustituirlo. En realidad, el ingrediente principal del hinojo es el anetol.

El hinojo contiene creosol y alfa-pineno, sustancias que aflojan la mucosidad pulmonar y ayudan a despejar el pecho, en beneficio del asma. Investigaciones recientes muestran que esta especia también reduce la presión arterial.[289-291] Esta hierba ha sido utilizada por siglos para promover la lactancia, lo que tiene sentido, debido a su acción hormonal. También acelera el período y como beneficio adicional, aumenta la líbido.

Las semillas de hinojo sobresalen por aumentar el flujo de la leche materna (galactagogo), incluso, en América ya comenzando a aparecer en recetas de té para la lactancia.[292,293] Use esta hierba en té y aumente la dosis hasta que el efecto deseado se logre.

Para los gases, intente masticar una cucharada de estas sabrosas semillas, o hierva un té con una cucharada de hinojo por una taza de agua. Puede usar las semillas en polvo para sazonar o en cápsulas. Las propiedades expectorantes permiten su uso en remedios para la gripa y el resfriado, generalmente con azúcar de caña (panela) para adelgazar el moco.

Por supuesto, también puede poner el tallo al vapor como un vegetal delicioso parecido al apio. Las propiedades son similares, pero más ligeras que las de las semillas.

Jambul

Nombre científico: *Syzygium cumini; Eugenia jambolanum*
Nombre común: Jambul
Nombre ayurvédico: Jamun
Familia: Myrtaceae
Parte utilizada: Fruta, semillas
Temperatura: Neutral
Sabor: Amargo, astringente
Efecto en los *doshas*: KP- V+
Tejidos: Bazo, estómago
Acciones: Astringente, carminativo, antidiabético
Usos: Diabetes, diarrea, cólicos
Precauciones: Ninguna conocida
Preparación y dosis: De 0.3 a 2 gramos de la fruta seca, 3 veces al día

Este nativo de la India crece en la actualidad en zonas tropicales. El jambul también se llama jamun, manzana o ciruela java.

Es una sabrosa fruta que se come como alimento.[382] Sus frutos maduros se consumen crudos y sirven para hacer tartas, salsas y mermeladas. Su jugo es muy similar al jugo de uva.

La fruta o las semillas de jambul se usan en la medicina ayurvédica como una de las más poderosas hierbas hipoglucémicas. [383] Una dosis de un gramo de hierba seca en polvo por día puede ser eficaz. Se cree que el jambul es particularmente sinérgico con la okra. Sri Chakravarti recomienda explícitamente esta combinación, mencionando que se deberían poder ver grandes reducciones de azúcar en la sangre en diez días. [384]

La jugosa pulpa de la fruta contiene ácido gálico y taninos astringentes. La astringencia se utiliza para el efecto medicinal. Las semillas de jambul en polvo, el jugo de la hoja y la mermelada de la fruta sirven para tratar la diarrea. Su astringencia se utiliza para controlar la enuresis, en una dosis de una cucharadita a la hora de acostarse. También sirve para el sangrado excesivo. La fruta se come con sal o miel para las hemorroides.

Las hojas matan las bacterias. Una pasta de hojas se aplica en las heridas.

La corteza es un agridulce diurético, digestivo y antiparasitario para los gusanos.[385]

Jengibre

Nombre científico: *Zingiber officinale*
Nombre común: Jengibre
Nombre ayurvédico: Sunthi, Nagara (seco), Ardraka (fresco)
Familia: Zingiberaceae
Parte utilizada: Raíz (rizoma)
Temperatura: Caliente
Sabor: Picante, dulce
Efecto en los *doshas*: VK- P+
Tejidos: Trabaja en todos los tejidos
Acciones: Carminativo, antiflatulencia, antitusivo, antimicrobial, hipolipidémico, antioxidante, antiemético, espasmolítico, antiateroslerótico, cardiotónico
Usos: Malestares digestivos que incluyen flatulencia, eructos y cólicos, circulación lenta, mareo, náuseas, quemaduras (jugo fresco), dolores de cabeza por migraña, lumbago, pirexia
Precauciones: Embarazo (en grandes cantidades). Preocupación en embarazo es posible como abortivo, basado en estudios con animales en dosis extremas. No es actualmente contraindicado en embarazo. Depresión del sistema nervioso central (SNC) y arritmias cardiacas (estudios en animales solamente)

Preparación y dosis: Cápsulas, té, jugo o en alimentos. 500 mg al día.

Esta hierba no necesita introducción. Llamada "la medicina universal"[330], es verdaderamente un botiquín medicinal. Puede ser dado a cualquier persona, y casi siempre tendrá por lo menos un beneficio.

Nadie sabe realmente qué tan antiguo es el jengibre, ya que no se ha encontrado que crezca de manera salvaje. Se presume que se originó en la India tropical, pero también es parte de la alimentación y medicina ancestral China. Como una de las especias importantes que abre las rutas de comercio de las especias, se volvió muy popular en Europa. De hecho, uno de los usos más populares comenzó allí. Era común mantenerlo en un frasco sobre el mostrador durante el siglo XIX en los pubs ingleses, para que los clientes lo agregaran a sus bebidas. Así nace el ginger ale.

Esta hierba caliente aumenta la circulación, promueve la digestión, y reduce la flema en los pulmones. El jengibre se utiliza para tratar resfriados, indigestión, artritis, hemorroides y cólicos menstruales.

El jengibre apoya la salud del corazón y generalmente tiene beneficios en el sistema cardiovascular. Un estudio reciente en animales mostró un mejoramiento significante en la glucosa, en el colesterol total, el fosfato alcalino, los triglicéridos, el colesterol HDL y el VLDL, y el índice aterogénico. Los efectos del jengibre se aumentaron con el uso conjunto de ajo.[331]

El sabroso y aromático jengibre, es un remedio que ha funcionado por mucho tiempo para malestares estomacales. El efecto del jengibre en casos de mareos y náuseas ha sido demostrado[332] así que no es de sorprenderse que los médicos europeos utilicen el jengibre en té para la indigestión. Reduce los espasmos, absorbe y neutraliza las toxinas en el tracto gastrointestinal y aumenta la secreción de jugos digestivos, incluyendo la bilis y la saliva.[333] El jengibre contiene ingredientes que alivian el intestino y ayudan a la digestión mediante el aumento de la peristalsis que lleva el alimento a través del intestino.[334] Un estudio de India demostró que el jengibre reduce el tiempo que tarda el estómago para vaciarse, un beneficio para las sensaciones de malestar abdominal y distensión abdominal. [335]

En un estudio reciente en *Obstetricia y Ginecología* se observaron setenta mujeres con náusea matutina. Después de usar un gramo de jengibre seco al día, por cuatro días, el 87.5% de las mujeres reportaron una mejora, comparado con el 28% que tomó placebo.[336] Otro estudio mostró que las mujeres que tomaron miel de jengibre lograron un gran beneficio para las náuseas. De las mujeres dentro del grupo de jengibre, al 67% que vomitaba diariamente le paró el vómito dentro de los siguientes seis días, comparado con el 20% que tomó placebo.[337]

Hace algún tiempo, autoridades europeas sugirieron que se evitara el jengibre durante el embarazo con bases teóricas, sin embargo, nunca se ha reportado toxicología a partir del jengibre. Considerando que se ha utilizado de manera efectiva por milenios por mujeres embarazadas, lo más probable es que sea aceptable en dosis normales.[338]

Dentro de sus múltiples usos, el jengibre trata la diabetes, baja el azúcar en la sangre y trata condiciones cardiovasculares. El jengibre baja la grasa en la sangre, incluyendo los triglicéridos, reduce la oxidación de la LDL y previene la placa arterial.[339-341] Investigaciones publicadas encontraron que grandes cantidades de jengibre (500 mg/kg, alrededor de 28 g para un adulto promedio) produce una baja significante en el colesterol de la sangre.[342]

Los componentes del jengibre han mostrado grandes beneficios en la prevención del cáncer.[343 - 345]

Se ha utilizado ampliamente para la artritis, especialmente la osteoartritis, en la herbolaria de Asia. El jengibre es especialmente apropiado para los resfriados y articulaciones no lubricadas. Hay información científica preliminar sobre el jengibre para este propósito.[346, 347] Los herbolarios tradicionales lo usan para promover la menstruación y aliviar los cólicos menstruales. El jengibre aumenta la circulación periférico así que es utilizado clínicamente para manos y pies fríos. Por ser diaforético, trata el resfriado y la gripa.

En nuestra experiencia personal, el jengibre se usa para el dolor de la muñeca del túnel carpiano. Se debe cortar la raíz fresca de forma longitudinal en tiras planas y delgadas. Luego, las muñecas se envuelven con las tiras y se cubren con una venda durante la noche. Norma Pasekoff Weinberg, en *Remedios Naturales y Herbales para el Síndrome de Túnel Carpal,* recomienda que se utilice una compresa hecha de jengibre fresco, rayado y cocinado.[348]

En la medicina asiática se usa el jengibre para la migraña.[349] En mi observación (Khalsa), el jengibre es lo mejor para tratar la migraña en el momento que se desarrolla y una de las pocas cosas que da resultado en ese momento. Mezcle dos cucharadas de polvo de jengibre en agua y bébala cuando comiencen los malestares, (el "aura", antes de que comience el dolor). Usualmente lo parará en seco. La migraña probablemente tratará de volver después de cuatro horas, caso en el deberá de hacer lo mismo otra vez. La raíz del jengibre fresco es dorada y nudosa, y tiene una piel gruesa. Las piezas de buena calidad son firmes y regordetas, con una piel sin arrugas y suave. El jengibre es una especia con muchos propósitos, igualmente deliciosa en platillos salados y dulces.[350] Esta especia tiene una nota picante al morder, con un aroma rico, dulce, caliente y amaderado.[351]

Utilice jengibre fresco, como polvo seco o "cristalizado" con azúcar. Úselo para pan de jengibre, ginger ale, galletas de jengibre y platillos de la India o China. Pruebe pedazos de jengibre fritos o mezclados con miel o algo de melaza como un glaseado, para mezclar con zanahorias.[352] Puede agregar jugo fresco de jengibre en jugo de manzana, para darle un complemento. En mi hogar, a mi familia le gusta saltear la raíz del jengibre fresco recién pelado crujiente, y usarlo como condimento. Preparado de esta manera, el jengibre durará semanas refrigerado. Típicamente las hierbas y las especias no son fuente de nutrientes en la dieta, pero el jengibre tiene relativamente alto calcio y contenido de hierro.[353]

El jengibre es muy seguro, así que se puede consumir tanto como lo desee en alimentos, o en cápsulas se puede usar hasta tres gramos por día. Para hacer té, hierba una cucharadita de raíz fresca picada, tres veces al día.

Kalmegh

Nombre científico: *Andrographis paniculata*
Nombre común: Kalmegh
Nombre ayurvédico: Bhuinimb, Kirata, Mahateet
Otros nombres: Creat, chirayta verde, rey de los amargos
Familia: Acanthaceae
Parte utilizada: Hojas y raíz
Temperatura: Frío
Sabor: Amargo, agrio
Efecto en los *doshas*: PK-V+
Tejidos: Sangre, plasma, músculos
Acciones: Laxante, vulnerario, antipirético, antiperiódico, antiinflamatorio, expectorante, depurativo, soporífero, antihelmínticos, antibacteriano, hepatoprotector
Usos: Hiperdispsia, sensación de ardor, heridas, úlceras, fiebre crónica, fiebres palúdicas e intermitentes, inflamaciones, tos, bronquitis, enfermedades de la piel, lepra, cólicos, flatulencia, diarrea, disentería, hemorroides
Precauciones: Dosis altas pueden causas anorexia, émesis y malestar gástrico; embarazo
Preparación y dosis: De 1.5 a 6 gramos al día de la hierba seca; de 3 a 12 ml por día de 1:2 de extracto fluido

Esta hierba es un medicamento ampliamente utilizado tanto en Ayurveda como en la medicina China. Es un arbusto salvaje de las llanuras de Asia que también se cultiva en los jardines del norte de la India. Ha sido un remedio casero en Asia durante muchos siglos. En Ayurveda se le llama *kalmegh* ("rey de los amargos") y se utiliza para la infección del tracto respiratorio superior (gripe, bronquitis). La medicina China utiliza Andographis para la fiebre y el dolor de cabeza por resfriados y gripe, amigdalitis, larinofaringitis, bronquitis e inflamación. La Andrographis ha sido utilizada por más de 12 años en los países escandinavos para reducir los síntomas y la duración de los resfriados.

Esta hierba ha sido ampliamente estudiada por científicos, con estudios profundos en el tema. Históricamente, este medicamento también se ha utilizado como un promotor digestivo, remedio para la vesícula biliar y el tratamiento de la fiebre y gusanos. La mayor parte de la evidencia apunta a sus acciones tradicionales como un estimulante inmunológico, pero la Andographis se ha estudiado para el control natal masculino, diabetes, beneficio cardiovascular y como antioxidante. La acción más importante parece ser como un hepatoprotector.

Un estudio realizado en Chile mostró un gran beneficio para las personas con resfriados. Un grupo de 158 personas tomaron la andrographis y midieron los síntomas de dolor de cabeza, cansancio, dolor de oído, insomnio, dolor de garganta, secreción nasal, flema y, la frecuencia y la intensidad de la tos. En el cuarto día, se observó una disminución significativa en la intensidad de todos los síntomas en el grupo de Andrographis paniculata.[387]

Un estudio controlado con placebo realizado en Suecia, trató a cincuenta pacientes en las primeras etapas de un resfriado con una preparación a base de hierbas que contienen 85 mg de extracto de andrographis paniculata tres veces al día. Después de cinco días, el 68 por ciento informó una recuperación completa, comparado con solo el 36 por ciento de los otros. En el grupo tratado, 55 por ciento dijo que el resfriado había sido inusualmente suave. Estos pacientes también faltaron menos a su trabajo por causa de la enfermedad.[388]

Con base a evidencia histórica y científica del efecto del kalmegh en el sistema inmune, parece que esta hierba podría tener algún beneficio para el VIH. Un estudio de laboratorio de la Universidad de California en Davis descubrió que el compuesto, dehidroandrografolido monoéster de ácido succínico (DASM), hecho a partir del andrographis, inhibe el HIV.[389]

Se realizó un estudio inicial para investigar esta posibilidad. Investigadores de la Universidad de Bastyr en Seattle, Washington dieron la hierba a pacientes infectados por el VIH. La andographis produjo un aumento significativo en el promedio de CD4 (+) nivel de linfocitos en la sangre, un signo de aumento de la función inmunológica.[390]

El componente principal responsable de estas acciones parece ser el andrographolide, una lactona diterpenoide amarga. Este compuesto y estructuras relacionadas similares tienen efectos fríos (antipirético e antiinflamatorios).

El andographis a veces se combina con equinácea, hierba de limón, corteza de olmo, corteza de canela y el bulbo frittillaria chino para potenciar el sistema inmunológico.

Kapi Kachu

Nombre científico: *Mucuna pruriens*
Nombre común: Kapikacchu
Nombre ayurvédico: Atmagupta, Vanari
Otros nombres: Frijol terciopelo
Familia: Fabaceae
Parte utilizada: Semilla
Temperatura: Caliente
Sabor: Amargo, dulce
Efecto en los *doshas*: KV- P=
Tejidos: Reproductivo, nervino
Acciones: Tónico, afrodisíaco, astringente, rejuvenecedor
Usos: Debilidad general, debilidad sexual, infertilidad, asma, debilidad nerviosa, parálisis, enfermedad de Parkinson, leucorrea, espermatorrea
Precauciones: Sangrado menstrual, menorragia
Preparación y dosis: Decocciones de leche, confecciones, polvo de 250 mg a 1 gramo

El kapi kachu es una de las medicinas más populares en la India. Es un constituyente de más de 200 fórmulas herbales indígenas. Todas las partes del kapi kachu poseen propiedades medicinales invaluables. Después de descubrir que la semilla contiene l-dopa, una droga para la enfermedad de Parkinson, su demanda aumentó y motivó a granjeros de la India a comenzar su cultivo comercial.

Las raíces son amargas, calientes, antihelmínticas, diuréticas, afrodisíacas, purgantes, febrífuga y tónicas. Son útiles para aliviar el estreñimiento, la dismenorrea, neuropatías, úlceras y fiebres.

El kapi kachu ha llamado la atención recientemente por aumentar la líbido, ya que funciona bien para muchas personas.

Kokum

Nombre científico: *Garcinia cambogia*
Nombre común: Garcinia
Nombre ayurvédico: Kokum
Otros nombres: Garcinia
Familia: Guttiferae
Parte utilizada: Raíz, fruta
Temperatura: Frío
Sabor: Picante, amargo
Efecto en los *doshas*: PK- V+
Tejidos: Reproductivo, nervino
Acciones: Graso, nervino
Usos: Obesidad, ansiedad, dolor nervino, espasmos musculares, insomnio
Precauciones: Condiciones de *vata* alto
Preparación y dosis: Extracto, polvo de 250 a 500mg

El tamarindo malabar (*Garcinia cambogia*) es una pequeña fruta que crece en el sur de Asia, donde se le llama *kokum*. Aunque se utiliza en cocina nativa para preparar condimentos agrios, esta hierba ha llamado recientemente la atención de los investigadores modernos como remedio para la pérdida de grasa.[391]

La garcinia es un árbol mediano de hoja perenne. El fruto se asemeja a una pequeña calabaza de color amarillo o rojizo, con un sabor ácido dulce distintivo. Cuando está completamente madura, es demasiado amarga para comer cruda. Contiene de 16 a 30% de ácido hidroxicítrico por peso seco, junto con otras frutas ácidas. Rociado sobre los alimentos o para curry, se utiliza como una especia tal y como se usarían las limas o tamarindos. Con kokum, se dice que la comida será más "abundante y satisfactoria."

Tradicionalmente, el té de la cáscara de la fruta se da en casos de reumatismo y malestares intestinales. En el sistema de medicina ayurvédica, se dice que el sabor amargo activa la digestión. El kokum se utiliza como purgante, para el tratamiento de gusanos y parásitos, tumores y disentería.

Otro uso común en el que se destaca la garcinia es para la conservación de alimentos. Empresas de comidas perecederas del sur de la India, hacen uso de las cualidades antibacterianas del ácido de los frutos.

El aceite se utiliza como un emoliente.

La corteza de la garcinia contiene ácido hidroxicítrico (HCA), por lo que promete ser una adición importante al campo con una impresionante gama de beneficios. De acuerdo con Terry Willard, Ph.D., cuando se extrae de la fruta, el HCA aumenta la energía, reduce el apetito e inhibe la conversión de los azúcares en la grasa, y hace todo esto sin estimular el sistema nervioso central.[392]

Mientras que los estudios científicos sobre el HCA realizados con humanos son relativamente recientes, los estudios en animales parecen muy prometedores. El HCA está ampliamente disponible en tiendas de alimentos saludables, y los médicos reportan buenos resultados clínicos.

El HCA inhibe la creación de grasa, disminuye la producción de colesterol y ácidos grasos, aumenta la producción de glucógeno en el hígado, suprime el apetito y aumenta la producción de calor en el cuerpo mediante la activación del proceso de la termogénesis.

Se han hecho Investigaciones importantes sobre los efectos del ingrediente activo purificado, HCA. En su forma de sal de sodio, es considerablemente más potente que el polvo de fruta cruda. También se usan sales de calcio de HCA. Este ha demostrado en experimentos con animales que suprime el apetito y reduce la formación de grasas y colesterol en el hígado. Además, elimina el colesterol LDL de la circulación. También, aumenta la producción de glucógeno, que puede ser la causa de que la gente perciba la experiencia de aumento de energía cuando toman HCA.

Afortunadamente, el HCA no acelera el metabolismo. En estudios con animales, el HCA conserva su plena eficacia en la reducción de la ingesta de alimentos después de un mes de uso constante. No se sabe cómo es que la HCA reduce el apetito. El HCA no impide el hambre, pero provoca saciedad temprana, y por lo tanto hay más llenura y satisfacción después de las comidas. El deseo por los dulces también se ve disminuido. A diferencia de la cafeína y otros productos energizantes para perder peso, el HCA no es un estimulante, aunque algunos usuarios reportan mayores niveles de energía.

Un estudio con placebo de 1999 combina el extracto de goma de guggul (otra hierba ayurvédica) con extracto de garcinia cambogia y tirosina. Después de seis semanas, veinte personas obesas tenían una disminución significativa en la masa de grasa y el peso corporal. Los sujetos perdieron grasa corporal, pero no masa magra. La gente tenía más energía y no observaron efectos adversos.

Las dietas altas en grasa (más del 30% de calorías provenientes de las grasas) y altos niveles de consumo de alcohol puede interferir con los efectos de HCA. El exceso de líquidos y la ingesta de fibra, junto con ejercicio moderado, debería mejorar sus efectos. Para algunas personas, el HCA puede tener un "período de carga" de varios días, antes de que alcance un beneficio completo.

El kokum se ha utilizado de manera segura como alimento por siglos en áreas tropicales de Asia. Hoy en día se continúa su consumo en grandes cantidades. No se ha reportado toxicidad aguda o crónica después de consumir regularmente productos con garcinia como alimento o tónico. Estudios científicos de su acción, encuentran su uso extremadamente seguro.

Willard sugiere una dosis de 500 a 1,000 mg de HCA, tres veces al día. Estudios más recientes sugieren que una dosis hasta de 6,000 mg por día, puede ser más efectiva. Algunos usuarios podrían beneficiarse de dosis más altas.

Kutaj

Nombre científico: *Holarrhena antidysenterica*
Nombre común: Kutaj
Nombre ayurvédico: Kutaja
Otros nombres: Kurchi, coneru, corteza tellicherry
Familia: Apocynaceae
Parte utilizada: Corteza, raíz, semilla
Temperatura: Frío
Sabor: Amargo, astringente, picante
Efecto en los *doshas*: PK-V+
Tejidos: Sangre, músculo
Acciones: Astringente, antihelmíntico, amebicida
Usos: Colitis, parásitos, mala absorción, hemorroides, menorragia, diarrea aguda y crónica y disentería
Precauciones: Estreñimiento, vértigo, insomnio, agitación, ansiedad en dosis muy altas
Preparación y dosis: Decocción, vino herbal, polvo de 2 a 6 gramos por día

El kutaj es un remedio muy efectivo contra infecciones de amebas acompañadas de diarrea.[393, 394]

La infección por amebas es muy seria y puede ser potencialmente mortal. Es común en los trópicos, ya que los viajeros a veces se infectan por el agua sucia. Medicamentos modernos, como amebicidas son muy eficaces, pero tienen efectos secundarios muy graves. Las personas que toman estos medicamentos suelen experimentar náuseas y fiebre.

El tratamiento de una infección grave con medicinas naturales es una opción personal. Le animamos a actuar con responsabilidad.

El kutaj es astringente, razón por la cual puede tratar la diarrea sin amebas y las hemorroides, pero pueden encontrarse astringentes más eficaces.

También mata los gusanos. Estudios en animales muestran que los alcaloides del kutaj reducen la diarrea y matan el E.coli.[395] En estudios de laboratorio se han encontrado que tiene efectos contra los estafilococos.[396]

Kutki

Nombre científico: *Picrorrhiza kurroa*
Nombre común: Katuka
Nombre ayurvédico: Katuka
Familia: Scrofulariaceae
Parte utilizada: Raíz
Temperatura: Frío
Sabor: Amargo, picante
Efecto en los *doshas*: KP-V=
Tejidos: Plasma, sangre, grasa
Acciones: Digestivo amargo, laxante, alterativo, antibiótico, antipirético
Usos: Fiebre, tos, asma, bronquitis, hepatitis, parásitos, inflamación del ojo, condiciones tóxicas de la sangre, obesidad, diabetes
Precauciones: Condiciones de *vata* alto, debilidad severa, hipoglucemia
Preparación y dosis: tintura, ghee, decocción, polvo de 250 a 500 mg

El kutki es una hierba fría, amarga y desintoxicante. Es un digestivo amargo, y sus cualidades frías ayudan a terapias del hígado.

Además, contiene una gran cantidad de propiedades para la diabetes entre las que se encuentran la estimulación de secreciones digestivas, lo que estimulará la secreción pancreática de insulina.[397] El kutki también aumenta las funciones inmunes.

Esta hierba tiene como acción única normalizar la función del hígado que obviamente es una para una vida saludable. El kutki asiste al hígado a guardar azúcar en la sangre en forma de glucógeno, lo cual es esencial para el manejo de la diabetes. Algunas veces se utiliza para proteger el hígado de efectos tóxicos de medicamentos antidiabéticos.

Los herbolarios contemporáneos lo usan para la hepatitis y efectos antiinflamatorios que benefician casos de asma.

Linaza

Nombre científico: *Linum usitatissimum*
Nombre común: Linaza
Nombre ayurvédico: Uma
Otros nombres: Semillas de lino
Familia: Linaceae
Parte utilizada: Semillas
Temperatura: Caliente
Sabor: dulce, astringente, picante
Efecto en los *doshas*: V- PK+
Tejidos: Plasma, sangre, músculos, huesos
Acciones: Laxante, demulcente, emoliente, expectorante, tónico nutritivo
Usos: Bronquitis crónica, asma, neumonía, estreñimiento crónico, diarrea, convalecencia
Precauciones: Puede empeorar la congestión del colon y puede no ser lo suficientemente fuerte para el estreñimiento severo
Preparación y dosis: Infusión, decocción en leche, pasta, polvo de 2.5 a 1 gramo

La semilla de lino es una fuente rica de fibra soluble, fibra insoluble y aceite comestible. Se trata de un grano nutritivo completo, con un contenido calórico denso.

Los ácidos grasos esenciales (AGE) son bloques de construcción para las prostaglandinas de tipo hormonal. Algunas prostaglandinas son beneficiosas, y sin embargo, otras provocan respuestas dañinas, incluyendo la inflamación. La prostaglandina "serie uno" PGE previene la inflamación, reduciendo los síntomas de la artritis.

Los ácidos grasos se incorporan en el cartílago y el hueso. Estos constituyen el principal componente estructural de todas las membranas celulares. El cerebro, los nervios, la retina, las glándulas suprarrenales, la piel y las membranas mucosas en particular necesitan de AGE. De hecho, el cerebro está compuesto de un 60% de grasas, las cuales contribuyen al nivel de las prostaglandinas antiinflamatorias, ayudando a revertir el daño inflamatorio causado por el exceso de *pitta*.[312]

Los alimentos enteros y sin refinar, generalmente contienen algunos ácidos grasos esenciales. Los cereales enteros y las semillas son fuentes especialmente ricas. El aceite de semilla de linaza es fuente de suplementos dietéticos de ácidos grasos esenciales.

Los estrógenos de la planta, incluyendo la daidzeína, el equol y la enterolactona, que se encuentran en los frijol de soya, trigo, bayas y semillas de linaza, pueden ayudar a reducir el riesgo de ciertos cánceres hormono estimulados, como el de mama y de próstata, mediante la sustitución de estrógeno humano con los estrógenos que contienen esta planta benigna.

Añada las semillas de linaza en polvo, todos los días, a su dieta, tanto como sea necesario para crear heces suaves y esponjosas.

Loto

Nombre científico: *Nelumbo nucifera*
Nombre común: Loto
Nombre ayurvédico: Padma, Kamala, Pushkara
Familia: Nymphaceae
Parte utilizada: Raíz y semilla
Temperatura: Frío
Sabor: Dulce, astringente
Efecto en los *doshas*: PV-K+ (en exceso)
Tejidos: Plasma, sangre, médula espinal, reproductivo, nervios
Acciones: Rejuvenecedor, afrodisíaco, astringente, hemostático, nervino
Usos: Desórdenes de la sangre, diarrea, menorragia, leucorrea, impotencia, espermatorrea, debilidad cardiaca, enfermedades venéreas
Precauciones: Indigestión, estancamiento de alimentos, estreñimiento
Preparación y dosis: Decocción, polvo de 250mg a 1 gramo

Semilla y raíz de loto

El loto atrae abundancia en la vida material y espiritual. Este alimento herbal relaja la mente y abre el *chakra* del corazón y de la raíz. Las semillas, especialmente, promueven la devoción y aspiraciones espirituales. Claro, está bella flor, con sus raíces en el lodo y sus pétalos alcanzando el cielo, ha sido un símbolo espiritual de renovación por milenios.

El loto es un tónico rejuvenecedor, especialmente para el corazón y el sistema reproductivo. Tanto las semillas como las raíces se pueden preparar en alimentos. La raíz es un ingrediente común en platillos salteados en China y esta se pela y se corta como si fuera una papa. Las semillas se usan de la misma forma que se usan los garbanzos. También se puede tomar en polvo en cápsulas, o hacer una infusión de té.

Mandukaparni

Nombre científico: Centella asiática
Nombre común: Gotu kola
Nombre ayurvédico: Brahmi, Mandukaparni
Otros nombres: Centella de la India
Familia: Umbelliferae, Apiaceae
Parte utilizada: Hierba
Temperatura: Frío
Sabor: Amargo, dulce
Efecto en los *doshas*: VPK=
Tejidos: Reproductivo, sangre, médula espinal, nervios
Acciones: Nervino, rejuvenecedor, alterativo, diurético, febrífugo
Usos: Desórdenes nerviosos, condiciones crónicas de la piel y otras enfermedades de tejidos conectivos, epilepsia, senilidad, pérdida de memoria, ansiedad, pérdida de cabello, envejecimiento prematuro, enfermedades venéreas
Precauciones: agravación de picazón, dolores de cabeza o pérdida temporal de la conciencia en grandes dosis
Preparación y dosis: crónico: polvo 1 a 2 gramos por día. Agudo: té de 30 a 90 gramos por día (Khalsa)

Nota: en la India, el gotu kola (*centella asiática*) es usualmente intercambiada por otra hierba similar, el bacopa (*Bacopa monniera).* A las dos se le llama *brahmi.* A la bacopa también se le puede llamar hisopo de agua. La centella también puede llamarse gotu kola (nombre de sihnala) o mandukaparni (hoja de rana). Hay discusiones sobre qué tan intercambiables son realmente.

La centella es más dulce, ligeramente más pesada y con más cualidades tónicas. El bacopa es una planta más fría, más amarga y con cualidades más desintoxicantes. El objetivo de las dos es la mente y los nervios. Baba Hari Dass diferencia la centella como "el brahmi débil" y el bacopa como el "brahmi fuerte". Charaka clasificó a la centella como la que promueve el intelecto o tónico nervino y como una "medicina divina".

¿Pensando en qué pensar? ¿Sientes que estás a punto de llegar al límite de tu disco duro personal? Aquí tiene una hierba con una larga historia para fortalecer el cerebro.

El mandukaparni es uno de los pilares de la medicina Ayurveda a base de hierbas, sin embargo, esta hierba ha sido utilizada en la fitoterapia europea durante muchos años. De hecho, fue utilizado en Francia en la década de los 80. La centella asiática tiene una gran cantidad de beneficios y es una hierba superior para el sistema nervioso.[401]

Es una enredadera de la selva que crece en climas húmedos calientes en el sur y los trópicos del sureste asiático, desde India hasta las Filipinas. Se trata de un vegetal verde común y se come cruda con muchos tipos diferentes de alimentos, al igual que en ensalada. Esta comida es excepcionalmente rica en vitaminas de complejo B, especialmente en B1, B2 y B6, todos los cuales son nutrientes esenciales para el sistema nervioso.

Los vendedores ambulantes venden el jugo recién exprimido como un energizante tropical, un cóctel impulsor del cerebro. Un vaso de eso da bastante energía. Es la comida de la selva de los elefantes, especialmente en Sri Lanka, y bien se sabe de su buena memoria. Fresco, es un delicioso vegetal. El jugo de las hojas frescas se encuentra disponible en algunos bares de jugos.

Brahmi significa "divino" y es una referencia a sus propiedades de antienvejecimiento y por su uso como ayuda para la meditación. Tiene un sabor amargo y enfría el cuerpo. Se utiliza para promover la circulación, especialmente en los vasos sanguíneos de la piel y las membranas mucosas, y es un rejuvenecedor para los nervios y el cerebro.

El gotu kola equilibra los tres *doshas*. Es una hierba amarga, fría, dulce, y un excelente nutriente nervino. Como hierba principal para el sistema nervioso, se utiliza para reparar los tejidos nervinos después traumas, como lesiones de médula y desequilibrios neuromusculares; también aumenta la función del cerebro, la memoria, la concentración y la agudeza mental. Por esto, el gotu kola es la hierba más usada para promover la meditación.

El gotu kola fortalece la memoria, la concentración y la inteligencia; promueve la longevidad, mejora la voz, la fuerza física y la tez.[402] Esta medicina se utiliza para tratar enfermedades diversas como la epilepsia, la senilidad, la pérdida de cabello y la psoriasis.

Un estudio en ratas mostró un mejoramiento impresionante en la memoria. Las ratas tratadas podían retener la conducta aprendida de tres a sesenta veces mejor que las otras.[403]

Recientemente, en un nuevo estudio en Korea se mostró que los constituyentes muestran potencial para tratar la enfermedad de Alzheimer.[404] En seguimiento de investigaciones en animales en la India se usó té de gotu kola para mejorar la conducta cognitiva en dos tipos diferentes de experimentos en un laboratorio de Alzheimer.[405]

Conocido por siglos en Asia por ser tratamiento para la lepra, el gotu kola sana una gran variedad de condiciones de la piel, incluyendo heridas, celulitis, venas varicosas y dermatitis. Esta hierba estimula el crecimiento del cabello y las uñas, aumenta el suplemento del tejido conectivo, mejora la formación de los constituyentes estructurales en el tejido conectivo, promueve la integridad de la tracción de la piel, y aumenta el crecimiento de proteína (queratinización) en la piel.

Estas cualidades dan al gotu kola la habilidad de realmente sanar y crear nueva piel, cerrando y reparando hasta cicatrices muy antiguas, lesiones dolorosas y úlceras en la piel. Varios estudios muestran resultados impresionantes incluso en el tratamiento de piel con grandes cicatrices.

El gotu kola es antiinflamatorio y antioxidante.[406, 407] Cada vez hay más evidencia de esto. En varios estudios en 1999, investigadores de Europa y la India confirmaron que los componentes del gotu kola promueven la rápida sanación de las heridas. Las heridas internas y úlceras intestinales responden al gotu kola.[408]

El gotu kola puede ser utilizado externamente y en ungüentos, para tratar piquetes de insectos, ampollas de herpes, dermatitis seborreica, manos y labios resecos y picaduras.

Los principios activos de la centella asiática se cree que son los triterpenos (compuestos similares a los esteroides), que tienen un efecto de equilibrio en los tejidos conectivos. Estos triterpenos mejoran la función y la integridad de la matriz de colágeno y apoyan la "sustancia fundamental", el "pegamento" que mantiene juntas las células de nuestros cuerpos.

Ya que el gotu kola es básicamente una ensalada de vegetales, la dosis puede ser muy alta. Tome de una a cuatro cucharaditas de jugo fresco cada mañana. Para las enfermedades agudas de la piel, utilice de 28 a 56 gramos al día de hierba seca en forma de té. Muchas personas usan una dosis modesta de un gramo por día en forma de cápsulas para el rejuvenecimiento diario. A menudo se toma con ghee, mantequilla clarificada. Beba una taza de té de gotu kola con miel antes de la meditación.

Para enfermedades inflamatorias de la piel, el gotu kola trabaja mucho mejor y más rápido, cuando la dosis es muy alta. Se puede consumir de 28 a 85 gramos de la hierba seca por día. Esto se puede hacer en forma de té, pero el gotu kola también es una verdura sabrosa al cocinarse. Limpie con cuidado la hierba seca, removiendo los tallos. Rehidrate la hierba y cocínela como si fuera espinaca. Es un poco más amarga, pero de buen sabor. Va muy bien si se mezcla mitad y mitad con espinaca. Use la mezcla para preparar masala o korma. El gotu kola y masala de espinaca se ha vuelto uno de los platillos favoritos de los estudiantes que comparten las clases de herbolaria clínica de Khalsa.

Use brahmi ghee como *nasya* para los desequilibrios nerviosos. Aplique dos gotas en cada orificio nasal varias veces al día.

El aceite de brahmi se utiliza en *abhyanga* para tratar el sistema nervioso. También aumenta la circulación de la sangre, limpia la piel, mejora la memoria y aumenta el *jatharagni*.[409]

Manjishta

Nombre científico: *Rubia cordifolia*
Nombre común: Manjishta
Nombre ayurvédico: Manjishta
Otros nombres: Indian Madder, Bengal Madder
Familia: Rubiaceae
Parte utilizada: Raíz
Temperatura: Frío
Sabor: Amargo, dulce, picante
Efecto en los *doshas*: PK-V+
Tejidos: Plasma, sangre, músculos
Acciones: Alterativo, hemostático, emenagogo, astringente, antitumor, litótrope, diurético
Usos: Amenorrea, dismenorrea, menorragia, menopausia, desequilibrios de la sangre, cálculos biliares, ictericia, hepatitis, diarrea, disentería, huesos rotos, heridas traumáticas, cáncer, enfermedades del corazón, problemas de la piel, parálisis, raquitismo, hidropesía, herpes
Precauciones: Escalofríos intensos, *vata* alto
Preparación y dosis: Decocción, polvo de 250 a 1 gramo, pasta, ghee medicado

Esta planta trepadora se encuentra en colinas y en los Himalayas hasta 2,500m de altura en la India.

El manjistha apoya la formación nutriente de calidad: plasma (rasa dhatu), sangre (rakta dhatu) y grasa (medas dhatu).

Es antiinflamatorio, sana las heridas y purifica la sangre, así que se usa en artritis crónica, mientras aumenta el apetito.[410]

Induce el sangrado menstrual y estimula las contracturas del útero, por lo que es usado en amenorrea y para limpiar el útero después de dar a luz.

Es utilizado para tratar desequilibrios de *kapha* y *pitta*, incluyendo herpes, acné, psoriasis, eczemas y dermatitis.

Menta piperita

Nombre científico: *Mentha piperita*
Nombre común: Menta
Nombre ayurvédico: Phudina
Familia: Lamiaceae
Parte utilizada: Hojas
Temperatura: Frío
Sabor: Picante, dulce
Efecto en los *doshas*: PK- V=
Tejidos: Plasma, sangre, médula espinal, nervios
Acciones: Antiespasmódico, colagogo, colerético, carminativo, antiséptico, analgésico (externamente), diaforético, antiemético
Usos: Cólicos, flatulencia, síndrome de colon irritable, indigestión, nausea, vomito, enfermedades de la vejiga (Khalsa), común con el resfriado y gripa, cálculos biliares
Precauciones: Embarazo, cálculos biliares agudos, hernia hiatal, GERD
Preparación y dosis: Infusión, 1 cda por taza de agua; 1:1 tintura: 10 a 30 gotas por días, 4 veces al día; cápsulas, 3 gramos por día (Khalsa)

¿Alguna vez pensaste que la menta podría servir más allá de hacer un dulce para después de la cena o un coctel? Resulta que la menta, tan segura y suave como lo es, también es una poderosa medicina.

Además de ser un sabroso té herbal y caramelo, la menta es una ayuda digestiva ampliamente utilizada que reduce el gas. Tiene una larga historia como medicina herbal antiespasmódica y carminativa.

Como antiespasmódico, reduce los cólicos del intestino y el exceso de movimiento. La menta se utiliza a menudo con otros antiespasmódicos, incluyendo la manzanilla y el tomillo. La raíz de valeriana es otro clásico antiespasmódico para los trastornos digestivos. Ya que la menta refresca el tracto digestivo, y la valeriana tiene energía caliente, la combinación suele ser eficaz y bien tolerada en una amplia gama de personas con problemas estomacales.

Esta menta tiene temperatura fría y sabor picante. Disminuye *pitta* y *kapha doshas* y equilibra *vata* en dosis normales. La hierbabuena es aún más fría y podría ser una mejor opción para un estómago caliente y ardiente.

Los ingredientes activos en la menta son principalmente mentol y terpenos relacionados (mentona, pineno, bornoel, cineol y canfeno). Históricamente, el aceite de menta contiene mentol y se ha utilizado para una amplia variedad de condiciones de salud, incluyendo síntomas de resfriado común, calambres, dolor de cabeza, indigestión, dolor de las articulaciones y náuseas.

La menta piperita ha mostrado que podría funcionar para el tratamiento de cálculos biliares. Esta segura preparación se puede utilizar durante períodos prolongados, de hasta varios años. Los terpenos reducen los niveles de colesterol en la bilis, mientras que también aumentan los niveles de ácidos biliares y lecitina en el sistema biliar. Además, da muy buenos resultados clínicos en la reversión de los síntomas de cálculos biliares en los casos diagnosticados por ecografía utilizando polvo de menta en cápsulas, aceite de menta por vía oral, y alcanfor encapsulado. En particular, la menta es muy eficaz para los eructos crónicos que a menudo acompañan este síndrome.

El aceite de menta funciona bien para aliviar los síntomas del síndrome del intestino irritable (SII).[470-472] Muchas personas mejoran con tan sólo un simple té de menta o con cápsulas.

En los sistemas herbales tradicionales se valora los diaforéticos, incluyendo la menta piperita, para tratar resfriados. Cuando se consumen en caliente, estos medicamentos promueven la transpiración, liberan materiales de desecho y alivian la congestión. Los diaforéticos fríos se utilizan para reducir la fiebre y la inflamación.

Por vía tópica, el mentol es un buen sustituto del hielo. Use un ungüento con mentol como ingrediente principal. [473-477] Cuando se aplica tópicamente, el mentol es un anodino fuerte, antiséptico local, anestésico y antipruriginosos (alivia la picazón). El aceite de menta es aprobado por la Comisión E Alemana para mialgias y neuralgias. El mentol es eficaz para la inflamación aguda. Proporciona una sensación profunda de frescura en las terapias, incluso para la enfermedad de la fibromialgia, que es notoriamente difícil de tratar. A pesar de que la fibromialgia no implica inflamación, muchos pacientes encuentran un gran alivio con preparaciones de mentol.

Al menos dos estudios científicos han demostrado el valor de los aceites esenciales que se aplican de manera tópica para dolores de cabeza.[478 479]

La menta piperita tiene una desventaja, en comparación con las demás mentas. Su perfil energético es debatido, pero en general tiene sabor picante, con una energía fría. Incluso su nombre en inglés (peppermint) da una pista. Puesto que es caliente, por lo menos hasta cierto punto, los efectos digestivos pueden ser contradictorios. Condiciones de *pitta* pueden empeorarse por la menta piperita. No se quiere que una gastritis empeore. Otras mentas, incluyendo la hierbabuena (*mentha spicata*) y menta de caballo (o menta de maíz) (podina, *mentha arvensis*) tienen una energía más fría.

Mirra

Nombre científico: *Commiphora myrrha* syn *C. molmol*
Nombre común: Mirra
Nombre ayurvédico: Bola
Familia: Burseraceae

Parte utilizada: Resina
Temperatura: Caliente
Sabor: Amargo, astringente, picante
Efecto en los *doshas*: VK- P+
Tejidos: Trabaja en todos los tejidos
Acciones: Antimicrobial, astringente, antiinflamatorio, expectorante, anticáncer, antiespasmódico, carminativo, energizante
Usos: Gingivitis, problemas digestivos, pie de atleta, úlceras en la boca, herpes labial, resfriado común, dolor de garganta, colitis ulcerosa, amenorrea
Precauciones: Embarazo
Preparación y dosis: Tintura oralmente de 1 a 2 ml 3 veces al día, también usado como gárgaras y de manera tópica hasta 10 g (Khalsa)

La resina de mirra es ante todo un desintoxicante. Tiene fuertes propiedades antimicrobianas. Aumenta la circulación en todo el cuerpo.

Una investigación reciente ha revelado sus cualidades antiinflamatorias y analgésicas.[412]

Como una hierba de cuidado oral, la mirra se utiliza como polvo de dientes o en lavado. Es astringente y antimicrobiano.

La resina de mirra libera las emociones reprimidas. Se relaciona con el guggul y el guggul salai, y en esencia se puede intercambiar con esas resinas.

Mostaza

Nombre científico: *Sinapsis alba*
Nombre común: Mostaza
Nombre ayurvédico: Mostaza
Otros nombres: Semillas de mostaza
Familia: Brassicaceae
Parte utilizada: Semillas
Temperatura: Caliente

Sabor: Picante
Efecto en los *doshas*: VK- P+
Tejidos: Pulmones, estómago, sangre, músculos
Acciones: Expectorante, carminativo, energizante, analgésico
Usos: Tos, dolor en el cuerpo y las articulaciones, dolores crónicos, forúnculos, mejora la digestión, disipa la flema
Precauciones: Contraindicado en condiciones calientes
Preparación y dosis: Decocción, cataplasma, aceite medicado, yeso, polvo de 3 a 9 gramos

Las semillas de mostaza son comúnmente utilizadas como carminativo caliente, muy parecido al comino y al clavo.
El aceite de mostaza se usa como medio principal para tratar *kapha*. Baba Hari Dass lo recomienda para tratar la malaria mezclando el hollín de la chimenea con la semilla de mostaza para formar una pasta. Aplicar caliente sobre la parte superior del dedo gordo del pie. Deje actuar durante dos o tres días tiempo en el que se cura.[411] Para la infección bacteriana de la sangre (septicemia), se recomienda calentar una bola de algodón en aceite de mostaza o sésamo y aplicarlo caliente en la palma de la mano.

Musta

Nombre científico: *Cyperus rotundus*
Nombre común: Cípero
Nombre ayurvédico: Musta
Otros nombres: Cípero
Familia: Cyperaceae
Parte utilizada: Rizoma
Temperatura: Frío
Sabor: Picante, amargo, astringente
Efecto en los *doshas*: PK- V+ (en exceso)
Tejidos: Plasma, sangre, músculos, médula espinal, nervios
Acciones: Energizante, astringente, alterativo, carminativo, emenagogo, antiespasmódico, antihelmíntico
Usos: Desequilibrios menstruales, menopausia, dismenorrea, diarrea, mala absorción, indigestión, hígado perezoso

Precauciones: Estreñimiento, *vata* alto

Preparación y dosis: Decocción en fuego lento; polvo de 250 a 1 gramo

El cípero es una hierba perenne común con tubérculos subterráneos medicinales. Se utiliza en una amplia franja del mundo, desde el sur de Europa, a través de la península arábiga hasta China. Hoy, crece en toda la India.

Los tubérculos son principalmente antiinflamatorios y diuréticos. Con una cualidad astringente, la musta se utiliza en úlceras y llagas. Dioscórides lo señala como diurético para la úlcera y como cataplasmas calientes para las llagas. Puesto que disminuye la presión arterial, se encuentra en las fórmulas cardiovasculares.

La musta es un tónico para problemas de la mujer, y es rico en minerales. Aparece en muchas fórmulas que regulan y equilibran las hormonas femeninas. Es un emenagogo diaforético.

Las cualidades aromáticas de la musta la hacen adecuada como un ingrediente para perfumes.

Neem

Nombre científico: *Azadiracta indica*

Nombre común: Neem

Nombre ayurvédico: Nimba

Familia: Meliaceae

Parte utilizada: Corteza, hojas

Temperatura: Frío

Sabor: Picante, amargo, astringente

Efecto en los *doshas*: PK- V+

Tejidos: Plasma, sangre, grasa

Acciones: Amargo, digestivo, alterativo, antipirético, antiséptico, antiemético, antihelmíntico

Usos: Parásitos, enfermedades de la piel (eczema, tiña, urticaria) malaria, fiebre, tos, vómito, náusea, sed, diabetes, tumores, ictericia, reumatismo, artritis, obesidad

Precauciones: Enfermedad de deficiencia del tejido y temperatura baja

Preparación y dosis: infusión caliente o fría; pasta; ghee medicado; aceite medicado; polvo de 250 a 500 mg

El neem es una de las plantas más útiles que crecen en Asia, y una de las más ampliamente utilizadas. A veces se le llama "la farmacia del pueblo," ya que la gente planta un árbol con los vecinos para compartir las hojas, la corteza y las semillas. Los textos ayurvédicos lo describen como *Nivarini roga sarva* (aquella que mantiene todas las enfermedades al límite) o *arishtha* (mitigador de la enfermedad). El neem ofrece sabores amargos y astringentes, por lo que es en especial útil para equilibrar los *doshas* de *pitta* y *kapha*.

Las hojas de neem muestran un efecto purificador de la sangre, por lo que limpia el hígado y la piel de *ama*. Un té de hoja de neem con miel puede aliviar la garganta irritada.

La corteza de neem es refrescante y astringente, y se toma internamente para desequilibrios de *pitta*. Es muy adecuado para las enfermedades oculares de *pitta*. En Asia, las ramas pequeñas de neem se utilizan ampliamente como cepillos de dientes primitivos.

Neem es *twacha rasayana,* remedio de la piel. Extrae el exceso de grasa y suaviza las imperfecciones, por lo que es maravilloso para la piel tipo *kapha*. Debido a su naturaleza fría, cuando se aplica de manera externa, el neem también es útil para la inflamación de la piel relacionada con *pitta*.[413] Yogi Bhajan: "Si usted tiene espinillas que no son curables, consiga hojas de neem. Póngalas en agua y haga un té o sopa con ellas. Es amargo, pero puede purificarlo como a un hermoso niño inocente. Es fantástico, puede matar a cualquier tipo de gérmenes o bacterias en el torrente sanguíneo".[414]

La hoja de neem es una hierba antimicrobiana de amplio espectro que es popular en Asia y se usa para una amplia variedad de infecciones. En experimentos científicos se ha demostrado resultados con el virus de coxsackie, además es un apoyo potente para el sistema inmunológico.

Estimula la secreción de insulina en el páncreas, así como acciones que apoyan el sistema inmune, que a menudo se daña por complicaciones de la diabetes. El neem tiene una afinidad general para el corazón, en donde tiene un efecto de equilibrio.

Las propiedades antimicrobianas del neem se prestan para utilizar en jabón y champú, que son muy populares en Asia. Además de mantener el color y la fuerza del cabello, trata el cuero cabelludo seco y escamoso.

El neem es una hierba clásica popular. Tiene una gran cantidad de beneficios, sin embargo, es suave y seguro.

Nigella

Nombre científico: *Nigella sativa*
Nombre común: Semilla negra
Nombre ayurvédico: Kalonjii, mugrela
Otros nombres: Pequeño hinojo, comino negro (incorrecto), fitch (bíblico), el amor en la niebla
Familia: Ranunculaceae
Parte utilizada: Semillas
Temperatura: Caliente
Sabor: Amargo, agrio
Efecto en los *doshas*: PK- V+
Tejidos: Sangre, plasma, músculos, nervios
Acciones: Termogénico, aromático, carminativo, diurético, emenagogo, anodino, antibacterial, antiinflamatorio, desodorante, aperitivo, digestivo, antihelmíntico, estreñimiento, sudorífico, febrífugo, energizante, galactagogo, expectorante
Usos: Enfermedades de la piel, hemorroides, cefalalgia, ictericia, inflamación, fiebre, parálisis, oftamia, halitosis, anorexia, dispepsia, flatulencia, diarrea, disentería, tos, amenorrea, dismenorrea, helmintiasis, tenia, estranguria, fiebres intermitentes, agalactia
Precauciones: No durante el embarazo (historia de abortivo)
Preparación y dosis: Aceite esencial como repelente de insectos, utilizado para cocinar

Este medicamento es muy popular en el mundo islámico y se utiliza ampliamente en la medicina del Medio Oriente. Jim Duke lo describe como la "hierba musulmana milagrosa". Un proverbio árabe dice que, "la semilla negra es la medicina para todas las enfermedades excepto la muerte".

Es un potenciador carminativo e inmune. Como un ingrediente culinario, su sabor es un poco como el del hinojo. Las semillas se utilizan como condimento para hornear y como pimienta o combinados con cayena para salsas.

Trata afecciones respiratorias superiores, incluyendo resfriados comunes, asma y enfisema. Por lo menos algunos de sus componentes han mostrado una acción parecida al antihistamínico. Duke confirma su uso popular para una amplia variedad de condiciones, incluyendo enfermedades biliares, cáncer, cólicos, dolor de cabeza, ictericia, dolor de estómago, hinchazón, tumores del abdomen y los ojos, y verrugas. En Argelia, las semillas tostadas se combinan con mantequilla para la tos y con miel para los cólicos. El aceite de la semilla aumenta el flujo de leche. En la India, las semillas de nigella se combinan con diversos purgantes para disipar los cólicos y también ayudar a matar y expulsar parásitos.

Se pueden moler las semillas hasta obtener una pasta y mezclar con miel derretida para hacer un tipo de halva (un dulce de Oriente Medio por lo general hecho con semillas de sésamo tostadas y miel).

Externamente, se mezcla el polvo con un poco de harina como aglutinante, y se aplica directamente a los abscesos, el dolor de cabeza, las úlceras nasales y las articulaciones reumáticas.

Nuez moscada

Nombre científico: *Myristica fragrans*
Nombre común: Nuez moscada, Jatiphala
Nombre ayurvédico: Jatphalam (Sánscrito), Jaiphal (Hindi), Rou Dou Kou (Chino)
Familia: Myristicaceae

Parte utilizada: Semillas secas (comúnmente llamada nuez) (óvalo, de 2 a 3 x 2 cm), el núcleo de una fruta color melocotón. [415]

Temperatura: Caliente

Sabor: Picante

Efecto en los *doshas*: VK-P+

Tejidos: Plasma, músculos, médula espinal, reproductivo, nervios

Canales Chinos: Bazo, intestino grueso

Acciones: Aromático, astringente, [416] carminativo, potenciador circulatorio (Ayurveda: estimulante) [417], afrodisíaco (posible), rubefaciente (aceite externamente).

Acciones chinas: Calienta el calentador medio, mueve el qi, elimina el dolor

Usos: Ansiedad, insomnio, hipertensión, indigestión, gases intestinales, apetito suprimido, vómito, eyaculación precoz, [419] diarrea, tos, disnea, cólicos abdominales [420]

Indicaciones chinas: Diarrea, especialmente por deficiencia fría del bazo y riñones [421]

Precauciones: Embarazo, *pitta* alto, diarrea con calor, exceso de sequedad del tejido, calor alto, puede causar embotamiento mental

Toxicidad: La miristicina refuerza el efecto de la triptamina y moderadamente inhibe la monoamina oxidasas, [422] tanto in vitro como en vivo. [423] Incluso cuando se consumieron altas dosis, de 20 a 80 g de polvo, nunca hubo una situación de riesgo de vida. [424, 425] La toxicidad aguda de la miristicina parece ser baja, sin indicios de que cause actividad carcinogénica en animales, a corto plazo. [426] Un estudio encontró, in vivo, que la miristicina puede ser un agente eficaz quimio preventivo del cáncer.[427]

Señales de sobredosis: vómitos, dolor de cabeza, taquicardia, boca seca [428] DL50 en roedores, 2600 a 6000 mg / kg

Preparación y dosis: polvo en cápsulas, de 1 a 6 gramos por día, decocción (medicina china) de 1,5 g a 6 g (generalmente tostado antes de decocción), los informes indican que en el ser humano, 7,5 gramos pueden causar mareos o estupor. Sin embargo, para el insomnio, esta dosis se excede rutinariamente.

La nuez moscada se cultiva en el sur de la India. [429] [430] La mayoría de nuez moscada en los Estados Unidos proviene del Caribe, donde se ha naturalizado, especialmente en la isla de Granada. La cubierta exterior de la semilla, llamada macis, también se utiliza como una especia de cocina y medicina herbal.

La nuez moscada contiene un aceite volátil y una fracción de aceite fijo. El aceite esencial contiene una gran proporción de hidrocarburos monoterpenos (88%) y contiene miristicina y compuestos relacionados como pineno, eugenol, canfeno, sabineno (componente principal en el aceite volátil) [431] y fenilpropanoides (miristicina, elemicin, safrol).[432] El aceite fijo, o "mantequilla de nuez moscada" contiene miristicina (methoxysafrole), ácido mirístico (ácido tetradecanoico, el carbono-14, ácido graso insaturado de cadena lineal) y una parte del aceite esencial.

La gran mayoría de la nuez moscada en el mundo se cultiva y cosecha para uso culinario. Este tipo es un medicamento inferior. El médico debe buscar la nuez moscada medicinal de calidad que ha sido cultivada, cosechado y preparada para medicina. Las semillas enteras preservan los ingredientes activos también, pero los ingredientes activos se degradan rápidamente al secarse. Si la calidad culinaria es la única disponible, las semillas enteras recién molida bastarán. Las semillas pierden rápidamente la potencia al ser molidas. Las semillas en polvo a granel deben estar recién molidas. El autor utiliza cápsulas preparadas a partir de semillas que están recién molidas y de inmediato encapsuladas. La encapsulación conserva los efectos medicinales.

Los efectos psicotrópicos, y la mayoría de las otras propiedades farmacológicas, se han atribuido a los compuestos que se encuentran en el aceite esencial, así que tiene sentido que la medicina debe ser protegida para que el aceite no se volatilice. [433]

En comparación con otros relajantes a base de hierbas comunes, la nuez moscada es poderosa. Si se usa en una dosis excesivamente alta mientras se está despierto, quien la usa sentirá estupor y desorientación del efecto sedante, como con cualquier otro relajante poderoso.[434]

Los fuertes efectos psicoactivos en dosis altas (sentimientos de irrealidad, euforia, entre otros) se cree que se deben a la miristicina, pero hay poca investigación que apoye esto. La miristicina sola no tiene el mismo efecto que la semilla entera. Una dosis de 400 mg de miristicina, casi el doble de la cantidad presente en veinte gramos de nuez moscada (esta dosis produce efectos psicotrópicos) produce sólo efecto leves.[435-437] Los efectos inhibidores de la MAO pueden ser la causa de sedante. [438]

La nuez moscada es adecuada para sostener el sueño si hay insomnio. Los extractos potenciados por pentobarbital inducen al sueño. [439] En pollos, el aceite de nuez moscada entera aumentó la duración del sueño inducido por etanol.[440]

La acción sedante de la nuez moscada comienza después de un retraso predecible de tres y medio a cinco horas, dependiendo del paciente, y los resultados es una somnolencia prolongada de ocho horas. Para el insomnio, se comienza con una dosis de una cápsula a las 6:00 pm. La noche siguiente, se aumenta la dosis a dos cápsulas y de esta manera se continua aumentando gradualmente. Ajuste el tiempo de administración ligeramente para promover el momento adecuado de la iniciación del efecto. El paciente debe sentirse profundamente somnoliento a la hora de acostarse. Ajuste la dosis para la profundidad deseada de sueño. Los pacientes insomnes tienden a subestimar la dosis, ya que a menudo no han experimentado el sueño verdaderamente profundo, y tienden a estar satisfechos con un sueño menos reparador. Cuando la dosis se aumenta gradualmente a una cantidad más alta, a menudo experimentan un sueño profundo reparador y se levantan descansados. Permita el tiempo necesario para dormir, ya que los pacientes seguirán sedados si son despertados antes de la duración total de la acción (ocho horas). Una dosis típica para el insomnio, dada por la tarde es de tres gramos.

Muchas fuentes[441] recomiendan tomar pequeñas dosis de nuez moscada después de terminar las actividades del día, pero esto es un problema. La medicina no tomará efecto por cuatro horas, así que no es apropiado para dormir si se toma a la hora de acostarse. Ya que la duración es de 8 horas completas, el paciente estará sedado al levantarse si se la toma a la hora de acostarse.

Administrar nuez moscada a la hora de dormirse junto con semillas de amapola producirá doce horas de sueño profundo. La amapola tiene efectos inmediatos, así que el paciente ya estará dormido cuando comience la nuez moscada a estar activa. Esto puede ser de gran valor durante la convalecencia.

La nuez moscada tiene una acción retardada, por lo que se puede tomar en dosis divididas durante todo el día. Una dosis mayor en la noche va a producir un efecto ansiolítico latente matutino. Un protocolo típico sería 500 a 1,000 mg en el desayuno, el almuerzo y a la hora de acostarse. Como el metabolismo de la nuez moscada es gradual, los pacientes a menudo experimentan una sensación sostenida de relajación durante todo el día, incluso si la dosificación es irregular.

La nuez moscada es un potente sedante y un hipotensor.[442] El mecanismo no ha sido bien dilucidado, pero se supone que es a través de la vasodilatación. La nuez moscada también retarda la frecuencia del pulso en las dosis apropiadas. El autor ha observado clínicamente que la nuez moscada reducirá la presión arterial en prácticamente todos los casos, independientemente de la gravedad del paciente. Es una medida muy eficaz a corto plazo. El efecto secundario es la fatiga extrema. El paciente se adaptará gradualmente al efecto sedante en pocos días si la dosis se ajusta. Las dosis más altas de extractos causaron una caída brusca de la presión arterial no bloqueada por la atropina en los animales.[443]

Esta hierba se destaca en el tratamiento de la eyaculación precoz. El mecanismo es desconocido, pero se supone que es por el efecto hipotensor.[444] La nuez moscada es ligeramente astringente. El protocolo más eficaz es una dosis diaria modesta que no cause sedación excesiva, como un gramo, a largo plazo. El efecto se manifiesta típicamente en unos treinta días y continúa.

Muchas fuentes describen la nuez moscada como afrodisíaco. Es una de las "cinco aromáticas ayurvédicas" supuestamente tomadas por los reyes para que puedan satisfacer a muchas mujeres. [445] Teniendo en cuenta su uso en el tratamiento de la eyaculación precoz, esto es probable. Algunas fuentes informan que la acción sobre el tracto urinario es de irritación. Esta podría ser la causa de la supuesta acción. (Por otro lado, diferentes fuentes informan que el aceite se utiliza para la inflamación urinaria.) [446, 447]

Los autores no la consideran como un afrodisíaco clínico viable. Sin embargo, como la nuez moscada es un sedante fuerte, el estado de ánimo relajado que imparte puede facilitar la interacción y el rendimiento sexual. Los efectos hipotensores argumentan en contra de un aumento en la disfunción. [448]

Por lo general, es un ingrediente relativamente menor en las fórmulas afrodisíacas. Un producto contemporáneo, mientras que pregonan el efecto afrodisíaco, la combina con otras veintidós hierbas de usos múltiples, muchas de los cuales en realidad son hierbas con efectos afrodisíacos específicos, incluyendo el azafrán, shankpushpi, jyotishmati, jatamansi, ashwagandha y gokshura.[449]

La nuez moscada es una hierba moderadamente seca y astringente. Estriñe y es diurético, por lo que se utiliza para tratar la diarrea, para la cual se puede administrar en leche. [450, 451] La nuez moscada se combina con el opio para la diarrea y como soporífero. En Norteamérica, las semillas de amapola pueden sustituirlo. La nuez moscada es particularmente adecuada para la diarrea en niños. [452, 453]

Una medicina casera para la diarrea incluye ghee, polvo de jengibre, azúcar de caña y nuez moscada. [454] La adición del jengibre aumenta el *agni* (fuego digestivo) para tratar la mala digestión subyacente, causante de la diarrea. [455]

Como carminativo, Ayurveda considera la nuez moscada similar en la acción a la canela y el clavo de olor. Si es necesario, cualquiera puede ser sustituido por los otros. [456] Reduce *vata* alto. Baba Hari Dass dice que abre los nadis, purifica la sangre y detiene los eructos.[457] Una combinación típica de la función digestiva suprimida se puede tomar antes de los alimentos e incluye jengibre seco, comino y nuez moscada.[458] Una fórmula clásica, *jatiphala churna* (polvo de nuez moscada), combina la nuez moscada con semillas de cardamomo, madera de sándalo, semillas de sésamo, amla, pipali y otras hierbas. Se utiliza para una variedad de problemas digestivos, incluyendo la diarrea.[459] La nuez moscada también se utiliza en las fórmulas para las hemorroides [460] y se aplica externamente como una pasta.[461]

El ghee de nuez moscada es un ingrediente en ungüentos para los síntomas de las articulaciones (artritis).[462] La nuez es hepatoprotectora.[463]

Ayurveda sugiere la nuez moscada para la secreción nasal en los niños. *Jatiphala churna* también se utilizaba para problemas respiratorios relacionados con el exceso de mucosidad (tos, rinitis, congestión nasal).

Se utiliza como un medicamento de menor importancia en la diabetes.[464] En las islas de Banda, el aceite se frota en el abdomen y en la frente para el dolor de cabeza y el dolor de estómago, respectivamente.[465] La pulpa de la fruta de la nuez moscada es dura, leñosa y muy amarga. En Indonesia, se utiliza para hacer una deliciosa mermelada con agradable aroma de nuez moscada. Un bálsamo de nuez moscada que se produce en Malasia, se utiliza para el dolor de cabeza, congestión nasal, picazón leve en la piel y picadas de moscos. [466] El Dr. Lobsang Rapgay enseña que en el aceite esencial de la tradición tibetana de la nuez moscada se puede mezclar con el aceite de coco para la rigidez muscular.[467] Se utiliza en la dentición infantil (se aplica a las encías) y como vermífugo.[468]

La nuez moscada es combinada con raíz saussurea para las acciones digestivas y con codonopsis y jengibre para la diarrea. Se combina con la raíz pinellia y jengibre para los vómitos, gas y disminución del apetito y con pinellia, jengibre, "massa fermentata" (mezcla no estándar de harina de trigo fermentada y varias hierbas, por lo general artemisia), granos de semillas de paraíso (*ammomum villosumm*, relacionada al cardamomo) para los niños con vómitos, gas y disminución del apetito.

Ayurveda a menudo combina la nuez moscada con miel u otros edulcorantes, incluyendo fruta dulce.[469]

Pimienta negra

Nombre científico: *Piper nigrum*
Nombre común: pimienta negra
Nombre ayurvédico: Kali Mirch, Kali Maricha
Otros nombres: Pimienta negra
Familia: Piperaceae
Parte utilizada: Fruta (grano de pimienta)
Temperatura: Caliente
Sabor: Picante
Efecto en los *doshas*: KV- P+
Tejidos: Plasma, sangre, grasa, médula espinal, nervio
Acciones: Alterativo, expectorante, energizante, antihelmíntico, febrífugo, carminativo, analgésico, antiséptico, aumenta el *agni*
Usos: Indigestión crónica, congestión de los senos paranasales, obesidad, toxinas en el colon, fiebre, fiebre intermitente, extremidades frías, metabolismo suprimido
Precauciones: Condiciones de inflamación de los órganos digestivos, urticaria, erupciones de la piel, *pitta* alto
Preparación y dosis: Infusión, decocción en leche, ghee medicado, gárgaras para dolores de garganta, polvo de 250mg a 1 g

En Asia, la pimienta negra es el desintoxicante más importante y la hierba de antienvejecimiento más conocida. Se trata de un remedio caliente, digestivo, carminativo que aumenta la circulación, disminuye la presión arterial y contiene compuestos que previenen la osteoporosis.

La pimienta parece aumentar la liberación de carcinógenos a través del hígado, reduciendo el cáncer. La piperina, el principal ingrediente activo, protege contra el daño de hígado casi tan bien como el cardo mariano. La piperina también está reconociéndose por aumentar la biodisponibilidad y la absorción de nutrientes. Por ejemplo, en un estudio reciente, científicos midieron la absorción de los ingredientes activos de la cúrcuma. La administración de cúrcuma junto con la piperina aumenta la biodisponibilidad en un 154%, y redujo a la mitad el tiempo de la absorción.

La pimienta negra reduce los radicales libres. Es antioxidante y previene el agotamiento de glutatión. También evita la destrucción de otros antioxidantes, tales como la vitamina A. [188-190]

La pimienta es una hierba para reducir *kapha* que quema *ama*, y libera la congestión nasal. Su naturaleza caliente equilibra las hierbas frías en las fórmulas. Es ideal para las condiciones de *kapha* como el glaucoma y epilepsia tipo *kaphaja*.

Las hierbas picantes usualmente aumentan la líbido a corto plazo, así como la pimienta. La kali mirch, no obstante, es extremadamente seca por naturaleza. Es tan seca que los yoguis lo usan para reducir las secreciones sexuales, disminuyendo el deseo sexual a largo plazo. Khalsa usaba hasta cuatro cucharadas al día para tratar el edema con fóvea extrema, como por ejemplo, después de una cirugía de corazón.

Una preparación ayurvédica excelente para la congestión nasal es hervir diez granos de pimienta negra en leche, colarlo y beberlo. Use kali mirch con miel muy temprano por la mañana para limpiar *ama* del sistema.

Para un tónico nervino y de ojos, mezcle 50 granos de pimienta (blanca o negra), 50 almendras y 25 gramos de semillas de anís. Muela todos los ingredientes y mezcle. Agregue azúcar morena si lo desea. Tome una cucharadita dos veces al día con leche caliente.

Pipali

Nombre científico: *Piper longum*
Nombre común: Pipali
Nombre ayurvédico: Pipali
Otros nombres: Pimienta larga
Familia: Piperacae
Parte utilizada: Fruta (grano de pimienta)
Temperatura: Caliente
Sabor: Picante
Efecto en los *doshas*: VK-P+
Tejidos: Plasma, sangre, grasa, médula espinal, nervios, reproductivo

Acciones: Energizante, expectorante, afrodisíaco, carminativo, antihelmíntico, analgésico

Usos: Resfriado, tos, asma, bronquitis, laringitis, artritis, tumor abdominal, lumbago, ciática, epilepsia, parálisis, gusanos, reumatismo, gota, dispepsia, flatulencia

Precauciones: *Pitta* alto, condiciones inflamatorias

Preparación y dosis: Infusión, decocción en leche, aceite medicado, polvo de 100 a 500 mg

El pipali es una pimienta de aproximadamente 2.5 a 5cm de longitud. Es utilizado en la herbolaria China y ayurvédica.

Ayurveda considera el pipali como un poderoso limpiador de la sangre. También es reconocido por sus beneficios herbales tanto en el sistema digestivo como respiratorio. A diferencia de la pimienta negra, con la cual está relacionado, es un rejuvenecedor.

La pimienta larga aumenta la biodisponibilidad de la cúrcuma. La cúrcuma mezclada con 10% de pimienta larga tiene un equivalente a un 95% de biodisponibilidad de extracto de curcumina estandarizado y tiene la gama completa de los componentes disponibles en toda la raíz vs el extracto estandarizado refinado (y es mucho más barato). Además, la curcumina en altas dosis puede causar daño gástrico, mientras que toda la cúrcuma no muestra dicha actividad en dosis altas. Por el contrario, parece ser protectora para el mucosa gástrica.[480]

El pipali humecta, mientras que la pimienta negra es seca. Los dos generalmente se combinan para compensar la energética.

Psyllium

Nombre científico: *Plantago psyllium*

Nombre común: Psyllium

Nombre ayurvédico: Snigdhajira

Familia: Plantaginaceae

Parte utilizada: Semillas, cáscaras de semillas

Temperatura: Frío

Sabor: Dulce, astringente

Efecto en *dosha*: PV- K y *ama+*

Tejidos: Plasma, sangre

Acciones: Laxante, demulcente, emoliente, astringente, expectorante

Usos: Estreñimiento crónico, diarrea, disentería crónica, cataratas, colitis, uretritis, cistitis, gastritis, úlceras

Precauciones: Puede causar estancamiento de alimentos y congestión en el tracto gastrointestinal

Preparación y dosis: Infusión, pasta, polvo de 500 mg a 2 gramos

Las semillas de psyllium, un laxante de fibra común, alivia el estreñimiento.

Equilibra la función intestinal y alivia el dolor en el síndrome del intestino irritable (SII).[485] La capacidad del psyllium para absorber fluidos significa que es útil para el tratamiento de la diarrea, un síntoma común de SII. A medida que viaja por el intestino, el mucílago de psyllium crea un beneficio suavizante, lo que puede aliviar los cólicos. Un estudio en Inglaterra reveló que el estreñimiento mejoró significativamente en los pacientes que toman psyllium. Ochenta y dos por ciento de los sujetos tenían mejoras de los síntomas de SII. [486] En un estudio para determinar la dosis óptima, se recomienda veinte gramos por día.[487]

La fibra promueve una sensación de saciedad y ayuda a perder peso.

Las semillas de psyllium parecen muy prometedoras. Un experimento realizado el año pasado en Londres con sujetos que no estaban a dieta reveló que, una hora después de la comida los participantes se sentían mucho más satisfechos de lo normal, y terminaron comiendo quince gramos menos de grasa por día de lo habitual. Un desayuno de cereales enteros y psyllium, es una sabrosa manera de obtener fibra soluble en la dieta.

La dosis típica de fibra utilizada en estos estudios es de cinco a siete gramos por día. Aparte de la sensación de saciedad, la fibra rara vez tiene efectos secundarios.

Punarnava

Nombre científico: *Boerhaavia diffusa.*
Nombre común: Punarnava
Nombre ayurvédico: Punarnava (lo que nos renueva)
Otros nombres: Punarnava, siempreviva, palo de agua
Familia: Nycyaginaceae
Parte utilizada: Toda la planta, raíz
Temperatura: Caliente
Sabor: Amargo, dulce, picante
Efecto en los *doshas*: VK-P+
Tejidos: Plasma, sangre
Acciones: Alterativo, tónico de sangre, rejuvenecedor, diurético
Usos: Edema, anemia, micción difícil o ardiente, piedras en los riñones, enfermedades del corazón, alcoholismo, hepatitis, hemorroides
Precauciones: Deshidratación
Preparación y dosis: Decocción; polvo de 250 a 500 mg

La planta se encuentra en toda la India, especialmente durante la temporada de lluvias.

Se utilizan todas las partes de la planta, aunque cada parte tiene un valor terapéutico diferente y se debe preparar a su manera para su máximo beneficio.

El punarnava es una hierba única que ayuda a mantener las funciones urinarias renales de manera eficiente y protege los riñones, especialmente las nefronas, que son dañados por la diabetes a largo plazo. También, es un diurético bien conocido, antiespasmódico y un agente antiinflamatorio útil para infecciones del tracto urinario.

Su acción antiedema es beneficiosa para la insuficiencia cardíaca congestiva, para lo que se administra con corteza de arjuna.

Es una medicina ligera, bien tolerada, antiinflamatoria, estomacal, laxante, estimulante del miocardio, antibacterial y antiviral. Es útil en casos de asma, anemia, ictericia, ascitis, orina escasa, inflamación interna y como un antídoto para el veneno de serpiente.

La raíz de esta planta es un poderoso *rasayana*. Equilibra a *vata* y *kapha*. Las raíces son anticonvulsivas y analgésicas y, tiene propiedades laxantes y expectorantes. También tiene acción hepatoprotectora.

El punarnava apoya la calidad de seis de los tejidos del cuerpo, incluyendo el plasma nutriente (*rasa dhatu*), sangre (*rakta dhatu*), músculo (*mamsa dhatu*), grasa (*meda dhatu*), médula espinal y nervios (*majja dhatu*) y fluidos reproductivos (*shukra dhatu*).

Rauwolfia

Nombre científico: *Rauwolfia serpentina*
Nombre común: Raíz serpiente hindú
Nombre ayurvédico: Sarpagandha
Familia: Apocynaceae
Parte utilizada: Raíz
Sabor: Amargo
Tejidos: Nervios, plasma, sangre
Acciones: Hipotensor, febrífugo, sedante
Usos: Baja la presión arterial, enfermedades mentales, insomnio, ansiedad, psicosis, históricamente usado como antídoto para mordidas de serpientes, disentería, dolor abdominal, fiebre, cólico
Precauciones: Contraindicado en el embarazo (teratógeno y abortivo), depresión, úlceras pépticas, hiperprolactinemia.
Preparación y dosis: Polvo de 50 a 300 mg diariamente, o más bajo supervisión

Esta hierba es fuente valiosa para un medicamento de hipertensión: la reserpina. En dosis bajas, es una excelente hierba para reducir la presión arterial.[488] Es tan efectiva para bajar la presión arterial que en realidad puede crear presión arterial baja si no se controla cuidadosamente.

Históricamente, se utiliza para tratar las mordeduras de serpientes. La sarpagandha está indicado en enfermedades mentales.[489] Se dice que elimina los malos espíritus.

Khalsa ha tenido mucho éxito en su utilización para el autismo, especialmente en los niños autistas con un perfil de ansiedad e insomnio.

Puede actuar como un fuerte afrodisíaco, y ayuda en dificultades de erección producidas por la presión sanguínea baja.

Esta es una hierba muy potente y se debe utilizar con precaución. Es difícil encontrar en América.

Regaliz

Nombre científico: *Glycyrrhiza glabra*
Nombre común: Regaliz
Nombre ayurvédico: Yashtimadhu (palo dulce)
Otros nombres: Orozus
Familia: Fabaceae (Leguminosae)
Parte utilizada: Raíz
Temperatura: Frío
Sabor: Dulce, amargo
Efecto en los *doshas*: VP- K+
Tejidos: Trabaja en todos los tejidos
Acciones: Expectorante, tónico, demulcente, rejuvenecedor, laxante, sedante, emético
Usos: Tos, resfriados, bronquitis, hiperacidez, úlceras, micción dolorosa, dolor de garganta, laringitis, dolor abdominal, debilidad general asma, bronquitis, hepatitis, parásitos, inflamación del ojo, condiciones tóxicas de la sangre, obesidad, diabetes
Precauciones: *Kapha* alto, edema, hipertensión, inhibe la absorción del calcio y potasio, debilidad severa, hipoglucemia
Preparación y dosis: Decocción en leche, ghee medicado, polvo de 250 a 500 mg

Aunque primordialmente es una hierba para las glándulas suprarrenales, el regaliz es un protector y desintoxicante del hígado. Protege las membranas celulares y reduce la inflamación del hígado, siendo muy útil para la hepatitis. El regaliz suprime los radicales libres de las células del hígado, previniendo su daño. Ya que el regaliz es un fuerte antiinflamatorio, tiene un gran valor en desórdenes tóxicos de la piel. Estudios en Japón, muestran que los ingredientes activos del regaliz: glycyrrhizin, un glylcoside triterpeno, y el ácido glicirretínico, son fuertes protectores del hígado. La glicirricina se prescribe ampliamente en Japón para la hepatitis.

El regaliz protege y desintoxica el hígado por diferentes medios. Es un antioxidante, antiviral, y aumenta la producción de interferón y anticuerpos. Estudios han demostrado que el regaliz ayuda a la desintoxicación del hígado, incluso de venenos potentes como el tetracloruro de carbono, un químico industrial común. La raíz del regaliz es extremadamente dulce y es deliciosa en pequeñas cantidades en forma té. Las dosis terapéuticas pueden ser demasiado dulces. En cápsulas, la dosis usual es de 1 a 8 g por día. El regaliz es ligeramente laxante, por lo que es mejor aumentar la dosis lentamente hasta una que sea cómoda. Ocasionalmente, puede aumentar la presión arterial en personas susceptibles y, personas con historial de hipertensión deben evitarlo.

El regaliz se utiliza para mejorar la vista, la fuerza, la potencia sexual y la líbido. Como otros tónicos, generalmente se puede usar para aumentar los efectos de otras hierbas en las fórmulas, así que es ampliamente utilizado.

La raíz de regaliz es probablemente la hierba más estudiada en el mundo para las glándulas suprarrenales. Es rica en saponinas, flavonoides y es antiinflamatoria. La estructura de las saponinas se asemeja a las hormonas supra adrenales. Muchos estudios han demostrado sus propiedades antiinflamatorias y antialérgicas. Preserva los efectos de la hormona cortisol, permitiendo mantener una acción antiinflamatoria más duradera.

La raíz de regaliz es altamente considerada como un remedio en la mayoría de tradiciones herbales del mundo. Aunque es principalmente un remedio hormonal, digestivo o respiratorio, está actualmente sobresaliendo pos sus cualidades botánicas hepáticas.

Las investigaciones realizadas durante las dos últimas décadas en China y Japón han puesto de manifiesto que el regaliz es una hierba con características hepatoprotectoras. Según Paul Bergner, director clínico de la Escuela de las Montañas Rocosas de Estudios Botánicos, el regaliz es "un importante hepatoprotector tanto como las semillas de cardo mariano pero actúa por mecanismos diferentes a los de esa hierba."

Un estudio sobre el regaliz para la hepatitis B hecho en Japón en 1996, reveló que la hierba también tenía acciones positivas en la enfermedad.

Un estudio hecho en la India en 1993 sobre el extracto de regaliz, en los pacientes con insuficiencia hepática debido a la hepatitis, produjo una tasa de supervivencia del 72,2%, en comparación con el grupo control, de los cuales sólo el 31,1% sobrevivió.

El regaliz es un botiquín de medicina para el hígado. Sus acciones son numerosas. En la protección del hígado, actúa como un antioxidante, antiviral, mejora el interferón y la producción de anticuerpos, promueve la actividad de células T en el hígado, y protege el hígado de lesiones hepáticas autoinmunes. Varios estudios en animales han demostrado que la glicirrizina protege las células del hígado del daño causado por los productos químicos.

El regaliz beneficia a pacientes que reciben quimioterapia contra el cáncer, previniendo los efectos hepáticos secundarios de los fármacos.

La raíz de regaliz reduce la inflamación en la piel. Esta hierba contiene sustancias similares a los esteroides, los cuales, tomados internamente, o incluso aplicados tópicamente, proporcionan alivio rápidamente.

Un estudio realizado en 1994 reforzó la excelente reputación de esta hierba para la dermatitis atópica. Treinta y siete niños recibieron una medicina herbal china que contiene regaliz. Después de doce meses, dieciocho de los niños habían experimentado una reducción de por lo menos el 90% en los síntomas de la enfermedad. [398]

La raíz de regaliz, aunque no se ha demostrado específicamente que trata la fibromialgia, es la hierba más estudiada para el manejo de la fatiga crónica. Sharol Tilgner, N.D., la recomienda altamente. Ella señala que el regaliz es antiinflamatorio, antiviral, protege el hígado, y es compatible con el sistema inmunológico. Los pacientes con fatiga crónica presentan una deficiencia de hormonas glucocorticoides, producidas en las glándulas suprarrenales, que se puede mejorar con la raíz de regaliz. [399, 400]

El regaliz es una hierba deliciosa, de sabor dulce, por lo que se puede utilizar como té. Tomado en cápsulas, la dosis típica sería de alrededor de 4,000 a 5,000 mg por día.

Ricino

Nombre científico: *Ricinus communis*
Nombre común: Aceite de ricino
Nombre ayurvédico: Erand
Familia: Euphorbiaceae
Parte utilizada: Aceite prensado de semilla
Temperatura: Caliente
Sabor: Picante, dulce
Efecto en los *doshas*: V- PK+
Tejidos: Hígado, bazo, nervios, digestión
Acciones: Catártico, demulcente, analgésico, nervino
Usos: Estreñimiento, epilepsia, parálisis, locura, enfermedades de los nervios, enfermedades del hígado, verrugas, quistes; antiinflamatorio cuando se aplica externamente en moretones, heridas y rigidez; reduce masas benignas como quistes en los senos y ovarios, promueve el parto
Precauciones: Las semillas de ricino internamente son veneno mortal pero no en aceite
Preparación y dosis: 1 a 2 cucharadas (4 a 6 horas antes del purgante); preparaciones externas como paquetes de aceite de ricino y aceite de masaje (muy buen vehículo de masaje para *vata*)

Marsha Akers es una colega de Khalsa. Hace algún tiempo, sus pies le dolían mucho, ella decía que sentía como pedazos de vidrio cortando sus pies. Apenas en su mediana edad, Marsha, una terapeuta de masaje que tenía que estar parada todo el día, pensó que su carrera había terminado. Finalmente, fue diagnosticada médicamente con espolones óseos.

Desesperada por probar cualquier método que le ayudara a mejorar, Marsha empapó sus pies con un ungüento caliente de aceite de ricino cada noche durante treinta minutos. El alivio fue inmediato y cada día mejoraba más. Dos semanas más tarde, ella estaba libre de dolor por primera vez en meses. El dolor de Marsha nunca más regresó. Ella se siente muy bien, y lo mejor de todo es que todavía trabaja tiempo completo haciendo masajes en Gresham, Oregón, donde se le conoce por su uso abundante de ungüento de aceite de ricino.

La planta de ricino de hoja perenne es originaria de África tropical y la India, donde el árbol puede crecer hasta doce metros. Las semillas contienen una toxina extremadamente mortal, que debe ser eliminada por un procesamiento especial antes de que el aceite sea utilizable.

El ricino es una panacea maravillosa para un gran número de preocupaciones de la salud.[247] ***Es picante y dulce con una energía caliente. Aplicado de manera externa, es un analgésico y nervino, así que su principal uso es para condiciones de los nervios.***[248]

El aceite de ricino es un tratamiento principal para *vata dosha*. Tierra lo usa para todo tipo de trastornos de *vata* que incluyen: dolor, estreñimiento y artritis.[249] Siguiendo la idea de *vata*, ***este aceite especial, es utilizado en el tratamiento de la epilepsia, la parálisis, la locura y muchos trastornos del sistema nervioso.*** El aceite de ricino apoya las articulaciones, los músculos, el tejido conectivo y la salud de la piel. Se utiliza en heridas, traumas y dolores menores.

El aceite de ricino es el "árnica del Ayurveda", trata tejidos dañados estructurales y conectivos y previene los moretones. No está diseñado para eliminar dolores agudos, sin embargo el dolor crónico se puede prevenir o aliviar. Úselo en el área del dolor crónico de articulaciones, incluyendo la fibromialgia u la osteoartritis.

El aceite de ricino es astringente y ayuda a estabilizar las articulaciones hipermóviles, como subluxaciones del cuello. Se utiliza para reducir masas benignas e hinchazones, incluyendo quistes en el ovario, quistes en los senos, venas varicosas, glándulas linfáticas hinchadas, agrandamiento de hígado y bazo y lipomas. Un masaje ligero con aceite de ricino a los senos de una mujer lactante, mejora la secreción de la leche.

Se puede aplicar aceite de ricino en grandes áreas de afectación de los nervios o disfunción de órganos, tales como una pierna afectada o como bolsa abdominal para el hígado afectado, para el dolor menstrual, estreñimiento y malestar abdominal, en general. Se usa en quemaduras, úlceras de decúbito, erupciones, comezón en la piel, talones agrietados, cutículas rotas y cortes o heridas.[250]

Las hojas son venenosas, pero pueden ser cocidas al vapor y aplicadas de manera directa externamente para aliviar los dolores de hematomas, lesiones y rigidez, molestias y dolores, reumatismo, artritis, lumbago y bursitis. También, se puede aplicar en piel infectada, incluyendo verrugas y hongos, granos o estrías. El aceite de ricino se utiliza en el tratamiento de trastornos del sistema nervioso, incluyendo la epilepsia y la parálisis. También se aplica en la neuralgia, neuropatía del pie y ciática.

Tradicionalmente, se aplica en una bolsa húmeda. Hay ungüento de aceite de ricino disponible como gel soluble en agua el cual penetra por completo, sin dejar residuos.

Use pomada de aceite de ricino en contusiones, esguinces, distensiones, hemorroides, fisuras anales, talones agrietados y otros tejidos traumatizados. Aplique ungüento o aceite de ricino puro sobre la piel si lo desea en el área de incomodidad. Frote el medicamento por completo. Como alternativa, aplique una capa de 1.2 cm de grosor. Cubra con algo, como por ejemplo el plástico. Deje tapado durante varias horas o durante la noche.

Úsese en las áreas específicas del trauma (irritación anal, entre otros). Déjelo aplicado y sumerja el mayor tiempo posible. Aplique una compresa abdominal para los quistes ováricos o para la desintoxicación del hígado. Utilícelo en compresa para los quistes mamarios benignos. Para evitar hematomas, aplíquelo inmediatamente después de un trauma y permita que permanezca durante la noche, o durante varias horas.

Las características energéticas del aceite de ricino hacen buen partido para el típico paciente de fibromialgia. El tratamiento tiende a ser un poco lento para la fibromialgia, pero, según la experiencia de Khalsa, el uso a largo plazo puede ser muy eficaz.

Ingiera 1 cucharadita de miel con 1 cucharadita de aceite de ricino para el hipo.[251, 252]

Michelle Bennett es una herbolaria profesional de Seattle, Washington, que había recibido malas noticias de su dentista. Tenía huecos en las encías de hasta 1 cm de profundidad. Finalmente, se abstuvo de tomar el tratamiento periodontal e injerto óseo recomendado y se embarcó en un régimen natural intensivo, usando gotu kola mezclado con aceite de ricino en cataplasma sobre las encías todos los días. Su dentista terminó por retractarse de la recomendación para los procedimientos periodontales. De hecho, fue tan sorprendente que él le pidió consultarla en los casos de enfermedades de las encías en su práctica.

El aceite de ricino tomado internamente, trata las condiciones de "*udavarta*", en el cual *vata* cambia su sentido en el tracto digestivo. Suavizar el intestino con aceite de ricino normaliza a *vata* en el intestino grueso.

Ayurveda algunas veces utiliza el aceite de ricino como un ingrediente medicinal en recetas de comida anti*vata*. La esposa de Khalsa, Jagdish Kaur, tan *vata* como puede ser, una vez utilizó frijol mungo con aceite de ricino durante dos semanas, por sugerencia de Yogi Bhajan. Ella se dio cuenta que es muy eficaz para varios temas relacionados con *vata*, pero no le pida que describa el sabor. Ella aún recuerda la receta con, mmmm digamos, afecto.

Rosa

Nombre científico: *Rosa spp.*
Nombre común: Rosas, Gulab
Nombre ayurvédico: Shatapatri
Familia: Rosaceae
Parte utilizada: Pétalos de flores, pétalos
Temperatura: Frío

Sabor: amargo, astringente, picante, dulce

Efecto en los *doshas*: VPK=

Tejidos: Plasma, sangre, médula, nervios, reproductor

Flor: Antibacterial, antidepresivo, antiinflamatorio, antiséptico, antiespasmódico, antiviral, afrodisíaco, aromático, astringente, tónico de sangre, carminativo, expectorante, tónico de riñón y sedante.

Escaramujo: Astringente, tónico de sangre, diurético (ligero), tónico de riñones, laxante, nutritivo, tónico, carminativo, diurético, digestivo, antiinflamatorio (tópico), laxante

Acciones: Purgante, alterativo, hemostático, antipirético, antihelmíntico

Usos: Ira, ansiedad, cataratas, depresión, diarrea, dismenorrea, micción frecuente, hipercolesterolemia, amigdalitis, vértigo, infecciones renales y de la vejiga, agotamiento, gota, reumatismo, amenorrea, cólicos, inflamaciones externas

Precauciones: Indigestión de semillas (teórico)

Preparación y dosis: Infusión, 1 a 2 cucharaditas pétalos (sin semillas) por taza de agua hirviendo; decocción, 1 cucharadita de polvo de aquenios por una taza de agua, dejar hervir hasta que reduzca a media taza

Las flores de rosa, que rara vez se utilizan en Occidente, son una medicina popular en el Oriente Medio y la India. Son especialmente buenos para reducir *pitta*, y son un buen laxante para las personas de constitución *pitta*.

Calman las superficies inflamadas y regulan la menstruación. Comúnmente, los pétalos de rosa se mezclan con miel o azúcar de caña y se dejan macerar durante un año. La mermelada es un dulce sabroso con un efecto laxante refrescante.

Ruibarbo

Nombre científico: *Rheum spp.*

Nombre común: Ruibarbo

Nombre ayurvédico: Amla-vetasa

Familia: Polygonaceae
Parte utilizada: Raíz
Temperatura: Frío
Sabor: Amargo, picante
Efecto en los *doshas*: PK-V+
Tejidos: Plasma, sangre, grasa
Acciones: Purgativo, alterativo, hemostático, antipirético, antihelmíntico
Usos: Ictericia, problemas del hígado, inflamación de la piel, diarrea y disentería tipo *pitta*, estreñimiento acompañado con fiebre, úlceras o infecciones
Precauciones: Embarazo, diarrea crónica, escalofríos, hemorroides tipo *vata*
Preparación y dosis: Infusión, polvo: laxante 1 gramo; purgante: 3 gramos

El ruibarbo es una raíz fría, amarga, antraquinona que contiene laxante. El ruibarbo promueve la bilis, lo que drena el calor húmedo. Estas cualidades hacen que sea adecuado para la ictericia.

Es adecuado para el estreñimiento geriátrico. Úselo con carminativos calientes para evitar calambres.

Esta hierba es más suave que la sena o la cáscara y se toma de dos a cuatro cápsulas al día. Se tolera fácilmente, por lo tanto, la raíz de ruibarbo se puede utilizar para una amplia gama de pacientes y condiciones.

Safed musali

Nombre científico: *Asparagus adscendens* (*Chlorophytum borivilianum*)
Nombre común: Safed musali
Nombre ayurvédico: Shreta musli
Otros nombres: Espárrago hindú (no el vegetal común)
Familia: Liliaceae
Parte utilizada: Raíz
Temperatura: Frío
Sabor: Dulce

Efecto en los *doshas*: VP-K+
Tejidos: Reproductivo
Acciones: Tónico, demulcente, afrodisíaco
Usos: Eyaculación precoz, líbido bajo, infección de la vejiga, diarrea
Precauciones: Dosis altas pueden producir malestares gástricos
Preparación y dosis: Polvo de 1 a 10 gramos al día, generalmente en decocción de leche

El safed (blanco) musali, es un tubérculo, pariente del shatavari. Es una potente planta afrodisíaca ayurvédica que se ha utilizado desde el siglo XI D.C. Al igual que el shatavari, es un tónico en general. [490]

Contiene diversos derivados del estigmasterol y varios glicosides esteroideos.[491] Tiene un alto contenido de saponina (entre 12 al 17%).

Como tienden a ser las raíces de espárragos es nutritivo y emoliente, por lo que es beneficioso en trastornos urinarios. También se ha demostrado un efecto significativo en el aumento de volumen de semen y el recuento total de espermatozoides. Ensayos clínicos han demostrado el mejoramiento en la capacidad del trabajo. [492] Al igual que la ashwagandha, imparte fuerza y ayuda a la función inmunológica. El safed musali es tradicionalmente utilizado en casos de falta de líbido e impotencia en los hombres y es bien conocido para el tratamiento de la eyaculación precoz. Promueve la salud en general, es un tónico antienvejecimiento y, tiene afinidad con la pelvis y el recto. Es un ingrediente común y seguro en fórmulas tónicas sexuales y en el *chyvanprash*.

Hoy en día, el safed musali se tiene en cuenta para su uso en diabetes y artritis.[293] Es un remedio para la diarrea leve.

Las raíces tuberosas son usadas como encurtidos. El safed musali se puede cocinar en leche para la debilidad sexual general y la impotencia. A menudo se utiliza una dosis de uno a dos gramos por día como alimento de suplemento.[494] Para líbido bajo, usar quince o más gramos al día. Esta variedad de espárrago se usa como alimento, así que su uso es seguro.

Salai Guggul (Incienso)

Nombre científico: *Boswellia serrata*
Nombre común: Boswellia, Sallaki
Nombre ayurvédico: Salai guggul
Otros nombres: Boswellia
Familia: Burseraceae
Parte utilizada: Resina
Temperatura: Frío
Sabor: Amargo, dulce, astringente
Efecto en los *doshas*: VPK=
Tejidos: Sangre, músculos, grasa, reproductivo
Acciones: Alterativo, antiespasmódico, analgésico
Usos: Artritis, reumatismo, gota, dolor en los nervios, espasmos de músculos
Precauciones: Ninguno conocido
Preparación y dosis: Polvo purificado de 250 mg a 1 gramo

El salai guggul ha llegado a ser muy conocido en América del Norte durante la última década por sus efectos producidos sobre trastornos de las articulaciones. La medicina es una resina gomosa que exuda la corteza de un árbol de grandes ramas que crece en las áreas semiáridas de Asia del sur. Esta goma se ha usado tradicionalmente en el sistema ayurvédico como medicina antiartrítico. En la herbolaria ayurvédica, las preparaciones medicinales de goma son conocidas como "guggul."

Esta goma contiene constituyentes (ácidos boswéllicos) que inhiben los leucotrienos en el cuerpo, sustancias que producen inflamación. De hecho, la goma de la boswellia inhibe la inflamación a través de varios mecanismos en el cuerpo. Experimentos científicos demostraron que la hierba "exhibe efectos sedantes y analgésicos".

La goma de Boswellia trata el dolor, otra razón por la que se debe utilizar para la osteoporosis avanzada. Aunque Ayurveda recomienda esta hierba para la artritis, no encontramos estudios en seres humanos para esta enfermedad. La boswellia ha demostrado reducir los procesos inflamatorios en los seres humanos con colitis, sin embargo, es un paso en la dirección correcta.

Hoy en día en los Estados Unidos, la boswellia se administra generalmente en forma de extracto purificado. Para la dosis inicial, se sugiere 400 mg tres veces al día.

Sándalo

Nombre científico: *Santalum album*
Nombre común: Sándalo
Nombre ayurvédico: Chandana
Familia: Santalaceae
Parte utilizada: Madera, aceite volátil
Temperatura: Frío
Sabor: Amargo, dulce, astringente
Efecto en los *doshas*: PV- K o *ama+* (en exceso)
Tejidos: Plasma, sangre, nervios, músculos, médula espinal
Acciones: Alterativo, hemostático, sedante, refrigerante, antiséptico, antibacterial, carminativo
Usos: Enfermedades del ojo, cistitis, uretritis, vaginitis, herpes zóster, dermatitis aguda, bronquitis, palpitaciones, gonorrea, insolación
Precauciones: Congestión severa del pulmón, *kapha* alto
Preparación y dosis: Infusión caliente o fría, decocción, aceite medicado, polvo de cinco a quince gramos al día

Muchos de nosotros estamos familiarizados con el maravilloso aroma de gran calidad del aceite de sándalo.

Esta medicina es uno de los mejores remedios refrescantes para *pitta*. Como tal, se utiliza para tratar una amplia gama de enfermedades calientes, a nivel interno y externo, desde la ictericia, hasta la fiebre, el herpes y las erupciones de la piel. Mezcle 10% de aceite de sándalo en ungüento de óxido de zinc y aplique en las ampollas del herpes.

El aceite esencial es un remedio muy popular para enfermedades del tracto urinario, incluyendo cistitis y gonorrea. Es también utilizado en tos y bronquitis irritante.

Una emulsión de madera mezclada con azúcar, miel y arroz sirve para tratar el malestar de estómago.[496]

El sándalo es el tratamiento externo principal contra el acné y cualquier enfermedad inflamatoria de la piel. Khalsa creó, y ha usado con gran éxito, un gel a base de aceite de sándalo, gel de aloe, mentol, bórax y otros ingredientes menores, para casos severos de acné en adolescentes y adultos.

Chandana significa "alegrando". Tiene un *prabhava* para dar felicidad. Es un remedio *medhya*.

El sándalo es una medicina *vajikarana*.

El chandana es hemostático y se utiliza para parar el sangrado en heridas simples. Khalsa aprendió el uso del aceite de sándalo para el tratamiento de sangrado nasal (un tipo de *rakta pitta*) de Yogi Bhajan. Es el tratamiento más efectivo que ha visto para parar el sangrado nasal instantáneamente. Incline la cabeza hacia atrás e inserte 2 a 3 gotas del aceite en la fosa nasal afectada. La hemorragia se detiene de inmediato. La única objeción que la gente menciona es el fuerte olor persistente de la madera de sándalo, que huele bien como un perfume, pero puede ser un poco abrumador cuando se introduce a la nariz.

Para tomar el aceite esencial internamente, ponga veinte a cincuenta gotas por día, en cápsulas vacías e ingiéralas.

Sena de la India

Nombre científico: *Cassia angustifolia*
Nombre común: Sena de la India
Nombre ayurvédico: *Rajavriksha*, el rey de los árboles
Familia: Fabaceae
Parte Utilizada: hojas, vainas (más suaves)
Temperatura: Frío
Sabor: Amargo
Efecto en los *doshas*: PK-V+

Tejidos: Plasma, sangre, grasa

Acciones: Purgante, antihelmíntico, antipirético, alterativo

Usos: Estreñimiento, condiciones inflamatorias de la piel, hipertensión, obesidad

Precauciones: Hemorroides, inflamación del tracto gastrointestinal, diarrea, embarazo

Preparación y dosis: Infusión, caliente o fría; polvo de 1 a 2 gramos como purgante

La hoja de sena de la India es un purgante fuerte usado sólo en casos de estreñimiento agudo. Se puede utilizar para desintoxicar el cuerpo, bajar la fiebre, eliminar gusanos o actuar como diurético. En Ayurveda se usa para condiciones de la piel, hipertensión y obesidad.

La sena de la India es un gran arbusto de 0.6 metros con hojas verdes grisáceas a amarillentas. La "Cassia senna" o "Alejandrino senna" (Cassia acutifolia) es originaria de África tropical y se cultiva en Somalia, Egipto, Sudán y otros lugares. "Tinnevelly senna" (Cassia angustifolia) es nativa de la India y se cultiva principalmente en India y Pakistán. [502]

Extrañamente, el sena es un miembro de la familia de las leguminosas, razón por la cual producen vainas, que también tienen acción purgante. Las vainas son planas y con forma de riñón, con la impronta de la semilla que se muestra a través de la vaina. Son más suaves que las hojas.

La hoja de sena tiene un sabor amargo y energía fría. Ayurveda dice que reduce *kapha* y se emplea para la limpieza de *pitta* en el intestino delgado. Aunque el sena es un laxante, y en teoría debería ser bueno para *vata,* es un promotor de peristaltismo que alterará *vata* a largo plazo a través de su sabor amargo y la energía fría.

El peristaltismo es el movimiento ondulatorio que impulsa las heces fuera del intestino grueso. Cuando el intestino está funcionando correctamente, los músculos se comprimen y se relajan brevemente cada pocos segundos, lo que impulsa las heces hacia el recto *(tránsito).* Los llamados laxantes “estimulantes" promueven este movimiento. Entre los mejores están las hojas de sena, la corteza de cáscara y la hoja de aloe, todos los cuales contienen ingredientes estrechamente relacionados. Se deben utilizar sólo a corto plazo por breves episodios de estreñimiento agudo.

Los ingredientes activos en la sena de la India son compuestos de antraquinona. Los principales constituyentes activos se llaman senósidos A, B, C, y D. Estos cuatro glucósidos son responsables de la actividad. Se componen de diferentes configuraciones de aloe-emodina y reína, y ocurren como glucósidos de la planta. Los senósidos son solubles en agua, por lo que la hierba funciona bien como té. Los glicósidos de antraquinona pasan sin cambios hacia el colon, donde las bacterias hidrolizan el enlace glicosídico produciendo las antraquinonas libres (agliconas). Estas antraquinonas libres son absorbidas en la sangre, y luego re-secretadas en el intestino grueso, en donde estimulan la contracción del músculo liso y la defecación.[503]

Debido a su acción de compresión, la sena se utiliza generalmente junto con hierbas carminativas calientes, tales como el jengibre y el hinojo, que reducen el potencial de calambres.

Si la hierba se empapa en agua fría, estas resinas no se extraen, por lo que una infusión en frío tiene menos acción laxante. Un té de sena caliente es un laxante fuerte.

Tenga cuidado con la sena de la India en caso de hemorroides, afecciones inflamatorias del tracto gastrointestinal, diarrea o embarazo. El uso repetido de purgantes fuertes de sena o similares puede debilitar el tono del colon. En algunas personas, la terapia de humedad y un aceite laxante podría ser la mejor manera de lidiar con el estreñimiento crónico.

Para usar el té de sena, caliente de uno a dos gramos de hoja seca al día, en combinación con hierbas calientes carminativas, como el anís, cardamomo y jengibre.

Sésamo

Nombre científico: *Sesamum indicum*
Nombre común: Semillas de sésamo
Nombre ayurvédico: Tila

Familia: Pedaliaceae
Parte utilizada: Semillas
Temperatura: Caliente
Sabor: Amargo
Efecto en los *doshas*: V- PK o *ama* + (en exceso)
Tejidos: Trabaja en todos los tejidos, especialmente los huesos
Acciones: Tónico nutritivo, rejuvenecedor, demulcente, emoliente, laxante
Usos: Tos crónica, pulmones débiles, estreñimiento crónico, hemorroides, decaimiento, retracción de las encías, pérdida de cabello, huesos débiles, osteoporosis, delgadez, convalecencia, disentería, amenorrea, dismenorrea
Precaución: Obesidad, *pitta* alto
Preparación y dosis: Decocción, pasta, aceite medicado, polvo de 500 mg a 2 gramos

Las semillas de sésamo son la base de casi todos los aceites de masaje ayurvédicos.

Las semillas de sésamo son ricas en calcio. Ayurveda considera superior la variedad negra de Asia.

En casos de niños que orinan la cama, la semilla de sésamo es milagrosa. El niño debe tomar de una a dos cucharadas de semillas molidas antes de acostarse.

Shankpushpi

Nombre científico: *Evolvulus alsinoides*
Nombre común: Shankpushpi
Nombre ayurvédico: Shankpushpi
Familia: Convolvulaceae
Parte utilizada: Planta, jugo
Temperatura: Caliente
Sabor: Astringente
Efecto en los *doshas*: VPK=
Prabhava: Mejora la claridad mental
Tejidos: Nervios

Acciones: Nervino, sedante, tónico de cerebro

Usos: Debilidad nerviosa, agotamiento mental o emocional, epilepsia, insomnio, locura

Precaución: Ninguna conocida

Preparación y dosis: Decocción; polvo de 250 mg a 1 gramo

Cuando necesitamos paz mental y sueño, podemos recurrir al shankhapushi para ayudar a restaurar la claridad mental y la relajación. Sus flores se asemejan a una concha de caracol (*shankha)*, de ahí el nombre. Por lo general, es una planta de 30cm, con la cúpula de flores, que crece en campos abiertos en el norte de la India.

Esta hierba es un tónico rejuvenecedor excepcional para la mente y el tejido nervioso. La planta se dice que tiene propiedades místicas profundas, con una afinidad con el corazón, la garganta, el tercer ojo y el *chakra* de la corona.

La hierba es especialmente eficaz para los trastornos mentales de la ansiedad y el miedo. A menudo tomarlo con o prepararlo en ghee, promueve la tranquilidad, sin embotar la mente. Estimula en casos de depresión y calma en casos de manía. Los estudiantes la pueden utilizar para la fobia de los exámenes. Para los trastornos de déficit de atención, se combina bien con brahmi, jatamamsi, cálamo y regaliz.

El Dr. Dever llama a esta hierba "un regalo del cielo para la gente estresada del siglo XXI".

Para dormir, use shankpushpi en una dosis de seis gramos a la hora de acostarse.

De acuerdo con el *Astanga Hridyam*, el ghee, cocinado tres veces con jugo de shankpushpi y leche, puede hacer que se vuelva aguda incluso la mente más torpe.[504]

Shatavari

Nombre científico: *Asparagus racemosus*

Nombre común: Shatavari

Nombre ayurvédico: Shatavari (cien esposos)

Otros nombres: Espárrago de la India

Familia: Liliaceae

Parte utilizada: Raíz
Temperatura: Frío
Sabor: Dulce, amargo
Efecto en los *doshas*: PV- K o *ama+* (en exceso)
Tejidos: Trabaja en todos los tejidos
Acciones: Tónico (general, reproductivo, nervino), nutritivo, rejuvenecedor, antiácido, demulcente
Usos: Debilidad en órganos femeninos, infertilidad, debilidad sexual, impotencia, menopausia, úlceras, hiperacidez, deshidratación, abscesos en los pulmones, tos, cáncer, herpes, leucorrea, fiebre crónica
Precaución: *Ama* alto, exceso de mucosidad
Preparación y dosis: Tónico de por vida: un gramo por día, condiciones agudas, use hasta ocho gramos por días según sea necesario.

El shatavari es el mejor tónico para la mujer. Significa "cien esposos".

Este pariente del espárrago vegetal es particularmente rejuvenecedor en el tracto reproductivo femenino, la sangre y promueve la construcción del cuerpo.

El shatavari se toma para una amplia variedad de problemas hormonales femeninos agudos, incluyendo la dismenorrea. Esta hierba aumenta la fertilidad, y equilibra las hormonas femeninas, por lo que es valioso en el tratamiento de las quejas de la menopausia, como la atrofia vaginal. Contiene saponinas de triterpeno fitoestrógenos, incluyendo shatavarin.

También se utiliza para fortalecer el sistema inmunológico, aumentar la leche y las secreciones sexuales y como un afrodisíaco. Aumenta el intelecto, la digestión y la fuerza física. Un estudio reciente encontró que un medicamento que contenga shatavari reduce sustancialmente los efectos del estrés.[505]

Esta hierba se utiliza como una crema hidratante eficaz para las membranas de los pulmones, el tracto digestivo y, al igual que otras especies de espárragos, los riñones y el tracto urinario. El jugo fresco de las raíces se usa con miel para la dispepsia.[506] Los tubérculos son confitados y se utilizan como aperitivos.

Un estudio en 1990 reveló que el shatavari es al menos tan eficaz como la metoclopramida, un fármaco de uso común para la dispepsia.[507] Nos gusta como decocción de leche combinado con ghee, azúcar de caña y miel.

El shatavari en infusión de aceite o ghee se utiliza para el masaje en trastornos de los nervios, articulaciones y urinarios.

Está relacionado con la raíz de espárragos en Occidente, que tiene propiedades similares.

Las mujeres de Asia comienzan a ingerir shatavari en la pubertad y suelen tomar uno a dos gramos por día durante largos períodos. En muchos grupos étnicos de Asia, los problemas de la menopausia son casi desconocidos. Se pueden usar dosis altas para el tratamiento de una amplia variedad de síntomas hormonales femeninos (síndrome premenstrual, calambres menstruales, cambios de humor, sofocos de la menopausia, entre otros). Aumente gradualmente hasta que la dosis sea eficaz, alrededor de siete gramos por día.

Shigru (moringa)

Nombre científico: *Moringa oleifera*
Nombre común: Malunggay
Nombre ayurvédico: Shigru
Otros nombres: Moringa
Familia: Moringaceae
Parte utilizada: Hoja, semilla
Temperatura: Frío
Sabor: Dulce
Efecto en los *doshas*: VPK=
Tejidos: Plasma
Acciones: Nutritivo
Usos: Alimento, enfermedades infecciosas, diabetes
Precaución: Ninguno
Preparación y dosis: Alimentos y bebidas

El árbol de shigru es verdaderamente notable. Sin embargo, ha pasado prácticamente desapercibido, excepto para los botánicos y herbolarios ayurvédicos.

La moringa es un árbol común, nativo del norte de la India, y se cultiva en las zonas subtropicales desde África occidental hasta Fiji. Se le conoce comúnmente como moringa. Es una planta baqueta (las vainas de semillas de 1m parecen baquetas),[508] como los árboles ben, benzolive, árbol kelor y ben, que son una fuente de alimento y de medicina como casi ningún otro. Es el árbol conocido que crece más rápido, ya que comúnmente alcanza los tres metros de altura en sólo diez meses después haberse sembrado. El árbol crece bien en las zonas tropicales húmedas o secas calientes, en el calor abrasador, la desecación de la sequedad y en suelos pobres. Se le compara con el maíz y la soya en términos de valor como alimento y medicina.[509]

El árbol de moringa tiene una impresionante gama de beneficios en la dieta. Según "Trees for life", las hojas secas tienen cuatro veces más calcio que la leche, el triple de potasio que los bananos, más del doble de hierro que las espinacas, y siete veces más vitamina C que las naranjas.[510] También contienen 17 por ciento de proteínas (el doble que en leche) y un muy alto contenido de aminoácidos,[511] incluyendo una buena cantidad de los aminoácidos que contienen azufre, metionina y cisteína, es una buena fuente de vitaminas del complejo B, bajo en grasas y carbohidratos y contienen de dos a cuatro veces más beta caroteno que lo que se encuentra en las zanahorias. [512, 513] En un estudio que mide el metabolismo del calcio en los mamíferos jóvenes, se encontró que la planta baqueta estaba cerca de la absorción en una dieta de leche.[514] La gente cocina y come pequeños brotes y hojas tiernas enteras, y follaje de hojas más viejas como la espinaca. [515] El polvo de las hojas se pueden añadir en salsas, sopas o caldos de pescado. Las semillas se pueden preparar como guisantes o asadas y se comen como cacahuates. [516] Las vainas jóvenes son un vegetal que se asemeja a los espárragos. En la India, se añaden las frutas de moringa al curry. [517]

Se ha estimado que un vaso de hojas frescas contiene el requerimiento diario de vitamina A para diez personas. Las organizaciones de caridad están utilizando la moringa para prevenir la deficiencia de vitamina A en la ceguera infantil en las zonas en desarrollo.

La moringa tiene una larga historia en la medicina. Ayurveda ha utilizado el shigru como fuente de vitamina C para resfriados, forúnculos, fiebre, dolor en las articulaciones y gota. [518, 519] El Ayurveda dice que las hojas de la moringa previenen 300 enfermedades.

También contiene compuestos, incluyendo el beta-sitosterol, que muestran actividad hipotensora. De hecho, se utiliza en la India para el tratamiento de la presión arterial alta.[520]

Las semillas y las raíces contienen un antibiótico que trata infecciones de la piel.[521] Las semillas son antiinflamatorias, antiespasmódicas y diuréticas. [522] Las flores de moringa tienen sabor a rábano. Son una fuente de néctar para miel, y pueden ser sumergidos para hacer un té para el tratamiento contra los resfriados. Las raíces son una fuente de especia que se asemeja al rábano picante. La moringa ya está disponible en forma de polvo, cápsulas, y se procesa para té.

Té negro

Nombre científico: *Camellia sinensis*
Nombre común: Té
Nombre ayurvédico: Chai, término genérico para el té, que usualmente se refiere al té negro con especias
Otros nombres: Té negro
Familia: Theaceae
Parte utilizada: Hojas y capullos
Temperatura: Caliente
Sabor: Astringente
Efecto en los *doshas*: K-VP+
Tejidos: Plasma, sangre, nervios
Acciones: Nervino, antioxidante, antibacterial, astringente, digestivo, antiinflamatorio

Usos: Tonifica las membranas mucosas, calma los párpados irritados, picaduras de insectos, inflamaciones, quemaduras, dolores de cabeza, tónico nervioso, hepatitis, pérdida de peso, decaimiento de los dientes

Precauciones: Ninguna conocida

Preparación y dosis: Bebidas específicas en dosis de té

Esta hierba se volvió de uso común en la India en el siglo pasado. A partir de ese momento, todos sabemos lo que pasó. India y el té negro se convirtieron en sinónimos. Hoy en día, es la bebida nacional, y la India hizo famoso el té en Inglaterra.

Esta planta en su forma "negra", es la base de lo que conocemos como chai, que simplemente significa "té". En la India, connota una infusión con leche que tiene en adición, especias de sabor y calientes, como el clavo y el cardamomo. Cada región tiene su receta favorita, y cada abuela tiene su toque especial. Esto lo vuelve confuso, por supuesto, ya que "té" es simplemente una palabra que describe una extracción de agua de hierbas.

El té negro o verde, ha tomado a la comunidad científica como una tormenta, con una amplia gama de aplicaciones en alimentos y medicinas. Primero y ante todo, el té combate los radicales libres, los productos químicos que ahora se cree son la causa más importante del daño celular y el envejecimiento.

La mayoría de las investigaciones sobre el té se centran en los ingredientes activos llamados polifenoles: químicos antioxidantes poderosos. Los taninos, moléculas grandes de polifenoles, forman la mayoría de los principios del té, con catequinas de la categoría dominante, que comprenden alrededor del 90%. El epigallo-3-galato de catequina (EGCG), sobresale ya que típicamente hace el 50% del contenido de la catequina, y parece ser el ingrediente más beneficioso. El EGCG es 100 veces más potente que la vitamina C y 25 veces más potente que la vitamina E.

El té sobresale en la lucha contra el cáncer. Los antioxidantes del té bloquean el cáncer mediante la prevención de daños en el ADN celular, y los estudios revelan que el té tiene efectos potentes en la reducción de la tasa y la gravedad de muchos tipos de cáncer, incluyendo el cáncer de mama, piel, estómago, pulmón, colon, próstata, e incluso posiblemente para el cáncer de piel. Además, impide la metástasis del sitio original en la piel, estómago, intestino delgado, hígado o pulmón.

El té puede ser particularmente beneficioso para el cáncer de próstata.[191,192] La tasa de mortalidad del cáncer de próstata entre los japoneses, que habitualmente beben de cuatro a seis tazas de té al día, es considerablemente menor que la de los hombre de Occidente. Un estudio en la Universidad de Kobe en Japón, encontró que los ratones que se alimentaron de extracto de té y fueron sujetos a cáncer de próstata tuvieron menos probabilidad de desarrollar la enfermedad. Un reporte reciente del *Mayo Clinic*, aseveró que el té, incluso puede matar algunas células del cáncer de la próstata.[193]

En el tubo de ensayo, el EGCG tiene un poderoso efecto anticancerígeno en las células de cáncer de pulmón.[194]

El té beneficia la salud oral y reduce las caries en al menos cinco formas. Mata las bacterias que causan la caries. Investigaciones en la última década han identificado una serie de sustancias en el té que puede debilitar los efectos causantes de la caries por bacterias, como el streptococcus mutans.[195,196] Bloquea la unión de las bacterias asociadas con la caries dental en los dientes. Inhibe la actividad de la colagenasa de las bacterias que viven por debajo de la línea de las encías. Los polifenoles en el té son antiinflamatorios, por lo que reducen la enfermedad de las encías (gingivitis). Por último, aumenta la resistencia del esmalte de los dientes a la erosión inducida por ácido.[197]

Para el sistema cardiovascular, el té ha demostrado reducir el colesterol total y el LDL, así como los triglicéridos, y mejora la proporción del colesterol LDL al colesterol HDL.[198]

El té reduce la presión arterial.[199] Dado que muchos de los casos de presión arterial alta son esencialmente causados por altas grasas en la sangre, es probable que este sea el mecanismo por el cual el té hace bajar la presión arterial. El EGCG también reduce la agregación plaquetaria, (casi tanto como la aspirina o el extracto de ginkgo biloba), adelgaza la sangre, y reduce la posibilidad de accidentes cerebrovasculares.

Además de reducir las grasas en la sangre, el té parece aumentar la pérdida de peso.[200] Investigadores en la Universidad de Ginebra, publicaron en el *American Journal of Clinical Nutrition*,[201] que comparado con el placebo, el extracto del té causó un aumento mayor de grasas quemadas que la cafeína pura en 24 horas (termogénesis). Los científicos concluyeron que "el extracto del té puede jugar un rol en el control de la composición del cuerpo en la vía de activación simpática de la termogénesis, oxidación de grasa o los dos". Los resultados indican que 266 calorías extras fueron quemadas al día mientras tomaban el producto del té y el solo tomar una pequeña cantidad diaria, para quemar una cantidad de calorías extras, puede promover la pérdida de peso a lo largo plazo.

Varios estudios han demostrado que el té puede bajar la grasa de la sangre, incluyendo el colesterol.[202]

El té aumenta la función inmune.[203] Combate la infección de diferentes patógenos, incluyendo protozoos, virus, [204,205] incluyendo VIH, [206] y bacteria. Se encontró que los polifenoles del té (particularmente EGCG) tienen propiedades bactericidas, y se cree que daña las membranas bacterianas. Los ingredientes activos inhiben las bacterias patógenas que causan la intoxicación alimentaria.[207, 208]

En la piel, los polifenoles activos pueden proteger contra las quemaduras solares. Extractos del té verde y negro se frotaron en áreas de la piel de voluntarios humanos, para probar la capacidad de proteger contra el daño solar desde niveles relativamente bajos de radiación ultravioleta (UV) dirigidos a los antebrazos de los sujetos. Los sujetos tenían formación de enrojecimiento menos grave después de la exposición a la luz UV en comparación con las áreas no tratadas.

Científicos en *Rutgers University*, en New Brunswick, NJ, examinó el té, aplicando los polifenoles (epicatequina) conteniendo una porción de manera tópica y también como bebida, en los efectos de las causas de químicos y UV que causan cáncer. El uso externo redujo los tumores de piel cancerosos en un 94 por ciento, mientras que al beber té por dos semanas antes y durante la exposición disminuyó las quemazones al igual que la malignidad.[209]

Recientemente se ha sugerido que el té puede bloquear algunas hormonas masculinas no deseables en el cuerpo. En algunos estudios el extracto del té ha mostrado inhibir hormonas masculinas, causante del patrón masculino de la calvicie (alopecia androgénica). [210,211]

El té ayuda a regular la función intestinal y la regularidad. Un estudio mostró una significativa mejora con una dosis diaria de 500 mg del total de polifenoles. Las personas que beben té tienen menos estreñimiento. El té puede promover la longevidad. Por lo menos, las mujeres japonesas que son practicantes tradicionales de la ceremonia del té tienen las tasas de mortalidad especialmente bajas. Teniendo en cuenta todos los otros beneficios de esta hierba, esto parece lógico.[212]

Gran parte de la ciencia sobre los beneficios del té se basa en la cantidad del té verde que típicamente se consume en los países de Asia: unas tres tazas por día (que proporciona 240 a 320 mg de polifenoles). Una dosis equivalente sería un buen objetivo para aquellos que desean aprovechar los beneficios del té.

Tulsi

Nombre científico: *Ocimum sanctum*
Nombre común: Tulsi, Vishnupriya ("la amada de Vishnu")
Nombre ayurvédico: Tulsi (la incomparable), Surasa
Otros nombres: Albahaca sagrada
Familia: Lamiaceae
Parte utilizada: Hierba
Temperatura: Caliente
Sabor: Picante, amargo
Efecto en los *doshas*: VK- P+
Tejidos: Plasma, sangre, médula espinal, nervino, reproductivo
Acciones: Diaforético, febrífugo, tónico nervioso, antiespasmódico, antibacteriano, antiséptico

Usos: Resfriados, tos, congestión nasal, dolor de cabeza, reumatismo, artritis, fiebres

Precaución: *Pitta* alto

Preparación y dosis: Infusión, ghee medicado, polvo de 250 mg a 1 gramo

Esta pequeña planta de jardín juega un papel central en la medicina popular del sur de Asia. Según De Jager, es una de las tres hierbas más sagradas de la India, junto con el soma y la flor de loto.[523] Esta hierba y vegetal medicinal, se cultiva cerca de los templos y casas particulares, donde se cree purifica el aire y santificar los alrededores. El nombre proviene de la reverencia con la que se mira en la cultura India. El tulsi se considera como una Diosa, y sirve a la humanidad todos los días con su presencia. Se considera que el tulsi amplía y agudiza la conciencia, ayuda a la meditación, y promueve la compasión cuando se toma como un medicamento.

Aunque es miembro del género de la albahaca *(Ocimum)*, este tipo particular de albahaca apenas se parece a la variedad culinaria que estamos acostumbrados a usar en el pesto. Es mucho más picante, la planta tiene un sabor amargo y las hojas son más grandes. Aunque las semillas y raíces se usan en medicina, las hojas son la parte terapéutica principal de la planta.

En la India, hay tres variedades principales disponibles de Tulsi.

Rama tulsi (svet o shukla: blanca) en realidad es de color verde oscuro, y se utiliza más para la digestión. Mide casi un metro de altura, con tallos de cerca de 1.3cm de grosor.

Krishna tulsi (shyama: negro) es de color magenta profundo, casi púrpura, y se utiliza más por su acción desintoxicante y es más caliente. Puede ser de casi 2 metros de alto y 1.5 metros de ancho. Es esencialmente un árbol pequeño.

Estas dos variedades se pueden utilizar indistintamente. Los quimotipos del tulsi pueden variar sustancialmente, dependiendo de donde crecen.

El Tulsi vana ("bosque") es *Ocimum gratissimum*. Tiene muchas de las mismas propiedades que Rama y Krishna tulsi. Para el uso regular, de Jager recomienda una mezcla de Rama, Krishna y Vana, 2:2:1.[524]

En la herbolaria ayurvédica, el tulsi sáttvico se utiliza como expectorante y hierba antimoco, para enfermedades respiratorias como el resfriado y la gripa.[525] Es bastante caliente en el cuerpo, por lo que le hará sudar (diaforético), una característica que también se presta para tratar la fiebre [526] y la gripe. Los diaforéticos comúnmente se toman de manera interna para las enfermedades de la piel y picazón en todos los sistemas de la medicina a base de hierbas, y el tulsi no es la excepción. Una infusión caliente de las hojas secas es un excelente *anupana* para otros tratamientos. [527] Para *kaphaja kasa* (tos tipo *kapha*), utilice jugo fresco de Krishna tulsi (o sustituya con albahaca común) con miel (haga el jugo con un extractor).

La capacidad del tulsi para eliminar la fiebre es un *prabhava* o acción especial. La propiedad febrífuga de tulsi trabaja por un proceso que impacta más la dinámica del núcleo del cuerpo, por lo que puede afectar fiebres profundas, viejas, misteriosas y periódicas, para lo cual se utiliza a veces con pimienta negra. Un remedio popular contra la fiebre incluye la cocción de cebolla y tulsi infundido en aceite de coco y aplicado en la cabeza.

Como un estimulante digestivo caliente, se da en casos de indigestión para no sobrecalentar.[528] Para este uso, su naturaleza tridóshica es tan suave, que casi todo el mundo lo tolera. El tulsi fortalece todos los *agnis* en todos los niveles.

La albahaca morada es un relajante muscular, y mata los parásitos intestinales. Se prepara arroz con leche con las semillas remojadas para tratar la diarrea grave.

Recientemente, el tulsi ha tenido seria atención por parte de la literatura científica por su emocionante potencial para usos en diferentes condiciones importantes. La condición más importante que trata el tulsi es la diabetes, normalizando la azúcar en la sangre y las grasas,[529] incluyendo colesterol y triglicéridos, factores que son integrales a la diabetes, al igual que otras enfermedades cardiovasculares. Un estudio reciente con animales llevó a los investigadores a concluir que "los resultados indican una significante reducción en baja de azúcar en la sangre, ácido úrico, total de aminoácidos, total de colesterol, triglicéridos, fosfolípidos y total de lípidos. En el hígado se observó la baja en el total de colesterol y fosfolípidos."[530] Un trabajo publicado sobre el estrés relacionado con la hipertensión arterial encontró que, en dos semanas, el polvo de tulsi bajó la presión arterial en 25 pacientes un promedio de 26 mm Hg.[531]

Es un excelente tónico del corazón, combinado con el arjuna que es más fresco.

El tulsi trabaja contra la diabetes en humanos. Un estudio cruzado significativo, con placebo controlado, mostró un 17.6% de reducción de azúcar en la sangre y llevó a científicos a concluir que el tulsi tiene un valor moderado para la diabetes.[532]

Parece ser que la hierba previene el cáncer y protege contra el daño de la radiación, por lo menos en animales de laboratorio. Un estudio publicado en 1999 en Madrás, India demostró que el tomar albahaca morada protegía a los hámsters de desarrollar cáncer de boca. [533] Los ratones sobrevivieron a la exposición de radiación cuando se les había administrado la hierba.[534, 535]

El tulsi ayuda a la disnea y broncoespasmo en el asma. La albahaca morada mata microbios, incluyendo bacterias y hongos.[536] Ahora se ha demostrado que estimula el sistema inmunológico, lo que confirma su uso históricamente. [537]

Esta hierba versátil también beneficia en casos de úlceras. Se ha demostrado que reduce la producción de ácido en el estómago y aumenta la secreción protectora del moco. [538]

El tulsi es antiinflamatorio [539] y ahora se presume que tiene beneficios adaptogénicos. Tradicionalmente, se piensa que el tulsi protege contra el daño del estrés. Investigaciones modernas lo confirman. [540] Como tónico, De Jager lo compara con el ginseng y la maca.[541]

Por último, la investigación revela que el tulsi es un antioxidante, lo cual no sorprende, considerando su alto contenido de flavonoides y sus efectos clínicos. [542]

Además, trata las canas (palita), una condición *pitta*. La misma propiedad especial que permite al tulsi caliente reducir la fiebre, también está en juego aquí. Los aceites con tulsi están disponibles para la aplicación en el cuero cabelludo o nasya. También está disponible para preparar en forma té.

Tradicionalmente, se da tulsi como té, en una dosis de tres cucharaditas de la hierba en polvo, hervida en agua, al día. El tulsi es una hierba muy ligera y segura, sin embargo, algunas personas tienen mayores logros con cantidades mayores. Gradualmente aumente la cantidad de té hasta que obtenga los resultados que está deseando, o hasta que le dé malestar estomacal, lo cual es poco probable. También puede beber el jugo fresco de 42 gramos, tres veces al día. Históricamente se ha combinado con jengibre y pimienta negra en casos de asma y combinado con miel para la bronquitis y tos.

El aceite esencial se inserta en el oído para la infección de oído. Un aceite infundido de tulsi se prepara para el oído cocinando la hoja de tulsi en aceite de mostaza y agregando jugo de ajo fresco.

El tulsi abre el corazón y la mente, y anima a la devoción. El uso de tulsi con hierbas apoya la energía del apego, la energía que atrae la prosperidad y la mantiene en nuestras vidas. Energéticamente, el tulsi también limpia el aura y estimula el sistema inmunológico.

Valeriana

Nombre científico: *Valeriana officinalis*
Nombre común: Valeriana
Nombre ayurvédico: Tagara
Familia: Valerianaceae
Parte utilizada: Raíz
Temperatura: Caliente
Sabor: Picante
Efecto en los *doshas*: VK- P+
Tejidos: Plasma, músculo, médula espinal, nervios
Acciones: Sedante, hipnótico, nervino, hipotenso, antiespasmódico, anticonvulsiones
Usos: Insomnio, cansancio, inquietud, histeria, dolor, ansiedad, arritmias cardiovasculares, trastorno de hiperactividad con

déficit de atención (ADHD), calambres gastrointestinales y menstruales, herpes, dolores de espalda

Precaución: Potencializa el tiempo de sueño inducido por barbitúricos

Preparación y dosis: Infusión, 1 a 2 cucharadita por taza de agua; tintura 1:1: de 10 a 60 gotas por día, 4 veces al día; cápsulas: 2 a 10 gramos (Khalsa)

La valeriana es una hierba relajante que tiene un efecto calmante sobre el sistema nervioso autónomo. Es un buen sedante de corta duración que funciona de forma rápida y ofrece una alternativa saludable y no tóxica a los medicamentos recetados fuertes. [562] [563]

Para el insomnio, la valeriana se toma justo a la hora de acostarse para ayudar a inducir el sueño rápidamente. [564] La valeriana es lo mejor para los insomnes que tienen problemas para conciliar el sueño, debido a que disminuye la cantidad de tiempo que se tarda en conciliar el sueño, no obstante, no necesariamente para el tratamiento del sueño.

Debido a que esta es una hierba ligera, es posible que tenga que tomar de cinco a diez cápsulas para obtener el resultado deseado. La valeriana no se puede considerar como una "pastilla para dormir", ya que generalmente es mucho más fuerte y sólo requiere de sólo una o dos pastillas. Una o dos cápsulas de valeriana o tabletas pueden trabajar simplemente para calmar los nervios, pero más pueden ser necesarios como ayuda para dormir. Comience con un número más bajo y vaya subiendo hasta llegar al resultado deseado.

La valeriana se utiliza ampliamente en Europa y muchos de los estudios que demuestran su eficacia se han realizado allí. En los últimos 35 años, se han realizado más de 200 estudios científicos sobre la valeriana. En gran parte de Europa, los médicos tienden a recomendar la valeriana en lugar de los productos farmacéuticos. La valeriana es un ingrediente activo en unos 150 medicamentos de mostrador en Alemania, incluidos algunos productos destinados a niños (de hecho, algunos estudios han demostrado efectos positivos en niños hiperactivos).

Tiene acción antiespasmódica, por lo que se utiliza para los dolores de todo tipo, incluidos los cólicos menstruales. Los antiespasmódicos reducen los calambres y el movimiento intestinal. La raíz de valeriana es un clásico antiespasmódico para los trastornos digestivos.

Ayurveda considera la valeriana por ser una de las mejores hierbas en todos los remedios para los trastornos de *vata*, incluyendo el gas intestinal y dolor. Como hierba caliente, es un excelente remedio para el equilibrio de la característica fría de *vata*.

En los EE.UU. no se recomienda su uso en niños, mujeres embarazadas o lactantes, excepto bajo la recomendación de un profesional de la salud.

Una dosis típica de raíz de valeriana, en polvo o en cápsulas, sería de 1,000 a 3,000 mg, según sea necesario, varias veces al día, para la ansiedad, o 5,000 mg o más, según sea necesaria, en una dosis única, antes de dormir, para relajarse para el sueño.

La raíz de jatamansi (*Nardostachys jatamansi* syn *Valeriana jatamansi*) es un pariente cercano de la valeriana, y se usa esencialmente de la misma manera. El jatamansi es más tridóshico que la valeriana, ya que tiene una energía refrescante. Cualquiera puede ser utilizada bajo el nombre de Tagara. Se usan alternadamente. No está de más tener remedios que puedan alternarse para la ansiedad e insomnio. Algunas personas pueden responder más a uno que a otro.

El jatamansi es antiespasmódico y carminativo, así que se utiliza para la colitis. Es un sedante, y se usa ampliamente en fórmulas relajantes.

Vamsha rochana

Nombre científico: *Bambusa arundinaceae*
Nombre común: Tabasheer
Nombre ayurvédico: Vamsha rochana
Otros nombres: Bamboo Manna
Familia: Graminaceae

Parte utilizada: Corteza lechosa de la planta, o savia puede ser utilizada
Temperatura: Frío
Sabor: Dulce, astringente
Efecto en los *doshas*: PV- K+
Tejidos: Plasma, sangre, médula espinal, nervios
Acciones: Demulcente, expectorante, tónico, rejuvenecedor, hemostático, antiespasmódico
Usos: Resfriados, gripas, fiebre, asma, desórdenes de la sangre, emaciación, debilidad, deshidratación, palpitaciones, vómitos
Precaución: Puede aumentar la congestión (para evitar, equilibrar con hierbas picantes como pippali y jengibre)
Preparación y dosis: decocción; decocción en leche; polvo: 250mg a 1 gramo

El bambú manna se utiliza principalmente para las preparaciones de resfriados y gripas como expectorante y remedio de la tos. Es el ingrediente principal en *sitopladi churna*, un remedio para el resfriado y la gripe. Es demulcente y puede aumentar la congestión, por lo que se combina con hierbas calientes, especialmente el jengibre.

También es emoliente y tónico, por lo que reduce *vata*, y todos los trastornos relacionados con él. Nutre el corazón y el hígado y alivia *vata* en el sistema nervioso. Los trastornos de *vata* de ansiedad y agotamiento de los tejidos responden a vamsha rochana.

Es una medicina y alimento suave, que se da a menudo en decocción de leche.

Zarzaparilla

Nombre científico: *Smilax officinalis*
Nombre común: Zarzaparilla
Nombre ayurvédico: Dwipautra, Copchini
Familia: Liliaceae
Parte utilizada: Rizoma
Temperatura: Frío

Sabor: Amargo, dulce
Efecto en los *doshas*: PV- K=
Tejidos: Plasma, sangre, nervios, reproductivo, médula espinal
Acciones: Alterativo, diurético, diaforético, antiespasmódico, antisifilítico, antireumático,
Usos: Enfermedades venéreas, herpes, enfermedades de la piel, artritis, reumatismo, distensión abdominal, gas interno, debilidad, impotencia, orina turbia, gota, epilepsia, demencia, enfermedades nerviosas crónicas
Precauciones: Ninguna conocida
Preparación y dosis: Polvo o decocción, 3 a 12 gramos por día

La zarzaparrilla mejora el *agni* y reduce *vata* a nivel intestinal, por lo que encuentra uso en afecciones del sistema nervioso.

La zarzaparrilla, aunque es nativa de América tropical, tiene una historia de uso en Europa como un purificador de la sangre que se remonta al siglo XVI. La zarzaparrilla es una hierba bien conocida en muchas partes del mundo y se utiliza ampliamente en la herbolaria.[497] Especies similares también crecen en Asia y tienen propiedades parecidas.

Principalmente, la raíz de zarzaparrilla es un desintoxicante de tejidos, especialmente para el tracto urinario. Es un diaforético activo. Como es típico en alterativos, tiene amplias aplicaciones para la piel, y tiene una larga historia de uso para los trastornos inflamatorios de la piel como la psoriasis. La zarzaparrilla es una famosa hierba para el hígado.[498] Sus funciones alterativas también se prestan para utilizarla en enfermedades de las articulaciones, área en la que es ampliamente respetada. Para condiciones de calor, utilícela con genciana.

Varios ingredientes de saponina en la zarzaparrilla han demostrado ser eficaces en el tratamiento de la psoriasis. [499,500] En un estudio controlado, uno de estos constituyentes, sarsaponina, mejoró en gran medida la psoriasis en un 62% de los pacientes y despejó completamente la enfermedad en 18%.[501]

La zarzaparrilla une endotoxinas, constituyentes de la pared celular de las bacterias que son absorbidas desde el tracto digestivo. Si se permite que estas endotoxinas pasen por el hígado y circulen en la sangre, entonces contribuyen a la gota, la artritis, la psoriasis, y la fiebre: condiciones que la zarzaparrilla ha tratado históricamente. Las saponinas en la zarzaparrilla actúan como fitohormonas en el cuerpo, y pueden ayudar a mejorar las funciones masculinas.

Tome de tres a doce gramos de raíz de zarzaparilla por día como un sabroso té, o su equivalente en cápsulas.

Una hierba diferente también es llamada zarzaparrilla en Asia. Esta es la raíz hindú de zarzaparrilla (*hemidesmus indicus*), llamada Sariva, o Anantamool, de la familia Asclepiadaceae. Algunas veces se sustituye por smilax y tiene propiedades similares (tónico, antibacterial, diurético, demulcente, diaforético y purificador de la sangre). Se utiliza en casos de sífilis, artritis reumatoide crónica, cálculos urinarios e inflamación de la piel. Las raíces producen aceite esencial que contiene p-metoxi aldehído salicílico como principal constituyente. Contiene cumarinas y saponinas triterpenoides, que, en su conjunto, tienden a promover la circulación, reducen la inflamación y promueven la resistencia.

NUEVE

MEDICINAS NO HERBALES Y MINERALES

De acuerdo con Ayurveda, cualquier sustancia puede ser utilizada como alimento, medicina o veneno. Ayurveda también dice que las mejores medicinas hacen los mejores venenos, y los mejores venenos hacen las mejores medicinas. Y esta es sólo otra manera de decir que "la dosis hace al veneno."

Mientras que la mayoría de las medicinas ayurvédicas son herbales, hay notables excepciones. Ayurveda usa una gran variedad de sustancias de la tierra como medicina. En particular, Ayurveda ha desarrollado un sistema de preparación y administración mineral de medicinas que es verdaderamente extraordinario. Esto incluye cosas tan variadas como una pizca de brea mineral raspada de un acantilado caliente en el verano, hasta diamantes triturados. Vamos a discutir una selección de estas famosas medicinas asiáticas y compararlas con los medicamentos a base de hierbas que forman la columna vertebral de la terapéutica ayurvédica.

Bhasma

Los *bhasmas* son preparaciones con metales, los cuales después de purificarlos, son reducidos a su forma óxida o de sulfuro, mientras *pishti* es una preparación en la que se les trata con lavados de agua de rosas (llamados *bhawnas*) y que posteriormente son secados.

Rasa shastra (*rasa* significa mercurio y *shastra* literatura) es la ciencia de los metales, minerales, piedras preciosas y su procesamiento.[565] Las medicinas a base de metales tienen varias ventajas sobre las hierbas. Las dosis son más pequeñas, y no tienen mal sabor, así que hay cumplimiento en las tomas. Se asimilan rápidamente y penetran profundamente todos los tejidos. Tienen una duración mayor, ya que no se echan a perder. Se vuelven más potentes con el tiempo, y no tienen fecha de expiración. Además, no conllevan los problemas estacionales para cosechar.

Aquí hay una explicación de Yogi Bhajan: "las hierbas son muy lentas, un remedio que funciona a la velocidad de un caracol. No son extractos, no entran directamente, cambian el metabolismo lentamente y trabajan en la causa raíz de la enfermedad. La medicina alopática entra, voltea la enfermedad de cabeza y luego sale, por lo que se vuelve a tener la enfermedad en seis meses o una vez al año".

"Ayurveda puede ser muy potente, tan potente que algunas medicinas se dan en la punta del palito de un cerillo. Tan sólo se pone con la punta del cerillo la medicina en la lengua y se bebe un poco de agua; eso es todo, se está curado. Toma de diez, a veinte días para estar curado".

"Yo he visto esto suceder. Llevé a un amigo de Londres que tenía un tumor en el cerebro, a quien le habían dicho que en caso de operarlo las posibilidades de vida eran pocas (setenta por ciento de probabilidad que moriría)".

Lo llevé a una *vaidya.* Allí me preguntaron de manera privada, si él tenía dinero a lo que yo respondí que sí. Me dijeron que en ese caso accederían a darle la medicina.

Me dijeron que tenía una medicina hecha en la India la cual costaba mucho. Se trataba de una ceniza hecha con oro, diamantes y muchas otras cosas.

¿Qué contiene? Doce quilates de diamantes, de un quilate cada uno y, hojas de oro y plata entre otras cosas. Todo se quema hasta obtener cenizas y se dan a tomar. Pusieron la medicina en un palito, se la pusieron en la boca a mi amigo y le dijeron: "eso es todo". Había mucha medicina, casi una taza. Le dijeron: "ya está curado. El resto lo guardaré porque muchas personas pobres vendrán a mí y no podrán pagarlo, y se los daré de forma gratuita gracias a usted. Ahora, usted ya está curado."

Mi amigo salió y dijo, "Dios mío, miles de libras, gasté miles de libras y sólo puso un poco en mi lengua; no sentí nada en ella. Era algo como una arena".

Yo le dije, "sea lo que sea, sólo espere".

Diez días después, estábamos regresando. Le dije que fuera a hacerse revisar el cerebro.

No le encontraron nada. Le dijeron, "usted está bien".

Mi amigo le decía al doctor que todavía sentía presión.

El doctor le dijo, "¿de qué? No tiene nada. Mire su propia foto. Desapareció. El tumor en el cerebro se ha disuelto."

Él estaba bien.

"Así es la medicina ayurvédica. Si no se puede diagnosticar, pero se puede precisar, se puede curar." [566]

El más importante *bhasma rasa* está hecho de mercurio. Es el único remedio que contiene los seis sabores. Tiene una acción energizante a largo plazo y es un tónico general que nutre todos los tejidos, comenzando con *rasa*. En caso de que no haya mercurio, se puede sustituir con hierro magnético si así se desea. El *ghandak bhasma* (óxido de sulfuro purificado) es un remedio para la intoxicación con mercurio. Tillotson dice, "se dice que el *bhasma* de sulfuro remueve el mercurio del sistema, y se tiene mucha experiencia en el área ya que se trabaja con mercurio en la preparación de medicinas."[567]

Makaradhwaj es un *bhasma* muy conocido hecho de mercurio. Es un material sublimado hecho de mercurio, azufre y oro. Ocho partes de mercurio y una parte de oro se mezclan para formar una amalgama. A esta mezcla, se añaden dieciséis partes de azufre sublimado, y la mezcla se pulveriza a fondo en un mortero de piedra durante veinticuatro horas o más, hasta se vuelva un polvo opaco de consistencia uniforme. Este polvo se coloca en una botella de boca estrecha y se calienta gradualmente en un baño de arena. La botella se llenará de vapor rojo. Al enfriarse, el *makaradwaj* rojo se habrá sublimado en la superficie interior del cuello de la botella.

Rara vez se utiliza solo, generalmente se administra con miel y otros *anupanas*. Se utiliza para adultos y niños, y la dosis se ajusta según la edad. Se piensa que *makaradwaj* es un tónico maravilloso y se dice que aumenta la longevidad. Se utiliza en condiciones de debilidad y después de enfermedades agudas, así como para problemas de circulación y astenia cardíaca. También, aumenta las células rojas de la sangre y mejora la nutrición en general. Se dice que es de gran valor para los gases y la indigestión y se utiliza ampliamente como un afrodisíaco.

Cinabrio (shingraf, hingula) es un grano fino, de color rojo oscuro, un mineral muy pesado de mercurio. Tiene la misma composición química que *makaradwaj*, pero no tiene las mismas propiedades, ya que no ha sido incinerado y preparado como *bhasma*. El cinabrio purificado (*shuddha hingula*) se hace moliendo el mineral en bruto con leche de cabra durante seis horas, después de lo cual se muele con jugo de limón durante una hora más. ¡Este ciclo se repite siete veces!

Se piensa que el mercurio purificado (a menudo llamado *parad*) es tónico, desintoxicante, purgante, colagogo, antibacteriano y sialagogo. Aumenta la cantidad de glóbulos rojos pero en grandes dosis, es tóxico. Cuenta con todos los seis sabores, y nutre todos los *dhatus*. Es el último *yogavahi*, y puede llevar muchos medicamentos a cualquier tejido.

Hingula se utiliza en trastornos del hígado, tales como en las primeras etapas de cirrosis, dispepsia y diarrea crónica. También encuentra usos en la diabetes.

Claro está, que la medicina contemporánea no está de acuerdo con el uso de mercurio en ninguna de sus formas.

La terapia de *medhya* promueve el intelecto o la sabiduría. Para *medhya*, cualquier cosa que promueva *sattva guna* puede ser tenido en cuenta. Las preparaciones alquímicas de bhasmas ayurvédicos, incluyendo *panna* (esmeralda), *swarn* (oro) y *heera* (diamantes) son efectivos.

Cuadro 24: Preparaciones minerales de Bhasma

Medicina	Ingredientes activos	Uso terapéutico	Dosis
Abhrak Bhasma	Mica y jugos de diferentes medicinas indígenas	Tónico y antianémico, usado en asma crónica, tisis, debilidad por adultez, da fuerza, tos ferina, asma, semenuria, diabetes, carbunclo, enfermedad puerperal, incapacidad, tos seca, diarrea crónica, cólicos, tumor abdominal, pérdida de apetito, anorexia, hiperacidez, ictericia hemorrágica y hemorragias hemorroides, enfermedades del corazón, epilepsia, disuria puerperal	250 mg
Bhasma de diamante	Ceniza de diamante	Fuerza, firmeza de los tejidos, afrodisíaco, vista, enfermedades debilitantes crónicas (cáncer, diabetes)	50 mg
Gandhak Rasayana	*Bhasma* de sulfuro, preparado de leche de vaca, cardamomo, canela, guduchi, triphala, jengibre seco, bringaraj, jengibre fresco	Purificador de la sangre. Gota, enfermedad de la piel, abscesos dentales, artritis, diabetes, hemorroides, se usa para tratar el envenenamiento por mercurio	500 mg
Kantlauh Bhasma	Hierro magnético	Antirreumático y hemático. Usado en la anemia	125 mg con miel

Lauh Bhasma	Hierro	Restaurativo, antianémico y astringente. Indicado en condiciones anémicas, trastornos del hígado y bazo, ictericia, edema y debilidad general. Aumenta el contenido de la hemoglobina en la sangre. Enfermedades de anemia, debilidad seminal, leucorrea, obesidad, lepra, desórdenes abdominales y de *vata*	125 mg con miel
Makaradhwaj	Sulfuro de mercurio rojo con oro	Tónico fuerte para el corazón, afrodisíaco, rejuvenecedor. Enfermedades respiratorias. (Rara vez se utiliza solo. Generalmente con un *anupana*)	50 mg
Mandoor Bhasma	Hierro reducido	Alterativo, antianémico y diurético. Se utiliza en la anemia, edema, raquitismo e ictericia. Problemas del hígado causados debido a la anemia, dispepsia e ictericia.	250 a 750 mg con miel
Manikya Bhasma	Rubí	Nervino y tónico del corazón. Utilizado en debilidad nerviosa y general	65 a 130 mg con miel
Mayur Chandrika Bhasma	*Mayur pankha* (pluma de pavo real)	Antiespasmódico y antiemético. Útil en trastornos urinarios, trastornos femeninos y debilidad general.	250 mg con miel
Moti Bhasma	Perla y *ghritkumari rasa*	Antiácido, nervino, sedativo y alterativo. Se	65 a 130

		utiliza en la hiperacidez, asma, tos y excitación nerviosa, niños en crecimiento y mujeres embarazadas.	mg con miel
Prawal Bhasma	Coral	Antiácido, utilizado en la tos, afecciones escrofulosas, espermatorrea, hemorragia pulmonar y deficiencia de calcio	125 a 750 mg con miel
Raupya Bhasma	Plata purificada	Fría, agria. Refresca la mente y las emociones. Sedante nervino y afrodisíaco. Se utiliza en las enfermedades mentales, debilidad general, enfermedades uterinas e irritabilidad del útero.	65 a 130 mgs con miel
Shankh Bhasma	Concha	Carminativo y analgésico. Utilizado en cólicos y flatulencia.	250 a 750 mg con miel
Swarna Bhasma	Oro puro	Dulce, amargo, caliente, aceitoso, pesado, tónico nervioso, afrodisíaco, emenagogo y aumenta la potencia sexual, estimula la actividad del estómago, la piel y los riñones causando diaforesis. Inteligencia y memoria. Es un medicamento muy potente. Puede revivir a un paciente moribundo. Indicado en tuberculosis, fiebre crónica, debilidad general e impotencia.	32 a 125 mg con miel

Tamra Bhasma	Cobre	Amargo, caliente. Desintoxicación fuerte para *kapha* y *vata*. Astringente, sedante, antiespasmódico, antiséptico. Se utiliza para la tos, el asma y los trastornos hepáticos.	65 a 130 mg con miel
Vanga Bhasma	Estaño	Inflamación del estómago y otras membranas mucosas. Mezclar con shilajit y bhasma de mica. Diurético y antiséptico urinario. Utilizados en trastornos urinarios y debilidad general. Impotencia, diabetes, úlcera péptica, enfermedades de la piel.	125 a 250 mgs
Yasad Bhasma	Zinc	Alternativo, diurético, hipoglucémico y astringente. Hemorragia interna, diabetes, trastornos urinarios y sudores nocturnos en tuberculosis. Es el remedio para la leucorrea, tos, gonorrea, diarrea, anemia, disnea, escrófula, bocio, tuberculosis y edema.	125 a 250 mg con miel
Akik Bhasma	*Akik* y *Ghrit Kumari rasa*	Hemostático y antiácido, usado en hemorragia, epilepsia, corazón débil o el ojo, asma, bronquitis y restaura la fuerza y vigor.	375 mg con miel
Baikrant Bhasma	*Baikrant (Tournabin)* y jugos y medicamentos indígenas	Se utiliza en la vejez, tuberculosis, debilidad general y como un sustituto de *bhasma* de diamante.	130 mg con miel

Godanti (Harital) Bhasma	*Godanti* y *Ghritkumari rasa*	Emenagogo, antiespasmódico, tónico, antiácido. Se utiliza en la gripe, tos, dolor de cabeza, fiebre palúdica. Cefalea, vómitos, leucorrea, estreñimiento, dispepsia y la fiebre por malaria.	375 mg con miel
Hazrulyahud Bhasma	*Hazrulyahud*	Antiácido, piedras en la vejiga, supresión de la secreción urinaria y ardor al orinar.	375 a 750 mg con leche
Kansya Bhasma	*Kansya*	Utilizado en asma, tos, diabetes, debilidad.	125 a 375 mg con miel
Kapardak Bhasma	*Kapardaka* amarillo y jugo de limón	Antiácido, carminativo y antiespasmódico. Se utiliza en cólico abdominal, dispepsia, diarrea, anorexia y deficiencia de calcio.	250 a 500 mg con miel
Kasheesh Bhasma	*Kasheesh* y jugo de *amla*	Hematínico y alterativo. Se utiliza en la anemia, agrandamiento del hígado y el bazo, enfermedades abdominales, tos y debilidad general, presión arterial baja, emaciación, lepra, enfermedades de *vata*.	125 a 250 mg con leche
Kukutandtvak Bhasma	*Kukukutandatwak*	Tónico y alterativo. Se utiliza en el raquitismo, leucorrea, defectos seminales y descarga de la noche.	250 a 375 mg con miel

Shilajit

Este famoso medicamento es una sustancia de color negro o marrón alquitranada que emana desde los acantilados de roca, sobre todo en el Himalaya. Se cree que es una forma de una hierba prehistórico vieja que se filtra a la superficie de la tierra, pero su origen sigue siendo desconocido. Esta brea se purifica, se seca, y se encapsula.[568]

A pesar de no ser una hierba per se, el shilajit es un remedio muy popular.

El shilajit tiene una gran reputación como medicina principal en una variedad de enfermedades. Es un *rasayana* y *yogavahi*. Ayuda en la revitalización de los tejidos y mejora la asimilación y el metabolismo. Fortalece el sistema nervioso y aumenta la resistencia sexual. No es habitual que un medicamento sea desintoxicante y que construya al mismo tiempo, por lo que el shilajit es un tesoro. Este aumentará la fuerza y resistencia, incluso en una persona sana.

Shilajit es un desintoxicante general y rejuvenecedor, y es particularmente útil en diabetes. Es la mejor medicina para tonificar los riñones y el sistema urinario y, disuelve las piedras en los riñones.

Revuelva shilajit en leche caliente para un efecto rasayana o tómelo en cápsulas. La consistencia de brea lo hace complicado de manipular.

La dosis de shilajit es bastante pequeña, por lo que su uso es sencillo. Esa es una gran ventaja. Una dosis típica es de sólo 1 a 2 gramos por día.

Este es un programa para una limpieza profunda con shilajit: [569]

- Prepare el cuerpo con oleación.
- Purifique el cuerpo con terapias apropiadas (limpieza del estómago, intestinos delgados e intestino grueso)
- Consuma ghee preparado con medicinas con sabor amargo por tres días
- Tome shilajit con decocción de triphala por tres días

Preparaciones con sulfuro

El sulfuro es un nutriente esencial en el cuerpo humano. Nosotros usamos una cantidad considerable de sulfuro en el día a día. De hecho, alrededor de un 0.25% del nuestro peso corporal es sulfuro. Generalmente el sulfuro realiza la función de desintoxicación. En medicinas herbales y alimentos, el sulfuro es el ingrediente activo en las cebollas, ajo y col, además del químico que le da el olor característico. Ayurveda usa diferentes formas de sulfuro como medicina.

El sulfuro es una parte de una estructura química de muchos nutrientes necesarios en la dieta, y la mayoría comemos una pequeña cantidad en nuestros alimentos todos los días. Es abundante en keratina, una proteína que fortalece el cabello, las uñas y la piel.

El sulfuro juega un rol en la producción del colágeno, una proteína que ayuda a la elasticidad de la piel y la salud del tejido conectivo.

Yogi Bhajan enseñó sobre la combinación de sulfuro, clavos y miel como un limpiador de la sangre. Khalsa ha usado esta fórmula en decenas de casos para el tratamiento de condiciones inflamatorias de la piel, como el acné, tanto en adolescentes como adultos. El régimen incluye azufre mineral en polvo (flor de azufre) en cápsulas (su sabor es terrible). Tomado internamente, el azufre mineral afloja las heces y crea un fuerte olor de gas intestinal. Al mismo tiempo, se puede tomar hierbas carminativas (Khalsa utiliza el comino, el jengibre y la cúrcuma) para reducir el gas.

El *kajjali* es una sustancia especial preparada, que usa un método único ayurvédico. Está formado de mercurio y sulfuro. Ayurveda enseña que esta forma de mercurio es segura, aunque las opiniones difieren sobre ese tema en estos días.

El *gandhak vati* es un famoso remedio *rasayana* que contiene sulfuro. Contiene *kajjali*, jengibre, pimienta negra, clavo, sal de roca, *sauchar lavan, chanak kshar, mulak kshar* y *nimbuk drava*. Esta fórmula actúa como un aperitivo y digestivo. El sulfuro es profundamente desintoxicante. Los clavos son aromáticos, energizantes y carminativos. La raíz de jengibre se incluye para aliviar la náusea y el vómito, para corregir el gas y promover la digestión. La sal aumenta el ácido hidroclorídrico en el estómago. Se usa *gandhak vati* cuando hay falta de apetito, anorexia, dolor abdominal, acidez e indigestión. La dosis es de 2 a 4 g dos veces al día con agua.

Preparaciones de ghee medicado

India es un país tropical, y en las áreas más calientes, es difícil secar las hierbas en el sol de manera convencional. Les sale moho debido a la humedad. Así que Ayurveda ha inventado numerosos métodos sencillos para preservar los ingredientes activos de las plantas. El ghee medicado es sólo uno de estos métodos.

Las hierbas se cuecen a fuego lento en ghee y agua hasta que el agua se evapora. Se retira la hierba utilizada. De esa manera, la grasa soluble y los componentes solubles en agua de hierbas se extraen y se quedan en la mantequilla clarificada. Todo rastro de agua debe ser removido, o se producirá deterioro del ghee. La medicina producida así se llama *ghrita*.

El ghee se preserva solo, así que el ghee medicado dura por siempre, si se usa de manera adecuada. El ghee medicado puede ser utilizado de manera interna o externa. El ghee es el mejor remedio para *pitta*, así que la mayoría de las preparaciones de ghee medicado son remedios para *pitta*. El ghee de brahmi es un ejemplo.

El *shata dhaut ghrita* (ghee lavado 100 veces) es una preparación tradicional hecha de ghee. El ghee lavado 100 veces es preparado de ghee de leche orgánica de vaca el cual se lava 100 veces en agua, utilizando un método prescrito.

Este procedimiento transforma el ghee en una crema nutritiva, suave y sedosa. Se utiliza como una crema para la piel dentro del Ayurveda tradicional. Produce piel radiante y luminosa, especialmente para las personas con un tipo de piel *pitta*.

Es astringente, humectante y es una crema antiarrugas. Se puede usar como hidratante facial y para el cuerpo o para masaje facial. Aplíquese en cuestiones tipo *pitta* como quemaduras solares, eczema y rosácea.

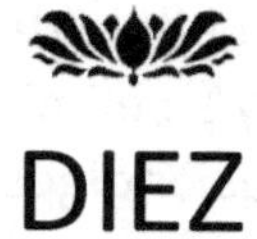

DIEZ

FORMULAS AYURVÉDICAS

La gente ha usado hierbas asiáticas por mucho tiempo. Casi todas las posibles combinaciones de estas hierbas se han intentado. Herbolarios ayurvédicos encontraron que las fórmulas eran mejores que las hierbas simples. Las hierbas en las fórmulas actúan de forma sinérgica o tal vez compensan los efectos secundarios de uno o más de los ingredientes. De hecho, sería extremadamente raro el uso de una sola hierba.

Las mejores fórmulas fueron usadas en varias ocasiones, y se convirtieron en clásicos ampliamente utilizados. Desarrollaron nombres, y están en las escrituras.

Estas fórmulas son más en la línea de un concepto que de una receta. La fórmula clásica aparece en algún *sutra* en alguna parte, pero los ingredientes y las instrucciones podrían ser un poco vagas. Al igual que el pastel de manzana de la abuela, todo el mundo los hace un poco diferente. Cada versión de una fórmula clásica está destinada a ser utilizada para las mismas condiciones. Recetas ligeramente diferentes pueden ser realizadas por el farmacéutico o los muchos fabricantes comerciales.

Por ejemplo, algunos hacen la triphala, la fórmula más utilizada, con partes iguales de las tres frutas. Otros lo hacen con proporciones variables, y algunos incluso añaden pequeñas cantidades de otras hierbas, tales como el pipali.

Hay cientos de estas fórmulas. Vamos a discutir algunas de las combinaciones clásicas más populares y eficaces.

Agnitundi vati

El *agnitundi vati* recomendado para una amplia gama de problemas gástricos comunes como la falta de apetito, indigestión, gases, acidez estomacal y dolor de estómago. Contiene potentes estimulantes que aumentan el flujo de jugos digestivos. Con su uso se regulan las evacuaciones y se elimina el estreñimiento.

Usos: Falta de apetito, gas, indigestión y sensación de llenura.

Ingredientes: Comino, vidanga, triphala, cebada, psyllium, ajwain

Dosis: Tomar con agua 2 gramos dos o tres veces al día, con las comidas

Ajmodali churna

El *ajmodali churna* tiene ingredientes conocidos por su eficacia para el alivio de *vata* perturbado. Se utiliza en los trastornos reumatoides del cuerpo y el dolor en las articulaciones. Las hierbas desintoxican el *ama* acumulado en los canales del cuerpo y permiten la circulación, creando mejores tejidos. Las propiedades rejuvenecedoras de este *churna* son legendarios.

Usos: Edema, artritis reumatoide, gota, dolor de espalda

Ingredientes: vacha, musta, garcinia cambogia, pimienta negra, saussurea lappa, haritaki y jengibre

Dosis: De 2 a 4 gramos al día

Arjunarisht

Este vino medicinal es un importante tónico cardíaco. Es una manera conveniente de absorber la corteza de arjuna y se utiliza para una amplia variedad de condiciones respiratorias y cardiacas, incluyendo taquicardia e insuficiencia cardíaca congestiva.

Su presentación líquida le permite trabajar con rapidez, y la convierte en una buena opción para las condiciones agudas como las arritmias.

Usos: Arritmia, angina

Ingredientes: Arjuna, munakka, modhuka puspha, dhataki, azúcar de palma

Dosis: 28g con 28ml de agua, 3 veces al día

Avipattikar churna

El *avipattikar churna* está diseñado para fortalecer la digestión sin perturbar *pitta*. El exceso de *pitta* empeora e inflama el fuego digestivo, creando condiciones ácidas. Las hierbas frescas calman las membranas internas, neutralizan el ácido y eliminar el exceso de calor del sistema digestivo. El *amla* es antiinflamatorio, y a su vez tonifica el intestino. El *haritaki* pacifica *vata* y promueve el movimiento de heces. Las carminativas leves aumentan suavemente el *agni*.

Usos: Gastritis, hiperacidez, dispepsia, gas, estreñimiento y falta de apetito.

Ingredientes: Jengibre, pipali, triphala, musta, vid namak, vidanga, cardamomo, canela, operculina turpethum, azúcar de roca.

Dosis: Tomar de 3 a 5 g dos veces diariamente con leche o agua tibia.[570]

Chyavanprash

Este tónico antiguo es utilizado por todas las edades para mejorar el bienestar físico y mental. Como tónico general para la salud, el *chyavanprash* puede ser utilizado por personas de todas las edades. Se llama así por su inventor, Chyavan, un monje del bosque, que lo desarrolló para su propia potencia sexual antes de su matrimonio que fue a edad avanzada. "*Prash*" significa jalea.[209]

El *amla* es la base del *chyavanprash*, la más famosa de la jalea de rejuvenecimiento ayurvédico. El *chyavanprash* es una vitamina múltiple en Ayurveda, y la fórmula ayurvédica de gran consumo. ¡El cincuenta por ciento de todas las ventas de productos de Ayurveda, son de esta jalea![571]

Como tónico suave para la salud, el *chyavanprash* puede ser utilizado por personas de todas las edades. Yogi Bhajan dijo que es lo más saludable que alguna vez ha producido un ser humano en el mundo.[572]

Es bueno para casi cualquier debilidad o como un suplemento energético.[573] También se utiliza para la tos, enfermedades de los pulmones, debilidad, pérdida de voz, enfermedades del corazón, sed, gota, impotencia y promover el crecimiento en los niños.[574]

El *chyavanprash* tiene un 80% de *amla*. De acuerdo con el ***Charaka Samhita***, este remedio clásico contiene otros 42 ingredientes herbales.[575] A una base de fruta fresca de *amla*, se agregan los ingredientes herbales para crear efectos de sinergia, incluyendo ghee, aceite de sésamo, azúcar, jugo de caña de azúcar, miel cruda, clavo y canela.

Es un remedio que actúa de manera lenta y a largo plazo para la inflamación crónica; para esto se usa de 1 a 2 gramos por día.

Los científicos modernos dicen que el *chyavanprash* protege el hígado del daño[576] y reduce el azúcar y el colesterol en la sangre de manera significante.[577]

Para el rejuvenecimiento sexual, mezcle *chyavanprash* en leche caliente o espárzalo en pan tostado, y consuma de 1 a 2 cucharaditas todos los días. Yogi Bhajan le dijo a Khalsa que 28g, con un vaso de leche, haría un excelente desayuno para todos los días.

Fórmula general de *chyavanprash*

500 partes de fruta fresca de *amla*
50 partes *vetasa* (azúcar de caña)
6 partes de aceite de sésamo
6 partes ghee
6 partes miel
5 partes *vamsalochana* (maná de bambú)
2 partes *pipali*

Una parte de otras 38 hierbas (las recetas varían ligeramente), incluyendo canela, semillas de cardamomo, raíz de bala, gokshura, toronja, lechuga, haritaki, guduchi, musta, punarnava y sándalo.

Dashmula

El *dashmula* es la famosa fórmula de “diez raíces”. Estas diez raíces calientes se utilizan en condiciones de frío, y para el tratamiento de *vata* en general. La naturaleza del calentamiento también pacifica *kapha*.

Como el *kvath*, se prescribe a los pacientes que sufren de tos, resfriado y fiebre, sobre todo cuando se acompaña de un dolor de cabeza. El *kvath* es también la solución más utilizada para enemas ayurvédicos.

El aceite de *dashmula* es un maravilloso aceite para masaje caliente en condiciones de *vata*.

Como es común con las fórmulas ayurvédicas, esta fórmula puede contener variaciones de los ingredientes según la fuente de información.

Usos: Fiebre, anorexia, anemia, dolor de cuerpo, edema, tos y problemas de respiración, faringitis y vértigo

Ingredientes: Gokshura, bilwa, gangeticum desmodium, vraria picta, solanum surratense, solanum indicum, mucronata premna, oroxylum indicum, umelina arborea y suaveolens stereospermum

Dosis: 10 g de hierba seca al día, preparada como té.

Hingvastak

Esta es una muy conocida fórmula digestiva para *vata*. Es picante, salada y caliente. Equilibra *vata* y *kapha*, pero puede ser demasiado caliente para *pitta*. Estimula al apetito, la peristalsis normal y ayuda al correcto funcionamiento de *apana*.

La *hingvastak* es un remedio general para todos los tipos de indigestión, de pesadez y para enfermedades de energía revertida en el tracto intestinal como el hipo. Debido a que aumenta *apana*, no es adecuado en altas dosis durante el embarazo.

Tierra recomienda tomar de 10 a 20 gramos del polvo con el primer bocado de arroz y ghee en el desayuno. [578]

Usos: Indigestión, estreñimiento e hipo.

Ingredientes: Semillas de comino, semillas de ajwain, semillas de nigella, raíz de jengibre, pimienta negra, pipali, sal mineral y asafétida.

Dosis: Se 1 a 2 gramos después de las comidas. Puede hacerse en pastillas mezclando el polvo con jugo de limón o también hay tabletas disponibles.

Fórmulas de *guggul*

Los *guggul* son remedios hechos al mezclar la resina de *guggul* con polvo seco de hierbas. Generalmente son desintoxicantes y antiinflamatorios.

Triphala guggulu

Esta fórmula de hierbas actúa como rejuvenecedor y elimina trastornos de *vata* perturbado. Se utiliza en condiciones de estreñimiento resultantes en hemorroides, fístula y edema. También funciona como un laxante, aperitivo y purificador de la sangre.

Usos: Estreñimiento, hemorroides, desintoxicación, obesidad

Ingredientes: *Guggul, triphala, pipali*

Dosis: 1 a 3 g por día.

Amritadi guggulu

Este *guggul* trata condiciones de las articulaciones causadas por *vata*.

Usos: Reumatismo, gota, artritis, lepra, edema

Ingredientes: *Guggul*, vidanga, pimienta negra, *pipali, triphala*, jengibre

Dosis: 1 a 3 g al día con agua

Punarnavadi guggulu

El *punarnavadi guggulu* trabaja como un gran remedio de gran espectro en pacientes que sufren de gota, ciática, artritis, edema y dolor en el abdomen bajo y áreas de la vejiga. Este es un poderoso y profundo desintoxicante y diurético. El *punarnava* es un importante remedio diurético. Su energía que trabaja hacía abajo, y el efecto desintoxicante del *guggul* combinados, se recomienda para la hipertrofia prostática.[579]

Usos: Reumatismo, gota, artritis, edema, hipertrofia prostática

Ingredientes: *Punarnava*, aceite de ricino, jengibre, *guggul*, operculina turpethum, baliospermum montanum, *guduchi*, pimienta negra, *pipali, triphala*, psyllium, sal de roca, semicarpus anacardium, vidanga, swarna makshik

Dosis: 1 a 3 gr por día con agua o té de punarnava

Yograj guggulu

El *yograj guggulu* es una versión de *guggul* que es mejor balanceada, tridóshica y que es adecuada para un uso a largo plazo. Es una fórmula clásica para la artritis crónica. Hay muchas variaciones de esta fórmula. Incluye *triphala* y *trikatu*, que sirven para hacerlo tridóshico y contribuye a una ligera desintoxicación.

Usos: artritis crónica, desintoxicación profunda (a largo plazo), parálisis facial, edema, anemia, enfermedades inflamatorias de la piel, desequilibrios genitourinarios, obesidad

Ingredientes: *Guggul*, *pipali*, ajwain, alcaravea, vidanga, comino, cedrus deodara, piper chaba, cardamomo, sal de roca, costus speciosus, vanda roxburghii, gokshura, semillas de cilantro, *triphala*, musta, *trikatu*, canela, té de limonaria, hordeum vulgare, abies webbiana, cinnamomum iners

Dosis: 2 g por día o según se necesite

Kumariasava

Esta *asava* se basa en su ingrediente principal, *kumari* (aloe). Es alterativo, tónico y hematínico. Se usa *kumariasava* para la anemia, la inflamación del hígado, fatiga, tos, asma y estreñimiento. Ya que se basa en aloe, es principalmente una medicina anti*pitta*.

Usos: hepatitis, síntomas de la vesícula biliar, tos

Ingredientes: *ghrit kumari* (aloe vera gel), hierro, *triphala*, *trikatu*, *chaturjat*, *dhaniya*, *chitrakmool*, *deodar*, *punarnava*, *rasna*, *danti*, *motha*, *aparajita*, *chavya*, *pipali*, *dhataki*, azúcar de palma

Dosis: 28g, con la misma cantidad da agua, 3 veces al día

Mahasudarshan

El *mahasudarshan* (literalmente "la gran fórmula para la buena visión": *maha*, gran, *darshan*, visión) contiene hierbas amargas que enfrían y limpian los ojos.[580] La fórmula contiene *chiretta*, *guduchi*, agracejo, pimienta negra, pimienta larga, raíz de jengibre y triphala. La combinación es amarga, picante y astringente.

La hierba *chiretta* es una variedad de la genciana, y es probablemente la hierba más amarga en la farmacopea ayurvédica. Como las gencianas, es fría y un desintoxicante fuerte. Un gran remedio anti*pitta* y buen desintoxicante de *kapha* y *ama*. Sin embargo, es muy frío, por lo que puede empeorar a *kapha* de manera general. Para esta fórmula, se debe equilibrar con el resto de las hierbas más cálidas en la fórmula.

El *guduchi* es otra hierba anti*pitta*, que también se utiliza para la fiebre e infección, algunas veces llamada como "la quinina ayurvédica." La raíz de agracejo es un remedio frío y desintoxicante del hígado. La pimienta negra es el alterativo más respetado, es muy seco. Su naturaleza caliente equilibra las hierbas frías en la fórmula. Es ideal para las condiciones de *kapha*, como el glaucoma. La pimienta larga es un potente rejuvenecedor, un alterativo caliente que humedece los tejidos y contrarresta la acción de secado de las otras hierbas. Es especialmente complementaria a la naturaleza seca de la pimienta negra. La raíz de jengibre, la medicina ayurvédica universal, es desintoxicante. La *triphala* se incluye como un nutriente general de los ojos, limpiador del hígado, y como desintoxicante con efectos tridóshicos.

También se puede utilizar para apoyar al sistema inmune y el hígado, para la desintoxicación y para aumentar el *agni*.

Usos: Problemas de visión, inflamación de los ojos, desintoxicación, digestivo amargo, antipirético, diaforético y diurético

Ingredientes: *Chiretta* (u otros amargos), *trikatu*, *triphala* (muchas veces incluye muchas otras hierbas menos importantes y frías, incluyendo guduchi, musta, neem, pushkarmula, ajwain, tagara y regaliz).

Dosis: de 1 a 3 g en cada comida

Aceite *Narayan*

El aceite de *narayan* es el aceite principal para la artritis. Se siente simultáneamente frío y caliente, debido a su gran cantidad de alcanfor. El aceite de *narayan* estimula la circulación cuando se utiliza durante el masaje. Como es común, esta fórmula es un concepto, más que una receta específica. Las fórmulas más antiguas contienen una docena o más de hierbas junto con la base del aceite de sésamo. Las fórmulas modernas pueden ser más simples, y basadas en aceites de menta, clavo y eucalipto.

El aceite de *maha narayan* es una fórmula más compleja ("*maha*" significa gran). Tiene un contenido de 42 hierbas. Sus acciones son comparables con el aceite de *narayan*, agregando más propiedades alterativas y de alivio para el dolor.

Usos: Masaje en artritis

Ingredientes: Aceite de sésamo, bala, *ashwagandha*, *salai guggul*, *guggul*, gaulteria, cálamo, regaliz, *triphala*, angélica, *shilajit*, fenogreco, cúrcuma, cola de caballo, nuez moscada, clavo, alcanfor, mirra, jivan

Dosis: Aplique de manera amplia como lubricante en masaje.

Sanjeevani vati

Sanjeevani vati es una fórmula diaforética que aumenta el sudor. Es una fórmula desintoxicante que reduce *ama*. Como fórmula digestiva, reduce el gas. La *triphala* desintoxica el tracto digestivo y afloja las heces. El jengibre es una ayuda digestiva universal. El cálamo calienta la digestión de manera efectiva en casos de indigestión. La vidanga es un antihelmíntico, diurético y carminativo. Es el remedio común de pueblo típico para el resfriado común con fiebre.[581]

Usos: Indigestión, fiebre, cólera, desintoxicación

Ingredientes: Vidanga, jengibre, pimienta negra, *triphala*, *vacha*, *guduchi*, semicarpus anacardium, aconitum ferox

Dosis: 100 a 300 mg dos veces al día con jugo de jengibre o miel

Saptamrita lauha

Es una de las fórmulas modernas más importantes de Ayurveda, el *Bhaishajyaratnavali* sugiere la fórmula llamada *saptamrita lauha* (el néctar séptuple) en el tratamiento de *timira* (ceguera).[582] La eficacia del *saptamrita lauha* fue evaluada en un ensayo clínico con 48 ojos retinopáticos. La fórmula resultó ser muy eficaz, para la rápida limpieza de hemorragia de la retiniana, observada tanto en sujetos diabéticos, como hipertensos. En tres de los ojos evaluados, la hemorragia se despejó por completo. Además, se encontró que la recurrencia de un episodio hemorrágico era estadísticamente menor en los ojos tratados con *saptamrita lauha*.[583]

Usos: Enfermedades de los ojos (por diabetes y otros)

Ingredientes: Regaliz, *triphala*, *bhasma* de hierro, ghee, miel

Dosis: 100 a 300 mg dos veces al día con agua

Saraswat churna

El *saraswat churna* es una combinación para construir tejido cerebral. La *vacha* es una de las hierbas principales para el cerebro, de temperatura tibia. El *shankpushpi* sobresale como un rejuvenecedor del cerebro y los nervios y, es refrescante.

Usos: Ansiedad, pánico, epilepsia, debilidad cognitiva, pérdida de memoria

Ingredientes: *Ashwagandha, vacha, shankpushpi*, ajwain, comino, trikatu, sal de roca

Dosis: 1 a 3 g dos veces al día con miel y ghee

Sitopladi churna

El *sitopladi churna* se utiliza en una gran variedad de problemas respiratorios, tos, fiebre y tuberculosis. Es una fórmula con propiedades refrescantes que reduce la mucosidad. Es un remedio popular para la tos y el dolor de garganta.

Usos: Tos, gripa, fiebre, tuberculosis, anorexia, entumecimiento de la lengua

Ingredientes: Azúcar de roca, maña de bambú, pimienta larga, cardamomo, canela

Dosis: 1 cucharadita de 3 a 4 veces al día o más, si es necesario

Talisadi churna

El *talisadi churna* es una variación del popular *sitopladi*, al que se le agrega *abies webbiana*, pimienta negra y jengibre. Es más caliente y fuerte que el *sitopladi*. Se utiliza en una gran variedad de problemas respiratorios, resfriados comunes, tos, asma y hace líquida la flema para la expectoración. Puede ser una ayuda digestiva tibia.

Usos: Tos, gripe

Ingredientes: Azúcar de roca, maña de bambú, pimienta larga, pimienta negra, *abies webbiana* y jengibre

Dosis: 1 cucharadita de 3 a 4 veces al día, o más si es necesario

Trikatu

Otro tónico ampliamente utilizado es el *trikatu* (los tres picantes). Está compuesto de raíz de jengibre, pimienta negra y pimienta larga (*pipali*). Se usa como un tónico ligeramente caliente para aumentar la digestión y la circulación. Esta mezcla de tres partes se enlista regularmente como ingrediente en las fórmulas.

La versión de Baba Hari Dass es: jengibre en polvo, pimienta negra y semillas de anís. Para la mucosidad y alergias en la primavera, le gustaba mezclarlo en partes iguales con miel para formar una pasta, de la cual se debe tomar una cucharadita dos o tres veces al día.

Usos: Alterativo, digestivo caliente

Ingredientes: Pimienta negra, *pipali*, jengibre seco

Dosis: 2 a 6 g por día

Triphala

El nombre significa "tres frutas", refiriéndose a las frutas amalaki, bibitaki, y haritaki que son parte de la combinación. Estas frutas especiales tienen nombres comunes en diferentes dialectos. Las frutas se secan, pulverizan, mezclan y encapsulan.

La mezcla es la medicina más compatible que pueda haber, y beneficiará literalmente a cualquier persona que lo tome. Ya que contiene los seis sabores en proporciones adecuadas, es indicado para todas las personas desde la infancia hasta la vejez. Se usa por sí sola o como ingrediente en numerosas fórmulas. Sirve como *anupana tridóshico* para casi cualquier medicina. Es seguro y altamente estimado entre los practicantes de Ayurveda.

Los usos de la triphala llenan volúmenes dentro de la literatura ayurvédica. Además de ser un tónico general, es un laxante ligero, nutre la piel, los ojos y el hígado, y es un desintoxicante general.

Se utiliza en aplicaciones tan diversas, desde el hacer gárgaras para limpieza hasta su uso en polvo para masaje seco.

Antiguos autores observaron que contiene todos los sabores, excepto salado, y es un perfecto remedio tridóshico.

En el *Sharngadhara samhita,* un texto farmacéutico del siglo XIV D.C., describe la *triphala* como una parte de haritaki, dos partes de bibitaki, y cuatro partes de *amla.*[585] En contraste, en *las Fórmulas ayurvédicas de la India se* nota que se prepara al mezclar tres partes iguales de las frutas.[586] El *sharngadhara* asevera que, al consumirse con miel y ghee, es un efectivo estimulante para la digestión, que apoya en la reducción de desequilibrios *kapha* y *pitta.*[587] Según *Las fórmulas ayurvédicas de la India* entre otros síntomas a tratar con triphala están el gas, el estreñimiento, la diabetes y las enfermedades de los ojos, los cuales se evidencian hoy.[588]

El *amla* es el mejor remedio para *pitta*. Es un tónico para la sangre, los huesos, el hígado y el corazón. Aumenta la producción de células rojas y fortalece los dientes, cabello y uñas, además de mejorar la vista y regular el azúcar en la sangre. Es uno de los mejores rejuvenecedores, y es extraordinariamente rico en vitamina C y bioflavonoides. Reciente evidencia científica muestra que el amla previene la peroxidación de lípidos en las membranas celulares.

Es la medicina más frecuentemente usada para las cataratas. El *amla* generalmente beneficia a los ojos y, se le conoce por mejorar la vista.[589]

El experto en hierbas para los ojos, Alan Tillotson, en su excelente libro, *Oftalmología ayurvédica*, confirma que el amla es bueno en general para todo tipo de ametropía (trastornos de foco como la miopía).[590]

Khalsa lo recomendó para una mujer sana de 30 años de edad con visión borrosa, mala visión nocturna y miopía. El protocolo de tratamiento estaba centrado en el uso de amla en una dosis de siete gramos al día durante 15 meses. Al final del periodo de tratamiento, la visión del paciente se normalizó, ya no tenía que usar lentes correctivos y la visión nocturna fue restaurada según se evaluó en el examen de vista.

El bibitaki es la mejor hierba para controlar *kapha* y el exceso de toxinas de grasa. Esta hierba nutre los pulmones, la garganta, la voz, los ojos y el pelo. Sobresale para la eliminación de cálculos y para acumulaciones de toxinas (moco, colesterol, depósitos minerales) en el aparato digestivo, urinario y el tracto respiratorio. Es único en ser a la vez laxante y astringente, por lo que purga los intestinos, mientras que tonifica simultáneamente los tejidos.

El haritaki es la mejor hierba para *vata* y por lo general controla la sequedad y el estreñimiento, y es considerado por muchos como la hierba ayurvédica más importante. Se utiliza ampliamente en la medicina tibetana en donde se le llama el "rey de las hierbas". Pinturas sagradas representan el haritaki en la mano del Buda de la Medicina. Las cualidades laxantes suaves del haritaki son perfectas para facilitar la desintoxicación. Nutre el cerebro y los nervios. Es fuertemente astringente, contrae los tejidos, y por lo tanto se utiliza para diversas úlceras, prolapsos y descargas de fluidos. Al haritaki se le llama "la madre", y se cree que aumenta la conciencia espiritual mental. Se administra a los niños en la pérdida prematura de un padre.

La triphala se incluye como parte esencial de la variedad de fórmulas clásicas ayurvédicas. Una receta sencilla descrita en el *Charaka* es preparar una pasta de polvo de triphala con agua y untarlo dentro de un recipiente de hierro, donde se mantiene durante 24 horas. La pasta se toma junto con miel y agua, seguido por ghee. El *Charaka* dice que "mediante el uso de esta receta de forma continua durante un año, uno puede vivir durante cien años, libre de envejecimiento y enfermedades". [591]

Como *rasayana*, el *Charaka Samhita* sugiere la *triphala* con maná de bambú, pipali, ghee, miel y azúcar de caña. [592] El *Ashtanga Hrdaya* enumera una combinación de flores de madhuka (Madhuka indica), savia tvakshiri (bambusa arundinaceae), pipali, sal de roca, suvarna (*bhasma* de oro), rizoma vacha y *bhasma* de hierro, mezclado con cantidades iguales de *triphala*. Esto se puede tomar con miel, ghee, o azúcar, y cuando se toma varias veces, "actúa como un *rasayana*, cura todas las enfermedades, otorga inteligencia, longevidad y buena memoria." [593]

Para aumentar la resistencia, tome una pequeña dosis de triphala y miel en la noche, seguido de melaza y jengibre fresco en la mañana, antes del desayuno.[594] La triphala es mezclado con shilajit para condiciones de riñones, incluyendo nefritis y diabetes.[595]

Mezclada con hierbas como guduchi, kutki y vacha, puede usarse en decocción (precaución, tiene un muy mal sabor) para el tratamiento de la fiebre con tos y mucosidad.[596] Mezclado con neem, kutki, senna, y miel, puede darse como una decocción (*ahem*) para aliviar el dolor y la fiebre con sensación de quemazón.[597]

Aplicado de manera tópica, el polvo de las tres frutas es un agente fuerte para sanar heridas. El clásico moderno *Indian Materia Medica* de K.M. Nadkarni describe como un cirujano llamado Dr. A. Lakshmapathi aplicó el polvo de triphala a una herida realizada por una navaja sucia, y lo cubrió con un vendaje. La cortada sanó de manera completa en 72 horas sin evidencia de cicatriz. De manera subsecuente el Dr. Lakshmapathi aplicó de manera rutinaria el polvo de triphala para sanar heridas recientes quirúrgicas con gran éxito.[598] Nosotros y nuestro colega, Alan Tillotson, hemos tenido la oportunidad de usar triphala, en muchas formas, y en muchos casos, como un apósito para las heridas, con similares y excelentes resultados.[599]

El *triphala churna* puede usarse como medio para un masaje en seco, particularmente adecuado para el tratamiento de condiciones tipo *kapha*. Mezclado con agua puede emplearse como shampoo, gárgaras *(kabalagraha),* o para administración nasal (*nasya*). Como decocción puede utilizarse como enema *(basti)*. Use *triphala* como expectorante, por ejemplo, durante episodios de alergias. Infundir 5 g de churna en un vaso de agua durante la noche. Al consumirlo a primera hora en la mañana al levantarse, una dramática expectoración le seguirá en pocos minutos. Khalsa aprendió este remedio de Yogi Bhajan.[600]

Para erupciones inflamatorias de la piel (erisipelas) con pus, y fiebre severa, el famoso libro ayurvédico de recetas *Chakradatta* sugiere mezclar la triphala con partes iguales de guggul. Esta combinación puede usarse también de manera tópica para sanar heridas supurantes, grandes y dolorosas.[601] Las llagas de úlceras y el herpes pueden ser limpiados con decocción de triphala, además de una dosis purgativa de triphala y guggul que puede tomarse de manera interna.[602]

La triphala nutre el globo ocular, fortalece los nervios y otros tejidos implicados en el ojo.[603]

El lavado de los ojos es muy popular en la oftalmología ayurvédica. Se puede administrar agua de *triphala* para el lavado de ojos. Agregue 1 cucharada de polvo de triphala a 280ml oz de agua. Cubra y deje asentarlo por 12 horas. Fíltrelo y aplíquelo en los ojos con un gotero o con una copa para ojos.[604] Se puede sustituir con una infusión fría de amla.[605]

La ciencia moderna reveló los beneficios para la pérdida de peso definitiva, cuando se utiliza con guggul. [606]

En investigaciones científicas se ha demostrado que el uso de la triphala, reduce el colesterol de manera significativa, aunque el bibitaki resultó ligeramente más fuerte que el *amla*.[607]

La triphala se encuentra comúnmente como *churna*, un polvo finamente tamizado, que se puede mezclar con agua, ghee, miel o también se encuentra en forma de cápsulas.

Hay muchas otras maneras de obtener los beneficios de la triphala: aceite medicado, decocción, confección, *asava* y *arishta* entre otros. La decocción finamente filtrada se usa para lavar los ojos en la mañana. La triphala es un *rasayana*, para lo que tradicionalmente se prescribe por un año o más en dosis de hasta 2 gramos, tomados dos veces al día, e incluso se puede tomar regularmente durante toda la vida para limpiar los tejidos, fortalecer la digestión, y agudizar los sentidos.

La mayoría de profesionales estarán de acuerdo que en pequeñas (1 a 2 g) es una combinación inusual de tónico rejuvenecedor y alterativo, y seguro para uso a largo plazo, mientras que en grandes cantidades (5 a 10 g) es un purgante que se usa en periodos de tiempo cortos. Como purgante, es seguro y efectivo, incluso en uso geriátrico y pediátrico.

Khalsa y Tierra recomiendan y enseñan sobre la triphala ampliamente. Como hierba tónica a largo plazo, no hay mejor opción para añadir a su rutina diaria que la triphala.

Como tónico para toda la vida, tome 1 gramo de triphala por día. Para un efecto laxante ligero, aumentar la dosis gradualmente hasta un máximo de cinco gramos por día, según sea necesario. La calidad laxante del triphala es de acción rápida, pero sus propiedades tónicas son a largo plazo. Es común que cada paciente tome una dosis diaria de triphala, desde el inicio del tratamiento. Tal vez algunas personas necesiten experimentar hierbas de acción rápida al principio, para permanecer emocionalmente comprometidos con el proceso de sanación y con las hierbas de mantenimiento menos drásticas que usarán más tarde, después que los síntomas hayan desaparecido.

Para mantener los intestinos abiertos durante una limpieza suave, inicie tomando 3 gramos triphala por día, y aumente un gramo por día hasta que los intestinos están cómodamente regulares.

La acción laxante de esta fórmula promueve el movimiento de *apana*. De acuerdo con Yogi Bhajan, si esto se torna excesivo, añada yogur a la dieta para compensar la naturaleza de movimiento hacia debajo de la triphala.[608]

Hay que admitirlo, el sabor de la triphala es desagradable. Khalsa estaba sentado con Yogi Bhajan un día cuando otro estudiante mencionó el mal sabor de la triphala cuando la probó: "usted dijo que podía tomar triphala con mantequilla y miel. Lo he probado y sabe horrible." Yogi Bhajan replicó, "debe de ser mezclado con ghee y miel sólo para digerirlo apropiadamente y para darle tiempo para que no se vaya sin los jugos estomacales que se requieren.

Las medicinas de la India siempre deben tomarse con ghee, ya que son tan poderosas que no deben salir del estómago tan rápido. El aceite es muy difícil de digerir, pero el ghee dependerá de la temperatura corporal. Es muy digestible, pero asimila una gran cantidad de los jugos gástricos. La triphala es también muy amarga, por cierto".

"¿Se puede poner en una cápsula?"

"No, debido a que es amargo, debe tocar la lengua. La amargura es lo que endereza la cabeza al momento en que toca la lengua. Se supone que la gente debe masticar la triphala. ¿les gusta? Es terrible. Pero realmente endereza completamente la cabeza." [609]

ONCE

REMEDIOS CASEROS DE AYURVEDA

La comida ha sido la medicina de la humanidad desde el principio de los tiempos. Muchas de las hierbas que sólo asociamos con un condimento son alimentos, de hecho, son la base de los medicamentos de hierbas potentes, como el jengibre y la pimienta negra.

La compleja cocina de la India comenzó hace miles de años, con recetas para la curación de las personas a partir de hierbas y alimentos. De esta manera, poco a poco en el proceso se desarrollaron complicadas mezclas de ingredientes, medicinas a base de hierbas, y finalmente los aromas se fundieron en una maravillosa amalgama que calienta el alma, cura el cuerpo y que es agradable al paladar.

Aunque la lista de alimentos de hierbas medicinales es enorme, he aquí una selección de eficaces remedios que son fáciles de encontrar.

Acné

Los vegetales verdes son una herramienta importante en el tratamiento de la inflamación de la piel. Estos tienen especialmente propiedades refrescantes cuando se utilizan crudos. Cualquier vegetal verde funcionará: espinaca, apio, pepino e incluso las judías verdes.

Los expertos en curación natural dicen que grandes cantidades de vegetales verdes, controlarán rápidamente condiciones de acné agudo, psoriasis y dermatitis. Debido a que los vegetales verdes fibrosos llenan rápidamente, los jugos son una buena opción para ingerir grandes cantidades de estos. Empiece por probar con un par de vasos grandes de pepino o jugo de apio al día.

Cólicos menstruales

Tratar los dolores menstruales, causados por *vata*, con corteza de canela. Muchas mujeres han encontrado que es un remedio sorprendente, que a menudo trae alivio después de la primera toma, incluso habiendo sufrido de este tipo de dolor por años.

La canela calienta el torso. Esta cualidad hace que sea una muy buena opción para promover la menstruación. Ya que la canela mejora la circulación hacia el útero, la sangre relajante caliente puede aliviar los calambres.

Dos semanas antes del período, tome un gramo de canela en una cápsula o con un *anupana* apropiado. Aumente en un gramo por día hasta el período. Si no siente cólicos, esa es su dosis. Si estos continúan, aumente la dosis un poco más la próxima vez. La mayoría de las mujeres obtienen buenos resultados con unos 10 gramos por día, empezando a tomarla 2 días antes del período, y continuando con la dosis durante los días con calambre.

Dolor de cabeza

La corteza de sauce es la aspirina de la naturaleza para el dolor de cabeza. Contiene salicilatos, que son los precursores a base de hierbas de la aspirina.[612]

La aspirina adelgaza la sangre, pero la corteza de sauce no lo hace, [613] así que no causará los problemas de sangrado comunes con la aspirina. No se experimentará los típicos desequilibrios estomacales de la aspirina cuando se usa corteza de sauce.

Haga un té hervido de hasta 28 gramos de la hierba seca y cruda por día, o un extracto que contenga 240 mg total de salicina al día. La corteza de sauce puede usarse el tiempo que sea necesaria.

Dolor de espalda

La cúrcuma reduce la inflamación y el dolor. Al igual que la cayena, disminuye las terminaciones nerviosas de la sustancia P, un neurotransmisor receptor de dolor. El jengibre se combina bien con la cúrcuma para el dolor de espalda. La cúrcuma se utiliza como cataplasma externo para los esguinces y dolores de las articulaciones.

El té de corteza de sauce es eficaz para el dolor de espalda baja.

Dolor de oído

Khalsa es padre de tres hijos. Con estos métodos ayurvédicos, ninguno de ellos ha tenido infección de oídos. Los aceites herbales, son el pilar de los programas de tratamiento natural para dolor de oído agudo. El primero en la lista es el ajo. Es un clásico tratamiento herbal, rápido y efectivo. Khalsa mantiene una botella de jugo de ajo en su hogar para tratar la infección de oído en los niños. Llene el oído completamente con el líquido. Inserte una bola de algodón y manténgala fijo en el lugar. Mande el niño a dormir. En la mañana, el ajo habrá penetrado, y el dolor de oído habrá desparecido.

En un estudio realizado en el 2001 se observó a ciento tres niños de 6 a 18 años que fueron diagnosticados con dolor de oído. Se comparó un aceite herbal para oído (ajo, gordolobo, caléndula, hierba de San Juan) con un fármaco anestésico de gotas para el oído. El aceite para el oído a base de hierbas fue tan eficaz como el medicamento.[611]

Gripa

Yogi Bhajan enseñó una receta para resfriados y gripas persistentes, basado en ajwain.

Hierva mijo con *jira* negra y ajwain. Cocínelo bastante y si desea agregar un poco de sabor puede ponerle maíz. Se puede hacer panqueques con eso. Use aceite de mostaza o aceite de oliva virgen. Puede agregar un poco de pimienta cayena o pimienta negra. Si lo quiere caliente o no, esa es su elección. Una vez que esté muy bien preparado, será una masa con la que se harán panqueques. El aceite de mostaza, cuando se toma frío mata todo lo que pueda matar el cuerpo. Dijo Yogi Bhajan: "en nuestros pueblos, nadie cuida a nadie. Si la vaca está enferma, toman una vara de bambú, la llenan con el aceite, y lo vierten en la leche. Tres días más tarde, no hay problema. Así es, pero funciona."

"Algo sucedió una vez en Los Ángeles. Todos estábamos muy enfermos y nadie sabía qué hacer. Hicimos esos panqueques, y salimos del apuro. Usted puede tener dolores de garganta, estar estornudando. Le ayudará. No estoy bromeando. Esto exactamente le va a pasar a muchos de ustedes."

"Toma entre unas dos o tres horas para entrar en el cuerpo y empezar a tener algún efecto. Tan simple como eso. "[616]

Hemorroides

La raíz de remolacha es un tratamiento excelente para las hemorroides. Hace que el hígado fabrique bilis y favorece la circulación sanguínea del hígado, la reducción de la presión sanguínea en la vena porta, el sitio de la hemorroide (en realidad una vena varicosa en el recto). La zanahoria también funciona, pero un poco más lento. Comer varias porciones de raíz de remolacha o de hojas de remolacha al día, o hacer una monodieta de estos alimentos, hasta que el problema disminuya. Continuar hasta que sienta alivio por completo.

También puede tratar las hemorroides con cúrcuma. Consuma hasta 4 cucharadas de polvo por día hasta que el dolor haya desaparecido. Como astringente, aplique tópicamente en forma de pasta para reducir el tamaño de las hemorroides.

Mal aliento

¿Ha comido en un restaurante Hindú? ¿Notó el plato de semillas de hinojo en la salida? Cuando se come frijoles, cebolla y ajo se producen gases intestinales. Tome semillas de hinojo y mastíquelas lentamente, para evitar los gases y endulzar el aliento. También puede masticar hojas de albahaca fresca.

Nausea

El efecto del jengibre en el mareo y las náuseas ha sido probado a fondo, así que no es sorprendente que los profesionales europeos usen jengibre en té para la indigestión. Reduce el espasmo, absorbe y neutraliza las toxinas en el tracto gastrointestinal y aumenta la secreción de jugos digestivos, incluyendo la bilis y saliva.[614] El jengibre contiene ingredientes que alivian el intestino y ayudan a la digestión mediante el aumento de la peristalsis que lleva el alimento a través del intestino.

Baba Hari Dass recomienda poner un pedazo de cobre en la boca para el mareo.[615]

Resfriado y gripa

La flor de crisantemo es una flor que se encuentra en la florería, pero se debe comprar de un herbolario. Esta refrescante hierba, aumenta el sistema inmune, trata la fiebre, los ojos hinchados y rojos y, fortalece los pulmones. Mata muchas bacterias patógenas, incluyendo estreptococos. El crisantemo generalmente se combina con la flor de madreselva para una deliciosa y efectiva bebida, especialmente para la inflamación.

Tos

La raíz de malvavisco sobresale en el tratamiento de la tos. El moderno alimento que se usa en fogatas, es descendiente de un antiguo dulce medicinal hecho de la hierba de malvavisco. Su melcocha se ha utilizado medicinalmente desde la antigua Grecia, y los médicos romanos sugirieron el malvavisco para tejidos irritados.

La raíz contiene niveles muy altos de mucílago, que se hace de las grandes moléculas de azúcar, teniendo un efecto calmante en las membranas mucosas, por lo que los herbolarios modernos recomiendan el malvavisco principalmente para aliviar los problemas respiratorios, como la tos. Calma la irritación y la tos seca asociada.[610]

Realizar gárgaras con aceite de sésamo, bibitaki o cúrcuma suprime la necesidad de toser.

DOCE

ENFERMEDADES Y TRATAMIENTOS ESPECÍFICOS

Cuando necesitamos algo de ayuda

Algunos de nosotros, los pocos afortunados, tenemos un *prakruti* fuerte, excelente capacidad pulmonar y un sistema digestivo fuerte. Algunos tienen esqueletos robustos con grandes reservas de minerales. Estas personas prosperan en momentos de estrés. Al comer la dieta americana estándar, tiene menos efectos nocivos en ellos, aguantan el ejercicio fuerte y rara vez se enferman. Además, envejecen lentamente. Su ventaja natural sobre el resto de nosotros se manifiesta en su extraordinaria salud y resistencia.

Pero incluso si usted no tiene una constitución robusta por naturaleza, puede recuperar el equilibrio en su cuerpo. ¿Le gustaría recuperar su resistencia física, su optimismo y su capacidad para ser sociable? Además de mantenerse en armonía en momentos de estrés de la vida laboral y familiar. Cuando se está en equilibrio, se puede pensar con claridad y resistir las enfermedades. Y aunque estas lleguen, la recuperación será rápida.

Sólo hace falta un poco de estudio y determinación para cambiar los hábitos de siempre. Para esto, Ayurveda proporciona un plan a seguir.

La edad adulta

A medida que envejecemos, muchos factores conspiran para sacarnos de equilibrio.

Roberta Lee, MD, practica la medicina complementaria con una especialidad en la terapéutica a base de hierbas. Es la directora médica del Centro para la Salud y Sanación en el Beth Israel Medical Center de Nueva York. La Dr. Lee ve una gran cantidad de pacientes con osteoporosis en su clínica. Ella nos recuerda que la hipoclorhidria (bajo *agni* en el tracto digestivo) es común en personas de edad avanzada.[617]

El estómago al envejecer comienza a producir menos ácido, retardando aún más la absorción de minerales y la digestión de proteínas. Adicional a lo anterior, muchas personas mayores no consumen suficientes proteínas. Esta situación catabólica, provoca la destrucción y la pérdida de tejidos acelerada y, el debilitamiento de un cuerpo que ya es probablemente frágil. Para esto, es necesario evaluar *pitta* en el tracto digestivo y realizar los ajustes necesarios, aumentando las fuentes de proteínas. Los ancianos pueden requerir 1 a 2 porciones adicionales de proteína al día para mantener las reservas óseas.

Ayurveda y la mujer

Ayurveda busca nutrir, restaurar y balancear las funciones del cuerpo que han sido comprometidas por el uso y el desgaste de la vida cotidiana. Los signos de envejecimiento son todas marcas de falta de "jugo", que van desde la artritis sin fluido líquido, pasando por la fatiga causada por la falta de hormonas endocrinas, hasta las dificultades de la menopausia por sequedad vaginal.

Generalmente, en comparación con los hombres, las mujeres tienden a irse a una dirección más fría, más seca y ligera: todas las características de *vata*. Durante toda la vida, la meta para una mujer es mantenerse caliente, nutrida y con conexión a la tierra.

La dieta es el primer y más básico componente de una buena salud, y puede ser un tratamiento efectivo para la enfermedad, incluso cuando se utiliza sola. A las mujeres generalmente les va mejor con una dieta de alimentos húmedos, cocidos y fáciles de digerir.

El sabor dulce (no azúcar refinada), contenido en los carbohidratos integrales y grasas de buena calidad, son los más rejuvenecedores. Por eso, los alimentos dulces, incluyendo la leche, el ghee (mantequilla clarificada), y especialmente la miel, son recomendados para reconstruir los tejidos del cuerpo y restaurar los líquidos sexuales.

La miel rejuvenece el cuerpo.[618] Con el sabor dulce predigerido, se nutren todas las partes de cuerpo. Se usa en té herbal para permitir que la miel actúe como vehículo para los principales activos de la planta. El ghee también es un alimento revitalizador primordial. Aumenta la lubricación del tejido, aumenta la digestión y la salud del hígado.[619] Agregue ghee a la dieta para el fortalecer el cerebro y el intelecto, la médula espinal y los tejidos reproductivos.

La cebolla y el ajo aumentan la energía sexual, la líbido, y las secreciones sexuales.

La raíz de *shatavari* es el principal rejuvenecedor y tónico sexual ayurvédico para las mujeres. Construye y equilibra el órgano reproductor sexual, aumenta los líquidos sexuales y la leche, aumenta la fertilidad, el balance de hormonas y mejora las quejas de la menopausia, como atrofia vaginal.

El *shatavari* desintoxica la sangre, aumenta el sistema inmune, promueve el intelecto, mejora la digestión y la fuerza física. Un estudio determinó que la medicina que contiene el *shatavari* redujo de manera marcada los efectos del estrés.[620]

A través de prácticas moderadas y constantes de estilo de vida y la construcción de la salud, está claro que las mujeres pueden disfrutar de la vida a un nivel que está más allá de lo que la mayoría de la gente ha aprendido a tolerar. La felicidad, en todos los ámbitos de su vida, incluyendo en el cuarto, es su derecho de nacimiento.

Tratamiento de enfermedades individuales

Ayurveda es, ante todo, un sistema de atención preventiva y de mantenimiento. Sin embargo, las cosas suceden. A veces, incluso con las mejores intenciones, los *doshas* pueden rebelarse y terminar causando problemas.

Para la conveniencia de la discusión, Ayurveda sí nombra las enfermedades, pero el enfoque es muy diferente al de la medicina convencional. Independientemente de lo que llamamos una enfermedad, el tratamiento ayurvédico siempre es individualizado. El equilibrio de las energías es siempre el foco. Y que las cosas vuelvan al equilibrio es el objetivo primordial.

Ayurveda tiene algunos tratamientos excepcionales para enfermedades agudas. Vamos a investigar algunos de ellos.

Acné y la dermatitis

Es muy importante mantener la piel firme y saludable. En fisiología ayurvédica, la piel tiene seis capas, y estas capas se encuentran no sólo superficialmente, sino que se extienden a los niveles más profundos del cuerpo. Una enfermedad de la piel no es sólo una enfermedad de la piel. Por lo general, tiene sus raíces en los diferentes *dhatus*, como lo pueden ser la grasa, los músculos y la sangre. De hecho, es un trastorno que "sale de la parte interna a la parte externa." El acné una condición clásica de *pitta* caliente, inflamada y tóxica.

La dieta y el estilo de vida inadecuado, son las principales causas de esta enfermedad. La búsqueda de una dieta o estilo de vida que está en contra de su *prakruti* crea un desequilibrio en las energías del cuerpo, lo que conduce a la contaminación de los tejidos del cuerpo, lo que lleva inevitablemente a enfermedades de la piel. En términos ayurvédicos, el *dosha* principal implicado es *pitta*. Los alimentos calientes, picantes, fritos, el aceite y la grasa, la exposición excesiva al calor y la luz solar, el consumo excesivo de té o café, el consumo de alcohol y el tabaco pueden perturbar *pitta* y provocar dermatitis.

La medicina herbaria se centra en la reducción de la inflamación en la piel, la curación del tejido de la piel si es necesario y la eliminación de la fuente de las toxinas irritantes a través del hígado, los riñones y el intestino grueso.

Una vez se comienzan a aplicar los principios de equilibrio ayurvédicos, y la piel comienza a asentarse, es momento de sanar la estructura subyacente del tejido. El gotu kola es la hierba más espectacular para el tratamiento del daño, no sólo de la piel, sino a todos los tipos de tejido conectivo. El gotu kola tiene la capacidad de curar y regenerar la piel, repararla, incluso en casos antiguos de lesiones dolorosas, úlceras de la piel y cicatrices.

Otra hierba excelente que reduce la inflamación en la piel es la raíz de regaliz, que contiene sustancias similares a los esteroides, que al consumirse internamente, o incluso al aplicarse tópicamente, proporcionan alivio.

El agracejo ayurvédico y otras hierbas que contienen berberina son buenos para reducir la inflamación de la piel, ya sea que se tomen internamente o se apliquen como crema. [621]

Cuando se trata de la desintoxicación del hígado, pocas hierbas son tan conocidas como la raíz de bardana, que se utiliza por toda Europa y Asia para la inflamación de la piel. Es rica en flavonoides antiinflamatorios, ligninas, y componentes amargos.

Siguiendo las ideas de Baba Hari Dass, para las enfermedades del hígado, pele una papaya verde, rebánela y cúbrala con vinagre de mora durante diez días. Cada día coma una rebanada de la papaya y beba un poco de vinagre de mora.[622]

Los vegetales verdes sirven para tratar la piel inflamada por su energía de enfriamiento, siendo aún más fríos cuando se utilizan crudos. Utilice cualquier vegetal verde, incluyendo las vainas de guisantes, el apio, la lechuga y las coles.

Puede ser el alto contenido de magnesio en la clorofila, que es conocido por enfriar la inflamación, o algún componente no identificado, posiblemente, los bioflavonoides. Lo que es seguro es que grandes cantidades de vegetales verdes controlarán el acné agudo, la psoriasis y la dermatitis rápidamente. Debido a que es fácil sentirse satisfecho con verduras verdes crudas y fibrosas, el jugo es una buena opción para conseguir grandes cantidades de los ingredientes activos. Pruebe con un par de vasos grandes de pepino o jugo de apio al día.

La hoja de aloe es un remedio popular ayurvédico para la curación de la piel. Esta planta se aplica directamente a la piel dañada en forma de crema o gel. Cura la piel con bastante eficacia, debido a sus acciones antiinflamatorias, antimicrobianas y analgésicos. Un experimento científico, con ratones con la piel dañada fueron tratados con el gel de aloe, crema de aloe o una crema placebo. Después de dos semanas, el aloe había retrasado significativamente la inflamación en la piel, y había reducido notablemente el tiempo de curación, en comparación con la de los controles. El crecimiento de piel nueva también mejoró en los ratones. [623] El aloe también puede tomarse internamente. Utilice la hoja de aloe seca en cápsulas o beba el gel. El aloe es laxante, por lo habrá que ajustar la dosis en consecuencia.

La triphala es un laxante desintoxicante. Use lo suficiente para mantener dos o más movimientos intestinales por día. También puede preparar un polvo de cantidades iguales de cúrcuma, amla y hojas de neem. Una cucharadita de este polvo se puede tomar dos veces al día con agua. Uno o dos gramos de polvo de azufre mineral por día desintoxicarán la piel.

En general, los tratamientos tópicos ofrecen un alivio temporal para la dermatitis. Para el corto plazo, sin embargo, pueden ofrecer algún alivio. Hierva hojas de neem en agua y lave la zona afectada todos los días. Haga una pasta de menta fresca y déjela sobre los granitos durante la noche.[624]

Mezcle 50 gramos de azufre amarillo en polvo en 240ml de aceite de mostaza o aceite de coco. Aplique esta mezcla sobre la zona afectada cada mañana. Siéntese en el sol o en un lugar caliente después de aplicar este aceite. Lave después de una media hora.

Baba Hari Dass dice que se puede hacer ceniza con las fibras quemadas de coco y mezclarlas con aceite de sésamo para la aplicación en la piel.[625]

La terapia de *ubtan* tiene una larga historia para el acné y sanación de la piel facial. Anteriormente se han discutido algunas recetas.

La dermatitis es una condición que le ofrece la oportunidad de ver la medicina a base de hierbas en su mejor momento. Sea paciente, el enfoque a largo plazo es realmente la única manera de tener éxito. Con un esfuerzo diligente y un enfoque coherente, estará muy satisfecho con el resultado a largo plazo. Aplique estos remedios. Los frutos de su trabajo lo harán feliz por haberlo hecho.

Alergias

Las alergias son reacciones del sistema inmune del cuerpo a sustancias específicas que identifica erróneamente como perjudiciales.

Esto ocurre cuando se debilita el sistema inmune, y el *ahamkara* no puede separar el yo del no-yo.

Las alergias son una señal de *ojas* bajo, que está estrechamente asociada con el sistema inmune.

Cada vez que uno está expuesto a un alérgeno, los *doshas* se desequilibran y se crea *ama*, de acuerdo con los *doshas* desequilibrados particulares, dando lugar a síntomas relacionados con el *dosha* de la alergia.

Pitta dosha se puede desequilibrar. *Pitta* perturbado libera *ama* caliente. *Pitta ama* se acumula en los tejidos profundos, *rasa, rakta*, *mamsa* y *lasika* (linfa). Este *ama* a su vez provoca la contaminación de los tejidos aún más profundos, dando lugar a los síntomas característicos, tales como alteraciones cutáneas alérgicas.

Si *kapha* recibe el impacto, el *ama kapha* perturbado se acumula en los canales respiratorios, lo que lleva a las alergias respiratorias.

Para tratar la alergia se usan medicamentos para desintoxicar, fortalecer *agni*, fortalecer *ojas* y luego tratar los síntomas individuales de la alergia.

El arroz y la miel fortalecen *ojas*. Los medicamentos tónicos, incluyendo la ashwagandha, la bala y el shatavari, apoyan el sistema inmunológico. El azafrán promueve la sinergia de los medicamentos tónicos. Entre los remedios que reducen *pitta* que limitan la inflamación en los episodios agudos están el bringaraj, la chiretta y el aloe. Los medicamentos que reducen *kapha* que disminuyen el moco incluyen el ajo, el *pipali* y la asafétida.

Ansiedad

La ansiedad es el principal ejemplo de un síntoma de *vata*. Para esta se utilizan remedios calientes, que enraízan, carminativos que sedan y favorecen la digestión, se utilizan para la ansiedad.

La valeriana es una hierba relajante que tiene un efecto calmante sobre el sistema nervioso autónomo. Es un buen relajante a corto plazo, que funciona de forma rápida y ofrece una alternativa saludable, no tóxica para otras medidas.

En los últimos 35 años, más de 200 estudios científicos han investigado la valeriana. En gran parte de Europa, incluso los médicos suelen recomendar este remedio. Esta hierba es un ingrediente activo en unos 150 medicamentos de venta libre en Alemania, incluidos algunos productos destinados para niños. (De hecho, algunos estudios han demostrado efectos positivos en los niños hiperactivos).

La flor de manzanilla se utiliza como un relajante suave para el nerviosismo y la ansiedad. Una taza de té de manzanilla es un remedio tradicional para eliminar el nerviosismo. Puesto que es ligeramente relajante encuentra un uso en el tratamiento de dolores de cabeza. Como un antiespasmódico, se utiliza para los calambres. Se ha demostrado recientemente que la manzanilla trabaja sobre los mismos receptores cerebrales que el medicamento tranquilizante Valium.

Artritis

Nada puede ser más miserable que la perspectiva de enfrentarse por el resto de la vida al incremento del dolor, que conducirá lentamente a la discapacidad. Sin embargo, para millones de personas que sufren de osteoartritis, esto es lo que les depara su futuro.

El término artritis significa literalmente "inflamación de las articulaciones", pero también se utiliza para referirse a una amplia variedad de más de cien enfermedades reumáticas que causan dolor, rigidez e hinchazón en las articulaciones y también puede afectar otras partes del cuerpo, principalmente a otros sitios de tejido conectivo. Una u otra forma de la enfermedad aflige a casi 43 millones de norteamericanos.[626] La artritis es la causa más frecuente de discapacidad en personas mayores de 65 años.

La osteoartritis (OA) o enfermedad degenerativa de las articulaciones (DJG) es la forma más común de enfermedad de las articulaciones. [627]

La osteoartritis está tipificada por la erosión del cartílago articular. Cuando las personas envejecen, la porción del agua de los cartílagos aumenta, mientras que la composición de proteínas se degenera, causando que el cartílago forme diminutas grietas. El resultado es que las superficies del cartílago se refriegan, desgastan, se ulceran y en casos extremos, se desgastan por completo, dejando que la articulación se deslice hueso con hueso, causando dolor y limitación de la movilidad articular. Los espolones óseos pueden formarse en los bordes de las articulaciones.

La enfermedad aumenta con la prevalencia de la edad.[629]

A la larga, la enfermedad causa dolor en las articulaciones, pérdida de la función, reducción de la movilidad articular y deformidad. Esta afecta con mayor frecuencia las rodillas, caderas, columna vertebral, las manos y a veces otras articulaciones. En última instancia, la incapacidad puede ser el resultado de la enfermedad en la columna vertebral, rodillas y caderas.[630] En la actualidad se sabe, sin embargo, que la enfermedad puede ser contrarrestada o revertida. [631]

La energía de la osteoartritis es fría y seca. La osteoartritis por lo general se produce en el *prakruti* de personas *vata*, aquellas con una baja temperatura corporal y tasa metabólica lenta. Estos organismos tienen dificultades para retener líquidos en los tejidos, por lo que hay una falta general de lubricación, incluyendo las superficies articulares. El resultado global es la rigidez y el dolor.

Por supuesto, el dolor es el primer síntoma que viene a la mente cuando la mayoría de la gente piensa en la miseria de la artritis. Pero resulta que no es el caso para aquellos que tienen el trastorno. La pérdida de sueño, otro síntoma *vata*, es una de las principales quejas de las víctimas de la artritis, de acuerdo con investigadores de la Universidad de Carolina del Norte. [632, 633] La interrupción del sueño eclipsa problemas como la movilidad reducida, menor visitas a los familiares y amigos y ausentismo en el trabajo o la falta de sus actividades recreativas favoritas. No sólo la artritis interrumpe el sueño, pero la interrupción del sueño también empeora el dolor, todos los signos de *vata* cada vez más desordenado.

Amavata

Amavata es la presentación del dolor crónico de las articulaciones y cuerpo, con inflamación en algunas o muchas articulaciones sinoviales. Al progresar la condición, el dolor puede migrar, y desarrollarse hacia sensaciones de quemazón. *Amavata* resembla a la artritis reumatoide (AR), pero el concepto ayurvédico es más amplio, y puede describir personas que tienen un diagnóstico moderno de OA, espondilitis anquilosante, y otras enfermedades de las articulaciones. Otros síntomas asociados incluyen rigidez, indigestión, fatiga, aislamiento emocional, pérdida del gusto, sed y sequedad, insomnio, estreñimiento, mareos y fiebre.

Cuando el *agni* digestivo es débil, *ama* puede acumularse y hacer su camino a las articulaciones, donde daña lentamente las estructuras y puede provocar inflamación e hinchazón. *Amavata* se trata al desintoxicar los tejidos de *ama*, favoreciendo la digestión, y la reparación de los tejidos de las articulaciones. Esta es una perfecta oportunidad para *panchakarma*. Debido a que *vata dosha* es el principal implicado, el enema está especialmente indicado.

Medicina herbal para la osteoartritis

Dado que la artritis y la osteoporosis se encuentran entre las enfermedades principales que afectan durante el envejecimiento, la búsqueda de métodos alternativos de lucha contra este dúo los está conduciendo a suplementos dietéticos.

La ciclooxigenasa-2 (COX-2) es una enzima clave que ayuda al cuerpo a producir los compuestos de prostaglandinas y citocinas inflamatorias. Sin embargo, cuando el cuerpo produce en exceso COX-2, el resultado es la inflamación crónica y el dolor. La cúrcuma, la albahaca morada, el jugo de uva o las hojas de uva rellenas y el té verde inhiben la COX-2.[634, 635]

La resina guggul Salai (Boswellia) contiene componentes, ácidos boswéllicos, que inhiben las sustancias que producen la inflamación (leucotrienos), e inhibe la inflamación a través de varios mecanismos en el cuerpo.[636, 638]

La cúrcuma tiene propiedades antiinflamatorias, y es el sello para el tratamiento ayurvédico de artritis. [639 - 647]

Recientemente, un estudio observó una combinación de estas hierbas excepcionales. Cuarenta y dos pacientes con OA se asignaron al azar para recibir una preparación ayurvédica, que contenía (por cápsula) 450 mg de ginseng indio, 100 mg de Boswellia, 50 mg de cúrcuma, y 50 mg de un complejo de zinc, o un placebo, durante tres meses. La dosificación fue de dos cápsulas tres veces al día, después de las comidas. Los tratamientos luego se cruzaron. En comparación con el placebo, la combinación de la hierba redujo significativamente la intensidad del dolor y el grado de discapacidad. No hay efectos secundarios que hicieran necesariodescontinuar el tratamiento.[648]

El sauce es un analgésico que tiene una excelente reputación. Contiene salicina y otros compuestos relacionados (salicilatos), que son los precursores herbales de la de la aspirina.[649 - 651]

La ashwagandha construye y solidifica el crecimiento del tejido: es anabólica. Dado que la OA es una enfermedad catabólica, o de destrucción del tejido, la ashwagandha parece una buena elección. La investigación moderna está revisando esto.[652]

La eficacia demostrada de *ashwagandha* en una variedad de condiciones reumatológicas puede ser debido en parte a sus propiedades antiinflamatorias, que se han establecido en varios estudios.[653 654]

Baba Hari Dass sugirió el té de estrella de anís para el dolor de la espalda baja.[655]

Preparaciones tópicas simples se utilizan ampliamente. Baba Hari Dass recomendó varias. Para el dolor de espalda, caliente y licue la savia fresca del árbol de pino y aplíquela con un paño sobre zona afectada. Para el dolor de rodilla, mezcle la ceniza de estiércol de vaca con agua. Llevar a ebullición para formar una pasta y aplicar directamente sobre la rodilla.[656]

Masaje ayurvédico para la osteoartritis

El masaje para la artritis tipo *vata* se debe hacer en una habitación caliente y con aceites calientes. La atención debería centrarse en el incremento de la amplitud del movimiento articular. Dado que los pacientes con artrosis tienen una falta de grasa, la aplicación de aceite durante el *abhyanga* debe hacerse libremente. El aceite de oliva, el de mostaza caliente y aceites de *narayan* son buenas opciones. El paciente no debe sentir ningún dolor. Ya que la terapia de masaje con arena es conocida por promover el sueño, puede tener un beneficio dramático en la pérdida de sueño por osteoartritis.

Asma

El asma bronquial, que ahora se llama apropiadamente como enfermedad reactiva de las vías (o RAD), es una enfermedad de las vías respiratorias de los pulmones, que se caracteriza por el endurecimiento de las vías respiratorias, tos, sibilancias y dificultad para respirar. Es una condición crónica. Las personas con asma viven con ella todos los días y durante toda su vida.

El asma involucra tres características principales. En primer lugar, hay una obstrucción de la vía aérea. En las personas con asma, los alérgenos y factores desencadenantes ambientales hacen que las bandas de músculo que rodean los bronquios se contraigan y el aire no pueda circular libremente. El aire que se mueve a través de las vías respiratorias tensas, crea el sonido silbante que conocemos como sibilancias.

Luego hay inflamación, lo que hace que los bronquios estén rojos e hinchados. La inflamación contribuye en gran medida al daño pulmonar a largo plazo. El tratamiento de la inflamación a largo plazo es la clave para el manejo del asma. Por último, está la irritabilidad de las vías respiratorias. Las vías respiratorias asmáticas son extremadamente sensibles. Incluso los detonantes más leves, como el polen o la caspa de los animales pueden hacer que las vías respiratorias tiendan a reaccionar de forma exagerada y se estrechen.

Las enfermedades respiratorias pueden ser potencialmente mortales. Ciertamente son comunes, y la prevalencia está aumentando en proporciones epidémicas.[657-660]

La resolución a largo plazo del asma incluye el tratamiento de las glándulas suprarrenales para aumentar la producción de las hormonas adrenales, tanto las hormonas del estrés y las hormonas antiinflamatorias. Por lo general, resuelve el asma con mucha rapidez. Se deben tratar a los pulmones con hierbas específicas para tonificar, suavizar y fortalecer el tejido pulmonar. Los síntomas de asma, se pueden aliviar a corto plazo con remedios naturales, pero la parte más emocionante es que incluso el asma de toda la vida con el tiempo se puede resolver de manera permanente con el uso de tónicos suprarrenales y pulmonares.

La estrategia de la medicina natural para el asma incluye todos estos elementos:

- Para síntomas agudos: Hierbas para la broncodilatación inmediata
- Para el estrechamiento crónico: Hierbas que mantengan la broncodilatación diaria
- Para inflamación crónica: Hierbas antiinflamatorias
- Para estrés crónico del tejido pulmonar: Hierbas que apoyen el tejido y la función pulmonar
- Para mucosidad crónica: Hierbas que reduzcan el moco (astringentes herbales, expectorantes)

Comience con hierbas para abrir las vías respiratorias. La raíz de bala contiene un constituyente leve relacionado con la efedrina. Esta traerá un efecto de apertura de la vía respiratoria.

Las hierbas por excelencia para el asma son los granos de pimienta (pimienta negra y *pipali*). Los granos de pimienta son constructores pulmonares y desintoxicantes del tejido a largo plazo. Hacen un buen trabajo para mantener abiertas las vías respiratorias. Tome 10 cápsulas o 14g como té por día.

Los nervinos relajantes pueden ser útiles para los asmáticos. Hierbas calmantes como la valeriana pueden ayudar en situaciones de estrés cuando el asmático puede estar más vulnerable a un ataque. La cúrcuma se utiliza ampliamente en los regímenes de asma ayurvédicos. Es antiinflamatorio (esto de alguna manera está más relacionado con el mecanismo para el asma), antioxidante, apoya el sistema inmune y es antimicrobiana. La cúrcuma puede reducir la tos, especialmente cuando se mezcla con el cilantro y el comino.

La raíz de regaliz es otra buena opción como constructor a largo plazo, ya que es un tónico para los pulmones y tiene efectos suprarrenales (contiene compuestos que son similares a las hormonas de la corteza suprarrenal) y a corto plazo es expectorante. El regaliz es un tónico potente. La albahaca ayuda a la falta de aire y al broncoespasmo en el asma. [661] El ajo a veces ayuda.

Las hierbas amargas reducen la acumulación de mucosidad, entre las que se encuentran: la cúrcuma, el diente de león, la milenrama, la lengua de vaca, el agracejo y el sello de oro. Las hierbas picantes diluyen el moco y ayudan a la expectoración: la pimienta negra, el ajo, la canela, el clavo de olor, el jengibre, el romero, la salvia y el tomillo.

Alimentos y nutrientes para el asma

Otro elemento para el tratamiento del asma a largo plazo es incluir hierbas y alimentos antiinflamatorios en la dieta, ya que el asma consiste en la inflamación de los bronquios y la reacción inflamatoria inapropiada del cuerpo a ciertas sustancias.

Las cebollas y el ajo son excelentes hierbas contra la alergia, en especial para el asma. Las cebollas contienen quercetina bioflavonoide, pero ambos de estos bulbos de lirio inhiben la enzima lipoxigenasa, que genera un producto químico inflamatorio.[662]

Los chiles son alimentos eficaces para las alergias, especialmente el asma, tanto para prevenir como tratar un ataque. Además de ser impulsores inmunes a largo plazo, la capsaicina en ellos, desensibiliza la mucosa de las vías respiratorias. El efecto es de larga duración, por lo que los chiles se pueden utilizar de forma preventiva. También hay evidencia clínica de que la capsaicina puede parar un ataque una vez que ha comenzado.

Pie de atleta

Comezón, ardor, escozor, dolor, pies escamosos, picazón: ¿el pie de atleta es sólo para deportistas? Por el contrario, el pie de atleta es, de hecho, muy común, incluso para la gente que no se ejercita. Ocurre en todas las edades, desde la preadolescencia a estudiantes de secundaria, hasta las personas adultas.

Robert Landis, de 43 años, de la isla de Vashon, Washington, sabe muy bien lo que es el picor y el malestar del pie de atleta. Deportista y ávido ciclista de largas distancias, ahora tiene el temido hongo. Cuatro años después, el dolor y la piel escamosa le seguían molestando casi constantemente.

Robert describe su condición como "picor, especialmente entre los dedos de los pies y la planta, piel escamosa, roja y picor todo el tiempo. Las uñas de los pies se han decolorado y tienen líneas blancas".

Después de varios intentos fallidos con diversas preparaciones externas, Robert buscó la ayuda de Khalsa. Después de un cuidadoso análisis de su estado y metabolismo, Khalsa sugirió ajo como remedio. Robert tomó nueve cápsulas de ajo por día. En seis semanas, la picazón se había ido por primera vez en cuatro años. Poco a poco, la inflamación y el enrojecimiento disminuyó, el dolor desapareció, y la piel volvió a la normalidad, sin escamas.

Ahora, varios meses después, las uñas de Robert están creciendo normalmente, y las condiciones se han revertido completamente. Robert siente que este tratamiento fue "fácil, amigable y menos caro que las medicinas".

Remedios internos

Casi todas las hierbas que contienen cantidades significativas de aceites esenciales son antifúngicos, y muchas se utilizan en el tratamiento. Algunas de estas hierbas son para uso interno, mientras que otros se aplican por vía tópica.

El ajo es un antimicótico ampliamente recomendado y bien investigado, demostrando ser más eficaz que varios medicamentos antimicóticos. Una dosis típica, es de tres dientes por día (6 a 9 cápsulas).

Las hierbas que contienen berberina son generalmente antifúngicas. Ciertamente, son eficaces contra las levaduras, por lo que muchos herbolarios las recomiendan para el tratamiento interno de los hongos de los pies de atleta.

La raíz de cúrcuma es beneficiosa para el enrojecimiento, la hinchazón y el dolor del pie de atleta. La cúrcuma mata una amplia variedad de microbios, lo que podría ayudar en su esfuerzo para eliminar los hongos. Utilice tantas cápsulas de esta suave hierba por día como pueda o hasta cuatro cucharadas de polvo revuelto en agua.

Khalsa ha usado cayena con buenos resultados. Algunos otros consideran el tomillo, el aloe, y el ginseng, todos los cuáles han funcionado bien en algún momento.

La mayoría de los tratamientos para el pie de atleta, claro está, se enfocan en la aplicación externa. Si bien esto puede ser beneficioso a corto plazo, o como parte de un programa más completo, el éxito realmente depende de la utilización de remedios internos. Los líquidos se pueden aplicar a los pies con un hisopo o cuentagotas, o, para las soluciones a base de hierbas más suaves, un baño de pies funciona bien. Los baños de pies o los lavados se hacen esencialmente de té de hierbas. Coloque el té elaborado en una sartén y disfrute de una remojada curación.

En la experiencia de Khalsa, los aceites esenciales de clavo y canela son muy seguros. Los dos aceites son calientes, por lo que se debe de tener cuidado al aplicarlos. Diluir el aceite esencial con cualquier aceite vegetal, como de almendra, en una crema de manos, o hasta en alcohol. Comience con una solución a 10%, y vaya en aumento hasta que la fuerza sea efectiva. Las uñas infectadas generalmente toleran aplicaciones de aceite de clavo y canela puros. El aceite fino penetra muy bien el tejido debajo de las uñas. Aplique los aceites una o dos veces al día.

Los aceites vegetales en general tienen un efecto sanador ligero en el hongo del pie. Los aceites con constituyentes herbales son llamados "aceites de infusión" y son una buena manera de obtener lo mejor de ambos.

Mal aliento

Por lo menos el 90% de todo el mal aliento comienza en la boca, y no en la mugre que se acumula entre los dientes. El hedor proviene de *ama* en la parte posterior de la lengua. De hecho, esta es la ubicación donde *ama* más se concentra en el cuerpo. Los culpables son los compuestos de azufre, que se crean cuando las bacterias anaerobias descomponen los alimentos. Éstos, se desarrollan en la boca seca, por lo que es importante mantener la saliva fluyendo y la cavidad oral húmeda.

La limpieza de la lengua es una parte fundamental para el mantenimiento de la salud oral. Ayurveda, en particular, hace hincapié en esta práctica diaria. Cepille su lengua mientras se cepilla los dientes o use un raspador de lengua. La limpieza de la lengua reduce el mal aliento, y ayuda a prevenir las placa.[663] La limpieza nasal con un neti limpiará cualquier *ama* acumulado en las cavidades nasales.

Los enjuagues bucales hechos con aceites esenciales son para las úlceras bucales, el mal aliento y el dolor de garganta. Ponga 1 a 2 gotas de aceite esencial en una taza de agua. Utilice menta, eucalipto, lavanda, clavo o romero.

Si desea puede agregar un poco de vinagre de sidra de manzana. También se puede añadir sal. Haga gárgaras. Utilice este 2 a 3 veces al día según sea necesario. Mastique unas semillas de cardamomo para una limpieza rápida del aliento.

Los polifenoles del té verde y negro matan a las bacterias que causan el mal aliento. En un estudio de "mal aliento", científicos combinaron los extractos de té con tres especies de bacterias del mal aliento durante 48 horas. Los polifenoles del té suprimen el crecimiento de bacterias en un 30% y la reducción de la producción de compuestos que causan mal aliento. [664] Parece que el enjuague con té negro evita la formación de placa y también destruye los ácidos que causan caries.

Hiperplasia prostática benigna

El área de la pelvis es vista como un área particularmente crítica en el sentido que es necesaria para mantener la energía equilibrada para mantener la homeostasis. (Las otras zonas críticas del cuerpo son el corazón y la cabeza.) Los problemas de próstata, que se producen con el envejecimiento, ocurren durante el tiempo de vida cuando *vata* es predominante. No es de extrañar que el envejecimiento de la próstata esté conectado a un *vata* desequilibrado. La HPB es un trastorno de *udavarta*, que implica la dirección inversa de *vata*. Como se mencionó anteriormente, *apana* en el intestino grueso y los genitales se mueve hacia arriba, dejando sin energía a la próstata. Ayurveda ha hablado de la HPB por mucho tiempo, tanto que aparece en las escrituras clásicas. Antiguos tratados describen que por debajo del *nabhi* (ombligo) hay una glándula dura que puede abultarse. Es como una pequeña piedra. Esta glándula, cuando se ve afectada por *vata* desequilibrado, puede causar la enfermedad *vataashteela* (que ahora llamamos BPH). [665]

Ayurveda sostiene que el exceso en las relaciones sexuales baja la salud de la próstata.[666] (Esto puede variar con cada persona). Ayurveda dice que nunca debemos reprimir los impulsos naturales (bostezos, eructos, gases, entre otros). Si se hace, perturbará *vata* y contribuirá a *udavarta*. [667] El ignorar habitualmente la necesidad de orinar puede irritar la próstata. Otros factores incluyen los excesos en el trabajo físico, el ayuno, los alimentos picantes, amargos y astringentes, el vino y la carne. Observaciones clínicas indican que la HPB es cada vez más común en Japón. Los que consumen más carne y leche parecen tener mayor riesgo. [668] Un estudio finlandés del 2000 encontró que el consumo de carne aumenta los síntomas del tracto urinario inferior y que la ingesta de vegetales disminuye estos síntomas.[669] De hecho, la American Dietetic Association and Dietitians of Canada dicen que los vegetarianos tienen menores tasas de cáncer de próstata.[670] Otros estudios confirman esto. [670] (Por definición, las células de la HPB son benignas, no canceroso. HPB no se cree que sea un factor de riesgo para el cáncer de próstata según algunas autoridades en la medicina convencional. Otros razonan que cualquier condición insalubre en la próstata es causa de problemas en el futuro, y están convencidos de que hay un vínculo).

Ayurveda considera que la HPB no es tanto un problema en sí mismo, sino una señal de un síndrome más grave. La inversión de *vata* es un gran problema, y, finalmente, traerá todos los procesos corporales a un punto muerto. Es el antecedente a una cascada de problemas que fluyen de una manera predecible. *Apana vata* asciende hacia el hígado, creando un desequilibrio en el *pitta* del hígado. Esto atrae *ama* desde el intestino hasta el hígado, y más tarde en la sangre. Esta sangre desordenada de *pitta* se acumula en áreas de zonas debilitadas, lo que puede ser en cualquier lugar, pero puede incluir el *apana* desordenado. A medida que el *ama* se acumula en el tracto urogenital, que no tiene salida, ya que el *apana* que normalmente ayudaría a que salga, ahora se ha invertido. Se produce inflamación. Algunos hombres son más susceptibles a recolectar efectos de este problema que otros, pero la suma total de estas interrupciones de los *doshas* a menudo se instala en la próstata y florece como HPB.

En general, las condiciones *udavarta* son tratadas con remedios para ayudar a *vata* de nuevo en su dirección correcta de movimiento. Los enemas medicinales promueven la función intestinal. La sopa de cebada, el aceite y la carne en la dieta, nutren y equilibran a *vata*. Entre las hierbas que equilibran generalmente esta condición están el haritaki, la asafétida y el cálamo. [672] Se puede utilizar un supositorio rectal, miel y sal de roca, untado con ghee para la inserción.

Así que cada caso de HPB puede incluir cualquiera de los *doshas* en cualquier proporción. La próstata húmeda e hinchada es un exceso de *kapha*. El tejido inflamado es una manifestación de *pitta*. Los bloqueos y el flujo de energía invertido provienen de *vata*. Es indicado una dieta apropiada para el *dosha* en desequilibrio.

Es probable que un enfoque múltiple tenga éxito. El mantenimiento de la calidad y cantidad del fluido reproductivo (*shukra*) estabilizará el nivel de testosterona y el deseo sexual. Ayurveda también se centrará en promover el flujo de la orina, aliviando la presión en el tracto genitourinario subiendo la función inmune y la purificación de la orina para evitar infecciones y conservar el tamaño normal de la próstata. [673] La próstata es sensible a la acumulación de *ama* por lo que los programas de desintoxicación son necesarios para evitar problemas. La cúrcuma, el comino y el hinojo pueden ayudar a purificar la orina.

El punarnava, es un diurético, antiespasmódico, agente antiinflamatorio, con cualidades analgésicas, para las infecciones del tracto urinario. A diferencia de la mayoría de los diuréticos, que son catabólicos por definición, el punarnava es un *rasayana*. Esta hierba está perfectamente diseñada para los problemas de próstata. Utilice 4 gramos por día con agua caliente o utilice un gramo por día de punarnava guggulu, o según sea necesario. [674]

Los hombres pueden usar la raíz de *shatavari* como un remedio general calmante para el sistema genitourinario. Considerado como un constructor y equilibrador para los órganos reproductivos, como *rasayana*, aumenta el semen y los fluidos sexuales en general. Esta refrescante hierba actúa como un limpiador de la sangre y ayuda al sistema inmunológico. El *shatavari* es un tratamiento calmante para las membranas secas o inflamadas de los órganos sexuales. Como un diurético suave, con un tropismo para el tracto urinario, puede aliviar la congestión de la próstata. Se puede preparar como decocción de leche combinado con ghee, azúcar cruda y miel. El *shatavari* está relacionado con la raíz de espárragos Occidental, que tiene propiedades similares, pero que es un diurético más fuerte.

El zinc es fundamental en la función de la próstata. La pimienta negra, el comino y el cilantro aumentan la biodisponibilidad del zinc. La pimienta negra entera es una hierba que seca y que reduce el tamaño del tejido húmedo en general.

El rábano es diurético y desintoxicante. Mantiene un volumen intestinal y movimiento adecuado regular necesario para evitar la perturbación de *apana vata*, la fuerza que gobierna la eliminación. Los alimentos que mejoran la testosterona, como los espárragos, los bananos y los dátiles retrasarán la hinchazón de la próstata. Algunos otros alimentos tienen beneficio general para el tracto urinario. La mayoría son diuréticos. Se incluyen las remolachas verdes (tratar como monodieta durante dos semanas), coco, pomelo y melón.[675]

La savia del árbol de Banyan es un remedio popular para la próstata. Los árboles de Banyan, son enormes en el norte de India, tienen madera esponjosa llena de savia lechosa. La savia se extrae fácilmente. Es un líquido dulce pegajoso, algo como la miel. Es un remedio tónico general para la próstata. Se usa una cucharadita al día y se combina con yogur. Esta es una de las recetas favoritas de mi mentor.

Una posible combinación a base de hierbas para la HPB es el shilajit, las cenizas minerales de zinc purificado, el kachnar, el guduchi, la cúrcuma, el punarnava, el sándalo y la zarzaparrilla. Otra mezcla patentada contiene mimosa púdica, argyreia speciosa, orchis mascula, tulsi, pimienta negra, gokshura, guggul y shilajit.

El amla, la cúrcuma, el shilajit y el guggul son antiinflamatorios, si la inflamación es el síntoma principal.

Otra fórmula sería: partes iguales de ashwagandha, gokshura y shatavari. Se utilizan 6 a 10 gramos por día de esta mezcla, con un vehículo apropiado para la condición.

El aceite de ricino según la tolerancia del intestino invertirá a *vata* en el intestino grueso.

Dado que los resultados de la HPB es el goteo de orina durante la noche, el uso de diuréticos durante el día, seguido de la abstención de agua en la noche puede reducir las peregrinaciones nocturnas al baño. Utilice un té de hojas de albahaca sagrada y semillas de cilantro.

Pruebe una receta para la curación de la próstata. Esto es básicamente una manera de ingerir una gran dosis de perejil que es diurético, desintoxicante y antiinflamatorio.

***Rasayana* prostático de perejil**

1 taza de arroz de basmati
1 taza de perejil, seco o fresco, picado
2 tazas de papas, picadas (con piel)
2 cebollas picadas
2 cdita. de semillas de ajwain
1 cdita. de pimiento rojo, triturado (o más según su sabor)
1 cda. de cúrcuma
1 cdita. de pimienta negra
2 hojas de laurel, trituradas
½ taza de ghee

Saltee la cebolla en ghee. Añada las especias. Cocinar hasta que se doren. Agregue el arroz, la papa y el perejil. Revuelva hasta que se mezcle. Añada el agua (arroz al vapor), cubra y cocine por otros 15 minutos. Se puede comer como una mono dieta. Sirve 4 a 6. Sirva con yogur.

Aftas

Dado que las úlceras bucales se derivan de la ruptura de la estructura del tejido, el gotu kola puede ser muy eficaz. El gotu kola es ampliamente conocido por curar heridas y promover el crecimiento del tejido conectivo. La dosis es de 28g de hierba seca, hecha en té, por día, o una dosis más pequeña, por razones de tolerancia y en cápsulas. Este té también puede servir como un enjuague para los trastornos del tejido conectivo en la boca.

Considere la posibilidad de altas dosis orales de acidophilus y un enjuague de boca de acidophilus.[676] Otros enjuagues que pueden ayudar incluyen el alumbre, la leche de magnesio, y la corteza de quina. Un notable médico natural, Hakim Chishti, sugiere el polvo de goma de mirra, aplicado directamente a la úlcera. El gel de una hoja de aloe también se puede aplicar para calmar el dolor.

Probablemente el remedio herbario más destacado para llagas en la boca es la raíz de regaliz, un sanador antiinflamatorio y potente sanador de tejidos. Ponga una pizca de polvo en la llaga, o chupe una pastilla hecha de DGL (regaliz deglycyrrhizinado).

Condiciones cardiovasculares

Como pueblo estadounidense, engullimos enormes cantidades de grasa animal, que obstruyen nuestras arterias. La mala noticia: según la American Heart Association, 1.5 millones de estadounidenses tendrán un ataque al corazón este año. [677] Las enfermedades cardíacas son el asesino número 1 de la nación. La buena noticia: las medidas preventivas pueden reducir su riesgo.

Una de las causas de la enfermedad cardiovascular es la presión arterial alta, y esta condición es tan común que uno de cada cinco estadounidenses adultos la tiene.[678]

Siga una dieta para el corazón saludable

Nuestro cuerpo produce colesterol de las grasas en la dieta. Las grasas saturadas (grasas de origen animal y la margarina) aumentan la coagulación, elevan el LDL y disminuyen el colesterol HDL. Cada 1 por ciento de disminución en el colesterol total en la sangre reduce el riesgo de una persona de enfermedad coronaria en un 2 a 3 por ciento. Por lo tanto, el principal objetivo de la dieta es bajar el colesterol mediante la reducción de la ingesta de colesterol y grasa.

Coma frutas y verduras, y su corazón se lo agradecerá. Al menos, esa es la indicación de un estudio en el American Journal of Clinical Nutrition. Las mujeres que comieron entre 4 y 10 porciones de frutas y verduras al día redujeron su riesgo de enfermedad cardiovascular entre un 20 y un 30 por ciento.[679] Las mujeres con factores de riesgo cardiovascular, como la diabetes o la hipertensión, les fue aún mejor. Esta noticia no debería sorprenderle. Los investigadores dijeron que la reducción del 20 al 30 por ciento en el riesgo asociado con el aumento de la ingesta de frutas y verduras podría ser una estimación conservadora, debido a las técnicas de medición.

Medicinas herbales para el corazón

"Los resultados que he obtenido son fenomenales. Le digo a todo el mundo del gran efecto" dice Guruchander Singh Khalsa, D.C., de Espanola, N.M.

El Dr. Khalsa, un exitoso médico quiropráctico, ha tenido cifras de colesterol total de más de 300 por 20 años. Él viene de una familia con colesterol alto genéticamente. Por parte de su madre, un hermano murió a los 42 años de un ataque al corazón, y todos los hermanos que quedan han tenido una cirugía de bypass cuádruple, junto con los ataques al corazón. El Dr. Khalsa ha logrado evitar una enfermedad grave con dieta y el Yoga, pero las cifras de colesterol se fueron volviendo seriamente preocupantes. Su función tiroidea estaba deprimida y con la hormona estimulante de la tiroides al triple del valor normal. Después de un poco de asesoramiento profesional, se acordó que tomaría seis gramos de goma de guggul al día, para bajar rápidamente las grasas de la sangre, y una combinación de hoja de gotu kola, baya de palmito, hoja de escutelaria, sauco, y corteza de sauce, para aumentar la función de la tiroides. Cuatro meses más tarde, el colesterol había bajado 180 puntos, y el análisis de sangre de la tiroides era normal.

Tratamiento por *dosha*

Los remedios caseros para el equilibrio de los problemas cardíacos causados por *kapha* por lo general incluyen vacha, neem y pipali.

Los remedios caseros para el equilibrio de los problemas cardíacos causados por *pitta* en general incluyen la miel, la azúcar de caña, ghee, bala, y regaliz.

Los remedios caseros para el equilibrio de los problemas cardíacos causados por *vata* en general incluyen asafétida, sal de roca, cardamomo, jengibre y triphala. Los médicos ayurvédicos utilizan arjuna en una amplia variedad de condiciones cardiovasculares: es prácticamente una panacea para la insuficiencia cardiaca, hipertensión, angina de pecho, endocarditis, pericarditis y edema.[680]

Nuestro colega, Alan Keith Tillotson, PhD, autor de The One Earth Herbal Sourcebook, dice que "la corteza de arjuna es uno de los tónicos cardíacos más importantes de la medicina ayurvédica, que se utiliza para el tratamiento de todas las formas de enfermedades del corazón. Reduce las causas que dañan el corazón por inflamación y la mucosidad. "Úselo con guggul para el colesterol alto. Esta hierba es particularmente eficaz para insuficiencia cardiaca.[681] El arjuna también beneficia la cardiomiopatía y el tratamiento de un ataque al corazón. Funciona para una amplia gama de síntomas relacionados (angina de pecho, fuerza del bombeo, corazón agrandado) [682] y protege el tejido del corazón de daño. [683]

El ajo reduce los niveles de presión de 5 a 10%.[684 686] Se ha observado mayor reducción en mayores dosis.

La goma de guggul es un estándar para bajar el colesterol. El guggul baja más de un 20 por ciento el colesterol total, mientras aumenta el colesterol bueno HDL un 36 por ciento.[687] Puede ayudar a manejar el control de la grasa corporal total. Ejerce sus efectos de manera parcial a través de la tiroides.[688- 690] El guggul puede tomarse en una dosis de 1,500 mg, tres veces al día. La triphala guggul baja la grasa corporal también.[691]

Cataratas

La catarata, la opacidad del lente o su cápsula, se llama *timira* o *linga nasa* en sánscrito. Las condiciones de los ojos, particularmente las cataratas, son bastante complejas, y pueden crear muchas posibilidades de variaciones de desequilibrios de los tres *doshas.*

Las cataratas nublan la parte interna de las estructuras del ojo. Si ha vivido por mucho tiempo, esto será inevitable, pero también, puede que no lo sea. Los signos de la formación de cataratas típicamente comienzan después de los 50. Muy común en adultos mayores, las cataratas causan un tercio de todos los problemas severos de los ojos en esta edad. Un estudio realizado en Estados Unidos encontró una catarata significantemente visible en los ojos de aproximadamente 39% de los hombres y como 46% en mujeres en edad de 75 años y mayores.[692]

Esta área particular de los ojos no necesita suministro de sangre para recibir toxinas o acumular exceso de agua; llega directo de la linfa. Si el sistema linfático no bombea adecuadamente o drena de manera apropiada, ya sea porque se abruma con sus tareas de procesamiento o debido a la respiración insuficiente o actividad muscular para impulsar su circulación, el resultado se verá aquí. No lo dude: las cataratas se pueden tratar de manera no quirúrgica alrededor de un 85 por ciento del tiempo en nuestra estimación. El Dr. Abel concurre, citando una cifra del 80%. El tiempo medio necesario para mejorar esta condición suficiente para revertir la necesidad de la cirugía es de seis meses.

Las cataratas causadas por *pitta* producirán síntomas visuales de imágenes que son brillantes y circulares, vibrantes, y con emanaciones en tonos de arcoiris. Ya que *pitta* regula de manera global la función de los ojos, las hierbas *antipitta* puede tener un efecto de beneficio general.

Kapha es responsable de la producción, deposición y acumulación de cualquier viscosidad, residuos de obstrucción de tejido, especialmente los lípidos. Por lo tanto, el material real del lente podría considerarse una acumulación de exceso de *kapha*, y se trata con terapias para reducir *kapha*.

Las cataratas causadas por *kapha* producirán síntomas visuales de imágenes blancas, de aspecto grasiento, agrandadas, húmedas, y que se asemejan a las nubes espesas. Las cataratas diabéticas deben ser tratadas con productos botánicos para *kapha* y dieta.

Timira se considera principalmente como una perturbación de *vata*. Una parte fundamental de las propiedades de *vata* es causar resequedad en los tejidos. Ayurveda considera que una pérdida de lubricación y suavidad en los lentes oculares y su cápsula es el resultado de esta acumulación de *vata* en los ojos.[693]

Vata predomina en el sistema nervioso generalmente, así que los ojos, como parte del sistema, son el sujeto del trastorno de *vata*. Las cataratas causadas por *vata* producirán síntomas de imágenes que son inestables, polvorientas, de color rojizo e irregular.

Las enfermedades de los ojos, oídos, nariz y garganta, principalmente problemas de *vata*, pueden ser causadas por los cambios bruscos de temperatura ambiental, como un resfriado después de mucho sol caliente, el uso excesivo de los ojos en un punto focal en particular, como de larga distancia, la exposición de los ojos a los contaminantes atmosféricos, la supresión de los impulsos naturales, tales como la micción, excesos emocionales, excesos sexuales, o mirar a distancias cortas.[694]

La triphala nutre el globo ocular, fortalece los nervios y otros tejidos.[695] La dosis es de 500 mg a 2 gramos por día, como tónico general, posiblemente por el resto de su vida.

El amla es un fuerte rejuvenecedor, y principalmente una medicina para *pitta*, y es la medicina para cataratas que se utiliza con mayor frecuencia. El amla generalmente beneficia a los ojos, y es conocido por mejorar la vista.[696] Es un potente inhibidor de radicales libres, que son la causa de las cataratas. La dosis es de 250 mg a 1 gramo por día durante uno o dos años o lo que se necesite.

El haritaki nutre el sistema nervioso y promueve la visión. La dosis es de 250 mg a 500 mg por día.

El bibitaki regula *kapha*. Como el amla y el haritaki, mejora la visión. La dosis es de 250 mg a 500 mg por día.

Mahasudarshan (literalmente "la gran fórmula para la visión") contiene hierbas amargas que refrescan y limpian los ojos.[697]

La raíz de regaliz (*Yashtimadhu)* es antiinflamatorio y tiene un efecto benéfico general contra las cataratas. El sándalo (*Chandana*) controla los dos *doshas* que generalmente están involucrados en las cataratas. La raíz de ashwagandha tiene un efecto similar. La hierba bhringraj es una medicina tridóshica que enfría *pitta* en los ojos. Las flores de crisantemo (*Sevanti*) tienen una afinidad con la cabeza, y enfría *pitta*.

Se ha demostrado que la cúrcuma previene la formación de cataratas.[698]

El objetivo más importante del tratamiento es controlar *vata*, humedeciendo, calentando, moviendo y desintoxicando los tejidos afectados. El ghee controla *vata*, y se considera el remedio más importante para los ojos. Cuanto más viejo sea el ghee, mayor el efecto terapéutico.[699] La dosis es de una a dos cucharaditas, dos veces al día.[700]

El ghee medicado (*ghrita*), se utiliza para las cataratas. La preparación de *maha ghrita triphala*, que incluye ghee y *triphala*, entre otros ingredientes, se utiliza en las primeras etapas de la catarata. El ghee medicado es utilizado en una dosis de 2 cucharaditas dos veces al día, una hora antes de las comidas, con un vaso de leche tibia.

La hoja de shigru es profiláctico para las personas con riesgo de cataratas. La dosis es de 5 gramos por día.

Las semillas de anís, semillas de cilantro y almendras se utilizan en conjunto para las cataratas.[701]

Los *netra basti*, o baños de los ojos, son populares en la oftalmología ayurvédica. Varias hierbas son administradas de la siguiente manera:

• Agua de *triphala*: agregue una cucharada de polvo de *triphala* a 280ml de agua. Cubra y deje asentar por doce horas. Filtre y aplique en los ojos con un gotero o copa para el lavado de ojo.[702] Una infusión de *amla* frío puede sustituirlo.[703]

• Jugo de shigru: mezcle con miel y aplique en los ojos diariamente. La hoja de shigru es rica en vitamina A[704] y también en vitamina C.[705]

El lavado de ojos también se puede hacer de infusiones de flores de manzanilla, flores de crisantemo o pétalos de rosas.[706]

El *netra basti* generalmente se hace con ghee. Este procedimiento consiste en hacer una pasta de harina de trigo y agua. La masa se forma en un anillo del tamaño de una dona y se coloca alrededor del ojo, (el paciente está acostado sobre su espalda). El anillo de masa se llena de ghee líquido que se ha calentado a una temperatura agradable. El paciente permite que el ghee remoje su ojo durante unos 20 minutos y, a continuación, repite el proceso en el otro ojo.

Ayurveda utiliza pastas a base de hierbas que se aplican a toda la cabeza para equilibrar los *doshas* en esa área. Una fórmula típica para la pasta es con harina de frijol mungo, jengibre fresco picado, crema cruda, ghee, aceite de sésamo, aceite de mostaza y agua.[707]

La decocción de *amla* mezclado con suero de leche puede ser vertida sobre la cabeza en un flujo continuo y delgado.[708]

La acumulación de *ama* se compone de productos de glicosilación avanzada, o de la edad, que se pegan a la superficie del lente reticular como proteínas, uniéndolos en una formación como de telaraña.

Las hierbas ayurvédicas que pueden ayudar en este proceso son las siguientes, todas las cuales son principalmente para *kapha* y de acción anti *ama*:

- Melón amargo: 60 ml de jugo fresco, por día o su equivalente
- Gurmar: 10 gramos al día
- Corteza de asana: 3 a 6 gramos por día [709] [710]
- Tulsi: 10 gramos por día
- Raíz de jengibre: 5 gramos al día
- Hojas de neem: 5 gramos al día
- Guggul: 3 a 10 gramos por día
- Kutki: 5 gramos por día

Dieta

La estrategia de la dieta debe basarse en el desequilibrio del *dosha* primario subyacente, generalmente *vata*. Si *vata* es el *dosha* a controlar, la dieta debe ser caliente, hidratante, nutritiva y fácil de digerir, la cual consiste principalmente en alimentos cocinados. Los alimentos que benefician en el tratamiento de las cataratas son el ghee, la leche de vaca (caliente con especias digestivas como el clavo de olor y canela), la mantequilla, el arroz, el trigo, el frijol mungo, el plátano, las espinacas, la okra, las uvas, las granadas, las manzanas y las naranjas. Los alimentos amargos, agrios, salados y picantes promueven las cataratas y deben minimizarse. [711]

Un estudio encontró que las personas que consumen grandes cantidades de mantequilla y sal duplican su riesgo de cataratas en comparación con aquellos que consumen una menor cantidad de estos alimentos. La espinaca, pimientos, melones, tomates y cítricos reducen a la mitad el riesgo relativo de necesitar cirugía de cataratas. Las personas que comen menos de cinco porciones de frutas y verduras por día tienen de 5 a 13 veces más probabilidades de desarrollar cataratas. La deficiencia de vitamina C aumenta el riesgo de cataratas 4 a 11 veces.[713]

Un estudio de la Facultad de Medicina de Harvard encuestó a 50,828 enfermeras e informó que las mujeres que comían espinacas cinco o más veces por semana, y las que tomaron suplementos de vitamina C durante diez años o más, redujeron su riesgo de cirugía de cataratas en más de un 45 por ciento.[714] Se supone que la luteína dietética y la zeaxantina son las responsables.

Gripas y resfriados

Los regímenes de medicina herbal para la infección incluyen tres pasos fundamentales. Se deben sacar los invasores, nutrir los tejidos (en este caso, el sistema respiratorio) que le permitió a la infección echar raíces y, apoyar el sistema inmunológico para prevenir una recaída.

Los diaforéticos fríos se utilizan para reducir la fiebre y la inflamación. La flor de crisantemo y la madreselva son excelentes antimicrobianos. Los diaforéticos calientes, tomados calientes, también aportan en el tratamiento de la gripe. Se usan cuando el síntoma principal son escalofríos. La hoja de la albahaca reduce la mucosidad en los pulmones y las vías nasales.[715-718] La albahaca mata las bacterias y estimula el sistema inmune.[719, 720] La corteza de canela es un diaforético caliente muy efectivo cuando se usa en dosis bajas (14g), o en mezclas de bebidas medicinales.

El gokshura, una hierba viscosa suave, se utiliza internamente para el dolor de garganta.

El kalmegh se utiliza ampliamente como medicina para infecciones del tracto respiratorio superior. Algunas veces se usa en combinación con equinácea, limonaria, corteza de olmo, corteza de canela y el bulbo frittillaria chino. Se toman de 10 a 15 gramos por día para el frío agudo. El guduchi es un popular remedio para el resfriado y la gripe. Se utiliza un máximo de veinte gramos por día, en cápsulas o hecho en ghee, para casos agudos.

Yogi Bhajan recomienda diez granos de pimienta hervidos en una taza de leche para eliminar la congestión. Un buen té incluye jengibre seco, canela, tulsi, pimienta, limonaria y azúcar de caña. Las cápsulas o el té de trikatu ayudarán aflojar la congestión.

La aplicación de pasta de jengibre seco sobre los senos nasales ayuda.

Los valientes pueden probar esto: Caliente dos cucharadas de aceite de mostaza a fuego medio. Añada media cucharadita de asafétida o 5 dientes de ajo. Cocine hasta que las hierbas se vuelvan color marrón. Deje enfriar, filtre y añada una pizca de sal. Haga un masaje con este aceite.

Estreñimiento

Hay varias formas de manejar el estreñimiento. Un método es con hierbas que promuevan los movimientos intestinales. Entre estas están el *shatavari* y el gokshura.

Estas hierbas son similares en acción y se pueden utilizar juntas o por aparte. Ambas son agentes mucilaginosos (suavizantes). Crean una masa viscosa y gelatinosa que es nutritiva y sanadora de las membranas mucosas, incluyendo las del tracto digestivo. Mezclar con agua de dos a cuatro cucharadas de polvo al día, mezcladas con agua (o yogur, avena, puré de manzanas o miel de arce) para formar una pasta aumentarán la motilidad de las heces.

Se puede hacer un té con hojas de sena, pero también se pueden usar en forma de cápsulas, una o dos al día.

La raíz de ruibarbo, también llamada ruibarbo asiático o ruibarbo, es más suave, por lo que dos a cuatro cápsulas al día serían apropiadas.

El jugo de aloe vera proporcionará el efecto calmante de gel y el efecto de licuefacción en el contenido intestinal.

Los pétalos de rosa fríos también son muy suaves, así que se usan de una a cinco cápsulas al día.

La raíz de regaliz (demulcente) puede ser una opción suave tomada de una a cinco cápsulas por día.

El sena, el ruibarbo y el aloe vera, todos contienen antraquinonas, que causan contracciones en los intestinos. En dosis más altas o preparaciones más fuertes, esto puede causar calambres. Por esta razón, a menudo se mezclan con hierbas carminativas (pues impiden el gas y calman el tracto digestivo).

La triphala es un laxante ligero y muy suave. Después de haber tomado una dosis de cinco gramos, la mayoría de la gente va a tener un movimiento de intestinal fácil, en más o menos doce horas.

Las semillas de psyllium, una fibra laxante, equilibra la función de las heces y alivia el dolor en las heces irritables.[721] La capacidad del psyllium para absorber los fluidos significa que es útil para tratar la diarrea. A medida que viaja a través del intestino, el mucílago del psyllium crea un beneficio relajante que puede aliviar los calambres.[722] Un estudio recomienda como dosis óptima veinte gramos por día.[723]

Baba Hari Dass propone tomar una buena cantidad de pasas de manuka. Remueva las semillas, atraviéselas con un pincho y áselas. Mezclar esto con un poco de pimienta negra.[724]

Depresión

Se estima que unos 19 millones de adultos estadounidenses están viviendo con depresión. [725] Casi todo el mundo ha tenido un ataque ocasional de depresión, en periodos cortos, cuando las cosas no parecen ir bien y la vida no se ve demasiado optimista. Sentirse un poco deprimido es una reacción normal cuando la autoestima ha sido golpeada.

La depresión clínica es diferente. Si el sentimiento de tristeza se vuelve intenso, dura por largos periodos de tiempo y evita que una persona lleve una vida normal, se caracteriza como una condición médica tratable llamada trastorno depresivo mayor, uno de una serie de enfermedades depresivas. Se trata de un trastorno médico caracterizado por sentimientos severos y persistentes de inutilidad, culpa, tristeza, impotencia y desesperanza.

Tratamientos naturales para una depresión ligera a moderada

La depresión es una condición compleja. La medicina herbal puede ser muy efectiva para la depresión, especialmente para formas leves de la enfermedad. La *ashwagandha* es una de las mejores hierbas para la salud mental ya que enraíza y estabiliza el estado de ánimo.

El gokshura promueve la claridad mental, y de hecho, se recomienda por su excepcional efecto clínico en la depresión. Puede tomarse con *ashwagandha* como tónico nervino.

El shankhapushi ayuda a restaurar la cualidad de claridad en la mente y la relajación. Esta hierba es un tónico para la mente y el tejido nervino y es especialmente efectivo para la ansiedad y el miedo. Cuando se prepara y consume con ghee, promueve la tranquilidad sin embotar la mente. En casos de depresión, anima.

El brahmi se utiliza para la ansiedad, el estrés emocional, el agotamiento mental y el olvido.

La cayena y otros chiles, especialmente la variedad roja, son excelentes para el tratamiento de la depresión. Aunque no se conoce bien el mecanismo, se ha probado que los chiles aumentan la producción de endorfinas, los químicos cerebrales que elevan el humor responsable de la sensación de estupor de quienes los comen.

Se usa cayena, aumentando la dosis gradualmente, en cápsulas o como especia en alimentos, según el estómago lo tolere.

Cuando la función cerebral baje, no se adormezca. Levántese y haga ejercicio. Investigadores de la Universidad de Duke, mantienen que los ejercicios aeróbicos pueden mejorar las funciones cerebrales en las personas mayores de 50 años.[726]

Desintoxicación

Para tratar los síntomas de exceso de *ama*, y la acumulación de toxinas subyacentes, los herbolarios usan una amplia gama de soluciones que ayudan al cuerpo en la eliminación de los productos de desecho de los tejidos.

Cuando se trata de la desintoxicación del hígado, la hierba más utilizada es la raíz de bardana. Es específica para las erupciones de la cabeza, cara y cuello. La raíz de diente de león actúa para aumentar el flujo de la bilis. Esta puede tomarse como té, tintura o cápsulas. Tres mil miligramos por día es una buena dosis. La raíz de diente de león tostada funciona como un delicioso sustituto del café.

La alcachofa es una planta tipo cardo de la familia de las margaritas. Sin embargo, esta planta se utiliza como hierba como un excelente desintoxicante del hígado y la vesícula biliar. También reduce la grasa en la sangre, como el colesterol y efectivamente trata los cálculos biliares y la obesidad.

Un estudio mostró una disminución significativa en los niveles de colesterol elevado (12,2%), triglicéridos (5,7%) y el peso corporal, al tomar extracto de alcachofa.[727] El corazón crudo también se puede usar en jugo.

La zarzaparrilla tiene historia de uso en Asia y Europa, como un purificador de la sangre, que data al siglo XVI. Algunos compuestos de las saponinas en la zarzaparrilla han demostrado ser efectivos para tratar la psoriasis. Tome 3 a 12 gramos de raíz de zarzaparrilla al día como té o su equivalente en cápsulas.

Además de ser un tónico, la *triphala* es un laxante ligero, que nutre la piel, los ojos y el hígado, además de ser un desintoxicante general. Se utiliza para hacer gárgaras de limpieza, y como un polvo seco para masaje.

El *amla* es una hierba antiinflamatoria principal, y se utiliza para una amplia variedad de condiciones inflamatorias, incluyendo las hemorroides, la gastritis y la colitis.

El bibitaki es la mejor hierba para el control de las toxinas de grasa en exceso. Sobresale en la eliminación de piedras y acumulaciones de toxinas (moco, colesterol, depósitos minerales) en el aparato digestivo, urinario y el tracto respiratorio. Es única laxante y astringente a la vez, por lo que purga los intestinos, mientras que tonifica simultáneamente los tejidos.

El haritaki es la mejor hierba para el control de la sequedad general y el estreñimiento. Las cualidades laxantes suaves del haritaki son perfectas para facilitar la desintoxicación.

Para mantener los intestinos abiertos durante una limpieza suave, inicie tomando 3 gramos de *triphala* por día, y aumente en un gramo por día hasta que los intestinos están cómodamente regulares.

El bhumyamalaki es el método estándar para la desintoxicación del hígado. Se usa cada vez que hay una situación hepática general. Aumenta el flujo de la bilis levemente, por lo que es tolerado por las personas para quienes está contraindicado un colagogo fuerte. Utilice un máximo de 10 gr por día en forma de cápsulas.

El rábano (*Raphanus sativus*), un miembro de la familia de la col, es conocido en el mundo por desintoxicar el hígado y la vesícula biliar. El rábano negro es considerado como un remedio más fuerte, pero el rábano rojo común también funciona. Otros tipos de rábano, incluyendo el daikon (llamado mooli en la India), se utilizan en sus respectivas culturas. El rábano no es un verdadero colagogo, sino más bien un colerético. Según fuentes europeas, no promueve el flujo de bilis, sino que relaja la musculatura lisa de las vías biliares, lo que permite el flujo libre de la bilis. El rábano es bueno en casos de estreñimiento crónico. Se utiliza como alimento, crudo o cocido, o como jugo, dependiendo de la tolerancia. El *pranthas mooli* es muy popular en la cocina ayurvédica.

Diabetes

La diabetes (*madhumeha)*, ha sido conocida por miles de años. La diabetes y enfermedades similares forman un grupo de veinte condiciones, *pramehas*, que se caracterizan por cambios en la orina. Los diez tipos *kapha* son fáciles de curar. Los seis tipos *pitta* se curan, pero con dificultad, mientras que las cuatro causadas por *vata* son incurables pero tratables.

Ayurveda menciona estos síntomas preliminares de la condición diabética: la acumulación de sarro en los dientes, sensación de ardor en las palmas y plantas de los pies, rigidez de la piel en todo el cuerpo, sed y un sabor dulce persistente en boca.

La diabetes mellitus no insulinodependiente (DMNID) o tipo II, generalmente se diagnostica después de cuarenta años de edad. El noventa por ciento de los diabéticos en nuestra cultura son de tipo II. DMNID es una enfermedad de pérdida de la sensibilidad a la insulina. Típicamente, los niveles de insulina en la sangre están altos, pero los tejidos han perdido su capacidad de respuesta a la hormona.

El paciente típico con DMNID es un ejemplo clásico de desequilibrio de *kapha* en la grasa, (lento, grasiento, frío e con orina dulce). Conseguir mantener a *kapha* bajo control hace que este tipo de diabetes sea fácilmente curable.

Sabemos que la aterosclerosis es una de las principales complicaciones de la diabetes. Por lo tanto, el mantenimiento de toda la vida de los niveles adecuados de colesterol es esencial. Estudios recientes han demostrado que la reducción de los niveles de colesterol retrasa la progresión de la nefropatía diabética, o enfermedad renal. No sólo las medidas dietéticas afectan los niveles de colesterol, pero, como se verá, muchas hierbas tienen bastante éxito en esta área.

El té verde y negro, plantas antioxidantes de gran alcance que contienen catequina y epicatequina, (compuestos que pertenecen a la categoría de flavonoles), ayudan en la diabetes.

La corteza de la asana es uno de los pocos remedios que se cree que tienen un efecto en la diabetes tipo I. El Dr. Svoboda dice que se ha reportado que la corteza de asana regenera las células productoras de insulina del páncreas, pero sólo si la enfermedad se ha originado recientemente. Los Drs. Pizzorno y Murray confirman esto y sugieren que la asana es la única sustancia que se sabe que tenga este efecto. La asana es otra rica fuente de epicatequina.

El nombre gurmar significa "asesino del dulce". Cuando se mastica, las hojas bloquean el sabor dulce en la lengua, reduciendo el gusto por los alimentos dulces. El gurmar es un remedio prometedor para la diabetes. Se ha usado por siglos en la India y ahora está siendo reconocido por la ciencia moderna.

El gurmar es una hierba verdaderamente revolucionaria. Sus beneficios se extienden a la diabetes tipo I y tipo II. Mejora significativamente los niveles del colesterol y triglicéridos. Ciertamente puede ser el centro de un programa natural para la diabetes.

El fenogreco (alhova) es una hierba eficaz para la reducción del azúcar en la sangre. Ya que el fenogreco sabe bien, puede ser más práctico para que las personas lo utilicen a diario. Un estudio el cual demostró su eficacia utilizó semillas de fenogreco al horno en pan plano.

No se sabe si el principio activo en la alholva radica en el alto contenido de fibra soluble, o en otro compuesto desconocido. La alholva es eficaz en ambos tipos de diabetes, es barato, bien tolerada, y tiene un 28% de contenido de proteína, una fuente de alimento favorable. Al tiempo que demuestran actividades antidiabéticas significativas, el fenogreco tiene una desventaja: la dosis. Un estudio reciente y exitoso usa 100 gramos por día. El diabético típico puede tener una resistencia a la gran cantidad de hierba requerida. Comúnmente, las semillas del fenogreco se comen después de ser remojadas en agua durante la noche.

El karela es ampliamente conocido como un remedio popular para la diabetes. Dosis tan pequeñas como 2 oz de jugo por día son eficaces. El jugo es difícil de ingerir, por lo que es mejor tomarlo de un solo sorbo.

Las fruta jambul o su semilla, se utilizan en la medicina ayurvédica como una de las más poderosas hierbas hipoglucemiantes. Las dosis tan pequeñas como de un gramo de la hierba seca en polvo por día pueden ser eficaces. El jambul se cree que es particularmente sinérgico con la okra. El Chakravarti recomienda explícitamente esta combinación, mencionando que se debería ser capaz de ver las grandes reducciones de azúcar en sangre en diez días.[728]

El neem es una de las plantas más útiles que crecen en Asia, y una de las más ampliamente utilizadas. Estimula la secreción de insulina en el páncreas y posee acciones que apoyan el sistema inmunológico, que a menudo se daña como una complicación de la diabetes.

Si se consume como comida, o como medicina, el jengibre actúa sobre la diabetes mediante la estimulación de las células del páncreas y por la reducción de los lípidos (colesterol, triglicéridos) en la sangre.

El tulsi aumenta la captación de glucosa en los tejidos periféricos del cuerpo. Por lo tanto, el tulsi potencia la acción de todos los otros medicamentos para la diabetes, incluyendo la insulina, el melón amargo y la hoja de neem.

El estrés es una causa importante en la diabetes, y tiene un efecto importante ya que los tejidos responden a los daños de glucosa alto en la sangre. Este ciclo vicioso de estrés se resuelve con la albahaca morada, cuya acción en la reducción del estrés ha sido demostrada.

El guggul es una hierba eficaz para el manejo de todas las grasas en el cuerpo. En la diabetes, normaliza el colesterol, los triglicéridos, y la grasa corporal, reduciendo así la posibilidad de depósitos arteriales. El guggul también impide la coagulación anormal de la sangre. Esta combinación de acciones es dinámica para reducir la retinopatía (daño ocular), neuropatía (degeneración del nervio, que suele comenzar en los pies), y la gangrena, que son secundarios a la aterosclerosis, y común dentro de las complicaciones graves de la diabetes. La goma de mirra es una hierba más conocida en el oeste, que está relacionada con el guggul, el cual puede sustituir.

El kutki contiene una gran cantidad de medicamentos para la diabetes. Las principales propiedades estimulan las secreciones digestivas, las cuales a su vez estimulan la secreción de insulina del páncreas. El kutki también mejora las funciones inmunes.

Una acción única de esta hierba es el normalizar la función del hígado, lo que obviamente es una clave para una vida saludable adecuada. El kutki ayuda al hígado en el almacenamiento de azúcar en la sangre en forma de glucógeno, que es esencial en el manejo de la diabetes. A veces se usa para proteger el hígado de los efectos tóxicos de los fármacos antidiabéticos.

El *amla* ha demostrado ser útil en el tratamiento de la diabetes.

El shilajit es un desintoxicante general y rejuvenecedor, y es particularmente útil en la diabetes.

Las hojas de bilwa, estimulan el páncreas para secretar insulina. Una cucharadita de jugo de hojas frescas por día es la dosis típica.

Los diabéticos, como hemos visto, a menudo experimentan síntomas cardiovasculares. La muerte por enfermedad cardiovascular es de 60 a 70% en los diabéticos, en comparación con el 20 a 25% en los no diabéticos. El arjuna es la hierba de elección. La fibra dietética más importante para la diabetes proviene de las legumbres, como los frijoles rojos. Las legumbres son beneficiosas al menos en parte debido a que contienen un gel soluble en agua y la formación de fibras, lo que se ha demostrado para mejorar el control diabético.

Además de una dieta bien elaborada, los diabéticos pueden hacer uso terapéutico de ciertos alimentos para ajustar los niveles de azúcar en la sangre.

La okra es un remedio ayurvédico para el azúcar en la sangre. Muchos pacientes estadounidenses que han probado esta comida tienen éxito con el jugo de las vainas de okra. La okra es tan deliciosa como un vegetal cocido al vapor.

Las hojas verdes del diente de león han sido bastante exitosas para muchos diabéticos. Una vez más, la forma más práctica es el jugo recién exprimido. Para el invierno, las hojas se pueden congelar y se puede hacer jugo con ellas según sea necesario. Por supuesto, el diente de león fresco es delicioso en ensaladas.

Otros alimentos que han sido útiles para los diabéticos incluyen la canela, la nuez moscada, la cúrcuma, el laurel, el anacardo, el apio, la pimienta, el jengibre, las semillas de cilantro, la lechuga, la col, el nabo, la papaya, los arándanos, la alcachofa de Jerusalén, el mijo, la avena, la cebada y el trigo sarraceno.

Aunque es un alimento común, la cebolla y el ajo son hipoglucemiantes significativos. Se cree que las propiedades activas son compuestos que contienen azufre (disulfuros), tales como la alicina. La evidencia sugiere que estos compuestos reducen los niveles de glucosa al competir con la insulina (también un disulfuro) en el hígado. Los beneficios cardiovasculares bien conocidos de estas hierbas en forma aislada (regulación de presión arterial, colesterol, y agregación plaquetaria) justifican su uso en diabetes. Sin embargo, incluso a niveles moderados en la dieta, estas hierbas tienen efectos potentes. Los diabéticos deben usar estas hierbas libremente.

Toda autoridad en la diabetes subraya el papel del ejercicio para el tratamiento eficaz. Todos los factores de la diabetes se ven beneficiados por el ejercicio. Se anima a los diabéticos obesos construir poco a poco la intensidad de un programa de ejercicios, y luego ir hasta el máximo posible. Las personas delgadas (generalmente DMID) pueden ser un poco más moderadas, enfocándose en caminatas a paso ligero.

También hay que señalar que el ejercicio reduce la resistencia a la insulina. Cuanto más en forma está la persona, más responden los tejidos musculares y otros tejidos la insulina. Varios estudios recientes sobre el entrenamiento en personas mayores han demostrado que pueden cambiar sus niveles de insulina con sólo el ejercicio.

El Yoga se ha utilizado para tratar la diabetes por miles de años. Para personas obesas, el ejercicio vigoroso se debe promover para la normalización der peso. La práctica de respiración profunda de limpieza (*pranayama*) puede ser útil.

Ejercicios de yoga recomendados:

Sarbangasana (parada de hombros)
Shirshasana (parada de cabeza)
Yoga *mudra* (loto frontal inclinado)
Matsyasana (postura del pez)
Janu Shirasana (una pierna estirada)
Matsyendrasana (torsión espinal)

Fibromialgia

La fibromialgia (FMS) se caracteriza por un dolor muscular crónico, y generalizado, usualmente en áreas específicas, acompañado de fatiga. Después de la osteoartritis, es el segundo desequilibrio más común de la artritis, más que la artritis reumatoide.

La raíz de la cúrcuma es buena para el sistema músculo esquelético y mejora en gran medida la FMS. Para episodios agudos, la dosis podría ser tan alta como 28g (4 cucharadas) por día. Para el uso normal, 1 gramo por día como especia o en cápsulas es apropiado. El extracto estandarizado está disponible. La dosis es de 1,500 mg de contenido total de curcumina por día.

La corteza de sauce es el remedio de la naturaleza para el dolor articular. Utilice un té elaborado con hasta 29 gramos (peso seco), de la hierba cruda, por día, o un extracto que contenga 240 mg de salicina total por día. La corteza de sauce se puede utilizar durante el tiempo que sea necesario.

Otras hierbas que son candidatos para el tratamiento de la FMS son las siguientes:

- Raíz de jengibre: aumenta la circulación a los músculos: 1 a 10 gramos por día.
- Chile cayena: aumenta la circulación, alivia el dolor: 1 a 3 cápsulas por día (precaución: es picante).
- Goma de boswellia: reduce la inflamación (estandarizado a 65% de ácidos boswellicos), 300 a 1200 mg por día
- Goma de guggul: la hierba principal para enfermedades artríticas: 2 a 10 cápsulas por día

Muchos pacientes con FMS sienten un tremendo bienestar con terapias de masaje con aceites herbales. El masaje aumenta la flexibilidad y la oxigenación de los músculos, lleva sangre fresca y linfa a las áreas afectadas.

Los ungüentos a base de hierbas que contienen mentol, o extracto de cayena tienen el mayor efecto, dicen los pacientes con FM. Los emplastos de cayena reducen considerablemente el dolor lumbar sustancialmente.[729]

Los tratamientos herbales se frotan sobre el músculo adolorido. Los pacientes dicen que estos tratamientos han sido de gran ayuda.

Cálculos biliares

Un ataque de la vesícula biliar es una experiencia horrible. Por lo general, el paciente acaba de terminar una agradable comida, abundante, probablemente rica en grasas, y se encuentra relajado, acostado, en la noche después de la cena. Entonces un dolor desgarrador comienza. Muchas personas que han pasado por esto dicen que es el peor dolor que alguna vez han sentido, comparable con el parto. Seguido de esto empiezan las náuseas y la sudoración. Después de interminables horas de esto, los síntomas desaparecen con el tiempo. Con el deseo de nunca más sentir siquiera una fracción de eso otra vez, el paciente corre al médico. Por lo general, la vesícula biliar se remueve como una cuestión de rutina.

Los cálculos biliares son trozos de materia sólida que se forman en el espacio interior de la vesícula biliar, y pueden ser tan pequeños como un grano de arena o llegar a ser tan grandes como 2.5 cm de diámetro. Con el tiempo los cálculos biliares pueden crecer en tamaño y número.

En el tratamiento para cálculos biliares se usan estas hierbas:

- Las hierbas antiinflamatorias reducirán la hinchazón.
- Los antiespasmódicos reducirán la constricción.
- Los hepáticos generalmente beneficiarán al hígado. Los potenciadores inmunes pueden ser necesarios si se presenta infección crónica.
- Los nervinos aliviarán el dolor y el estrés.
- Los colagogos son necesarios para adelgazar la bilis, y aumentar la producción de bilis, pero se deben utilizar con precaución, ya que pueden aumentar las contracciones.

Los colagogos serán la primera línea de ataque. Recuerde, estos se deben utilizar con cuidado. Como regla general, los colagogos tienden a dar nausea y causar heces sueltas. A pesar de que el estreñimiento es característico de esta condición, esto puede ser un beneficio. De hecho, muchos de estos colagogos figuran como purgantes. Inducir el flujo biliar es una forma típica de promover la acción intestinal.

La raíz de diente de león aumenta el flujo de la bilis, beneficiando la descongestión del hígado, la inflamación del conducto biliar y los cálculos biliares. La bardana tiene una larga historia de uso como un desintoxicante biliar. Los altos niveles de lignanos y la inulina han demostrado actividades antiinflamatorias probadas, explicando su uso en condiciones de *pitta*.

Del mismo modo, la cúrcuma aumenta el flujo de bilis y es útil en la ictericia. Los aumentos en la inflamación del hígado, medidos por análisis de sangre SGOT y SGPT, se previenen con la cúrcuma.[730]

El rábano (*Raphanus sativus*) es conocido en el tratamiento de hígado y cálculos biliares. El rábano negro, rojo y daikon (*mooli*), son efectivos. Use rábano como alimento, o en jugo, dependiendo de su tolerancia.

La raíz de ruibarbo de Asia es otro promotor de bilis, amargo y frío, que refresca y elimina *pitta*. Estas cualidades lo hacen también adecuado para la ictericia. Generalmente tolerado, la raíz de ruibarbo puede utilizarse ampliamente. Se usa de 3 a 12 gramos por día, según tolerancia.

Se usa bhumyamalaki cuando hay un síntoma hepático general ya que aumenta el flujo de la bilis ligeramente, así que es bien tolerado por muchas personas donde un fuerte colagogo es contraindicado. Se usan hasta diez gramos por día, en cápsulas.

El mentol y los terpenos relacionados (mentona, pineno, bornoel, cineol y canfeno) ha mostrado se efectivo en el tratamiento de los cálculos biliares. Su uso puede extenderse en periodos largos, hasta por varios años. Estos terpenos reducen los niveles de colesterol en la bilis, mientras aumentan el ácido biliar y los niveles de lecitina en el sistema biliar. Khalsa ha tenido muy buenos resultados clínicos en la reversión de los síntomas de cálculos biliares en casos diagnosticados por ecografía, utilizando polvo de menta en cápsulas, aceite de menta por vía oral y alcanfor encapsulado. La menta es muy eficaz para los eructos crónicos agravantes que a menudo acompañan este síndrome.

En la dieta, se ha demostrado que el zumo de manzana es beneficioso. Los miembros de la familia de la col, especialmente cruda (rábano, coles de Bruselas), pueden ayudar. Las dietas vegetarianas muestran un beneficio. El alto contenido de fibra en la dieta une grasas en el intestino y reduce el colesterol en la bilis. El consumo de agua adecuado es esencial para mantener la materia fecal húmeda, y la bilis delgada.

Por vía tópica, use compresas de aceite de ricino con calor.

Gastritis, acidez y úlceras

La indigestión caliente causada por *pitta* se conoce médicamente como *gastritis* e involucra inflamación e irritación del revestimiento interno (mucosa) del estómago. La gastritis puede ser causada por muchos factores y, en algunos casos, puede preceder a la úlcera. La acidez es una sensación de ardor causada por el ácido del estómago que regurgita hacia el esófago. Estas personas a menudo sufren de diarrea. El tratamiento incluye hierbas refrescantes y relajantes.

La úlcera, es el siguiente paso a la degradación del revestimiento de la mucosidad intestinal y puede ser causado por *vata* o *pitta*.[731] Las úlceras de *vata* responden a demulcentes como el regaliz, el shatavari y la consuelda. Las úlceras de *pitta* requieren de hierbas como el amla refrescante o el coral rojo (*pishti*).

Chanchal Cabrera ve una gran cantidad de acidez y esofagitis en su práctica en Ashland, Oregón. Ella ve una gran cantidad de pacientes con cáncer que acaban de recibir quimioterapia. Los potentes medicamentos contra el cáncer dañan las células del revestimiento del estómago y reducen el flujo de moco gástrico. Ella recomienda líquidos como la leche, la leche de soja, de nueces y yogur, con comidas pequeñas y frecuentes. El aloe vera inhibe la secreción del ácido gástrico y suaviza la mucosa del estómago.

La cúrcuma estimula las contracciones de los cálculos biliares, promoviendo una mejor digestión.[732] [733] La cúrcuma aumenta la producción de muchas secreciones importantes del tracto digestivo. Es ampliamente utilizada para la indigestión, y hay evidencia científica que la curcumina trata la dispepsia.

Un estudio hecho con placebo en 106 pacientes midió los efectos de 500 mg de curcumina 4 veces al día. Siete días en el estudio, el 87% por ciento del grupo con curcumina experimentó un alivio de los síntomas de dispepsia, total o parcial, en comparación con 53% del grupo de placebo.[734] Con su capacidad para suprimir la inflamación, aumentar la mucina contenida en el estómago, y detener la hemorragia, la cúrcuma evita y trata ulceraciones de todo tipo, incluyendo la gastritis, la úlcera péptica[735], el síndrome de colon irritable y la colitis.

El regaliz protege las membranas mucosas digestivas. La hierbabuena es una hierba conocida para malestares del estómago.

El malvavisco es demulcente y es utilizado para la inflamación de las membranas del estómago.[736]

El jengibre es un remedio probado en el tiempo para malestar estomacal. Es utilizado en casi todas las culturas del mundo. El efecto del jengibre en la náusea ha sido completamente aprobado. Reduce los espasmos, absorbe y neutraliza las toxinas en el tracto gastrointestinal y aumenta la secreción de jugos digestivos, incluyendo la bilis y saliva. [737] El jengibre contiene ingredientes que alivian el intestino y ayudan a la digestión mediante el aumento de la peristalsis que lleva el alimento a través del intestino.

La corteza de canela es un remedio suave pero útil para la indigestión lenta. La Comisión E de Alemania, para el estándar de las hierbas medicinales europeas, recomienda la canela para la pérdida de apetito, quejas dispépticas, espasmos gastrointestinales leves, distensión abdominal y flatulencia.

Para promover el *jathar agni*, utilizamos hierbas medicinales. El *tikshnagni* (*agni* alto) responde a la triphala, el avipatikar, el kumari y el regaliz. El *mandagni* (*agni* bajo) se beneficia de la triphala, el trikatu, la pimienta, el ghee, el jengibre, el pipali y sal de roca. El *vishamagni* (*agni* variable) mejora con la triphala, el trikatu, el ghee, el jengibre, el regaliz, el pipali y la sal de roca.

Glaucoma

El líquido ocular normal es un líquido transparente que entra y sale a través de los vasos linfáticos, pero si estos fluidos fluyen muy rápidamente en el área o fluyen muy lentamente, puede haber grandes problemas. En el interior del ojo, esta presión en el nervio óptico, causa glaucoma. Las víctimas pierden su visión periférica. El glaucoma es la segunda causa más común de ceguera en los Estados Unidos.

El glaucoma puede tener elementos de perturbación de cualquiera de los tres *doshas* (*kapha*, *pitta* o *vata*). Los pacientes con glaucoma clásico de ángulo abierto tienen un exceso de *kapha dosha*. Si hay un componente, es necesario tratar *pitta*.

El objetivo de la terapia anti*kapha* es normalizar el peso corporal y los lípidos, calentar los tejidos, y secar el cuerpo, posiblemente con diuréticos.

Muchas hierbas ayurvédicas se utilizan para reforzar en general los ojos y mejorar la visión. La triphala es la fórmula más utilizada para el beneficio general de los ojos. También considere la *mahasudarshan* (la gran fórmula para la visión). Principalmente un remedio *antipitta*, se aplica ampliamente en las enfermedades oculares, ya que *pitta dosha* regula los ojos en general. Estas fórmulas contienen hierbas que enfrían y limpian los ojos.

Otra fórmula muy conocida para las condiciones generales de los ojos es "lauha saptamrita", que contiene triphala, raíz de regaliz, hierro, miel y ghee. Investigaciones han demostrado que es un éxito en la reducción de la hemorragia en el ojo por diabetes e hipertensión.

La hoja de neem es un desintoxicante amargo utilizado en enfermedades de los ojos en general, en particular con *ama*. La dosis es de cinco gramos de polvo por día.

La madera sala (Shorea robusta) también se utiliza para el beneficio general de los ojos, especialmente con diabetes. La dosis es de diez gramos por día.

El coleus (Coleus forskohlii) es muy efectivo en el glaucoma. Esta hierba es un remedio cardiovascular que aumenta el monofosfato de adenosina cíclico (cAMP) en las células. Esta acción tiene una aplicación más profunda en la sanación.[738] El aumento en cAMP resulta en la inhibición de la activación plaquetaria y la desgranulación, la inhibición de la degranulación de los mastocitos y la liberación de histamina, aumenta la fuerza de contracción del músculo cardiaco, la relajación de las arterias y otros músculos lisos, el aumento de la secreción de insulina, el aumento de la función de la tiroides, y el aumento de la lipólisis, todas las cuales benefician la hipertensión y la diabetes, y en segundo lugar, el glaucoma. Se aplica directamente a los ojos, aumenta el flujo de sangre intraocular y reduce la presión intraocular. [739]

La pimienta negra es una hierba superlativa para calentar y secar los tejidos, exactamente el objetivo en el glaucoma tipo *kapha*. La dosis puede aumentarse a dos cucharadas de granos de pimienta en polvo con alimentos o agua durante el día, según la tolerancia.

Los tratamientos tópicos con decocciones de hierbas o aceites son comunes. Se administran con un gotero o una copa de ojo. Las soluciones de flores de manzanilla, flores de crisantemo, y pétalos de rosa reducen la inflamación. La hoja de gurmar como lavado, trata los trastornos oculares diabéticos. Las preparaciones acuosas de hoja y la raíz de Palasa muestran un beneficio sustancial en la reducción de la presión intraocular. [740] El ghee, mantequilla clarificada, se utiliza como una aplicación de remojo para todo el ojo y la región orbital.

La miel es muy apreciada en la aplicación ocular, sobre todo en el glaucoma temprano. Aplicada y retenida con una tapa cerrada durante cinco minutos dos veces al día, actúa como un vasodilatador y potencia la circulación de la linfa en condiciones no inflamatorias.

El control de los *doshas* en la cabeza se beneficia por la aplicación de la medicina directamente en la nariz. Medicamentos nasales incluyen aceites o jugos de higru, vidanga y pimienta larga. El ghee, aplicado como medicina nasal es generalmente curativa para el equilibrio de los *doshas* en la cabeza.

La diabetes está estrechamente relacionada con el glaucoma. La diabetes es la condición *kapha* por excelencia: el cuerpo entero es grande, húmedo, frío, dulce, y grasoso. Las hierbas que tratan *kapha* y *ama* reducen los lípidos y la glucosa en sangre. Todos se utilizan para tratar el glaucoma.

Para el glaucoma típico causado por *kapha*, la dieta debe ser cálida, ligera, seca y con poca grasa. Los sabores picantes, amargos y astringentes deben ser enfatizados. Los alimentos y bebidas de tés que promueven diuresis deben fomentarse.

Cabello

¿Ha notado que famosos yoguis hacen cosas especiales con su cabello? Cabello largo, rapado, puesto en chongo: todos parecen hacer algo excepcional. Eso no es un accidente, porque el cabello tiene mucha energía. Sólo observe cuánta atención se va en el cabello en la vida moderna. Es probablemente donde nuestra atención se va la primera vez que conocemos a alguien.

El cabello refleja la condición interna del cuerpo. Un cabello saludable es un cuerpo saludable. El cabello es una extensión de *shushumna*, la energía espinal. Actúa como una antena de energía y regulador de *Prana* para consolidar la energía que llega a través de los *chakras*. Nos conecta energéticamente con el medio ambiente. Los yoguis que han renunciado, lo rapan para desconectarse del mundo diario. Los yoguis en el hogar, lo dejan largo, para captar energía y mantenerlos arraigados y embarcados en la vida del mundo.

Los yoguis que dejan crecer su cabello, generalmente lo cubren con un turbante y lo mantienen limpio y organizado.

Largo y cubierto por una tela porosa, el pelo acumula un poco de aceite natural en el cuero cabelludo. Este aceite, se expone a la luz del sol filtrada, una fuente importante de vitamina D para el cuerpo. El cabello cubierto también ayudará a los yoguis disciplinados a permanecer modestos y que sea más fácil de recordar permanecer elegantes en situaciones sociales.

El cabello es un tejido, por lo que el cuerpo nunca deja de producirlo para sustituir hilos perdidos. Cuando alcanza la longitud genética adecuada para el área cuerpo, no crecerá más y sólo reemplazará los pelos individuales. Piense en el pelo de los brazos no es un metro de largo, ¿verdad?

Juntar el pelo largo en la corona de la cabeza lo mantendrá contenido y la energía concentrada y alineada con los *chakras*. Los yoguis y yoguinis amarran un "nudo rishi" o "joora," que se sienta encima de la cabeza.

Si utiliza remedios para ayudar a que su cabello se mantenga saludable, recuerde que los cambios van a suceder en la base del tallo del mismo, y que el pelo crece lentamente. ¡Usted podrá no ver los resultados de sus esfuerzos durante meses! En el mundo de las cosas peludas, la paciencia paga.

El cabello dañado, la caída o las canas prematuras son una señal de exceso de *pitta* en la cabeza. Para mantener el cabello saludable, evite todo lo que promueva el calor, la inflamación, o la intensidad extrema y el estrés. Participar en actividades refrescantes, tales como pasear por un lago bajo la luz de la luna, y comer alimentos refrescantes como el pepino, el apio, la menta verde y el melón.

El bringraj es el tónico maestro para el cabello (reduce *pitta* ya que enfría el metabolismo). Use hasta 5 gramos por día en cápsulas o té. En la Medicina China hay un remedio similar, el Han Lian Cao (*Eclipta prostrata*), que también enfría el cuerpo y trata el cabello canoso prematuro en una dosis similar.

El amla, en el *chyavanprash* y otras formas, es considerado la hierba principal y general para el cabello canoso. Use uno a dos gramos por día en cápsulas.

El mandukaparni estimula el crecimiento de cabello y las uñas, aumenta el suministro de sangre a la piel. Dos o tres tazas de té al día aumenta la queratinización de la piel y el cabello.

Engrasar el cabello todos los días es una práctica básica de vida yogui. *Vata* reside en el cerebro, por lo que tiende a acumularse en la cabeza y es el elemento principal que causa trastornos del sueño. Controlar *vata* reducirá esa mente hiperactiva que nos atormenta cuando más queremos dormir. Al acostarse, aplique un poco de aceite en el cuero cabelludo. Ayurveda sugiere una gota de aceite de ricino para esto. El aceite de almendra también funciona bien.

El aceite es el principal remedio general para controlar el aire *tattva*. Para mantener su mente centrada, utilice aceites fríos para el cuidado del cuero cabelludo todos los días, incluyendo coco y ghee. El aceite de semilla de calabaza ayuda a la memoria. El sésamo y almendras también son buenas opciones generales para mantener el cuero cabelludo suave y húmedo.

Los aceites para el cabello son generalmente hechos de hierbas refrescantes. Utilice aceite ayurvédico para el cabello preparados a base de amla, hoja madukaparni o bringraj. El masaje de cabeza con suero de leche es un tratamiento tradicional que se usa para tratar el cabello seco, la caspa y la caída del cabello.

Combine aceite bringaraj, aceite de shikakai y aceite de sésamo o de coco, en partes iguales. Aplique en la cabeza y deje la mezcla de aceite durante la noche. Lave con champú en la mañana.

Fiebre de heno

La fiebre de heno (rinitis alérgica) es la sexta condición más común en los Estados Unidos, encima de enfermedades las cardiacas.[741]

Yogi Bhajan enseñó un uso único del triphala.[742] Use *triphala churna* como un expectorante de acción rápida haciendo una infusión fría de 5 gramos de la *churna* en 280 ml de agua durante la noche. Consúmalo a primera hora en la mañana, después de levantarse y una expectoración dramática sucederá en minutos.

El guduchi es una hierba antiinflamatoria y una potente medicina para apoyar el sistema inmune. En un estudio en 2005, 75 pacientes con fiebre de heno tomaron guduchi o placebo. Ochenta y tres por ciento del grupo que consumió guduchi reportó un alivio total de estornudos, mientras que el 79% de los pacientes con placebo no reportó ningún alivio. Resultados similares se obtuvieron para la nariz goteante, congestión y picazón en la nariz.[743]

La ortiga es un milagroso antiinflamatorio moderno.[744, 745] Muchas personas toman hasta 3,000 mg de polvo de hojas de ortiga procesado especialmente en cápsulas por día para aliviar los síntomas temporales de la fiebre del heno y otras reacciones alérgicas, incluyendo alergia a los animales. [746, 747]

Dolor de cabeza

Yogi Bhajan tuvo una experiencia con dolor de cabeza. Hubo una mujer, que había sufrido de dolor de cabeza durante toda su vida. Se le administró parantha, que está hecho de jengibre (pan parantha de jengibre), y ahora no tiene dolores de cabeza. Ya se sabe los efectos del jengibre en el sistema nervioso. El dolor y las enfermedades en el cuerpo son una enfermedad energética, y el dolor es una señal, un llamado de que el cuerpo necesita ayuda.

La corteza de sauce es de acción rápida y eficaz para aliviar el dolor de cabeza. Use 28g, preparada como té.

El *godanti bhasma* se utiliza para el dolor de cabeza a 250 mg, 2 a 3 veces al día con agua tibia. El polvo de coral o bhasma a 500 mg tres veces al día puede complementar el *godanti bhasma* o tomarlo solo.[748]

En una nota más prosaica, Baba Hari Dass propone atar un cordón alrededor del brazo por encima del codo.[749]

Herpes y herpes labial

Esta es una enfermedad viral. No se debe confundir el herpes labial con las úlceras bucales, correctamente llamadas *aphthous ulcers*, que son pequeñas úlceras que se forman en la membrana del tracto digestivo, incluyendo la cavidad bucal. Estas no son causadas por un virus.

Las mentas tienen propiedades antivirales generales. Mientras el toronjil es ampliamente considerado como la hierba más importante para el herpes labial, la mayoría de las demás mentas trabajarán casi tan bien. Las mentas son fuentes ricas en componentes antivirales, incluyendo el ácido cafeico, la quercitina, el ácido tánico, y el timol. James Duke, Ph.D., una autoridad de la medicina a base de hierbas ampliamente respetado, recomienda beber varias tazas de té hecho de una variedad mentas de buen sabor: hisopo, limonaria, orégano, romero, salvia, prunella, y tomillo.

El regaliz es una hierba con fuerte historia de beneficio al sistema inmune. Esta poderosa hierba puede tomarse de manera interna, o usarse en una forma de ungüento. Es un buen antiinflamatorio, con acciones comparables a la cortisona. Tomada de manera interna, la dosis debe ser de 3,000 mg por día, mezclado con un *anupan*, o en forma de cápsula. Esta hierba puede soltar las heces, así que vaya subiendo la dosis gradualmente. Asegúrese que la dosis sea cómoda. Un ungüento debe contener ingredientes activos de ácido glicirretínico, ácido glicirrízico o un compuesto similar. Se ha demostrado que el uso de ácido glicirretínico tópico reduce el dolor y el tiempo de curación. Aplique la crema directamente a la ampolla las veces que sea necesario.

Impotencia y disfunción eréctil

Cada uno de nosotros somos únicos, pero como Yogi Berra (bueno, él era un yogui) diría, algunos somos más únicos que otros. Los hombres tienen una tubería más sencilla, y no van al doctor tantas veces, pero también necesitan atención y cuidados.

La salud del hombre es en realidad un área desafiante. Durante una generación, los médicos en los Estados Unidos han visto a las mujeres en la gran mayoría de sus prácticas, tal vez tan alto como 95%, incluso en un entorno de práctica general. Los hombres simplemente no visitan los médicos alternativos (o cualquier otro profesional). Pero las necesidades de los hombres son igual de graves. Mueren antes. Y mientras aún están vivos, son tan miserables, o tal vez más miserables, si no buscan ayuda.

Uno de cada cuatro hombres mayores de 50, o unos 20 millones de hombres estadounidenses, experimentan alguna forma de impotencia. Afecta a casi la mitad de todos los hombres entre las edades de 40 y 70.[750]

Apana vata controla el movimiento hacia abajo de la energía del área pélvica. La disfunción eréctil es causada por un desequilibrio en *apana vata*. La raíz de la causa incluye el agotamiento, la falta de sueño, fuertes emociones negativas y dificultades en la relación. Abundan las causas orgánicas, como la diabetes, enfermedades del sistema nervioso e insuficiencia circulatoria. Fumar empeora la disfunción eréctil.

Esencialmente, la disfunción eréctil responde a un programa coordinado de terapias de *vajikarana*. Los remedios caseros que Ayurveda promueve para la disfunción eréctil incluyen el ajo, la cebolla, los espárragos, la okra, el jengibre y las pasas.

Yogi Bhajan recomienda leche del árbol banyan (savia) para la disfunción eréctil. Estos hombres deben pedir leche de Banyan.

Deben tomarla durante siete u ocho días. Los ocho y los diez días siguientes, deberán abstenerse de tener relaciones sexuales. Si es necesario, se debe repetir todo el proceso. Funciona. La leche del árbol de Banyan también cura la condición en la cual el semen se pasa a la orina porque se rompe una membrana. Esto ocurre a veces a los atletas. Mi abuelo me enseñó esta fórmula. Puso la leche del árbol de higuera de Bengala en una caña; con eso me dio el yogur con jugo de caña de azúcar. Tuve que hacer eso por una semana. Nunca he tenido problemas después de eso". [751]

El shilajit es un remedio beneficioso ampliamente utilizado para el tracto genitourinario en general. Muchos remedios masculinos lo incluyen. Uno de ellos es shilajit *vati*, una mezcla de shilajit y polvo de triphala, procesado en jugo de las frutas frescas de triphala. Yogi Bhajan recomienda tomar shilajit a diario con partes iguales de pimienta negra, hervido en leche .[752]

El safed musali es un remedio afrodisíaco que contiene derivados de estigmasterol. Nutritivo y emoliente, trata trastornos urinarios, aumenta el volumen del semen y aumenta el recuento total de espermatozoides. Los ensayos clínicos también demostraron que aumenta la resistencia. [753] Es dulce, caliente y pesado, por lo que pacifica *vata* y *pitta*. Para la debilidad sexual general y la impotencia, cocinar musali safed en leche. A menudo se utiliza en una dosis de 1 a 2 gramos por día.[754] Para una líbido baja de forma aguda, use 10 o más gramos por día.

Yo (Khalsa) tendría que darle al ajo el rango número uno como hierba afrodisíaca. La uso de manera constante, y produce consistencia. Tiene todas las cualidades que se necesitan para aumentar la sexualidad. Aumenta la circulación y promueve la fuerza eréctil, así como el deseo. La cebolla tiene un efecto similar pero más ligero. El ajo es bueno para aumentar la líbido por lo que personas célibes no lo usan.

El ajo es caliente, así que puede empeorar a *pitta* y los órganos sexuales. Para los occidentales, el ajo desodorizado puede ser una mejor opción. Use dosis tan grandes como diez gramos por día. Espere ver resultados en un mes.

El *pipali* es un remedio *rasayana*, rejuvenecedor, alterativo caliente, que humedece los tejidos y elimina la acción seca de otras hierbas. Es generalmente combinado con pimienta negra para compensar las características de humedad opuestas.

La ashwagandha es un tónico sexual. Jodi O'Neill, una colega herbolaria, es dueña de una tienda herbal en Kent, Washington. Ella relata la historia que refleja los beneficios de la ashwagandha. Una mujer consultó a Jodi sobre el problema de disfunción eréctil del marido. Después de sugerir ashwagandha y advirtiéndoles no esperar ver resultados antes de un mes, Jodi continuó con sus tareas, hasta que doce rosas rojas llegaron a su tienda dos semanas después. La nota que traía contaba la historia. Ya saben lo que sucedió la noche anterior.

Estudios muestran que el extracto de ashwagandha aumenta la producción de las hormonas sexuales y de esperma, ejerciendo un efecto tipo testosterona.[755] La ashwagandha mejora los aspectos cardiovasculares de la DE.[756] A largo plazo, en algunos individuos, aumenta *sadhaka pitta* en la cabeza y el corazón. Para contrarrestar esta posibilidad, combine la ashwagandha con hierbas y alimentos refrescantes como el regaliz, el ghee, azúcar de caña, leche y arroz.

El gokshura es excepcional para la construcción sexual, y tiene una afinidad particular por el tracto urogenital. Es dulce y frío, por lo que es apropiado para las condiciones *pitta*. Para la espermatorrea y la impotencia, utilice partes iguales en polvo de gokshura, semilla de sésamo, kapi kachu y ashwagandha. Tome seis gramos de esta mezcla con miel, ghee o leche.

El amla es la base para el chyavanprash, la más famosa jalea de rejuvenecimiento ayurvédico. El formulador, el sabio Chyawan, diseñó este suplemento alimenticio medicinal para mejorar las funciones sexuales y la fertilidad.[757, 758] Como rejuvenecedor sexual, mezcle chyavanprash en leche caliente o úntelo en un pan tostado, y consuma 1 a 2 cucharaditas todos los días.

El regaliz se utiliza para mejorar la potencia sexual, la líbido, la vista y la fuerza física. Los clavos son ligeramente afrodisíacos y estimulantes. El azafrán, una poderosa hierba, es un aclamado *vajikarana*.[759] Es tónico por sí sólo y hace sinergia con otras hierbas tonificantes. Se utiliza en preparaciones con leche. Yogi Bhajan usó un remedio que combinaba azafrán y alcanfor, como rejuvenecedor masculino.

La bala es una hierba tónica para *vata*, dulce, fría y pesada para la DE.[760] Use un gramo o más por día dependiendo de la tolerancia, en polvo o en decocción de leche.

Las fórmulas para la impotencia a menudo se centran en una combinación de ashwagandha, shatavari y kapi kachu. La semilla de kapi kachu se considera uno de los mejores tónicos reproductivos masculinos. Contiene L-dopa. Para la impotencia, haga polvo de dos semillas (aproximadamente dos gramos) y tome con leche caliente al acostarse cada noche. Aumenta la líbido y la función eréctil. Un afrodisíaco tradicional (*Vanari Vatika*) se hace hirviendo las semillas en leche. Después, las semillas se machacan, se fríen en ghee y se mezclan con azúcar de caña. Esto se sumerge en miel y se enrolla en un bolo.

Preparaciones externas

Para mantener el cuerpo joven, haga masaje diario con una combinación de aceite infundido en ashwagandha, shatavari y bala. Deje absorber por dos horas antes de bañarse. Este programa antienvejecimiento (*vayasthapan*), trata el exceso de *vata*. Un aceite sencillo de ashwagandha infundido en sésamo es un aceite básico para el pene.

Se infunden las hierbas en aceite de sésamo y se utilizan para masaje genital como tratamiento general para la impotencia. Los ingredientes incluyen ashwagandha, shatavari, karanj (Pongamia glabra), azafrán (kesar) y sándalo.[761] Se utilizan muchas otras fórmulas similares.

Cuadro 25: Diez consejos de estilo de vida para la disfunción eréctil

1. Practique Yoga y meditación para manejar el estrés
2. Duerma por lo menos 8 horas en la noche por un tiempo

3. Masaje con aceites herbales apropiados afrodisíacos y antiestrés
4. Diga no al alcohol, el tabaco y las drogas
5. Práctica de ejercicio diario
6. Evite alimentos calientes, picantes y amargos
7. Si no tiene sobre peso, consuma dulces, productos de leche, nueces y urud dal
8. Use ghee en bebidas rejuvenecedoras
9. Vaya más despacio. Espere cuatro días para hacer el amor otra vez
10. Use preparaciones herbales para rejuvenecer los órganos reproductivos

Insomnio

El sueño equilibrado, la dieta equilibrada y la vida sexual equilibrada son las tres áreas clave que en conjunto son el fundamento base del estilo de vida ayurvédico y la terapéutica. El sueño es el momento en que el cuerpo es capaz de repararse y curarse.

El sueño profundo es lo que necesitamos para rejuvenecer, y la mayor parte de ese sueño profundo restaurador se experimenta en las primeras 3 horas. Después de cuatro horas y media en la cama, nos despertamos de forma alterna y soñamos. Los yoguis dicen que solo se necesitan es de una a tres horas de sueño si, de hecho, se consigue un sueño profundo y restaurador. La mayoría de nosotros puede aprender a funcionar bien con seis a siete horas y media de sueño si nos entrenamos para tener un descanso profundo.

Comience con algunas cosas básicas: ir a la cama y levantarse a la misma hora cada día (incluso en los fines de semana) y hacer ejercicio con regularidad durante el transcurso del día. Crear una atmósfera de sueño acogedor (usando su dormitorio sólo para dormir y tener sexo); mantener su habitación a una temperatura agradable (no demasiado caliente o demasiado fría), y hacer algo relajante, escuchar música relajante, o meditar, antes de acostarse.

La principal causa del insomnio es el exceso de pensamientos y la estimulación sensorial, que en última instancia interrumpe nuestro reloj interno. Las personas que viven en el campo, encuentran sus ritmos cercanos a la salida y la puesta del sol. Pero la mayoría de nosotros vivimos separados del resto del mundo natural. El amanecer y el atardecer no significan nada para nosotros. Dentro de nuestras oficinas y hogares estamos rodeados de estimulación artificial. De hecho, estamos bombardeados con estimulación de luces sensoriales, televisores y computadoras durante todo el día.

Para recuperar el sueño, consiga regular su vida. Establezca tiempos para despertar, dormir, comer, hacer ejercicio, y disfrutar de relajación tranquila. El ejercicio, junto con la luz, inicia el ciclo activo del día, lo cual es bastante importante. No haga ejercicio vigoroso después de la cena. La cena debe tomarse a las ocho a más tardar. Tener una cena ligera y temprana por lo menos dos horas antes de irse a acostar, reduce el insomnio causado por problemas digestivos. Coma su proteína principal del día en el almuerzo, y evite la cafeína, el alcohol, el tabaco, el azúcar, alimentos fritos y las especias fuertes.

Para muchas personas, el mejor plan es terminar el día antes de las 8:00 pm. Eso significa cortar el uso del televisor y la computadora.

Problemas de *pitta*

Para personas con exceso *pitta*, uno de los ingredientes principales para tener un buen sueño, es dormir antes de las 10:00 p.m., cuando la etapa *pitta* de la noche comienza. Si se mantiene despierto después de las 10:00, su sueño tendrá las cualidades activas e inquietas de *pitta*, y le será difícil descansar profundamente. Las condiciones de *pitta*, tales como la acidez estomacal tienden a aumentar entre las 10:00 y 12:00, por lo que es mejor dormir en ese momento.

Variaciones de *vata*

Si el aumento de *vata* es su dilema, entonces vaya a la cama cuando se sienta cansado, pero ciertamente antes de las 2:00. El *vata* creativo tiende a tener un segundo aire durante la noche, entonces se sumergen en proyectos, y luego están "demasiado cansados para dormir". Dormirse durante el periodo lento de *kapha* entre las 6:00 y 10:00, puede ayudar. Para equilibrar *vata*, el regular su rutina es importante.

El aceite disminuye a *vata*. Tome un baño caliente de pies seguido de masaje en los pies con aceite de sésamo o almendra antes de dormir.

Conquistando *kapha*

Las personas *kapha* tienen cuerpos grandes, el problema es el control del peso. Como osos dormilones, pueden dormir entre nueve y diez horas todas las noches. Pero en las mañanas, se sienten cansados y tiesos. Tienen que beber tres tazas de café para despertar y la sensación letárgica y embotada continúa durante todo el día.

Para *kapha*, la clave es poco sueño y levantarse temprano. Si se levanta antes de las 6:00 am., (durante el periodo *vata* de la mañana), se sentirá lleno de la luz, alerta, energético como la cualidades de *vata dosha*, y se sentirá más alerta y energético durante el día. Dormir después del amanecer, hacia el periodo de *kapha* en la mañana (6:00 a 10:00 am.) causa que las toxinas se acumulen y aumente la sensación de pesadez y cansancio.

El ejercicio vigoroso es esencial para *kapha*. El mejor tiempo para ejercitarse es durante el periodo *kapha* de la mañana (6:00 am. a 10:00 am.), que hará deshacerse de la pesadez de la noche y hacerlo sentir con más energía durante el día.

Hierbas para el sueño

A Tierra le gusta la combinación de mandukaparni y amla para *pitta*, y vacha para *vata*. Use tres cucharaditas de polvo de la combinación, con leche o agua caliente, durante el día, para regular los patrones de sueño. Use la misma combinación para aceite en *shirodara*.[762]

La ashwagandha regula los ciclos del sueño, facilitando un sueño refrescante.

Tagara es una hierba relajante que tiene un efecto calmante en el sistema nervioso autónomo. Es un buen sedante de corta duración que funciona de forma rápida y ofrece una alternativa saludable, no tóxica para reemplazar los medicamentos recetados. [763] [764]

Para el insomnio, se toma tagara justo antes de dormir para inducir el sueño rápidamente.[765] Es mejor para los insomnes que tienen problemas para conciliar el sueño, debido a que disminuye la cantidad de tiempo que se tarda en dormir, pero no necesariamente funciona para toda la duración del sueño.

Una dosis típica de raíz de valeriana, de polvo en cápsulas, sería 1,000 a 3,000 mg, según sea necesario, varias veces al día, para la ansiedad, 5,000 mg o más, como sea necesario, como una dosis única, antes de dormir, para relajarse durante el sueño. El jatamansi es una planta relacionada, y es una alternativa posible al tagara. El shankpushpi es una hierba fría para el sueño. El uso y la dosis son comparables a la tagara.

La nuez moscada es adecuada para mantener y sostener el sueño. La acción sedante de la nuez moscada comienza después de 3 a 5 horas, dependiendo del paciente, y el resultado es una somnolencia prolongada de 8 horas. Para el insomnio, comience con una dosis de una cápsula a las 6:00 pm. La noche siguiente, aumentar la dosis a dos cápsulas. Continúe aumentando gradualmente. Ajuste el tiempo de administración ligeramente para promover el momento adecuado de la iniciación de los efectos. El paciente debe sentirse profundamente somnoliento a la hora de acostarse. Ajuste la dosis para la profundidad deseada de sueño. Ajuste el tiempo necesario para los efectos del sueño, ya que los pacientes seguirán sedados si despiertan antes de la duración total de la acción (ocho horas). Una dosis típica para el insomnio, dada como una unidad por la tarde, es de tres gramos.

Muchas fuentes[766] recomiendan tomar pequeñas dosis de nuez moscada al finalizar las actividades, pero esto es problemático. La medicina no hará efecto por 4 horas, así que no es apropiado para inducir el sueño al acostarse. Ya que la duración es de ocho horas, el paciente estará sedado al despertarse si se toma justo al momento de dormir.

Las semillas de amapola son un remedio caliente que actúa inmediatamente. Hierba cuatro cucharaditas como decocción. Beba el té media hora antes de irse a dormir. El efecto típicamente durará 4 horas.

Administrar nuez moscada al dormir con semillas de amapola producirá un sueño de doce horas seguidas. Las semillas de amapola tienen su efecto inmediato, así que el paciente ya está dormido cuando la nuez moscada se activa. Esto puede ser de gran ayuda durante la convalecencia.

***Cuadro 26:* Síntomas del sueño**

Síntomas de sueño *pitta*

Actividad mental intensa, calor, acidez, insomnio entre 10:00 pm y 2:00 am.

Síntomas de sueño *vata*

Cuerpo exhausto, la mente no para, manos y pies fríos, insomnio entre 2:00 am y 6:00 am.

Síntomas de sueño *kapha*

Duerme como un tronco, pero tiene problemas para levantarse, sensación de pesadez al levantarse, mucosidad al levantarse.

Cuadro 27: Conquistando el sueño

Apaciguando *pitta* para dormir

- Coma una comida grande en la tarde, así no tendrá hambre antes de dormir
- Antes de dormir: disfrute una bebida de leche, dátiles y canela
- Mantenga el cuarto fresco
- Duérmase antes de las 10:00 pm (tiempo de perturbación de *pitta*)
- Dieta: use alimentos dulces, amargos y astringentes
- Evite alimentos ácidos, salados y picantes (especialmente chiles)

- Frutas dulces y jugosas
- Temperatura de los alimentos: fresca

Venciendo a *vata* para dormir

- Coma una merienda antes de dormir, para equilibrar el azúcar en la sangre (leche caliente con semillas de sésamo es bueno)
- Manténgase caliente y abrigado en la cama, en una habitación oscura, limpia y ordenada
- Duerma cuando esté cansado. No se quede despierto (*kapha* domina de 6:00 pm a 10:00 pm, cuando es más sencillo dormir)
- Dieta: alimentos calientes, cocinados, húmedos, fáciles de digerir como la sopa de espárrago, lentejas y arroz.
- Coma alimentos con sabor dulce, ácido y salado.
- Minimice lo picante, amargo y astringente, y ensaladas crudas.
- Evite la cafeína, aún durante la mañana.

Venciendo a *kapha* para dormir

- Disfrute té de albahaca, menta y clavo.
- Gradualmente baje el consumo de cafeína. El té verde es un buen sustituto.
- Dieta: alimentos picantes, estimulantes para el cuerpo y que aumenten la digestión.
- Coma alimentos cocinados, sírvalos calientes.
- Consuma alimentos ligeros, fáciles de digerir como sopas, frijoles, vegetales cocinados.
- Coma alimentos amargos, astringentes y picantes.
- Evite postres pesados, dulces fríos, como helado, alimentos fritos, sobras y alimentos viejos

Síndrome de colon irritable

El síndrome de colon irritable (SCI) tiene muchos nombres: colitis, colitis mucosa, colon espástico, intestino espástico y enfermedad funcional del intestino. Pero ninguno de estos términos realmente describe al SCI correctamente. El SCI no implica inflamación y no debe confundirse con la colitis ulcerosa.

La triphala, en una dosis que normalice el ritmo intestinal diario, es la base para iniciar el tratamiento. Una vez se normaliza el *agni*, una terapia tónica generalizada puede ser útil. Una dieta nutritiva, además de hierbas como el ginseng indio, el shatavari y la bala, ayudará.

Una fórmula del *Sharangdhara Samhita* para el SCI es la decocción de partes iguales de bilwa, semillas de cilantro, raíz de tunicia real y pasto de vetiver.

La hierbabuena es un relajante de la pared del músculo intestinal. En un ensayo en Taiwán, cuatro de cada cinco víctimas de SCI experimentaron reducción de los síntomas cuando se les dio recubrimiento entérico de aceite de menta.[767] La alcaravea tiene propiedades similares.[768] Un estudio en Alemania confirmó que la combinación de hierbabuena y aceite de alcaravea reducen efectivamente la velocidad del movimiento intestinal. [769]

La semilla de psyllium ayuda a la función intestinal y alivia el dolor en el SCI. [770] La capacidad del psyllium para absorber fluidos significa que es útil para el tratamiento de la diarrea, un síntoma común de SCI. A medida que viaja a través del intestino, el mucílago de psyllium crea un beneficio suavizante, lo que puede aliviar los cólicos. Un estudio en Inglaterra reveló que el estreñimiento mejoró significativamente en los pacientes que toman psyllium. Ochenta y dos por ciento de los sujetos tuvo alivio de los síntomas de SCI.[771] Un estudio para determinar la dosis óptima recomienda veinte gramos al día.[772]

Para algunos, comer una dieta restringida ayuda a reducir síntomas del SCI. La dieta tiene que ser individualizada, dependiendo de lo que lo empeore en el individuo. La fibra usualmente ayuda. Los médicos usualmente recomiendan justo la fibra necesaria para tener un movimiento de heces suave, fáciles y sin dolor. Las comidas frecuentes y pequeñas ayudan mucho.

Degeneración macular

La retina es aproximadamente del tamaño de un sello de correos y es el sitio de millones de células receptoras de luz. En retinas normales, podemos ver una mancha amarilla en el centro visual, la mácula, que proporciona una mejor agudeza visual del ojo: clara y nítida, la visión humana y central utilizada para centrarse en lo que está frente a uno.

La degeneración macular es una enfermedad degenerativa de las personas mayores en los que la función de la retina disminuye, destruyendo la visión central, pero resulta que es muy tratable con hierbas y dieta. "La mayoría de los médicos le dicen a la gente con degeneración macular que no hay nada que puedan hacer", dice el Dr. Dever. "Pero esta es una enfermedad progresiva, por lo que existe la posibilidad de detener el progreso, y luego está el tema de tratar el daño ya hecho. Ambos son posibles".

Las hierbas utilizadas para esta condición incluyen el *amla* o *triphala* y *ashwagandha*. Además, dice el Dr. Dever, "la retina ama las vitaminas del complejo B y la vitamina A (no sólo los carotenos)". El aminoácido taurina es excelente para la regeneración de tejidos, y parece tener una afinidad por la retina.

Una fórmula llamada *Saptamrita Lauha* (el néctar séptuple) es presentado en un formulario ayurvédico de 1893 para el tratamiento de la ceguera. Compuesto de raíz de regaliz, *triphala*, hierro purificado, ghee, y miel, la eficiencia de Saptamrita Lauha fue probada en un examen clínico con 48 ojos retinopáticos. Se encontró que la fórmula es altamente efectiva, con una rápida limpieza en la retina hemorrágica, observado tanto en diabéticos como sujetos hipertensos. En tres ojos la hemorragia fue eliminada por completo. La ocurrencia del episodio hemorrágico fue estadísticamente más bajo con los ojos tratados con Saptamrita Lauha.[773]

La cúrcuma es un tratamiento ayurvédico clásico para todas las condiciones de "fugas". Como astringente, ayuda a parar el sangrado u otros excesos de fluidos, y tira en el tejido que está con prolapso, por lo que es apropiada para la degeneración macular "húmeda". También es un muy eficaz antiinflamatorio, y funciona bien para condiciones inflamatorias en el ojo. Una dosis típica de cúrcuma para controlar la inflamación activa sería de alrededor de 28 g de polvo al día, y para la prevención, una cucharadita o dos cápsulas, es suficiente.

Memoria

Le puede pasar a cualquier persona. Va hacia el otro cuarto a algo importante, pero cuando llega ya lo ha olvidado. Rasca su cabeza y se lo adjudica al proceso normal de envejecimiento.

Sin embargo esos "momentos seniles" pueden evitarse. En realidad, existen tratamientos a base de hierbas que pueden ser útiles. Esto es lo que se puede hacer para aumentar su capacidad cerebral.

El gotu kola es la medicina herbal principal. Hierba ampliamente considerada superior para el sistema nervioso, el gotu kola contiene muchos beneficios. Se usa para ayudar a la meditación, y es considerada como una de las plantas más espirituales. Se utiliza para promover la circulación, especialmente la sangre de los vasos sanguíneos de la piel y membranas mucosas, y es rejuvenecedora para los nervios y cerebro.

El gotu kola fortalece la memoria, la concentración y la inteligencia, promueve la longevidad, mejora la voz, fuerza física y complexión. La medicina se utiliza para tratar enfermedades como epilepsia, senilidad, pérdida de cabello y psoriasis.

Un estudio de 1992 en ratas mostró un impresionante mejoramiento en la memoria. Las ratas tratadas podían retener un comportamiento aprendido de 3 a 60 veces mejor que las ratas de control.[774]

Un nuevo estudio reciente en Korea mostró que los componentes del gotu kola tienen el potencial para tratar el Alzheimer, una conclusión muy comprometedora.[775]

El brahmi (bacopa), o hisopo de agua, se ha utilizado en la medicina desde hace siglos para el tratamiento de enfermedades nerviosas, agotamiento mental y para mejorar la memoria.

En particular, el brahmi muestra promesas en el tratamiento de trastornos cognitivos y de comportamiento. En 1990, investigadores de la India llevaron a cabo un ensayo con Bacopa, en 35 pacientes adultos con neurosis de ansiedad. La concentración y la amplitud de la memoria inmediata se incrementaron en forma significativa. La fatiga mental en el lugar de trabajo también mejoró.

En 1987, científicos hicieron un ensayo en la India, administrando brahmi a 40 niños en edad escolar, de 6 a 8 años de edad. El aprendizaje mejoró, la memoria inmediata y la percepción y los tiempos de reacción y rendimiento mejoraron.

Un experimento en ratones en el 2000 demostró que la bacopa redujo el declive cognitivo causado por un potente fármaco anticonvulsivo.[776]

Cólicos menstruales, síndrome premenstrual y menopausia

La raíz de *shatavari* es la principal hierba sexual ayurvédica y tónico rejuvenecedor de la mujer, con más o menos el mismo rol del famoso tónico Chino, dong quai. Considerado como un constructor y equilibrante para los órganos reproductores femeninos, aumenta la leche y los fluidos sexuales en general. Aumenta la fertilidad, y el equilibrio de las hormonas femeninas, por lo que es valioso en el tratamiento de las quejas de la menopausia, como la atrofia vaginal.[777]

Esta hierba fría actúa como un limpiador de la sangre, apoya el sistema inmune, mejora la inteligencia, la digestión y la fuerza física. Un estudio reciente encontró que un medicamento que contiene *shatavari* reduce sustancialmente los efectos del estrés.

Las mujeres en Asia pueden comenzar a usar *shatavari* en la pubertad, y pueden tomar de 1 a 2 gramos por día por toda su vida. En muchos grupos étnicos de Asia, las quejas de la menopausia son casi desconocidas. Para tratar una amplia variedad de síntomas hormonales femeninos (SPM, calambres menstruales, cambios de humor, sofocos de la menopausia, entre otros), se pueden dar dosis más altas. Aumentar gradualmente hasta llegar a una dosis eficaz de aproximadamente 7 gramos por día.

El amla es un tónico para la sangre, los huesos, el hígado y el corazón. Aumenta la producción de las células rojas de la sangre y fortalece los dientes, el cabello y las uñas, así como mejora la vista y regula el azúcar en la sangre. El amla es la base para el *chyavanprash*, la más famosa jalea de rejuvenecimiento ayurvédico. Como leve tónico completo para la salud, el *chyavanprash* puede ser utilizado por personas de todas las edades. Para el rejuvenecimiento sexual, revuelva *chyavanprash* en leche caliente o úntelo en pan y consuma de 1 a 2 cucharadas cada día.

El aloe (llamado *kumari,* la virgen) se dice que restaura la energía de la juventud y renueva la naturaleza femenina. Es un tónico para el sistema reproductivo femenino que nutre el hígado, el bazo y la sangre. El aloe equilibra el azúcar y grasas en la sangre[778] y promueve la digestión. Puede usar aloe para promover el periodo y equilibrar el ciclo menstrual. El aloe puede ser utilizado por cualquiera, ya que equilibra los tres *doshas*. Ya que es dulce, amargo y frío, es especialmente beneficioso para *pitta dosha*. Esta invaluable hierba combina bien con shatavari.

El jengibre estimula el flujo de la sangre menstrual y alivia los calambres. Para reducir el flujo excesivo de sangre, saltee ocho almendras, con todo y piel, en ghee, agregue una cucharada de miel astringente y cómalas para el desayuno en los días de sangrado.

La buena noticia sobre el síndrome premenstrual es que usted puede encontrar ayuda con muchos tratamientos efectivos. De acuerdo con Yogi Bhajan: "en la medicina ayurvédica, se usa betel (sopari) para problemas menstruales. Si tiene cólicos fuertes o leucorrea, mezcle nuez de betel en polvo con jengibre, semillas de sésamo y miel hasta formar una pasta. Para utilizar, mezcle una cucharada con 150 a 180 ml de leche. Ya sea antes o durante la menstruación, dos veces al día, tome una cucharada de aceite de sésamo mezclado con miel. Téngalo como una pasta o mézclelo con leche. Para aliviar los problemas menstruales, tome vitaminas B, C y E con regularidad." [779]

El diente de león se ayudará con la retención de agua que acompaña a menudo el síndrome premenstrual.

La dismenorrea y amenorrea a menudo vienen junto con trastornos digestivos, dolor en la espalda baja, ansiedad, cambios de humor y debilidad general de la pelvis. *Vata* es la causa principal. La pelvis es la sede de *apana vata*, que es responsable de la eliminación de la sangre menstrual, las heces y la orina. Las hierbas que promueven *apana* reducirán los calambres y promoverán el movimiento de la sangre menstrual. Use ajo, aloe vera, triphala y té de semillas de comino con azúcar de caña. Masajee con aceite de sésamo la pelvis, y aplique una botella de agua caliente. Esto traerá sangre a la zona y mejorará *apana*. La nuez de betel es buena para los dolores menstruales. Mezcle la nuez de betel en polvo con jengibre, semillas de sésamo y miel, formando una pasta. Justo antes o durante la menstruación, tome una cucharada de la pasta o mezcle con leche dos veces al día. [780]

Con la amenorrea o calambres, manténgase alejada de grasas, alimentos fritos, alimentos ácidos y alimentos que produzcan gases. Tome alimentos calientes. Evite alimentos que promuevan *vata*, tales como los de la familia de la col. Utilice calabacín cocinada con especias calientes. Haga ejercicios ligeros, como el senderismo.

Eyaculación precoz

La eyaculación precoz (EP) es uno de los problemas más comunes y estresantes que experimenta el hombre. Es la inhabilidad de retrasar la eyaculación hasta el tiempo deseado. Puede ocurrir por exceso de excitación, ansiedad, miedo o uso de alcohol y drogas. El estrés del estilo de vida o la depresión severa pueden llevar a estar problema también.

La EP es causada por un desequilibrio de *pitta* y *vata*. *Pitta* adelgaza los fluidos corporales y aumenta el flujo, en este caso, de semen. *Vata* puede ser influenciado por ansiedad o disfunción del intestino grueso. Estos *doshas* desequilibrados pueden resultar en hiperactividad de los músculos del pene y el tracto reproductivo, llevando a una eyaculación temprana.

La EP se trata generalmente con una estrategia a largo plazo. Dosis modestas de medicinas se dan diariamente por varias semanas y meses.

La nuez moscada tiene el voto de Khalsa como el mejor remedio para esta condición.[781] Esta hierba picante y calmante regula la función del intestino grueso, que es clave en el tratamiento de este trastorno. La medicina fresca es esencial. La nuez moscada es sedante, pero pequeñas dosis de uso crónico para la EP no debería ser un problema en este sentido. Use aproximadamente 1 gramo por día. Comience con 500 mg, y aumente la dosis según la tolerancia de los efectos sedantes. Espere beneficios para la EP en aproximadamente 2 a 4 semanas. Continúe una dosis diaria pequeña según sea necesario.

El tubérculo safed musali, pariente del shatavari, es una planta afrodisíaca ayurvédica potente que se ha utilizado desde el siglo XI D.C. Contiene diversos derivados de estigmasterol. Es nutritivo y emoliente, por lo que se adapta a trastornos urinarios. También se ha demostrado un efecto significativo en el aumento de volumen de semen y el recuento total de espermatozoides. Los ensayos clínicos también demostraron que aumenta el desempeño.[782] Similar a la ashwagandha, imparte fuerza. El safed musali se usa tradicionalmente para la falta de líbido masculino e impotencia como también para la EP. También se utiliza de manera general para promover la salud, como tónico antienvejecimiento, con afinidad a la pelvis y el recto. Para la debilidad sexual general e impotencia, se cocina con leche. Se usa en combinación con otras hierbas similares, en dosis de 1 a 2 gramos por día.[783] Para problemas sexuales recurrentes y agudos, use diez o más gramos por día.

El amla se utiliza para la EP.[784] Tiende a funcionar poco a poco, por lo que los efectos serán acumulativos durante varios meses. La velocidad del efecto se puede acelerar un poco mediante el uso de dosis en el rango de cinco gramos. El *chyavanprash*, una jalea medicinal ayurvédica especial, es un remedio para mejorar las funciones sexuales, y se utiliza para el tratamiento lento pero constante de esta condición.

El shilajit es un desintoxicante general y rejuvenecedor, y es beneficioso para el tracto genitourinario en general, por lo que es ampliamente empleado para la impotencia y el tratamiento a largo plazo de la EP. La dosis es de 1 a 2 gramos por día, por lo general con leche. Los médicos suelen recomendar tomar shilajit diario con partes iguales de pimienta negra, hervida en leche.[785] El shilajit *vati* es una mezcla de pasta de shilajit y polvo de triphala, procesado en el jugo de las frutas frescas de triphala.

El shatavari y el kapi kachu reciben el visto bueno para la EP.

Diversas fórmulas ayurvédicas se utilizan para la EP. Una combinación incluye shatavari, gokshura, trikatu, ashwagandha y musali, junto con una variedad de ingredientes menores.

La EP se ve beneficiado por juegos previos a la relación más largos y graduales. La respiración profunda estabilizará *vata*. Mantenerse fresco reducirá *pitta*. Evite las comidas picantes que perturban *pitta*.

Cáncer de piel

El cáncer tipo *vata* incluye síntomas emocionales de miedo, ansiedad, depresión e insomnio. La piel es gris o café, con protuberancias secas, duras, de tamaño, forma y consistencia variable.

El cáncer tipo *pitta* incluye síntomas emocionales como ira, irritabilidad y resentimiento. Las protuberancias estarán inflamadas, infectadas, arden y sangran, la piel es caliente, aceitosa y con manchas. La mayoría del cáncer de la piel es tipo *pitta*.

El cáncer tipo *kapha* incluye síntomas emocionales como depresión, letargo y fatiga. La piel es fría, pálida y aceitosa. Las protuberancias son al principio benignas la mayoría de las veces, volviéndose malignas con el tiempo.

Como el cáncer es fundamentalmente una enfermedad que se caracteriza por material que no debería estar allí, la desintoxicación es primordial. La desintoxicación a base de plantas se basa principalmente en hierbas de sabor amargo, que tienen cualidades alterativas. Las hierbas picantes se creen que son especialmente beneficiosas en la tratamiento de protuberancias de la piel. La combinación de hierbas amargas con hierbas picantes es ideal para la desintoxicación general, ya que ambos están desintoxicando, y el calor del picor compensa los efectos de fríos y catabólicos del sabor amargo.

Ayurveda utiliza alterativos para eliminar las toxinas y reducir las infecciones. Estos son particularmente indicados para el cáncer de piel, ya que las personas tipo *pitta* que normalmente desarrollan esta enfermedad, a menudo pueden soportar la desintoxicación radical. Dosis muy altas pueden ser necesarias, hasta 56 a 84g por día. A menudo se utilizan hojas de trébol rojo, raíz de diente de león y raíz de zarzaparrilla.

Al ser un órgano *pitta*, la piel se trata usualmente con hierbas para reducir *pitta*. Las hierbas que actúan sobre *pitta* son frías, secas y pesadas, como los sabores refrescantes: dulce, amargo y astringente.

La hoja de gotu kola tiene un papel especial en el tratamiento de todo el tejido conectivo. Se usa ampliamente en el tratamiento de heridas de todo tipo, incluidas las lesiones inflamatorias de la piel. El gotu kola también tiene efectos anticancerígenos. En un reciente estudio in vitro, la centella asiática destruyó el 100 por ciento de las células tumorales cultivadas. Más importante aún, casi no hay efectos tóxicos detectados en las células blancas de los humanos. El gotu kola aparenta ser selectivamente tóxico en células tumorales.

La goma de guggul es un excelente alterativo para condiciones de la piel. El guggul es altamente antiinflamatorio, ampliamente utilizado para la lepra. Cinco gramos al día o más es una dosis típica para condiciones agudas.

El azafrán es una hierba especial para nutrir la piel, particularmente tomada en decocción de leche.

La cúrcuma es, probablemente, la hierba ayurvédica más mencionada para la lucha contra el cáncer. Es fuertemente antiinflamatoria, antioxidante, hepatoprotectora, y antimicrobiana. La cúrcuma es citotóxica, promueve la curación del cáncer de piel, e inhibe la recurrencia de los melanomas. Muchos estudios recientes han confirmado estos beneficios.

Constituyentes de la cúrcuma (curcumina) inhiben el cáncer en la iniciación, promoción y progresión de las etapas del desarrollo. Por supuesto, en el cáncer de piel asociado a *pitta*, controlar la inflamación es crítico. Las dosis de hasta 28g por día son infrecuentes.

La hoja de aloe es un desintoxicante y reconstructor. Los estudios en animales muestran que es poderosamente inmunoestimulante. Los estudios han puesto de manifiesto muchas sustancias biológicamente activas en la planta. Parece ser un refuerzo no específico del sistema inmune, posiblemente mediante la estimulación de los macrófagos.

La raíz de sello de oro contiene berberina. Es fría, y fuertemente desintoxicante. Varios estudios apoyan el uso de la berberina y la relacionada berbamine en el cáncer, y en concreto, en el cáncer de piel. La berberina promueve la activación de los macrófagos.

El guduchi es un promotor inmune, a veces llamado "la quinina ayurvédica". Se utiliza ampliamente para el tratamiento de infecciones y fiebre. Es particularmente eficaz en el tratamiento de la supresión inmune que resulta de la toxicidad.

Al amla se le llama el "fruto del rejuvenecimiento", y es la hierba tónica general más utilizada, también supresora general de *pitta*. Como la fuente natural más rica de vitamina C descubierta hasta ahora, es obvio por qué beneficiaría el cáncer. Además, el amla contiene altos niveles de superóxido dismutasa, lo que es un antioxidante útil en el tratamiento del cáncer. El amla aumenta la secreción de interferón y corticosteroides. Es un ingrediente en el famoso revitalizador triphala, junto con el bibitaki y el haritaki, todas los cuales son alterantes magníficas y rejuvenecedores de la piel. El amla se prepara como una jalea medicinal, conocido por muchos nombres, pero tradicionalmente se llama "*chyavanprash*". Muchos estudios han demostrado que esta jalea de amla es potente en el tratamiento de cáncer.

La raíz de ashwagandha es valorada por reconstruir después de un tratamiento de cáncer agudo. Es también un fuerte hepatoprotector y antitumor. La ashwagandha no es directamente citotóxico, pero más bien un amplificador inmune, aumentando de manera natural la resistencia a las células de tumor.

Otras hierbas ayurvédicas anticáncer incluyen:

- La raíz de genciana: amarga, desintoxicante, anti*pitta*
- Pimienta negra: desintoxicante poderoso y hepatoprotector

La cúrcuma, en diversas preparaciones, se aplica con frecuencia a la piel. Es citotóxico, antioxidante y cura la piel. En un estudio impresionante, 62 pacientes con carcinomas de células ulcerosas orales o cutáneas escamosas, que no habían respondido a los tratamientos habituales, se les dio preparaciones tópicas de la curcumina. Después de 18 meses, el tratamiento se encontró que habían sido muy eficaces en la reducción del olor de la lesión (90% de los pacientes), picazón, exudado (70%), dolor (50%) y el tamaño de la lesión.

El aceite de ricino es ampliamente utilizado como tratamiento para la piel, principalmente para controlar *vata*. El aceite de ricino se coloca sobre el área afectada, aumentando el suplemento sanguíneo, así como aumenta la actividad inmune en el área, aparentemente a través de un efecto contra irritante. El tratamiento Gerson para cáncer de piel incluye el uso de aceite de ricino internamente como un desintoxicante, en particular para el hígado. Este uso es paralelo a la recomendación ayurvédica.

El aloe vera se usa ampliamente en la curación natural en varios sistemas como sanador general de la piel. También aumenta el sistema inmune. La raíz de bala es un tópico general beneficioso para las heridas, úlceras y otras lesiones de la piel. A menudo se utiliza como un aceite infundido. El ghee es el tópico principal ayurvédico para controlar *pitta*. Para cánceres de piel tipo *pitta*, el masaje diario con ghee es indicado. El ghee es considerado por ser refrescante y antiinflamatorio. Una pasta de azafrán sirve como tratamiento general para condiciones de la piel. El gotu kola también se aplica en forma de pasta para tumores en la piel y el tejido subyacente.

Cuando el cáncer de piel es *pitta*, la purgación es recomendada, asegurándose previamente que el paciente tenga la fuerza requerida. La purgación generalmente es beneficiosa para enfermedades de la piel.

Ayurveda recomienda una dieta desintoxicante, diseñada para el paciente para tratar el cáncer. La carne y los productos lácteos deben evitarse. La dieta debe enfocarse en vegetales y jugos crudos, particularmente jugos verdes. Ya que estos alimentos son fríos, se les puede agregar hierbas calientes si es necesario.

Pérdida de peso

La dieta inadecuada es el principal factor físico subyacente que induce la enfermedad. Así que, cuando modificamos la dieta, también tocamos uno de los problemas de fondo. Ayurveda reconoce que cada uno de nosotros es único, y hace hincapié en la dieta correcta para cada individuo.

Para equilibrar el exceso de *kapha*, que es el más común en las personas con sobrepeso, se evitan alimentos fríos, pesados y las grasas. Se debe centrar en los sabores que reducen: picante, amargo y astringente. Incluya alimentos bajos en grasa y en calorías y especias picantes. El ayuno de vez en cuando es bueno. Coma con menos frecuencia, siendo su comida principal al mediodía. Use frutas secas y astringentes (manzana, pasas), verduras (especialmente crudas), granos secos (pasteles de arroz), especias picantes (pimienta negra, chiles), frijoles cocidos con especias calientes, y té de hierbas especiadas (jengibre). Manténgase alejado de las frutas dulces, frutos secos, productos lácteos y aceite.

Varias hierbas ayurvédicas picantes, incluyendo la cayena y el jengibre, se han demostrado que promueven la termogénesis. Los investigadores alimentaron ratas con dietas altas en grasa, pero añadieron ajo. Después de cuatro semanas, las ratas habían perdido peso, y tenían niveles más bajos de triglicéridos, así como aumento en la función del nervio simpático. Llegaron a la conclusión de que el ajo asiste en la quema de grasa mediante el aumento del metabolismo.[786] Use hierbas picantes en sus alimentos, entre más mejor.

La fibra es fundamental para muchas funciones en el tracto intestinal, incluyendo la digestión y la eliminación de residuos. También tiene un leve efecto reductor del colesterol. Muchos estudios recientes proponen que las fibras solubles en agua también pueden ayudar a las personas a perder peso. Tomadas con la comida, producen una sensación de satisfacción. Los otros beneficios antigrasa de la fibra incluyen la reducción de la absorción de las calorías totales, el promover el control de azúcar en la sangre y el aumento del efecto de la insulina. En estudios clínicos de pérdida de peso, la fibra absorbe calorías reducidas por 30 a 180 calorías por día, el equivalente de 1 a 9 kilos de pérdida de grasa en un año.

Un estudio examinó a 97 mujeres levemente pasadas de peso en una dieta estricta baja en calorías. Los pacientes que tomaron 7 gr de una fibra insoluble al día durante once semanas perdieron 6 kilos en comparación con 3,5 kilos en el grupo de placebo.[787]

Las semillas de psyllium parecen especialmente prometedoras. Un experimento realizado en Londres con sujetos sin dieta reveló que los participantes se sentían mucho más satisfechos de lo normal una hora después de la comida, y terminaron comiendo 15 gramos menos de grasa por día que lo habitual.[788] Use dos gramos de semillas de psyllium en polvo en agua tres horas antes de cada comida, y otros 2 gramos con cada comida. Lo mejor es aumentar la dosis gradualmente, permitiendo que su cuerpo se acostumbre poco a poco, para evitar gases o malestar intestinal.

La dosis típica de fibra utilizada en estos estudios es de 5 a 7 g por día.

Hierbas ayurvédicas para adelgazar

El guggul es una medicina estándar para el manejo de la grasa corporal. Particularmente valorado por bajar el colesterol, el guggul puede competir con cualquier sustancia natural. Sin cambios en la dieta, el guggul baja el colesterol total en más del 20 por ciento, al tiempo que aumenta el colesterol bueno HDL en un 36 por ciento.[789]

Al igual que su efecto sobre los lípidos sanguíneos, el guggul puede ayudar en el manejo de la grasa corporal total. El guggul parece ejercer su efecto, al menos parcialmente a través de la glándula tiroides, lo que podría explicar su ventaja en la pérdida de grasa.[790 - 792] Un estudio de 1999 combina el extracto de guggul con extracto de *Garcinia cambogia* y tirosina. Durante más de seis semanas, veinte personas obesas tuvieron una disminución significativa en la masa de grasa corporal y peso corporal medio. Los sujetos perdieron grasa corporal, pero no masa. La fatiga disminuyó, y no hubo efectos adversos.[793] El guggul puede tomarse en una dosis de 1500 mg, tres veces al día.

La triphala tiene un efecto laxante ligero y ha sido bien estudiado como desintoxicante general supremo y antioxidante. La combinación de guggul y triphala recientemente mostró un efecto sorprendente en el control de la grasa corporal. Cuando 48 sujetos obesos tomaron esta combinación tres veces al día durante tres meses, sin ningún intento de controlar su ingesta de alimentos, la pérdida de peso resultó en un promedio de casi 8 kg, junto con una caída en el colesterol total de 18 puntos. La dosis utilizada en el estudio fue de tan sólo 500 mg de la combinación, tres veces por día. [794]

El gurmar ha demostrado un estudio tras otro estudio en aumentar la producción y la actividad de la insulina producida por el cuerpo. Este aumento de la insulina es considerado por muchos expertos como el exitoso método principal para promover la quema de grasa. El gurmar también reduce las grasas en sangre. Recientemente esta hierba ha demostrado una habilidad sorprendente para bajar todo tipo de lípidos en la sangre.[795]

El gurmar es una hierba ideal para el tratamiento del síndrome diabético y obesidad, tan común en Estados Unidos. Está disponible como un extracto en tiendas de alimentos saludables. La dosis típica de extracto es 1,200 a 1,500 mg por día.

Cuando la sanación natural debe dar paso a la medicina moderna

¿Son las drogas mejores que las hierbas y otras medicinas naturales? Para muchas condiciones, sólo como último recurso.

Mientras que muchos medicamentos son una mejor elección, la sanación natural es mucho más sofisticada, efectiva y poderosa que lo que algunos piensan. Los métodos naturales pueden tratar casi cualquier problema de salud que se atraviese, desde problemas agudos hasta condiciones crónicas de largo plazo, a difíciles y desafiantes rompecabezas.

A menudo vemos la pregunta: ¿estos remedios naturales funcionan realmente? En primer lugar, ¿por qué no? por qué nunca vemos un artículo que se pregunta: ¿estos medicamentos que tomamos todo el tiempo realmente funcionan? En la mayor parte del mundo simplemente no sería planteada, ¿por qué cuestionar lo obvio? Incluso investigaciones científicas en las culturas con sistemas naturales de curación establecidos se centran en el *cómo*, no en el *si*.

Sólo el 5% de los productos farmacéuticos de uso común cumplen la norma mundial de seguridad y eficacia.[796]

Desde los comienzos de la humanidad, cuando la gente se enfermó, su comida era su medicina. Antes de los primeros fármacos que llegaron a existir hace cien años, los practicantes eran sus propios farmacéuticos, y sus farmacias consistían en sustancias naturales a base de hierbas. Los profesionales de la salud podrían tratar a las personas desde la cuna hasta la tumba con estos procedimientos y medicamentos. Las preparaciones naturales estaban disponibles en una amplia gama de formas, para los niños, adultos y ancianos.

De acuerdo con el Dr. Tillotson, "los métodos occidentales de diagnóstico (imagenología, análisis de sangre) a menudo pueden revelar problemas ocultos, tales como leucemias, cánceres, deficiencias de proteínas, enzimas hepáticas, entre otros, todos los cuáles son de gran importancia saber para el profesional que usa base de hierbas".[797]

Cuando el concurso entre la llamada medicina occidental natural y convencional comienza, habrá un gran lugar para un enfoque integrador de lo mejor de todos los sistemas.

Además, el tipo de situación en la que los medicamentos realmente son los más apropiados, con frecuencia se pueden evitar en el primer lugar. Eso es de lo que trata este libro. Incluso cuando no se consigue la prevención total de problemas en las primeras etapas, se pueden manejar fácilmente usando métodos suaves y leves.

Las hierbas medicinales no siempre funcionan al instante o de manera espectacular, en su mayor parte, a pesar de que podrían. Pero sobre todo, la medicina herbal funciona de manera suave, en comparación, con los fármacos que pueden tener reacciones exageradas innecesarias.

La elección de si usar un fármaco o una hierba, o una combinación, en un caso dado, depende de muchos factores, algunos de ellos bastante subjetivos. A menudo, los problemas principales no tienen nada que ver con la eficacia terapéutica, pero con consideraciones de cumplimiento, incluyendo las preocupaciones económicas, la conveniencia, los seguros, asuntos legales, las opiniones de la familia y la tolerancia al riesgo percibido.

En cualquier caso, la fitoterapia y la medicina natural debería ser la primera, no la última opción para la mayoría de los problemas. Cuando parecen producir los resultados deseados después los fármacos pueden ser utilizados y el enfoque en el uso de hierbas y la medicina natural para contrarrestar los efectos adversos de los medicamentos, así como de promover un sistema inmunológico saludable y promover la salud de cuerpo y mente.

TRECE

INTEGRANDO LAS HIERBAS AYURVÉDICAS Y LOS ALIMENTOS EN LA VIDA DIARIA

Ayurveda mantiene el cuerpo en equilibrio con el medio ambiente. Busca darnos las herramientas para adaptar nuestras vidas a los cambios que siempre aparecen con el medio ambiente.

Cuando hace calor, necesitamos mantenernos fríos. Cuando está seco, necesitamos mantenernos humectados. Conforme pasan los años, envejecemos y necesitamos permanecer descansados y humectados. La ciencia ayurvédica establece técnicas que nos ayudan a ajustarnos a cada fase de nuestras vidas y a los cambios que acontecen a nuestro alrededor. Las enseñanzas incluyen dieta, horarios de estilo de vida, medicinas herbales, vestimenta, métodos de Yoga y una serie de procedimientos que nos mantiene física y mentalmente felices y en equilibrio.

Uno de los cambios significativos que experimentamos es el ciclo de las estaciones del año. Mientras que la temperatura varía, los días y las noches cambian su duración y las lluvias vienen y van, nuestros cuerpos tienen que lidiar con el estrés de estos cambios. Ayurveda nos ayuda a predecir estos ciclos.

Los *doshas* no fluctúan solo dentro de nuestros cuerpos, su baile es evidente en el medio ambiente. En los ciclos de los días, la estación y la duración de la vida, *vata*, *pitta* y *kapha* toman turnos para manejarla. Es útil saber cómo el *dosha* que domina durante una estación en particular afecta, para así poder ajustarse de la mejor manera posible.

Durante la primavera, *kapha* aumenta; luego de acumularse durante el invierno. Después en verano, todos tienen que lidiar con *pitta*; las enfermedades del calor son evidentes y comunes. En el otoño, *vata* aumenta y *pitta* también se desequilibra. Durante el invierno frío, tendemos a ser sedentarios y *kapha* se acumula.

Por ejemplo, el verano es la estación menos saludable en la mayor parte del mundo por el calor y la humedad, pero en Seattle es la más saludable porque es casi la única época del año que está seco por completo. Seattle tiene un clima que promueve *kapha,* es decir mucho frío y humedad. Este tipo de clima desequilibra a *kapha* más que cualquier otro *dosha*. Las personas con una constitución tipo *kapha* que desean permanecer en Seattle durante el invierno tienen que poner atención especialmente a estrategias calientes y seca. De la misma manera, personas de constitución tipo *pitta* estarán mejor durante un clima húmedo y caliente si hacen énfasis en el frío y sequedad; mientras que las personas con constitución *vata* que se encuentran en un desierto pueden consumir con alimentos y hierbas húmedas.

En Ayurveda todo se trata de equilibrio: cómo saber si lo tenemos, cómo lograrlo y cómo mantenerlo. Una de las cosas más importantes que podemos hacer para mantener el equilibrio es observar un calendario. Las estaciones van cambiando de la una a la otra y nuestro cuerpo también necesita ir cambiando despacio con relación a estas. Ayurveda lo ha logrado con un plan para ajustar nuestra dieta y prácticas de estilo de vida para estar en sintonía con los cambios de la naturaleza. *Ritucharya*, la ciencia de los ritmos estacionales, se basa en el tiempo que hay afuera de la ventana y el efecto que tendrá sobre los patrones del cuerpo en la salud.

Para comprender los efectos de las temporadas en nuestra salud y para apreciar las causas y los motivos de los alimentos que se deben comer en cada temporada, hay que mirar la luna y los patrones de disminución de los tres *doshas*. Después de todo, los *doshas* son los supervisores del cuerpo y su estado de ánimo rige el bienestar de una persona en todo momento.

Los programas estacionales *(ritucharya)* se basa en el conocimiento del clima, no en el mes del calendario o fechas. Si la primavera llega temprano, el programa también pasará a la rutina de la primavera un poco más temprano. Por ejemplo, si el clima se está calentando, se puede aumentar gradualmente la cantidad de alimentos refrescantes en nuestras comidas diarias para compensar.

Por otro lado, la rutina sugerida para la temporada de primavera no debe adoptarse solo porque es marzo, si todavía hay un poco de frío en el aire y las noches son lo suficientemente frías para usar una manta.

Por lo tanto, la temporada no se apaga y se enciende la siguiente durante la noche. Una temporada se mezcla progresivamente con la siguiente, se hace la fusión con gracia, y así también nuestros hábitos alimenticios y de vida se deslizan de una a otra sin problemas.

Cuadro 28: Los ciclos de los doshas

Ciclo	***Kapha***	***Pitta***	***Vata***
Clima	Primavera (acumulado en el invierno)	Verano	Otoño/ invierno
Día	6:00 a.m. a 10:00 a.m.	10:00 a.m. a 2:00 p.m. (Hora de la comida)	2:00 p.m. a 6:00 p.m. (Atardecer)
Noche	6:00 p.m. a 10:00 p.m.	10:00 p.m. a 2:00 a.m.	2:00 a.m. a 6:00 a.m. *Sadhana* (*Kapha* se acumula)
Digestión	Estómago (mucosidad)	Intestino delgado	Intestino grueso
Vida	Temprano (antes de la pubertad)	Mitad de la vida (pico a la edad de 40)	3ª edad (el último 1/3)

Primavera

La primavera es el tiempo de los cambios: por dentro como un león, por fuera como una oveja. De hecho, la transición del invierno a la primavera es uno de los cambios más difíciles y estresantes que atravesamos durante el año. El invierno, con su clima frío, cede gradualmente al aumento del calor del verano, así que vamos del exceso de la energía de *kapha* al aumento de calor en la estación de *pitta*.

Todo esto no siempre sucede tan fácil como nos gustaría que sucediera. Durante el comienzo impredecible de la primavera, nuestros cuerpos no saben a quién creerle: al viejo del invierno o al pasto verde de la primavera. ¿Tiene nuestro sistema inmune que protegernos de los resfriados o nuestras glándulas adrenales tienen que levantarnos y sacarnos por la puerta?

Así como las plantas comienzan a asomarse durante la primavera, nosotros también necesitamos irnos asomando gradualmente al mundo de allá afuera.

La meta en la primavera es estabilizar la salud propia y estar seguro de encontrarse desintoxicado de los productos guardados en el metabolismo durante el sedentarismo invernal. La estrategia de salud será mantenerse cálido, en movimiento, seco y ligero.

La primavera es un tiempo para hacer ejercicios de calentamiento y volver a estar en forma gradualmente. A esto se le añade un poco de masaje vigorizante para promover la circulación sanguínea, además de baños calientes, saunas y agradables frotaciones con hierbas calientes para revitalizar y estimular los tejidos.

Una pequeña limpieza de primavera

Durante la primavera, concéntrese en alimentos y tés de limpieza. Después de todo, ha estado hibernando durante todo el invierno como un oso viejo. Ahora, nos guste o no, es hora de levantarse, limpiarse y mantenerse activos. El moco tiende a acumularse en el invierno, y ese mismo moco le gusta fluir en la primavera como la savia ascendente en los árboles.

La leche tiende a aumentar la mucosidad, así que limite los productos lácteos a la mañana durante la primavera. Para contrarrestar esta tendencia del exceso de mucosidad en la mañana, mejor tome una taza de agua caliente con una cucharadita de miel.

Los sabores picante, amargo y astringente asisten la limpieza de los tejidos. Las hojas verdes, puerros, lechugas, perejil y espinaca son alimentos amargos de limpieza. La alcachofa es un desintoxicante excelente del hígado y la vejiga. La cúrcuma desintoxica y reduce la inflamación. Los tubérculos, incluyendo la remolacha, zanahorias, rábanos y nabos (crudos, cocidos o en jugo) ayudan a mantener el hígado limpio mientras hacen una limpieza extra primaveral.

Los guisantes y judías blancas son buenas fuentes de proteína para esta temporada, ya que son bastante fáciles de digerir para que el cuerpo todavía se desintoxique fácilmente.

Los alimentos astringentes, como las bayas y las uvas, especialmente las verdes, son desintoxicantes.

Un buen almuerzo para un día cálido de primavera sería una sopa de frijol mungo y arroz con ghee, cilantro y coco rallado. Las hierbas calientes del té verde, albahaca, jengibre, clavo de olor y cilantro mantienen afuera el frío de la tarde. Las cebollas picantes, ajo, jengibre y chiles ayudan a acelerar la circulación y llevan sangre purificadora a todos los órganos.

Muchas personas desarrollan algunos dolores musculares y en las articulaciones durante el largo invierno.

Las dietas desintoxicantes vegetarianas han sido estudiadas en el dolor muscular crónico con buenos resultados en general. Un estudio noruego analizó los efectos de una dieta vegetariana de tres semanas para las personas con dolor muscular crónico. El peróxido de suero, fibrinógeno en plasma, colesterol total y colesterol de lipoproteínas de alta densidad se redujeron.

Las terapias de *panchakarma* de vómitos terapéuticos y medicinas nasales pueden ayudar si son supervisadas por un profesional.

Limpie todas las tuberías

La primavera es la temporada de las alergias. En exceso, la energía húmeda y pesada de *kapha* contribuye a esta pesadilla de la primavera para los que son susceptibles.

Durante la primavera, utilice *neti* diariamente, como si se cepillara los dientes. Una limpieza de los pasajes nasales con agua salada tibia y hierbas toma un par de segundos al día, pero puede ahorrarle días de miseria de senos nasales enfermos.

En el *neti*, la triphala reducirá las membranas inflamadas, el eucalipto hará líquido el moco y el sello de oro matará las bacterias. El gotu kola, la escutelaria y el cálamo son hierbas tradicionales de aplicación en las condiciones de los senos nasales. Para la sinusitis, añada una cucharadita de ghee al neti.

Verano

Con el sol más fuerte del año, el verano es caliente y *pitta dosha* está en aumento.

Las personas tienden a tener problemas respiratorios por los cambios de temporada de primavera hasta el verano, por lo que las hierbas respiratorias y los alimentos que enfríen están a la orden. Las enfermedades con fiebre tienden a aumentar, al igual que las de inflamación. Todo son señales de calor.

Dado que las personas en climas templados son más activas en verano, estas tienden a sucumbir a lesiones y accidentes deportivos. Tenga cuidado mientras disfruta de su diversión y mejore la condición física antes de comenzar esos juegos de softbol los fines de semana.

Su estrategia de temporada en este momento debe ser mantener la calma, evitar la retención de agua y mantener el equilibrio incluso en sus actividades. No exagere si tiene tendencia a calentarse.

Durante esta temporada de calor, utilice alimentos refrescantes. Mantenga la calma. Hay que levantarse temprano por la mañana cuando esté fresco. Evite trabajar en ambientes calientes y tenga cuidado de no acalorarse.

Use ropas más frescas, como de algodón o de seda. Ayurveda sugiere masajes refrescantes con aceite de coco durante el clima caliente. Los aromas de enfriamiento o aceites esenciales, incluyendo sándalo o rosa, ayudan a sofocar el fuego.

El sabor amargo, es refrescante y se compone de los elementos de aire y éter, los mismos elementos que predominan en la mente. Las hierbas con sabor amargo refrescante generalmente abren la mente, aumentan la sensibilidad de la conciencia y mejoran la función mental. Las hierbas de sabor amargo son frías, calman y expanden la mente, por lo que luchan contra la apatía mental. Las hierbas amargas para la mente son la manzanilla y el gotu kola (centella asiática).

El sabor dulce, compuesto por los elementos tierra y agua, arraiga, refresca y sirve como calmante. Las hierbas dulces para la mente incluyen la ashwagandha y el regaliz.

Utilice hierbas refrescantes, amargas y astringentes para cepillarse los dientes y enjuagarse la boca, como el neem y la menta.

En su dieta, concéntrese en los sabores dulce, amargo y astringente. Céntrese en las frutas y las verduras frescas y dulces que crecen en esta temporada. Use más alimentos crudos, como las ensaladas.

El pepino, sandía, frutas no ácidas y jugos, cereales, trigo, el arroz y la leche son alimentos ideales para el verano. Añada a la lista para las comidas de verano alimentos más refrescantes: coco, frutas dulces (uva, piña, albaricoque, repollo, aceitunas negras, calabaza, trigo, judías blancas, coles y camote).

Una bebida deliciosa para mediados del verano es un lassi hecho con cilantro y comino, o agua de limón con comino o cilantro en polvo. Como una bebida refrescante en la noche, use leche fresca, con azúcar de caña, agua de rosas y almendras blanqueadas.

Coma menos alimentos con sabores picantes, ácidos y salados. Los alimentos para reducir al mínimo en el verano son el yogurt, queso, tomate, vinagre y especias picantes.

Para mantenerse en forma saludable y mantener su resistencia, utilice hierbas tónicas leves durante el verano. La ashwagandha es una buena opción.

Las hierbas refrescantes que son buenas para los tés de verano incluyen semillas de comino, menta, manzanilla, crisantemo y madreselva.

Los diaforéticos refrescantes se utilizan para reducir la fiebre y la inflamación. La flor del crisantemo y la madreselva refrescantes también son antimicrobianos fuertes. El sauco, la milenrama y las hojas de eupatorio son diaforéticos occidentales fríos.

Tradicionalmente, Ayurveda utiliza muchas hierbas refrescantes para ayudarnos a ser más receptivos con nosotros mismos y con los demás, para abrir el corazón, controlar la ira y mejorar la comunicación.

El mandukaparni despierta el *chakra* de la coronilla y equilibra los hemisferios cerebrales. Es una hierba refrescante, pues ayuda a enfriar la ira. La flor del hibisco es una hierba dulce y refrescante que purifica el corazón y la sangre, tanto física como espiritualmente. Promueve la sabiduría.

La rosa es una planta refrescante que abre el corazón y la mente. Use agua de rosas como una bebida refrescante. Combina bien con el hibisco.

La hoja de escutelaria reduce los celos, el odio y la ira, calma el corazón y reduce el deseo excesivo. La escutelaria ayuda a la conciencia y la eliminación de las emociones negativas.

Las mentas, como la hierbabuena, contienen grandes cantidades del elemento éter, lo cual calma y aclara la mente.

El jazmín, el sándalo y la rosa tienen aromas fríos que se pueden usar durante el calor del verano. Cuando se masajea las sienes con aceites refrescantes de menta y eucalipto, estos aceites aumentan el rendimiento cognitivo y tienen un efecto de relajación muscular y mental. El aceite de menta mezclado con alcohol tiene un efecto analgésico significativo para la reducción de la sensibilidad al dolor de cabeza.

Otoño

Esta estación es un tiempo de transición del calor al frío. Hacemos la transición de las vacaciones a la escuela. Se siente como un nuevo comienzo para muchas personas. Para nuestro cuerpo es un momento de ajuste y, a veces, de confusión. Es un momento en el que es fácil "caer" en la mala salud.

El caluroso verano de *pitta* comienza su transición al otoño fresco y sale *vata dosha*. Durante este cambio de estación, a menudo un momento difícil, es un buen momento para un último programa de desintoxicación antes de que comience la temporada sedentaria de invierno.

El otoño es un buen momento para fortalecer su sistema inmunológico como preparación para los resfriados y la gripe de invierno. Se debe estabilizar la transición al invierno siguiendo un programa de salud y viviendo una vida consecuente y disciplinada.

La rutina otoñal puede variar un poco, dependiendo donde viva. A medida que el clima se vuelve progresivamente más frío, *vata dosha* se perturba más, y nuestra atención se vuelve cada vez más hacia *vata* con tal de mantenerlo fuera del exceso.

Si donde vive está caliente aun en el otoño, *pitta* todavía puede agravarse, por lo que hay que ser cauteloso para no calentarse demasiado y no consumir alimentos picantes hasta que el clima se enfríe.

De acuerdo con Ayurveda, deberíamos levantarnos temprano durante el otoño, cuando el mundo está calmado, para preparar nuestra mente para el día.

Después de realizar su rutina y los procedimientos de limpieza matutina, cepíllese los dientes y enjuáguese la boca con un enjuague bucal tibio.

Durante el otoño, concéntrese en una dieta tibia, húmeda y nutritiva. Las verduras al vapor bien cocidas, el arroz suave con ghee y las sopas blandas funcionan sobre todo porque el clima se pone más frío. Otros alimentos otoñales calientes y nutritivos son el rábano, el fenogreco, la leche de soya, las almendras, las nueces, la nuez del Brasil, las tortillas y el pan integral. La cebolla, el ajo y el jengibre mantienen el cuerpo caliente y apoyan al sistema endocrino e inmunológico.

Coma muchos alimentos dulces, agrios y salados en el otoño. Coma porciones moderadas y bien equilibradas de una variedad de alimentos.

El sabor dulce arraiga. Algunos ejemplos son el aguacate, las cerezas, la toronja y la zanahoria.

Los sabores ácido y salado, como el de los pepinillos, promueven la digestión si se consumen con moderación.

Para finalizar la comida, la cocina ayurvédica sugiere un postre de crema azucarado de trigo con almendras. Y antes de dormir, ¿qué tal una deliciosa bebida de noche para el otoño, hecha mitad de agua y mitad leche hervida con jengibre, cardamomo y nuez moscada?

Los tés de hierbas calientes son perfectos para el otoño. Utilice raíz de regaliz, corteza de canela, jengibre, albahaca, semillas de cardamomo, pimienta negra y clavo de olor.

Lleve una vida estable. Mantenga su rutina. Sea amable con su sistema inmunológico, pues lo necesitará bastante pronto.

El estreñimiento tiende a empeorar en el otoño, por lo que debe asegurarse de usar hierbas, alimentos cocidos ricos en fibra y lubricantes como aceites vegetales para mantener las cosas en marcha. Las pasas remojadas mantienen los intestinos húmedos y en movimiento. La *triphala*, la mezcla más famosa de hierbas ayurvédicas, hace maravillas para mantener la digestión en movimiento.

Si donde vive es seco en el otoño, entonces dese masajes diarios con aceite para evitar la sequedad. Sésamo y almendra son aceites buenos para masaje en el otoño.

Para evitar perturbar *vata* durante el otoño, evite ruidos fuertes, conducir rápido y actividades caóticas. No se quede despierto hasta tarde y tenga una buena noche de sueño.

Las hierbas inmunes pueden desempeñar un papel en la salud durante la temporada de otoño. El isatidis y el astrágalo son hierbas chinas tónicas de uso múltiple, mientras que la equinácea ayuda si tiene un virus.

Algunos climas tienen un período de lluvias en la primera parte del otoño. Utilice haritaki como remedio rejuvenecedor. Para *kapha*, tómelo con miel. Para controlar *pitta*, utilice ghee con la hierba y para pacificar *vata*, beba un poco de leche caliente con haritaki.

El otoño puede ser un momento para proyectos nuevos e interesantes y un tiempo de tomar las cosas en serio y, tal vez, artísticamente. Disfrute del otoño y tenga una rutina saludable.

Invierno

En invierno, el termómetro se desploma. Entramos profundamente en el tiempo de hibernación de *kapha*, el *dosha* frío y húmedo. Nos sentimos lentos. Podemos contraer enfermedades mucosas. Tenemos que calentarnos y secarnos, en especial nuestras vías respiratorias. También tenemos que reservar nuestra fuerza para combatir el frío.

En algunas áreas, el invierno también es seco. En un clima frío y seco, la gente es más propensa a las enfermedades del sistema nervioso. En este ambiente, se debe calentar, humedecer y evitar el viento y el frío.

Durante el invierno, evite estar exhausto. Para mantener una buena salud, coma una dieta nutritiva que construya tejidos sanos y estabilice su rutina y hábitos alimenticios con la consistencia y regularidad de un horario. Promueva un ambiente relajado. Prevenga el estreñimiento. La respiración nasal derecha acelerará su metabolismo y ayudará a mantener mejor el calor.

Haga ejercicio leves y de acuerdo a su capacidad. Reciba masajes regulares con aceites humectantes cálidos (ricino, sésamo, mostaza, aceite de oliva).

Sus opciones de alimentos de invierno deben ser fáciles de digerir. Coma alimentos calientes, secos, como pasteles de arroz, mijo, pan de maíz y cebada. Tome bebidas calientes para mantenerse caliente. Use especias calientes suaves, como el ajo, la canela y los clavos.

Evite los alimentos altos en grasa, ya que las personas tienden a aumentar de peso durante el invierno. Un poco de aceite ligero, como ghee o aceite de sésamo, es esencial para mantener los tejidos húmedos si donde vive el invierno es una estación seca.

Coma alimentos picantes, como el jengibre o el rábano, para mantener el calor. Añada el sabor amargo, como verduras de hoja verde o raíz de diente de león, y el sabor astringente, como el arándano o la manzana, para mantener la desintoxicación del cuerpo durante la temporada sedentaria.

Si donde vive el invierno es seco, agregue alimentos dulces que lo satisfagan incluyendo higos, zanahorias, tomates, dátiles y productos lácteos calientes.

Los alimentos importantes para el invierno son las manzanas, las ciruelas, la remolacha, el brócoli, el trigo sarraceno, la avena, el centeno seco y los frijoles (pinto, garbanzos, entre otros.)

Añada a la lista de comidas de invierno la col, las zanahorias, el coliflor, el queso de soya (en platillos calientes), el maíz y las semillas de calabaza.

Los tés calientes para invierno incluyen raíz de zarzaparrilla, raíces de jengibre, bayas de enebro, canela, cardamomo, clavo de olor y pimienta negra.

Cómo vivirlo día a día

A medida que los *doshas* pasan por sus ciclos durante el día, podemos ajustar nuestras actividades para aprovechar al máximo las oportunidades para el tratamiento y para mantener el equilibrio. Los cambios sutiles en la rutina diaria pueden tener efectos profundamente duraderos a través de los años.

Durante el tiempo frío y lento dominante de *kapha*, queremos mantener el calor y estar activos. En tiempos de *vata*, queremos estar estables, sólidos, seguros, cálidos y bien cuidados.

Hacer todos estos cambios no siempre es fácil. Para algunos, son bastante radicales, por lo que deben ser graduales. Comience con un cambio fácil. Si se trata de dejar las especias calientes poco a poco durante un par de meses, hasta que usted no las utilice para nada, muy bien. Si es un plan de transición de cocinar con cereales enteros durante tres meses, mientras se acostumbra a los nuevos ingredientes, eso es progreso.

Cuadro 29: Rutina diaria ayurvédica

Levantarse (si es posible antes de que salga el sol)
Eliminar deshechos
Lavarse los dientes y las encías, limpiarse la lengua
Usar polvo para dientes: alumbre, sal, pimienta negra, cúrcuma
Limpiarse los ojos (agua fría, entre otros)
Bañarse (agua fría, si lo desea)
Práctica espiritual (*sadhana*: Yoga, oración)
Oleación en los ojos
Limpiar sistemas de eliminación
Nariz: oler pimienta negra o jengibre

Garganta: gárgaras con astringente (*triphala*) o un aceite (sésamo)
Pecho: inhalar aceite de eucalipto, mentol, humo de cúrcuma
Fragancia: flores, incienso
Desayuno apropiado
Trabajar una parte del día
Ejercicio (antes de empezar a masajear con aceite, al terminar use polvo medicado como *triphala*)
Bañarse
Refrigerio apropiado
El resto de las actividades (trabajo, entre otros)
Cena apropiada (ligera)
Prepararse para ir a dormir (meditación, entre otros)
Lavar pies, manos y aplicar aceite en los pies y cabeza
Cama

Consejos de estilo de vida diario

Al levantarse por la mañana

- Levántese gradualmente y despacio
- Con los ojos todavía cerrados, estire la columna
- Estire una rodilla cruzándola a través de la otra pierna, torciendo la columna en cada lado.
- Ponga las palmas de sus manos sobre sus ojos cerrados
- Abra los ojos y observe sus palmas. Mire su palma despacio mientras que la levanta a 45cm en sentido opuesto de su cara.
- Dé un masaje a su cara, cuello y oídos.
- Postura de estiramiento: levante los talones a 15cm hacia arriba; levante su cabeza y focalice sus ojos en los talones. Mantenga la "respiración de fuego" por un minuto.
- Lleve sus rodillas hacia su pecho y su nariz hacia las rodillas con la respiración de fuego por 30 segundos.
- Tome un par de respiraciones profundas y levántese con gracia.
- Tome un baño de agua fría en la mañana antes de hacer Yoga (ajústelo a su tolerancia constitucional)

- Deje que el spray salpique su cara, codos, oídos, pecho, espalda baja y pies.
- Permanezca ahí hasta que esté cálido y tenga hormigueo.
- Séquese con una toalla energéticamente.
- Estará caliente, alerta y energizado.
- Después de comer, siéntese en la "postura de la roca" (siéntese sobre sus talones) por siete minutos para aumentar la digestión.
- Lavar el cabello (el cabello es la manifestación física de *sushumna*).
- Ponga aceite puro vegetal de almendra o sésamo en su cabeza.
- Dé masaje a su cuero cabelludo de manera vigorosa.
- Agregue una mezcla de aceite, yogurt y cualquier fragancia que desee.
- Envuelva el cabello en una toalla por 12 horas.
- Lave el yogurt o aceite con agua limpia.
- Deje secar su cabello al sol.

Si siente que comienza a enojarse y alterarse consigo mismo, beba un vaso grande de agua para reajustar su química sanguínea.

Personalice su estilo de vida con Ayurveda

Ya que cada persona es vista como un individuo dentro de las formas que hemos mencionado, de la misma manera, podemos también entender cómo cada persona debe conducir su vida según el *dosha* que está tratando de mantener en equilibrio. Su programa, sus relaciones, su elección de ejercicio, todo se puede calcular utilizando Ayurveda.

Cuando *kapha* es dominante, la gente es lenta y letárgica. Les gusta dormir mucho y tienden a la obesidad. Cuando domina *pitta*, la gente está caliente y es intensa, agresiva y exigente. Cuando predomina *vata*, la gente está espaciada y es voluble, errática, ansiosa y con insomnio. A través del sistema de autocuidado ayurvédico, podemos ajustar todos estos factores con una selección cuidadosa del estilo de vida.

	Para equilibrar *kapha*	Para equilibrar *pitta*	Para equilibrar *vata*
Palabras claves	Esté activo	Esté calmado	Sea moderado
Nivel de actividad	Actividades que estimulen	Disminuya actividades	Programas de disciplina
Trabajo físico	Trabajo físico	Descansar y relajarse	Poco esfuerzo físico
Temperatura	Permanecer activo	Permanecer frío	Permanecer caliente
Estado del tiempo	Baños de sol	Tomar brisas frías	Recibir el sol
Clima	Evitar lo frío y húmedo	Evitar el sol	Evitar el viento y el frío
Luz	Rayos de sol	Rayos de luna	Atardecer
Dormir	Dormir menos (noches más cortas para descansar, no siestas)	Dormir solo cuando sea necesario	Dormir adecuado
Horario de dormir	Levantarse temprano	Descansar al mediodía	Ir a la cama temprano
Vida profesional	Estimulación mental	Reduzca el esfuerzo	Evitar trabajar de más
Vida diaria	Mezclarla (variedad de actividades)	Simplificar la vida	Constancia
Tiempo recreativo	Cultive retos físicos	Jardines, flores	Evitar exceso de estimulación (TV, etc.)
Vida amorosa	Traer variedad al sexo	Romance calmado, poesía	Moderación sexual
Viajes	Promover los viajes	Viajes moderados	Evitar viajes intensos
Estrés	Evitar el comportamiento sedentario	Evitar la confrontación con ira	Evitar todo tipo de estrés
Emociones	Motivación	Perdón	Persistencia
Medio ambiente	Entusiasmo	Alegría	Comodidad
Rutinas diarias	Variedad en el calendario	Alternar trabajo y descanso	Regular los horarios

Personalice su rutina de ejercicios con Ayurveda

Para equilibrar *kapha*	Para equilibrar *pitta*	Para equilibrar *vata*
Calentarse	No se sobrecaliente: aire frío	Mantenerse caliente
Sudar	No sea fanático: tome un descanso	Solo suavemente: no exagere
Aeróbico vigoroso	Tome mucha agua	Rutina regular: mantener un programa

Ejercitar hasta sus límites	Varie la rutina para evitar el aburrimiento	Progrese despacio, gradualmente
Disciplina	Varie el programa de acondicionamiento físico general	Caminar
Calistenia potente	Intensidad moderada	Estirar, Yoga suave

Ética personal

Con el interés de un acercamiento holístico para mantener la salud, Ayurveda prescribe ciertas reglas de conducta para mantener una mente y una vida vigorosa. La mente y el comportamiento tienen un gran efecto en los *doshas*, tal vez tan grande como la dieta y las hierbas. Estas son las reglas del estilo de vida:

- Diga la verdad siempre
- Hable con palabras agradables
- No pierda su temperamento bajo ninguna circunstancia
- No lastime a nadie
- Sea directo y amable
- Actúe de manera cortés y educada
- Observe su autocontrol
- No se vuelva adicto a los placeres sensoriales
- Controle sus pasiones
- Controle los órganos de los sentidos
- Sea paciente
- No se exponga a dificultades
- Medite todos los días
- Observe la limpieza en todas las cosas
- Esparza el conocimiento, los buenos consejos y el dinero
- Ofrezca todos sus servicios a Dios, al sabio, al respetable y al anciano
- Mantenga actividades diarias regularmente
- Evite los excesos al comer, beber, la actividad sexual y dormir muy poco
- Compórtese de acuerdo al tiempo y el lugar donde esté viviendo. Sea bueno, evite lo malo

Personalice su vida amorosa con Ayurveda

Sus relaciones pueden mejorar si entiende los *doshas*. Ayurveda sugiere un esposo de diferente constitución. Esto ayuda a equilibrarse mutuamente en la relación y previene que su descendencia sea demasiado extrema en alguno de los *doshas*. Por ejemplo, dos *vatas* procrean un niño indudablemente *vata*.

	Para equilibrar *kapha*	**Para equilibrar *pitta***	**Para equilibrar *vata***
Esposo	Casarse con un *vata*	Casarse con un *kapha* o *vata*	Casarse con un *kapha*
Vida familiar	Vida familiar activa	Equilibrar trabajo con familia	Compromiso en la relación
Conversación	Conversaciones estimulantes	Conversaciones calmantes	Menos pensamiento y más acción, no hablar demasiado ni analizar excesivamente las cosas
Comunicación	Comunicación que motive	Sin confrontación	Despacio y pausada
Tacto	Masajes energéticos	Masajes frescos	Masajes de relajación
Vida social	Tener citas e interesarse	Tomarse pausas para "enfriar"	No experimentar estilos de vida salvajes
Relacionado al dinero	Ser más creativo con las opciones	No comprar de manera impulsiva	Manejar el dinero con cuidado
Romance	Fomentar el interés sexual	Ir más despacio y tranquilizarse para tener tiempo y cariño para el sexo	Consistencia y apoyo, cuidado con experimentar sexualmente

El sexo y el rejuvenecimiento con Ayurveda

La meta de la vida es experimentar y volverse el maestro de las cuatro áreas complementarias, las cuales, al unirlas, hacen la totalidad de la realización.

Dharma, o el camino justo, es una colección completa de prácticas y trabajos religiosos y virtuosos. *Artha* es la acumulación y regocijo de las posesiones materiales y el bienestar terrenal. *Moksha* es la liberación espiritual. La cuarta área puede ser mal entendida. *Kama* es el amor romántico y sexual de todos los placeres de los sentidos asociados. Todos hemos oído sobre el *Kama Sutra*, que es un tratado extenso sobre este tema.

De acuerdo con el *Kama Sutra*, todos estos aspectos tienen la misma importancia sin que ninguno tenga precedencia sobre los otros. Para la realización y una vida plena, la aspiración de una meta no debe inhibir a las demás. El abandono de cualquiera de estas esferas conduce a una disminución de la estabilidad y a un desequilibrio en los hombres. La práctica de *dharma*, *artha* y *kama* hace posible llevar una vida significativa y feliz en este mundo y pasar a la libertad espiritual. La sexualidad y la vida erótica son elementos importantes e integrados a la vida humana, tan importantes como lo es comer. Los placeres sensuales aumentan la alegría de vivir y mantienen el equilibrio psicológico, y de hecho, ayudan al desarrollo mental y espiritual. Las prácticas sexuales y eróticas contienen el secreto de la vida en su interior.

Ayurveda identifica tres áreas claves que juntas son consideradas la base del estilo de vida y la terapéutica ayurvédica: dieta equilibrada, sueño equilibrado y vida sexual equilibrada. Debemos disfrutar de las relaciones sexuales de tal forma que no tengan ningún efecto adverso sobre la salud. Ayurveda aconseja la actividad sexual moderada durante la mitad de la vida, de acuerdo a la constitución personal y otros rasgos. Estar alerta para evitar el exceso o la deficiencia en la alimentación, el sueño o el sexo ayuda a mantener los *doshas* en equilibrio.

La ciencia compañera del rejuvenecimiento (*rasayana*) y los afrodisiacos (*vajikarana*) han sido bien investigados, estas son áreas prácticas de la salud que cualquiera puede utilizar para mantenerse saludable a lo largo de su vida.

Ayurveda pone un énfasis especial en mantener una salud excelente hacia la edad adulta. A través del tiempo, los practicantes desarrollan terapias excelentes para mantener la mente y el cuerpo joven. Claro que, el sexo es parte importante de la vida. La mayoría de las personas disfrutan del sexo y desearían que su vida romántica continuara por el resto de sus vidas indefinidamente. En nuestra cultura, sin embargo, hay una sensación general que el deseo sexual, el rendimiento y el placer, desaparecerá inevitablemente, para nuestra decepción. Mientras que nadie será exactamente igual a los ochenta como lo era a los veinte, la degeneración física puede ser mucho menor de lo que nosotros pensamos.

Literalmente traducido como "el camino del jugo", esta rama del Ayurveda busca nutrir, restaurar y equilibrar las funciones corporales que han sido desgastadas por la vida cotidiana. Los signos de envejecimiento son todos signos de falta de "jugo", desde la artritis a la falta de fluidos en las articulaciones, a la fatiga con la falta de hormonas endocrinas o las dificultades con la menopausia con sequedad vaginal.[798]

Las prácticas de *rasayana* ayurvédico son dirigidas hacia el fortalecimiento, la purificación y la nutrición de los tejidos del cuerpo para regresar el brillo de la juventud. El *rasayana* tiene por objeto mejorar la salud en general, generar tejidos de alta calidad, erradicar la senilidad y las enfermedades del envejecimiento, prolongar la vida, mejorar la memoria y mejorar la inteligencia, la juventud, el brillo de la piel, la calidad de la voz, la fuerza del cuerpo y los sentidos, y la belleza. Los regímenes *rasayana* actúan para aumentar los tejidos, la capacidad digestiva, la función hormonal, los sistemas de eliminación, la función cerebral, la inmunidad y la homeostasis.

La ciencia moderna nos dice que la restricción calórica y la reducción de la temperatura corporal extenderán la duración de la vida. Ayurveda enseña que el cuerpo envejece y se seca en proporción a la tasa metabólica. Cualquier práctica que disminuya el metabolismo y calme el cuerpo y la mente, retardará la degeneración relacionada con la edad y reducirá la pérdida de peso y la lubricación. La pérdida de jugo está estrechamente relacionada con el aumento del *vata dosha*. *Vata* aumenta naturalmente con la edad. Los remedios ayurvédicos antienvejecimiento son, en esencia, para luchar por el control de la acciones catabólicas de *vata* durante el mayor tiempo que sea posible.

El rejuvenecimiento se presenta de dos formas: en estilo de vida y medicamentos. Las actividades "calientes", como la pasión y la ira, envejecen el cuerpo con mayor velocidad, para lo que se sugiere un comportamiento tranquilo. Para vivir más y tener mejores relaciones sexuales, evite enojarse, practique la meditación, evite conflictos y manténgase alejado de las drogas y el alcohol.

Las prácticas de *rasayana* pueden basarse en la dieta, el estilo de vida o la medicina. Las medicinas *rasayanas* se clasifican por su función. Las *kamya rasayanas* promueven la salud normal: vitalidad, inteligencia y complexión. Las *naimittika rasayana* tratan enfermedades específicas.

Los medicamentos *rasayana* incluyen una gran variedad de hierbas y alimentos. El sabor dulce, contenido en los carbohidratos y grasas de buena calidad, es lo más rejuvenecedor. Se recomiendan alimentos dulces como la leche, el ghee y especialmente la miel para reconstruir los tejidos del cuerpo y restaurar los jugos. [799] Idealmente, un paciente se someterá a una desintoxicación vigorosa antes de la realización formal de la terapia *rasayana*.

En estrecha relación con *rasayana*, *vajikarana*, virilización, los afrodisíacos y tónicos sexuales de reconstrucción, tienen como objetivo apoyar el placer sexual, la fertilidad y el desempeño. Los fluidos sexuales, incluyendo el semen, son la esencia concentrada más importante de todos los tejidos del cuerpo. Ayurveda recomienda que se conserve algo de él para su uso en la renovación del cuerpo y la mente. Puesto que el sexo reduce los jugos del cuerpo, el *vajikarana*, como el *rasayana*, también se centran en la sustitución de los nutrientes del tejido y fluidos. [800] Las prácticas de *vajikarana* mejoran la actividad sexual, y también ayudan a la energía sexual a ser dirigida hacia el interior para la renovación. El cuerpo es como un árbol, siendo el sistema reproductivo las raíces. Las terapias *vajikarana* comienzan en las raíces, pero alimentan todo el cuerpo con la energía tonificante a través del tiempo. Se produce más y mejor semen de calidad y, si se retiene en cierta medida, regenera la mente y el sistema inmune. El *vajikarana* trata no sólo de aumentar el vigor sexual, sino también los trastornos psicosomáticos. El *vajikarana* es valioso para toda la salud. La influencia de la mente es el origen del impulso para el deseo sexual, así que la virilización debe tener en cuenta la salud mental. Las terapias de *vajikarana* se pueden utilizar para el tratamiento de los trastornos de la mente como la depresión. Las terapias de *vajikarana* son para personas mentalmente equilibradas y sexualmente activas, entre los 18 y los 70 años.

En general, las terapias *vajikarana* promueven la felicidad, la resistencia, la fertilidad y la mejora de la función eréctil.

El sexo es una parte integral de nuestros hábitos diarios y se le debe dar tanta atención como a la dieta o el ejercicio. Ayurveda dice que el sexo no es solo físico sino la unión de dos cuerpos, mentes y almas, y que puede ser una experiencia transformadora y de curación si se hace de forma correcta. Para las personas que se quieren reconstruir sexualmente, Ayurveda propone un intervalo de un mes de absoluta castidad sexual, permitiendo que el cuerpo se relaje y se equilibre. Después de este período de reajuste, es posible utilizar remedios de desintoxicación y dieta para limpiar los residuos acumulados por la edad, seguido de alimentos y hierbas para mejorar la función sexual.

Si una terapia extensa de *vajikarana* es necesaria, las prácticas de limpieza profunda (*panchakarma*) de Ayurveda se emplean generalmente como medida preparatoria. Curiosamente, el Charaka dice que la mujer ¡es el más grande de todos los medicamentos de *vajikarana*!

El acto sexual real es importante en el mantenimiento del placer sexual y la potencia. El ambiente debe incluir música dulce, fragancia dulce y flores. Esperar un rato después de comer.

Idealmente, la pareja debe estar física, emocional y espiritualmente involucrada.

Una unión sexual totalmente satisfactoria confiere salud y vitalidad a la pareja. Es esencial que ambos estén satisfechos. El sexo insatisfactorio tiene efectos adversos sobre la salud mental y física ya que perturba los *doshas* y reduce la inmunidad. Posteriormente, orine para equilibrar la energía en la pelvis y relájese con un baño caliente. Termine con una bebida de leche caliente o leche de almendras con ghee y miel o dátiles y azafrán.

La tarde es el tiempo ideal para la intimidad, pues es el tiempo de *kapha*, en especial dos horas después de la cena.

La frecuencia del acto sexual depende de la constitución. Las personas tipo *kapha* pueden tener relaciones sexuales más frecuentes que los tipo *vata* y *pitta*, gracias a su estamina innata. Los tipo *vata* pueden buscar satisfacción en el cambio de pareja. Los tipo *pitta* usualmente buscan una sexualidad más intensa.

Los que regulan su energía sexual incrementarán su memoria, resistencia física, inteligencia, salud y longevidad.

Para tener buen sexo, siga estas sugerencias ayurvédicas:

- La pareja debe querer tener relaciones sexuales
- Los dos deben estar en buena salud física y mental
- Las mujeres no deberán tener relaciones durante su menstruación
- Evitar parejas que no tienen pasión, no están limpias, son muy viejas o muy jóvenes o están enfermas.
- Las mujeres embarazadas no deberán tener sexo después de 120 días de la gestación, con ciertas excepciones.
- La pareja, después de disfrutar de la actividad sexual, deberá tomar un baño fresco, tomar agua, leche o jugo, o comer algún alimento que contenga azúcar natural.

Ojas

El concepto de *ojas* es central en la idea ayurvédica del rejuvenecimiento sexual, el cual es la forma más concentrada de la esencia nutricional del cuerpo, es un poco comparable con el semen o los fluidos cerebroespinales. *Ojas* es conceptualizado como una sustancia muy fina biológica que comprende la esencia más concentrada de nutrientes y energía del cuerpo. Es la esencia de todos los tipos de tejidos y la expresión física de la conciencia en el cuerpo. La fuerza biológica básica de los tejidos depende de ello. Está fuertemente correlacionado con la vitalidad y nuestra inmunidad.[801] Ayurveda dice que los alimentos, una vez que son consumidos, se concentran progresivamente en una categoría más destilada de tejidos que construye nutrientes.[802] Se dice que cien bocados de alimento producirán una gota de sangre, y que cien gotas de sangre producirán una gota de *ojas*.[803] Los investigadores modernos han relacionado el concepto de *ojas* a la proteína albúmina de la sangre. Otros han hecho la hipótesis de que puede tratarse de un paralelo esencial a los ácidos grasos. *Ojas* se concentra esencialmente en el corazón (con una cantidad total de ocho gotas), pero se difunde por todo el cuerpo, así como la esencia de la miel está presente en una flor. Así que, como podemos ver que a partir de alimentos de buena calidad es esencial para mantener una buena salud, en especial la salud sexual.

Cuando *ojas* se vuelve deficiente, vemos un síndrome que consiste en una colección de signos clínicos:

- *Vibheti*: miedo.
- *Durbalo abhikshanam*: debilidad física o mental.
- *Vyathit indriya*: malestar en órganos de los sentidos.
- *Duschhaya*: colores anormales.
- *Durmana*: deterioro de las funciones mentales.
- *Ruksha*: sequedad.
- *Kshama*: complexión anormal.
- *Ojas* precioso puede ser destruido por casi cualquier factor que disminuya la salud.

En particular, estas causas son identificadas:

- *Abhighatat*: trauma.
- *Kshayat*: pérdida de otros tejidos esenciales refinados (*dhatus*).
- Emociones negativas: ira (*kopat*), aflicción (*shokat*).
- *Dhyanat*: estrés mental.
- *Shramat*: trabajo físico fuerte.

- *Kshudha*: hambre.

Una dieta que promueve *ojas* y el rejuvenecimiento sexual es un programa altamente nutritivo, que hace hincapié en los cereales integrales como el trigo y el arroz, las semillas, los frutos secos, los productos lácteos y los azúcares naturales como la miel. [804] Los alimentos húmedos cocidos (sopas) y el jugo de la carne ayudan. La dieta debe ser equilibrada para contener una amplia gama de sabores: dulce, agrio, salado, picante, amargo y astringente. En general, use alimentos dulces, untuosos, fríos, ligeros y fáciles de digerir. Use menos alimentos secos o crudos e incluir buena calidad de aceite vegetal crudo (almendra, sésamo) y ghee. La cebolla, el ajo, el jengibre, la berenjena, los higos y los dátiles son afrodisíacos.

Ojas se almacena en todo el cuerpo: los músculos, la grasa y los órganos. La mayor parte se produce en la noche durante el sueño reparador. La producción de *ojas* se genera después de la producción de fluidos sexuales (*shukra*). De esta manera, el agotamiento de *shukra* direcciona los recursos en el cuerpo hacia la producción de *shukra* y la producción de *Ojas* se reduce. *Ojas* se utiliza para la inmunidad y la procreación, por lo que se agota con facilidad con cualquier uso. Por medio de un programa exhaustivo y disciplinado, se puede reponer en treinta días las reservas de *ojas* en el cuerpo. La abstinencia sexual durante este tiempo ayudará a la acumulación de *ojas*.

Bebida rejuvenecedora de *ojas* (especialmente después del sexo)

240 a 300 ml de leche

1 a 3 cucharaditas de jengibre fresco rayado

1 a 3 cucharaditas de semillas de ajonjolí negro (o semilla de sésamo blanca)

1 a 3 cucharaditas de ghee

Canela o clavo al gusto.

Miel para el sabor si lo desea.

Caliente la leche a una temperatura cómoda. Mezcle los ingredientes en la licuadora. Tómelo después de tener relaciones sexuales, en especial los hombres, o diariamente para restaurar la función sexual.

Cuidado general de la boca

Lavarse los dientes al levantarse. Ayurveda como regla general, no recomienda la pasta de dientes. La típica pasta de dientes es fría, pesada, pegajosa y dulce: las mismas cualidades que acumulan *kapha*. Existen pastas de dientes modernas ayurvédicas, como una ayuda para aquellos que están acostumbrados a cepillarse los dientes con pasta. Encontrará que son más secas, astringentes y picantes.

Muchos ingredientes se han incluido en los polvos para dientes ayurvédicos, incluyendo alumbre, sal, pimienta negra y cúrcuma. Los estudiantes de Yogi Bhajan usan una mezcla muy fina de dos partes de alumbre de potasio y una parte de sal.

La limpieza diaria de la lengua para remover el *ama* acumulado (capa en la lengua) es una parte crítica para mantener la salud oral. Cepíllese la lengua al cepillarse los dientes, o use un limpia lenguas disponible con proveedores ayurvédicos.

En la actualidad muchos limpia lenguas son de plástico, pero los modelos ayurvédicos auténticos son hechos de metal y durarán toda la vida. El acero inoxidable hace un raspador resistente, mientras que los modelos de oro y cobre son calientes y los de plata fríos.

La limpieza de la lengua reduce el mal aliento y ayuda a prevenir la placa.

Use hierbas sanadoras del tejido conectivo, calientes y astringentes, que aumentarán y mantendrán la salud bucal. Estas hierbas se pueden aplicar (una pizca de polvo humedecida con un líquido como agua o vitamina E en forma de pasta y colocada al lado de los dientes) o usar como un enjuague.

Melanie Sachs, herbolaria ayurvédica, sugiere un masaje en las encías con esta mezcla: cinco partes de polvo de alumbre, dos partes de sal de roca, tres partes de polvo de pimienta negra y una parte de polvo de raíz de cúrcuma.

Hakim Chishti, herbolario Unani, sugiere un paquete para las encías hecho de pétalos de rosa, hojas de roble y polvo de algarroba. Los pétalos de rosa son refrescantes y antiinflamatorios, la hoja de roble es astringente y el polvo de algarroba hace un recubrimiento y alivia.

Los enjuagues se hacen al preparar una hierba como té en la forma usual o simplemente al revolver el polvo de hierbas en el agua. Mantenga el enjuague en la boca por unos segundos o hasta varios minutos, haga gárgaras y luego escupa. La raíz de agracejo es una muy buena elección para los enjuagues orales, ya que es astringente, tonifica las membranas mucosas y es antibacterial.

El amla se usa como un reconstructor general para la salud oral. Es la fuente natural más alta de vitamina C conocida que ha demostrado estabilizar el colágeno en las estructuras de la encía. Utilice amla como un enjuague bucal o 1 a 2 gramos por día en cápsulas que se puedan tomar como una dosis oral para el beneficio a largo plazo de los dientes y las encías.

Las encías son un tejido conectivo. Las hierbas que apoyan la sanación y el desarrollo del tejido conectivo, siempre beneficiarán a las encías cuando se toman internamente. Ya que debe saturar todo el cuerpo así como las encías, el efecto de sanación tiende a ser más lento, pero más permanente.

El arándano dulce y las bayas de espino, son ricas fuentes de proanthcyanidinos (pigmentos rojos en plantas), conocidos por ser altamente antiinflamatorios, estabilizantes del colágeno, fortificantes del tejido de las encías. La raíz de regaliz es una joya para la boca, ya que actúa para suprimir las caries dentales, reducir la placa y tiene un efecto antibacteriano.

Los alvéolos dentales, por supuesto son las articulaciones, y los dientes son esencialmente los huesos. Las hierbas que tratan el esqueleto y las articulaciones por vía oral son buenas para la salud dental a largo plazo. Algunas de las sobresalientes son la raíz de dársena amarilla, las hojas de alfalfa, la corteza de canela y la raíz de cúrcuma. Vasant Lad recomienda masticar un puñado de semillas de sésamo ricas en calcio todos los días.

CATORSE

AYURVEDA, *KUNDALINI* Y YOGA

El Kundalini Yoga es apropiado particularmente para las personas que viven en el mundo (las que se casan, tienen familias, trabajos o los que necesitan prácticas de Yoga eficientes para mejorar sus vidas ocupadas). Los métodos de Kundalini Yoga son rápidos y potentes, y producen sus efectos de manera rápida: no se necesita sentarse por años en una cueva.

Todos los sistemas de Yoga hacen hincapié en que cada estilo de práctica lleva, a la larga, a la misma meta: la unión espiritual con nuestra naturaleza infinita. Sin embargo, todos somos diferentes: diferentes cuerpos, diferentes personalidades, diferentes retos, por eso hay diferentes caminos de Yoga adecuados para las diferentes personas.

Kundalini Yoga tiene un alcance amplio y práctico en su uso diario, requiere dedicación, concentración y la intensidad de la práctica. Es ideal para los estudiantes occidentales modernos de Yoga, quienes demandan resultados notables rápido y que tienen poco tiempo para dedicar a la práctica espiritual. Después de una hora de clase de Kundalini Yoga, ¡sabes que has hecho algo!

En las palabras de Yogi Bhajan: "Kundalini Yoga es la ciencia para unir lo finito con el infinito, y es el arte de la experiencia infinita en lo finito. Esto es todo. Es directo. Es simple."

Swami Sivananda Radha, la primera mujer occidental iniciada en la orden sagrada de los Sanyas y que se convirtió en *swami*, caracteriza el Kundalini Yoga como "la base para construir el carácter, el coraje y la conciencia".

Kundalini, la Madre de todos los Yogas incluye:

Hatha (sol-luna) Yoga: cuerpo físico.
Laya Yoga: Yoga del sonido y vibración.
Raja (real) Yoga: meditación y discriminación.
Mantra Yoga: Yoga de focalización mental.
Karma Yoga: Yoga de buenas acciones.
Pranayama: Yoga de la respiración.

Tantra y la historia del *Kundalini*

Kundalini es un concepto clave de una ciencia más amplia, como el Tantra. La palabra *tantra* viene de la raíz sánscrita *tan*, "expandir." Generalmente se traduce como "urdimbre y tejido", refiriéndose a las fibras tejidas en cruz en las telas, lo que implica una nueva estructura, una diagonal, que no podría existir sin las originales. Prácticamente, *tantra* significa conocimiento de un sistema científico experimental, diseñado para expandir la conciencia y la capacidad mental y física. En otras palabras, tiene como objetivo ayudar al humano para alcanzar su pleno potencial espiritual.

El término *tantra* también se utiliza más ampliamente para referirse a cualquier forma de la literatura o la filosofía que implica la conciencia de "expansión".

Tantra es un misterio en acción. Son las enseñanzas que nos movilizan para transmutar cada pensamiento, acción y tareas mundanas cada vez más en la conciencia interior. *Tantra* enseña no la represión sino la transformación: la transformación de nuestras actividades de la vida diaria en la evolución creativa.

Tantra enseña que el espíritu y la materia son uno: la conciencia penetra en todas partes y es esta síntesis entre espíritu y materia la que provoca a la persona para que alcance la excelencia en todas las cosas: para alcanzar el potencial natural y espiritual. La renuncia no es el camino del *Tantra*. El desprendimiento y el ascetismo, diseñados para liberarnos de la esclavitud de la existencia y para conectarnos con la infinidad del espíritu, no es el objetivo. Más bien, el *tantra* enseña la aceptación completa de la vida como ser humano, con todos sus sentimientos, deseos, pensamientos, problemas y alegrías. De hecho, uno de los dichos favoritos de mi maestro Yogi Bhajan dice: "Si usted no puede ver a Dios en todo, no puede verlo en lo absoluto".

Tantra cura el cisma entre lo interno y lo externo, entre el mundo físico y la realidad interna. La vida espiritual, de acuerdo con el *tantra*, es el cumplimiento de la vida orgánica. El objetivo de la práctica *tántrica* no es descubrir lo desconocido, sino darse cuenta de lo conocido, a cada instante, momento a momento. Del texto *Visvasara Tantra*: "lo que está aquí, está en otra parte. Lo que no está aquí, está en ninguna parte".

Los estudiosos debaten el tiempo exacto en que se utilizó el término *tantra* por primera vez, y del mismo modo no están seguros de cuando se introdujo originalmente la práctica *tántrica* y su filosofía. *Tantra* es una escuela antigua; sin embargo, está ligada estrechamente con la época de los Vedas, alrededor del 2000 a. C. De hecho, algunas de las prácticas *tántricas* se basan en los principios védicos.

Podemos decir con seguridad que las enseñanzas y las prácticas *tántricas* son antiguas y se han desarrollado durante siglos. Encontramos que estos conceptos indo arios viajaron ampliamente y fueron conocidos y tuvieron impacto en Nepal, Tibet, China, Japón y el sur de Asia.

Por encima de todos los sistemas prácticos de realización para la conciencia, el *tantra* ha desarrollado un cuerno de abundancia de técnicas, métodos y enfoques para adaptarse a los diferentes buscadores espirituales, teniendo en cuenta las condiciones y las habilidades de cada uno. Basándose en los mismos principios fundamentales de la filosofía India tradicional del *tantra* está poco interesado con especulaciones abstractas, sino que se centra exclusivamente en los medios prácticos y formas para alcanzar la meta. Ya que el *tantra* se desarrolló en gran parte fuera del establecimiento hindú, como escuela tuvo la oportunidad única de adquirir su propia perspectiva. El *tantra*, al estar tan preocupado por la experiencia demostrable, desarrolló muy poco dogma o clichés rígidos. Cada buscador tiene una gran libertad para seguir el camino de su propia manera. Los practicantes de todas las escuelas y los vástagos del *tantra* son grandes experimentadores: son los científicos de la conciencia. El *tantra* se mantiene vivo y fresco al pasar los años: incorpora todas las nuevas experiencias en la búsqueda de la conciencia.

Tenemos que agradecer a estos experimentadores tántricos por el concepto de *chakras*, los centros psíquicos energéticos invaluables en el estudio del Yoga.

El éxito con el *tantra* puede venir de trabajar en uno mismo en muchos niveles. El *Kundalini* Yoga utiliza el cuerpo como instrumento. La meditación calma la mente. El *mantra* aprovecha la voz. Los diversos métodos del Yoga *tántrico* invocan todos los sentidos: físico, mental, espiritual, individualmente o en armonía.

Un concepto fundamental en el *tantra* es el concepto de que toda la realidad visible y lo invisible, es uno, un todo sin división. Se le llama *Shiva Shakti* o "conciencia cósmica", que es la unión de todos los opuestos aparentes. *Shiva* es "conciencia pura" y *Shakti* es el "poder creativo". Los dos se unieron para siempre como dos amantes que no pueden ser separados. Uno no puede ser diferenciado del otro. Intuir y experimentar esta conciencia cósmica es el propósito del *tantra*. Dado que el buscador espiritual es una parte integral de este esquema cósmico, la autorrealización no se puede lograr por el escape o la negación: solo mediante la fusión, por la feliz unión con la Divinidad.

Toda existencia es, según el *tantra*, la base de dos fuerzas primarias: *Purusha* (conciencia cósmica) es el principio masculino, mientras que *Prakriti* (naturaleza creativa) es femenino. Tantra Yoga enfatiza la meditación de esta polaridad, en todas sus formas, cósmica y terrenal, para darse cuenta de la totalidad integrada de todos. El logro de esta integración, es que el practicante se convierte en *Shiva Shakti*, unidos como uno solo. La felicidad de esta unión cósmica (*ananda*) es el éxtasis indescriptible.

El tantra es el último apoyo a la diversidad, la dignidad y la igualdad de las mujeres. Dios es descrito generalmente en términos femeninos en los sistemas tántricos. *Shakti*, es, después de todo, la fuente de todas y todos los aspectos de la vida, el poder de crear o destruir, el poder de la sensualidad o la sutileza mística, la facultad de otorgar una vida fácil o una vida de horror. *Shakti* es la fuerza motriz en el universo, la fuente de toda la energía. El proceso de autorrealización, la meta más alta, el despertar del *Kundalini* no es más que un reflejo individual del *Shakti* final.

Elevando la energía interna

El objetivo supremo del Yoga es la liberación, la fusión con la conciencia infinita, la totalidad manteniéndose viva en el cuerpo humano. La personalidad que se manifiesta en un cuerpo es la chispa finita del cosmos infinito. Los practicantes *tántricos* afirman que el universo se manifiesta en un microcosmos en cada cuerpo humano. Ese mismo cuerpo, con sus procesos materiales, es un canal para el cosmos para mostrarse a sí mismo.

La conexión entre la conciencia cósmica y el cuerpo humano es el Yoga. El Yoga puede tener tantos estilos y matices, a la par de las personas que lo practican. El Bhakti Yoga busca la unión a través de la devoción y el amor de Dios, el Raja Yoga es el Yoga de la meditación, el Karma Yoga es el Yoga de las obras buenas y las acciones mundanas, el Jnana Yoga utiliza el discernimiento y el Hatha Yoga las condiciones del cuerpo como herramienta para la autorrealización.

A estos elementos, la tradición *tántrica* añade el Kundalini Yoga. En sánscrito, Kundalini significa "enrollado", en referencia a la forma de la energía que tiene en el cuerpo.

Kundalini es la energía creativa del universo femenino, latente en todo ser humano, pero también en cada átomo de la existencia. El objetivo del Kundalini Yoga es despertar esta fuerza cósmica (*Shakti*), unirse con el infinito (*Shiva*) y experimentar el gozo de la unidad.

Kundalini Shakti (Yogi Bhajan llama esto “la bobina del cabello de la persona amada”) es el potencial primordial de la energía psíquica del ser: la fuerza total y definitiva de la creación. El objetivo de elevar el Kundalini es, de hecho, la base de todos los tipos de Yoga, sea cual sea su disciplina particular. Las energías de Kundalini y *ahamkara*, son la misma energía. Cuando nuestra energía es limitada y se conecta a sus limitaciones, lo conocemos como el ego. Cuando la energía es universal, la llamamos *Kundalini*.[805]

La Madre Kundalini es tan hermosa y especial, que se describe poéticamente de mil maneras. "Ella es hermosa como una cadena de relámpagos y fina como una fibra, y brilla en la mente de los sabios. Es extremadamente sutil, el despertar del conocimiento puro, la encarnación de la bienaventuranza, cuya verdadera naturaleza es conciencia pura".[806] *Kundalini* Yoga es la unión de los amantes separados, la resolución de la dualidad en la unidad.

Kundalini Shakti, que permanece dormida en el cuerpo, está enrollada en tres y medio círculos en la base de la columna vertebral del cuerpo energético. Cuando se le despierta, la energía asciende por la columna vertebral, se funden en la conciencia pura en la coronilla de la cabeza. Por supuesto, este proceso ocurre en el cuerpo energético, no el cuerpo físico real. Sin embargo, a medida que los distintos organismos están vinculados, el cuerpo físico también se ve afectado.

A medida que Kundalini se desenrolla y asciende por la columna sutil, pasa a través de los siete *chakras* ("rueda" en sánscrito: debido a su forma de hilado) o centros de energía. Al subir la energía, energizando cada *chakra* a su vez, la conciencia comienza a cambiar. Como el despertar sigue, paso a paso, la conciencia crece. Por último, a través de las disciplinas de Yoga, Kundalini alcanza todo su esplendor: la fusión con lo absoluto en el gozo de la conciencia cósmica.

El gran yogui Swami Vivekananda dijo: "Donde quiera que haya una manifestación de lo que ordinariamente se llama poder sobrenatural o de sabiduría, una pequeña corriente de *Kundalini* ha de haber encontrado su camino en el *sushumna*. Solo que, en la gran mayoría de estos casos, las personas han tropezado en alguna práctica con ignorancia, que ha liberado una ínfima parte de la

Kundalini en espiral hacia arriba. Todo culto, consciente o inconscientemente, conduce a este fin".

Prana y pranayama

Prana es la energía creativa de la respiración. Dice el Dr. Svoboda, "usted vive bien su vida cuando la vive en el rango correcto".[807] Qué verdadero. Si usted vive de manera muy rápida, se quema. Si vive de una manera muy lenta, se estanca.

Patanjali, el principal defensor del Yoga, dijo que el Yoga es la moderación de las fluctuaciones de la mente. El manejo del *Prana* es fundamental para el Yoga. El *Prana* bien cultivado es la clave para el equilibrio de los *doshas*. El *Prana* facilita la meditación y la meditación regula la respiración. Cantar controla la respiración.

Apana es el contrapunto de *prana*, la energía eliminatoria de la respiración que regula el área debajo del ombligo. Cuando se bloquean los músculos, se aplican *bandhas* en el recto, el ombligo y los órganos sexuales (*muhlbandh*); y el *apana* se dirige hacia arriba, donde se mezcla con *prana* en la región del ombligo. Esta intensa mezcla de *prana* y *apana* eleva *Kundalini*, haciendo que la fuerza de la vida latente se mueva hacia arriba a través de los *chakras*.

El *pranayama* infunde el cuerpo y la mente con *Prana*. El excedente de la energía puede sustituir, en cierta medida, el sueño. Hay un dicho en el Yoga:

"Alap ahaar sulap ve nindra."
"Come poco y duerme poco."[808]

Las prácticas de respiración son probablemente el factor más importante en el Yoga, ya que crean una conexión directa con la energía vital del cosmos. Se utilizan cientos de variaciones de los procesos de respiración, dependiendo del resultado deseado.

La fosa nasal izquierda está conectada al canal lunar, *ida*, y tiene un efecto relajante y refrescante en la mente y el cuerpo. Por el contrario, la fosa nasal derecha conecta con el canal solar *pingala*. Respirar a través de la fosa nasal derecha estimula y energiza la mente y el cuerpo.

Kundalini Yoga hoy en día

La meta de todos los tipos de Yoga es la unión: unión con el infinito, con lo Divino.

La ciencia total del Yoga es vasta, enciclopédica, y cubre todos los aspectos de lo que es el ser humano. Todos tipos de Yoga, en realidad todas las prácticas espirituales, elevan el *Kundalini*. Es simplemente cuestión de gusto la forma a escoger. Mientras que en épocas actuales hay más énfasis en los *asanas*, el Yoga no es la perfección física.

Todos los aspectos del Yoga funcionan, y cada aspecto es importante. Mientras que se desea la perfección de los *asanas*, también se trata de la perfección de los otros aspectos del Yoga.

Kundalini Yoga fue, hasta hace relativamente poco, una ciencia secreta que era transmitida de maestro a estudiante, como una joya guardada cercanamente. En definitiva, no se le enseñaba a personas fuera de la India.

Ahora se enseña de manera abierta y ampliamente por primera vez en la historia. Yogi Bhajan comenzó a enseñar Kundalini Yoga en 1969 por compasión con las necesidades de los estadounidenses y de la rapidez que necesitábamos para obtener resultados de lo que estábamos buscando.

Algunas veces las personas que practican Kundalini Yoga experimentan visiones, sonidos o sensaciones físicas inusuales, que pueden ser algunas veces sorprendentes. Estas experiencias no son la meta y pueden ser en ocasiones una distracción que consume. Estos fenómenos no son un signo de que Kundalini se ha levantado. Son apenas la “brillantina de la base de la escalera” de acuerdo con Yogi Bhajan. El Kundalini Yoga viene desarrollándose desde hace varios miles de años, se trata de una tecnología práctica finamente sintonizada para las cabezas de familia que son buscadores espirituales. Es el más rápido de todos los tipos de Yoga, es ideal para personas ocupadas. Trae la conciencia a todos los aspectos de la vida cotidiana. *Kundalini Shakti* es la energía de la creación. La Divina Madre de todos nosotros.

QUINCE

CONCLUSIÓN

Nuestros fracasos deben ser peldaños para nuestro éxito.
- Swami Satchidananda

Ayurveda y Yoga nos enseña el camino para la autorrealización, y cómo estar saludables, felices y sagrados.[809] La meta última de la vida es la liberación espiritual, que, en realidad, no es nada más que reconocer que "Yo soy un alma". Así que mientras pensemos que somos un cuerpo, estamos atados y continuamos llevando el ardid de los placeres de la mente, los sentidos y el cuerpo. Cuando recordamos, hay armonía.

Cuando solo se hace acciones buenas (*karma*), se recibe buenas reacciones (frutos) a cambio, por lo que siempre se estará contento. Solo el alma es consciente. La mente, el cuerpo y los sentidos son materiales, y siempre quieren hacer actividades materiales. Pero el alma, al ser consciente, nunca estará feliz con actividades materiales. En teoría es fácil de entender, pero necesitamos que nos recuerden eso. Ayurveda es la ciencia que explica el proceso: el mapa. La vida es un viaje para regresar a la fuente. Siguiendo un mapa hace que sea un poco más rápido llegar al destino final.

Ahora que hemos visto todos los puntos de vista de la herbolaria ayurvédica, ¿cómo deberíamos proceder para manejar nuestra salud?

Ayurveda está para ser usado. De acuerdo con Yogi Bhajan, "El saber y no hacer nada... es no saber".[810]

Ayurveda es práctica. Experimentación. Use lo que pueda y trabaje con ello.

Ayurveda tiene algo para todos. Ya sea con pequeños ajustes para equilibrar su dieta y así alinear su constitución hasta un cambio completo de vida ayurvédica, puede utilizar estas técnicas para ser más sano, feliz y sagrado.

Primero, sea consciente. Tómese un momento todos los días para evaluar cómo se siente. Use los principios de Ayurveda, evalúe sistemáticamente qué es lo que está pasando en su cuerpo y mente. ¿Se siente con energía? ¿Siente dolor? ¿Está durmiendo bien?

Con el tiempo evalúe y pruebe cómo está a diario, hágalo durante varios días para conseguir una sensación constante de su estado de salud y reconocer un patrón. Una vez que obtenga una idea de cómo funciona Ayurveda en su cuerpo individual, comenzará a notar los cambios de las prácticas de su estilo de vida. La forma como se siente hoy es en buena medida por lo que se hizo y se comió ayer. Observe los cambios día a día y piense en lo sucedido el día anterior al cambio. ¿Un exceso de azúcar el fin de semana? ¿Un par de platos con mucho chile? No, no para usted, señor *pitta*. Un diario sobre la dieta podría ayudar.

Ahora comience a experimentar. Trate de ajustarse al equilibrio del *dosha*. Escoja y siga un programa por una semana. ¿Hay diferencia? Esté atento en cómo se siente de manera sutil. La mayoría de personas no notará mucho en cierto punto, porque el cuerpo ya está trabajando tiempo extra, manteniéndose disperso, pero los cambios pueden ya haber comenzado. Después entrará en un régimen más intenso por un período de tiempo similar. Note los cambios. Después notará lo que hará la diferencia en usted individualmente, haga una marca dentro de la proporción que lo mantendrá en la zona de salud.

Toma muchos meses (para algunas personas años) para que todos estos ajustes lleguen a un equilibrio completo. Construya el hábito de ser honesto en sus evaluaciones sobre cómo se siente con el paso de los años. Llenan un cuestionario de síntomas de vez en cuando, por decir una vez al año, es una gran manera de poner en papel cómo se está sintiendo y para recordar cualquier cambio a realizar. Clasificar cada síntoma en una escala de 1 a 10 le dará una perspectiva. Estará sorprendido de cómo mejoran, lentamente pero de manera exhaustiva, sus enfermedades crónicas. Claro está que, revisarlo con un Especialista de Ayurveda puede acelerar los resultados.

Hacer todos estos cambios no siempre es fácil. Para algunos, es muy radical. Estos cambios tienen que ser graduales. Cuando vemos a alguien que se vuelve un fanático de Ayurveda, y se va a casa, limpia la alacena y tira toda la basura al bote, vemos a alguien que pronto llenará la alacena de nuevo con los mismos productos. No saben qué hacer ni conoce otras cosas qué comer.

Empiece con cambios que pueda realizar. Un compromiso para agregar *ashwagandha* y *triphala* a su vida diaria es maravilloso. Si es un plan de transición para cocinar de acuerdo con su constitución en un período de tres meses, y comienza por conocer los nuevos ingredientes, eso es progreso.

Todo es un hábito para comenzar a pensar de forma ayurvédica y permitir que esa nueva forma de pensar se vuelva su estilo de vida. Empiece por pensar en su nuevo estilo de vida antes de ir a la tienda. Haga una lista y sígala. Agregue un par de nuevas cosas cada vez que regrese y haga el cambio gradualmente.

Necesita un plan. En el momento que llegue a casa tarde, después de un día agotador en la oficina, no es el mejor tiempo para poner a cocinar kichari en la estufa por primera vez. Mejor, llene su refrigerador con alimentos saludables que sabrá que equilibrará las necesidades de su constitución. Seleccione los alimentos y las hierbas que son razonables para usar según sus horarios.

Tal vez un alimento herbal sea de su agrado. El zucchini es un vegetal simple que se cocina rápido y sabe muy rico. Cuando llegue a casa exhausto, simplemente póngalos en la estufa al vapor. Báñese. Y cuando salga, la cena ya estará lista. Póngale algunos condimentos para equilibrar su cuerpo y disfrute.

Tal vez comience con tés herbales que pueda cocinar de manera rápida y simple. Tome té herbal todos los días. Revise nuestras listas de hierbas para buenas sugerencias. Seleccione uno o más como tés medicinales ligeros para completar las necesidades de salud a largo plazo, o una selección de bebidas herbales que sea atractiva para usted. Haga una infusión fuerte en una olla y saboréela durante el día. Lleve el té herbal al trabajo para sustituir las bebidas gaseosas.

Use Té Yogui regularmente. Esta mezcla especial ayurvédica usada por practicantes de Yoga mantiene la estamina, la buena digestión y apoya el sistema inmunológico. En el hogar de Khalsa, hacemos este té en grandes cantidades para beber todos los días. También está a disposición en tiendas de alimentos saludables y misceláneas, en forma de bolsas de té.

Haga ejercicio todos los días. El movimiento ayuda a los músculos y otros tejidos a eliminar la carga de ácido, lo que aumenta la respiración, elimina los deshechos y purifica las células. Revise su constitución ayurvédica y adapte un programa para que complemente con las necesidades de ejercicio de su cuerpo ideal.

Ayurveda es sistemático y amigable. Encontrará los métodos en este libro fáciles de entender y comprender y aplicar de manera lógica. Al avanzar, el equilibrio ayurvédico seguirá de manera sistemática y eminentemente útil.

Hay mucho más que aprender, y puede ser fácil, divertido y, lo más importante, efectivo más allá de lo que se pueda imaginar. Estará cada vez más profundamente comprometido con su salud, y tendrá nuevas herramientas con las que podrá hacer algo. Las hierbas ayurvédicas ayudarán a los occidentales a cambiar la forma en la que ven la salud, enfermedades, medicina y sanación. Será un impacto grande y tangible lo que pueda hacer día a día. Genere, organice y entregue su *prana*, y su vida fluirá con gracia, poder, tranquilidad, efectividad y alegría.

APÉNDICE

SINOPSIS DE LA TERAPIA

Ayurveda es el principal sistema holístico para tratar la enfermedad, recuperar el equilibrio del cuerpo, y promover el antienvejecimiento. Cuando se sigue este sistema, funciona. Utilice esta tabla como un plan maestro para traer el equilibrio a los *doshas*. Esto es Ayurveda en pocas palabras: trate a *kapha* como un enemigo, trate a *pitta* como un amante y trate a *vata* como una flor.

Dosha	***Vata***	***Pitta***	***Kapha***
Estrategia de la terapia	Cálida, húmeda, nutritiva	Fría, seca, paliativa	Cálida, seca, paliativa
Entorno terapéutico	Manta cálida, bolsa de agua caliente. Entorno acogedor, hogareño, luz suave, color dorado, relajante, lento, tela de seda, sonido tranquilo, música, flores, colores intensos	Entorno fresco, abierto, lujoso, elegantes. Sábanas ligeras, colores azul claro o plateado, plantas verdes. Flores blancas y rosadas, almohadilla fresca para los ojos	Caliente, estimulante, vigoroso, sábanas rojas, colores brillantes, tejidos de lana ligera, recipientes de cobre, flores rojas brillantes
Aromas	Geranio, enebro, lavanda, mirra, salvia, pachulí, albahaca	Gardenia, jazmín, rosa, lavanda, loto, sándalo, vetiver	Albahaca, alcanfor, eucalipto, incienso, limón,

			menta piperita, romero, salvia
Técnica de masaje	Suave, nutritivo, sin dolor	Relajante, refrescante, entorno fresco	Seco, cálido, estimulante, fuerte
Aceites	Calientes, pesados: ricino, sésamo, almendra, oliva	Refrescante, dulce: ghee, coco, calabaza	Ligero: mostaza, maíz, jojoba
Terapia principal	Aceite de ricino	Ghee	Miel
Yoga y ejercicios	Posturas sentado, acostado, invertidas, flexiones hacia atrás, respiración profunda, intensidad baja	Posturas sentado, acostado, parada en los hombros, respiración refrescante, intensidad media	Ejercicios aeróbicos fuertes, respiración de fuego
Hierbas digestivas	Sal, ajo, jengibre, canela	Aloe, genciana, cúrcuma, hinojo, menta	Cayena, pimienta negra, pipali, clavo
Hierbas para la eliminación	Laxantes, triphala, aceite de ricino	Cascara sagrada, ruibarbo, sena, pétalos de rosa, ghee, psyllium	No necesitan generalmente
Hierbas energéticas	Ashwagandha, shatavari, amla, ginseng	Regaliz, guduchi, diente de león	Ajo, canela, guggul, mirra
Hierbas para la mente	Valeriana, nuez moscada, manzanilla	Gotu kola, sándalo, hibisco	Albahaca, salvia, escutelaria
Estilo de vida	Sueño adecuado, horario regular, tomar el sol, actividad moderada	Actividades refrescantes y alegres, jardinería, floristería	Actividad vigorosa, calidez, ejercicio
Terapias	Enema (té de dashmula)	Laxativos fuertes	Vómito terapéutico
Dieta	Nutritiva, dulce, salada, ácida, cálida, pesada,	Tonificante, reductora, dulce, amarga,	Reductora, picante, amarga, astringente,

	húmeda, comidas pequeñas y frecuentes	astringente, comidas y jugos, refrescante, pesada, seca, sin especias picantes	cálida, ligera, seca, especias picantes, ayuno

APÉNDICE

JUGOS DE VEGETALES PARA UNA DESINTOXICACIÓN SUAVE

Hierba	**Usos comunes**	**Otras preparaciones**
Ajo	Sistema inmune, cardiovascular, afrodisiaco	Sopa, caldo, tostadas de ajo
Albahaca	Antimicrobiano, cólicos menstruales	Sopa, cocinada con jengibre, cebolla larga, para los cólicos causados por el frío
Alcachofa	Hígado	Al vapor, jugo, en polvo
Arándano (similar al arándano azul)	Sistema urinario, polifenoles	Jugo, vinagreta, productos horneados
Bardana	Desintoxicación del hígado	Sushi, al vapor, jugo
Bayas (frambuesa, mora, fresa, frambuesa negra, cereza, arándano, agrás)	Polifenol rico en antioxidantes	Sopa, jalea, jugo, cocinadas, pudín, sorbete, muffins, panqueques
Berro	Sinusitis	Ensalada, al vapor, jugo
Cebolla	Sistema inmune, cardiovascular, afrodisiaco	Al vapor, ensalada

Corteza de cerezo salvaje	Tos	Pastilla, jarabe, dulce, pudín
Cúrcuma	Inflamación, astringente	Pasta, leche dorada, emparedado
Espárragos	Incrementar la lactancia, tos, salpullido, diurético	Jugo, al vapor
Frijol mungo	Nutritivo, refrescante	Colada
Hoja de diente de león	Refrescante, diurético, amargo	Al vapor, ensalada
Hoja de menta piperita (fresca)	Digestivo	Salsa, jugo
Hoja de ortiga	Tónico, nutritivo, sistema respiratorio	Sopas
Hoja de perejil	Diurético	Platillos con arroz, jugo
Hoja de plátano (fresco)	Demulcente, refrescante	Jugo
Hojas de mostaza	Tos	Colada (para la tos)
Jengibre	Digestivo, articulaciones, sistema cardiovascular	Picado y salteado hasta tostar, aderezo, jugo, tostadas de jengibre
Lechuga	Relajante	Jugo o al vapor (dosis alta)
Ñame (Chino o Americano)	Hígado	Colada (hacer decocción con lichee y schisandra, use como caldo base)
Nopal	Diabetes	Ensalada, tacos
Rábano	Expectorante, desintoxicación del hígado	Colada, jugo
Raíz de diente de león	Desintoxicación del hígado	Sustituto para el café, vegetal al vapor
Remolacha y hojas de remolacha	Desintoxicación del hígado (las dosis altas pueden causar sarpullido para limpiar más profundamente)	Al vapor, sopa, jugo, crema, polvo
Rosa	Laxante, refrescante	Mermelada, miel
Ruibarbo	Laxante	Pudín, jugo
Sandía	Humectante, refrescante	Decocción en agua, usar como base para colada o sopa

Sauco	Inmunidad	Sopa, mermelada, jugo, cocinado, pudín, sorbete, muffins, panqueques
Tomillo	Antimicrobiano	Platillos de legumbres y de vegetales
Vegetales amargos (kale, mostaza, diente de león)	Digestivo	Al vapor, jugo
Yuca	Desintoxicación	Molida y frita como arepa

APÉNDICE DE RECETAS AYURVÉDICAS SELECCIONADAS

PLATOS PRINCIPALES Y SOPAS

Guisados de frijol mungo

El estofado de frijol mungo (kichari) es el alimento renombrado y nutritivo de Ayurveda. Un guisado suave de arroz y frijol, fácil de digerir, es la perfecta combinación de proteínas y carbohidratos para sustentar la vida. El kichari es un plato vegetariano que proporciona un equilibrio de aminoácidos hecho con legumbre y cereal, el cual se puede utilizar para una limpieza profunda.

Hay muchas recetas simples para hacer kichari. Las suaves especias que se usan, incluyen a menudo los seis sabores para equilibrar la receta. Por ejemplo, las semillas de cilantro y de comino tienen energía caliente y picante y benefician los pulmones y el bazo para una mejor asimilación y transformación de los alimentos en energía. La cúrcuma, con su sabor amargo y picante, es bien conocida por apoyar en la desintoxicación del hígado y la sangre y su energía tiene la propiedad de promover la circulación, ayudando a aliviar el dolor.

Frijol mungo y arroz

1 taza de frijol mungo
1 taza de arroz basmati
9 tazas de agua
4 a 6 tazas de verduras en trozos (zanahoria, apio, calabacín, brócoli, entre otras)
2 cebollas picadas
1/3 de taza de raíz de jengibre picada
8 a 10 dientes de ajo
1 cucharadita de cúrcuma
½ cucharadita de pimienta negra
1 cucharadita de garam masala (polvo de curry)
1 cucharadita de chiles rojos triturados (al gusto)
1 cucharada de albahaca
2 hojas de laurel
Semillas de 5 vainas de cardamomo
Sal o salsa de soya al gusto

Lave los frijoles y el arroz. Lleve el agua a ebullición y añada el arroz y los frijoles. Deje hervir a fuego medio alto. Agregue la verdura en trozos a la cocción de arroz y frijoles. Aparte en una sartén grande caliente el aceite (aproximadamente ½ taza). Añada la cebolla, el jengibre y el ajo. Saltee a fuego medio alto hasta que doren. Agregue las especias (no la sal o las hierbas). Cuando esté bien cocinado, combine la mezcla de cebolla con los frijoles y el arroz. Revuelva frecuentemente para evitar que se queme. Añada las hierbas. Continúe cocinando a fuego medio hasta que todo esté bien cocinado. La consistencia debe ser como la de una sopa. Servir con yogur o con queso en la parte superior. Para los niños y las personas mayores use con menos picante. Cantidad: 6 a 8 porciones.

Kichari de Michael Tierra

1 taza de frijol mungo
2 tazas de arroz integral
4 ¼ tazas de agua fría
1 o 2 cucharadas de ghee
¾ cucharadita de sal marina o sal de roca
1 cucharada de semilla de comino molida
1 cucharada de semilla de cilantro molido
1 cucharada cúrcuma

Coloque el frijol mungo, el arroz y el agua en una olla grande cubierta. Cuando hierva, ponga la temperatura en bajo y cocine durante 45 minutos. Después de 35 minutos, coloque el ghee, la sal, el comino, el cilantro y la cúrcuma en una sartén con el fuego en bajo durante diez minutos. Cuando el arroz y el frijol estén listos, saque la mitad de la mezcla, agréguela al sartén de las especias y mezcle todo muy bien. Sirva con un poco de jengibre picado, yogur natural y jugo de limón por encima. Este kichari es genial en la mañana con yogur y banano o con leche de almendras, canela, pasas y jarabe de arce.

Kichari digestivo de cáscara de naranja

Este es otro plato de frijol y arroz. La cáscara de naranja es un excelente remedio amargo digestivo. Para mejorar el *agni* y facilitar la digestión, se puede agregar a los alimentos salteada o al vapor. Yogi Bhajan enseñó los principios de esta receta la cual sirve para equilibrar los metales y las vitaminas en el cuerpo.

1 taza de arroz
2 tazas de agua
1 cebolla mediana picada
1 cáscara de media naranja finamente tajada (incluya las fibras blancas de adentro)
1 taza de garbanzos previamente hervidos

1 cucharada de chile rojo, triturada o al gusto
1 taza de verduras verdes variadas picadas en trozos
2 cucharadas de aceite de sésamo

En una olla grande, mezcle el arroz y el agua y hiérvalo. Añada la cebolla y cocine hasta que esté suave. Añada la cáscara de naranja, los garbanzos, los chiles rojos, las verduras y el aceite. Agregue caldo de ginseng al gusto, si así lo desea. Cocine a fuego lento hasta que las verduras estén suaves. Todos los ingredientes se pueden ajustar al gusto.

Urud Dal

La lenteja (negra) de Urud es dulce, untuosa, pesada y caliente. Es afrodisíaca, da fuerza al cuerpo (*brighan*), es laxante y galactogoga (*stanyaganana*). Urad aumenta *pitta* y *kapha* y pacifica *vata*. Es pesada y difícil de digerir, por lo que se prepara con carminativos calientes, como el jengibre, el ajo y la asafétida.

1 taza de urud dal
4 tazas de agua
¼ cucharadita de asafétida
1 cucharadita de semilla de comino
3 dientes de ajo picados
½ cucharadita de cúrcuma
2 cucharaditas de jengibre picados
2 a 3 chiles verdes pequeños (opcional)
1 cucharadita de semilla de mostaza
1 cucharadita de polvo de cilantro
1 cebolla mediana finamente picada
1 cucharadita de ghee
Sal al gusto

Lave bien el urad dal y escurra. Hierva el dal en un sartén con tapa o en una olla a presión con agua, asafétida, ajo, jengibre, cúrcuma, sal, polvo de semilla de cilantro y chiles verdes hasta que estén blandos. Caliente el ghee en una cacerola aparte, añada las semillas de comino y mostaza, y cocine ligeramente hasta que estén ligeramente dorados sin llegar a quemarlas. Agregue la mezcla de ghee y especias al dal. Sirva caliente con pan o chapati.

Panqueques de semillas de ajwain para la inmunidad

Las semillas de ajwain se usan comúnmente desde el norte de la India hasta Afganistán. Su aceite esencial es rico en timol (antimicrobiano). Coma estos panqueques en época de resfriado y gripe. Son un plato principal, no uno de desayuno el cual puede ser un poco picante, así que comience con menos cantidad de hierbas y vaya agregándolas a su gusto.

1 a 2 cucharadas de jengibre fresco finamente picado
2 a 3 cucharadas de coliflor finamente picado
1 a 2 cucharadas de semillas de ajwain, enteras o molidas
Chiles rojos triturados, al gusto
Pimienta negra al gusto
Salsa de soya o Bragg's Liquid Aminos (un condimento líquido similar a la salsa de soya)
Partes iguales de harina de trigo y harina de trigo integral, aproximadamente media taza de cada una (sustituya una parte de la harina con harina de garbanzo, para una mayor consistencia)
1 jalapeño, finamente picado

En un tazón grande, mezcle todos los ingredientes. Ponga un poco de la masa sobre una plancha aceitada con aceite vegetal para evitar que se pegue. Cocine a fuego lento y voltee el panqueque una vez listo. El tiempo total de cocción es de aproximadamente ½ hora.

Panqueques para la resistencia (Inspirado en Yogi Bhajan)

Esta receta para *kapha* calienta el cuerpo, limpia *ama* y apoya al sistema inmunológico. Yogi Bhajan dice que el aceite de mostaza "mata todo lo que mata el cuerpo". [811]

1 taza de mijo
½ taza de harina de maíz, opcional, al gusto
1 cucharada de semillas de ajwain
1 cucharada de semilla de comino negro
1 cucharadita de pimienta negra molida
Pimienta cayena al gusto
1 cucharada de aceite de mostaza

En una olla hierva el mijo, el maíz y las especias hasta tener una masa consistente. En una sartén, caliente el aceite de mostaza. Cocine la masa en aceite de mostaza para formar panqueques, girando una vez. Ajuste las especias al gusto.

***Parantha* de coliflor para hombres** (Inspirado en Yogi Bhajan)

Este pan plano relleno es un revitalizante sexual para los hombres que las mujeres también disfrutarán. La nuez moscada es para la eyaculación precoz. Las especias calientes pacifican *vata*. El maná de bambú equilibra el hígado. La amapola es para la ansiedad.[812]

1 cucharada de nuez moscada molida
2 cucharadas de canela molida
1 cucharada de cardamomo molido
8 cucharadas de semillas de hinojo molido
15 clavos molidos
1 cucharada de semillas de amapola
1 cucharada de maná de bambú (opcional)
1 cucharada de pimienta negra molida

Mezcle las especias al gusto con el coliflor cocinado al vapor. Rellene un chapatti. Caliente en una parrilla con ghee.

VEGETALES

Salteado de melón amargo (karela)

250g de karela picado en trozos
2 cucharaditas de semillas de hinojo entero
1 cebolla mediana picada
½ tomate picado
4 cucharaditas de polvo de semilla de granada (*anar dana*)
2 cucharadita de semilla de cilantro en polvo
½ cucharadita de cúrcuma en polvo
Cilantro fresco picado
Sal al gusto
Aceite vegetal o ghee

Lave el karela sin quitarle la piel. Caliente el aceite en la sartén. Agregue las semillas de hinojo. Cuando salten, añada la cebolla y saltee. Agregue el tomate picado y las especias removiendo. Saltee durante 3 a 4 minutos hasta que tenga la consistencia de una salsa. Añada el karela picado. Añada agua hasta y deje cocinar a fuego lento, cubriendo la olla hasta que el karela esté suave. Ponga un poco de cilantro fresco por encima.

Curry de coco de melón amargo (karela)

½ calabaza picada en rodajas finas
1 cucharada de ghee
1 cucharadita de semilla de mostaza marrón enteras
1 cucharadita de judías urud dal
½ cucharadita de comino en polvo
½ cucharadita de polvo de cúrcuma
6 hojas de curry trituradas (opcional)
½ taza de leche de coco
Sal al gusto

Blanquee la calabaza y escúrrala. En una sartén aparte, saltee las semillas de mostaza y los granos de urud en ghee hasta que comience a saltar. Añada la calabaza, el comino, la cúrcuma, las hojas de curry, la sal y remueva. Mezcle la leche de coco con la misma cantidad de agua y añada la mezcla. Deje cocinar a fuego lento hasta que estén tiernos. Sirva caliente sobre arroz. 2 porciones.

Curry de okra con salsa de coco y yogur

La okra es un afrodisíaco y un rejuvenecedor que aumenta el semen. Aumenta *kapha*. Es dulce, astringente, caliente, pesado y viscoso. Paradójicamente baja el azúcar de la sangre con mucha eficacia.

1 taza de okra en rodajas
1 taza de yogurt
½ taza de leche de coco
2 hojas de curry (opcional)
½ cucharadita de pimienta negra molida
¼ cucharadita de asafétida
1 cucharadita de semilla de mostaza marrón
2 cucharadas de ghee
Sal al gusto

Caliente el ghee en sartén. Añada la asafétida y las semillas de mostaza. Cuando las semillas salten, agregue la okra y las hojas de curry. Saltee las rodajas de okra, revolviendo hasta que estén ligeramente marrones y crujientes. Retire del fuego y deje enfriar. En un tazón aparte, mezcle el yogur, la leche de coco, la sal y la pimienta. Combine la okra con salsa de yogur. 1 porción.

BEBIDAS

Té yogui

Esta es la receta original dada por Yogi Bhajan.

Por cada taza de 225ml comience con 280ml de agua. Por conveniencia, haga mínimo 4 tazas a la vez.

Para cada taza de agua hirviendo, agregue:

3 clavos enteros

4 vainas de cardamomo verde enteras

6 granos enteros de pimienta negra

½ astilla de canela

Opcional: 1 rebanada de raíz fresca de jengibre

Hierva el agua con las especias de 20 a 30 minutos, luego agregue ¼ cucharadita de té negro o verde. Deje reposar durante uno o dos minutos, luego agregue ½ taza de leche y vuelva a calentar. Cuele y sirva con miel al gusto.

La pimienta negra es un purificador de la sangre, el cardamomo es para el colon (gas), los clavos son para el sistema nervioso y la canela para los huesos. El jengibre tiene un sabor delicioso y es útil cuando se sufre de un resfriado, para la recuperación de la gripe o para la debilidad física general. La leche facilita la asimilación de las especias y evita la irritación del colon. El té negro o verde actúa como una aleación para todos los ingredientes, logrando una nueva estructura química que hace que el té sea una bebida saludable y deliciosa.

Shikanjwi

El limón es ácido (*amla*), pesado (*guru*), caliente (*ushna*), y tiene un *vipaka* ácido (*amla*). Esta bebida digestiva de limón tiene un efecto especial "anuloma", ya que restaura el flujo adecuado de *apana*, lo cual alivia del gas y la hinchazón. Actúa mejorando el fuego digestivo y restaurando el apetito en casos de comer en exceso. También es bueno como un tratamiento caliente y calmante para el dolor de garganta. Esta bebida pacifica los tres *doshas*. El limón no debe ser utilizado por la gente *pitta*, ya que aumenta el temperamento ácido de *dosha pitta*. El sabor agrio del limón se reduce con el azúcar crudo, el ghee y el agua. La adición de sal, pimienta negra y asafétida también beneficia a las personas *kapha* y *vata*.

6 cucharaditas de jugo de limón
280 ml de agua
3 cucharadita de azúcar de caña
½ cucharadita de sal
½ cucharadita de ghee
1 pizca de pimienta negra en polvo
1 pizca de asafétida
½ cucharadita de semillas de comino (*jeera*)

Caliente el ghee en una sartén. Añada la asafétida, las semillas de comino y saltee ligeramente. Agregue agua y deje hervir. A medida que el agua empiece a hervir, agregue el jugo de limón, la sal, la pimienta negra y el azúcar de caña. Deje hervir durante 1 o 2 minutos más. Sirva y beba caliente.

Leche dorada

Una bebida ayurvédica tradicional para la artritis (gracias a Yogi Bhajan por la receta original)

Parte uno, pasta de cúrcuma:

1) En una sartén, mezcle un cuarto de taza de polvo de cúrcuma con media taza de agua.

2) Lleve a ebullición y cocine hasta que se forme una pasta espesa.

3) Guarde la pasta en el refrigerador.

Parte dos, haciendo la bebida:

1) Mezcle 1 taza de leche con una cucharadita de aceite de almendras, ½ cucharadita de pasta de cúrcuma y miel al gusto.

2) Ponga a fuego lento y hierva ligeramente.

3) Mezcle en licuadora para hacer una bebida espumosa y sirva.

Hinojo refrescante (*sampf ka panak*)

Esta es una buena bebida para el verano que nutre el cerebro y los nervios, aumenta la visión, sacia la sed, ayuda en la deshidratación por el calor y mejora el fuego digestivo. Es diurético y fortalece el corazón. Aunque es esencialmente tridóshico, es especialmente bueno para aquellos que sufren de *pitta* perturbado. Las personas *kapha* pueden agregar miel en vez de azúcar.

220g de semilla de hinojo molida gruesa (puede ser sustituido por semillas de anís)
2 tazas de agua de rosas
200g de azúcar de caña, al gusto (sustituir miel para *kapha*)

Remoje las semillas de hinojo molido en agua de rosas durante la noche. Disuelva el azúcar en 200ml de agua hirviendo. Reduzca la mezcla de semillas de agua de rosas y de hinojo a 340ml hirviendo en una olla cubierta. Agregue el jarabe de azúcar a la mezcla de agua de rosas. Deje enfriar y sirva (si usa miel en vez de azúcar, omita el paso de la mezcla del azúcar y mejor agregue 220ml de miel a la mezcla fría, no añada miel a un líquido caliente).

Lassi de menta salado (*pudina raita lassi*)

La menta es picante (*katu*), ligera y seca. Muchas mentas, como la menta verde, son refrescantes, no obstante, la menta piperita tiene un sabor picante y su *vipaka* es picante. Se puede hacer gárgaras con jugo de menta fresco para el mal aliento. La menta también sirve para el tratamiento de la indigestión y el gas.

Esta bebida equilibra principalmente *pitta* y en menor medida *kapha*, dependiendo de la menta utilizada. Puede aumentar *vata* si la menta elegida es demasiado refrescante. Para pacificar *vata* se incluyen especias como la asafétida, la sal y las semillas de comino. Beba lassi de menta salado en las horas de la tarde.

1 taza de yogurt hecho en casa (espeso y fresco)
28g de hojas de menta fresca
1 taza de agua
1 cucharadita de semilla de comino
½ cucharadita de aceite vegetal
¼ cucharadita de polvo de asafétida
Sal al gusto

Haga una pasta de menta con 56ml de agua en la licuadora. En un recipiente aparte, revuelva el yogur con el agua restante hasta que tenga una mezcla homogénea y suave. Diluya el yogur con la pasta de menta y la sal y mezcle bien. Saltee ligeramente las semillas de comino y el polvo de asafétida en aceite hasta que estén ligeramente rojos, teniendo cuidado de no quemarlos. Agregue el aceite con las especias dentro de la mezcla del yogur. Adicione hojas de menta fresca por encima de la mezcla. Sirva a temperatura ambiente con el almuerzo o como refresco a mediados de la tarde.

APERITIVOS Y POSTRES

Semillas de hinojo asado (*bhuni sampf*)

La semilla de hinojo es dulce (*madur*), picante (*katu*) y amarga (*tikat*), ligera (*laghu*) y grasosa (*snigdh*). Se discute sobre su temperatura fría (algunos dicen que es caliente). El *vipaka* es dulce. Mejora el fuego digestivo, mejora la digestión (*pachan*) y tiene el efecto especial de restaurar el flujo apropiado de *apana vata*, llamado efecto anuloma, lo que significa que reduce el elemento aire (gas) en el tracto digestivo. Las semillas de hinojo crudas reducen *pitta* y *vata*. Asadas son buenas para *kapha*. Este platillo es tridóshico.

Esparza las semillas de hinojo crudo en una sartén caliente. Ase las semillas de hinojo a fuego lento hasta que estén ligeramente pardas, teniendo cuidado de no quemarlas. Hágalo fresco y almacene en un recipiente hermético, manteniéndolo alejado de la luz directa del sol. Utilice una cucharada después de cada comida para promover la digestión y reducir los gases.

Semillas de sésamo dulces rostizadas (tilkutt)

Las semillas de sésamo son dulces (*madhur*), pungentes (*kashya*), amargas (*titta*), pesadas (*guru*) y grasosas (*snigdh*). Son de temperatura caliente y *vipaka* dulce y son un buen alimento para el invierno. Por lo general, traen beneficio a la piel y el cabello. El sésamo es muy útil en el tratamiento de la enuresis. Las semillas de sésamo aumentan *pitta* y *kapha* y pacifican *vata*. El asar las semillas de sésamo dulce hace que sean tridóshica. El sésamo negro es de calidad superior y tiene una cualidad más afrodisíaca.

85g de semillas de sésamo crudo
85g en polvo de azúcar de caña

Ase ligeramente las semillas de sésamo hasta que se tuesten, en una sartén a fuego lento, teniendo cuidado de no quemarlas. Después de que enfríen, muela las semillas para que queden como un polvo grueso. Si lo desea, mezcle con el azúcar en polvo al gusto. (El azúcar crudo disminuye *pitta*. Las personas con esta misma constitución pueden agregarle ghee o mantequilla). Almacene en un recipiente hermético.

Pate de frijol mungo

½ taza de frijol mungo
2 cucharaditas de mantequilla de nuez (almendra o tahini)
1 cucharada de aceite de oliva
1 cucharada de jugo de limón
1 cucharada de perejil fresco picado
1 cucharada de albahaca fresca picada
1 cucharadita de jengibre fresco picada
¼ cucharadita de semilla de comino
Sal y pimienta al gusto
½ diente de ajo (opcional)
1 o 2 cucharadas de agua según consistencia

Seque los frijoles mungo en una sartén durante 10 a 12 minutos, o hasta que estén dorados, revolviendo constantemente. Muela hasta formar un polvo grueso. Con un procesador de alimentos mezcle todos los ingredientes hasta formar una pasta. Añada agua según sea necesario. Sirva con galletas o como dip para vegetales.

GLOSARIO

Abhyanga: Masaje ayurvédico con abundante aceite tibio

Agni: Fuego, luz, calor (específicamente fuego digestivo o poder de digestión)

Agnimandya: Agni digestivo bajo

Ahamkara: Ego, egoísmo, orgullo, arrogancia

Ahara: Alimento, aquello que entra

Akasha: Elemento éter

Alterativo: Un remedio, como una hierba, que promueve la desintoxicación, un "limpiador de la sangre". La raíz de diente de león es un alterativo.

Ama: Totalidad de desechos acumulados, "toxinas"

Amavata: Artritis, específicamente artritis reumatoide

Amla: Ácido

Anuloma: Restauración del flujo adecuado de *apana vata*

Anupan: Vehículo en el que se diluye la hierba para su ingestión

Ap: Elemento agua

Apana: Uno de los cinco tipos de *vata* el cual se mueve hacia abajo, responsable de la expulsión de las heces, gases, orina, sangre menstrual. Energía importante en el Yoga. El opuesto de *prana*

Arisht: Vino medicado

Asana: Literalmente "asiento". Posturas de Yoga

Asthi: Hueso

Atma: Alma, espíritu, verdadero yo

Basti: Literalmente "vejiga", término usado originalmente para la bolsa de enema original. Enema (generalmente se refiere al enema medicado)

Bhringan: Fortalece y nutre el sistema muscular

Bhumy (Bhoomi): Tierra

Brahmacharya: Rutina seguida durante la vida estudiantil y que se sigue mientras se estudian textos sagrados, la cual a menudo se utiliza para referirse al celibato o la monogamia dentro del matrimonio

Buddhi: Inteligencia, intelecto

Chikitsa: Tratamiento, una terapia para mantener el equilibrio, la práctica médica (como en *kaya chikitsa*, el tratamiento de enfermedades del cuerpo, la medicina interna)

Dal (o dahl): Leguminosas

Decocción: Método para preparar las hierbas como "sopas" o tés fuertes y concentrados. Las decocciones se utilizan para las partes herbarias pesadas, incluyendo las raíces y las cortezas, que necesitan una cocción más larga para soltar sus ingredientes activos. Por lo general se preparan dejándolas hervir en un recipiente cubierto durante 30 a 60 minutos.

Dipana: Mejora el fuego digestivo

Dharana: Concentración de la mente

Dhyana: Meditación

Dinacharya: Rutina diaria

Dosha: Fuerza metabólica primordial

Dravyaguna: La farmacología ayurvédica (cualidades de las drogas)

Guna: Característica, cualidad, peculiaridad, actitud, propiedad

Guru: Pesado

Hridya: Tónico cardíaco

Jal: Agua

Jathara: Estómago, vientre, abdomen

Jatharagni: Fuego digestivo, jugos gástricos, enzimas digestivas

Jiva: Alma viva, vida

Jivniya: Nutriente

Jwara: Fiebre

Kapha: *Dosha* formado por elementos de agua y tierra, tendencia estabilizadora

Kapha nissarana: Expectorante

Kaphaja: Causado por *kapha*

Karana: Hacer, afectar, causar

Kas: Tos

Kasaswasahara: Alivia la tos y el asma

Kashaaya: Astringente

Katu: Picante

Kaya: Cuerpo

Kleda: Productos de desecho sutiles

Kriya: Acción, práctica, como en la aplicación de un remedio

Laghu: Ligero

Lavana: Salado

Madana o **Madakari**: Produce intoxicación

Madhura: Dulce

Mahabhuta: "Gran tendencia", elemento, como en los 5 elementos de Ayurveda

Mala: Desechos corporales (heces, sudor, orina)

Manas: Mente

Mandagni: *Agni* digestivo debido al exceso de *kapha*

Mantra: Himno, verso sagrado o místico, oración

Medhya: Terapia para la mente o tónico del cerebro

Mutra: Orina

Mutravirechen: Diurético

Nadi: Pulso, canal, tubo, como una vena o una arteria

Nasya: Administrar medicamento por la nariz

Netra: Ojo

Netrya: Aumenta la visión

Nidra: Sueño

Ojas: Esencia concentrada de sustancias nutricionales en los tejidos, vigor, fuerza, vitalidad

Panchan: Digestión

Panir: Cuajada de queso fresco

Pariksa: Examen, inspección

Pitta: *Dosha* formado por elementos de agua y fuego, tendencia metabólica

Pittaja (o paittika): Causado por *pitta*

Prana: Término universal para la energía, *subdosha* de *vata*

Prakruti: Naturaleza original, forma natural, en Ayurveda, "constitución"

Pranayama: Técnicas de respiración controlada

Prithvi: Tierra, mundo

Pudia: Empaque doblado a mano con una dosis de medicina

Purisa: Heces

Rajas: Fuerza activa

Rakta: Sangre

Rasa: Esencia (también sabor, savia, jugo, aprecio, deleite artístico, nota musical)

Rasayana: Literalmente "el camino del jugo", rejuvenecedor, rejuvenecimiento

Ritucharya: Programas estacionales

Roga: Enfermedad

Rogi: Paciente

Sama: Equilibrado, igual

Samagni: *Agni* digestivo de los *doshas* equilibrados

Samhita: Enciclopedia, compilación

Sandhankar: Sana las articulaciones

Sandhivata: Osteoartitis

Sandhigat vata: Artralgia

Sattva: La energía de la pureza

Shirodara: Verter aceite en la frente

Shukra: Tejido reproductivo

Snehana: Lubricación, unción, oleación

Snigdha: Pegajoso, viscoso, untuoso

Sodhana: Limpieza, purificación

Srota: Canal, tubo

Sthairyakar: Ayuda a mantener el equilibrio y la homeostasis

Takta: Amargo

Tamas: Inercia, ignorancia, oscuridad, ilusión

Tattva: Elemento, como en los 5 elementos de Ayurveda

Tejas: Fuego, resplandor

Tiksna: Afilado, caliente, ardiente, picante

Tikshnagni: *Agni* digestivo debido al exceso de *pitta*

Tridoshasamak: Pacifica los tres *doshas*

Trishna nigrahan: Saciar la sed

Unani-Tibb: (Unani: Jónico, Griego): Sistema Indígena de Medicina Musulmana en la India

Ushna: Caliente

Vaidya: Doctor ayurvédico

Vajikarana: (vaji: literalmente "semental") Rejuvenecimiento sexual

Vamana: Vómito

Vata: *Dosha* formado por elementos de aire y éter, tendencia al movimiento

Vataja (o vatika): Causado por *vata*

Vayu: Aire

Vyavayi: Facilita el movimiento de *vata*

Vipak: Efecto postdigestivo

Vrishya: Afrodisíaco

Vishamagani: *Agni* digestivo causado por el exceso de *vata*

Yogavahi: Un vehículo que facilita la administración de un medicamento al tejido deseado

BIBLIOGRAFÍA

Agarwal, R.S., *Secrets of Indian Medicine*. School for Perfect Eyesight: Pondicherry (no year given)

Baker, Sidney MacDonald, *Detoxification & Healing*, Keats, 1997

Bartram, Thomas, *Encyclopedia of Herbal Medicine*, Grace Publishers: Christchurch, Dorset, 1995

Blumenthal, et al, *Complete German Commission E Monographs*, Integrative Medicine Communications: Austin, 1998

Brown, Susan E., *Better Bones, Better Body: A Comprehensive Self-Help Program for Preventing, Halting and Overcoming Osteoporosis*, Keats, 1996

Brown, Donald J., *Herbal Prescriptions for Better Health, Prima*, 1996.

Brown, Susan E., *Better Bones, Better Body: Beyond Estrogen and Calcium*,

Contemporary Books: 2000

Chitale, P.K., *Comparative Study of Ayurveda and Treatment by Indian Drugs*, A, Sri Satguru Publications: Delhi, 1997

Dash, Bhagwan. *Ayurvedic Cures for Common Diseases*, Hind Pocket: Delhi. 1995

Dash, Bhagwan. *Diabetes*. Jain: Delhi. 1986

Dash, Bhagwan. *Fundamentals of Ayurvedic Medicine*. Bansal: Delhi, 1980

Dash, Bhagwan. *High Blood Pressure and Sleeplessness*. Jain: New Delhi, 1993

Dash, Bhagwan. *Massage Therapy in Ayurveda*. Concept: New Delhi, 1992

Dash, Bhagwan, and Kashyap, Lalitesh. *Materia Medica of Ayurveda*. Concept: New Delhi, 1979

Dash, Bhagwan, and Junius, Manfred, *Handbook of Ayurveda*, A, Concept: New Delhi, 1987

Devaraj, T.L. *Ayurveda for Healthy Living*. UBS: New Delhi, 1992

Douillard, John, *Encyclopedia of Ayurvedic Massage*, The, North AtlanticBooks: Berkeley, 2004

Duke, James A. *The Green Pharmacy*, Rodale: 1997.

Erasmus, Udo, *Fats that Heal, Fats that Kill*, Alive Books: Burnaby, BC, Canada, 1986.

Feuerstein, Georg, *Sacred Paths*, Larson: 1991.

Frawley, David, *Ayurvedic Healing*, Lotus Press: Twin Lakes, WI, 1989, www.lotuspress.com

Gaby, Alan, *Preventing and Reversing Osteoporosis: What You Can Do About Bone Loss--A Leading Expert's Natural Approach to Increasing Bone Mass*, Prima: 1995

Griggs, Barbara, *Green Pharmacy,* Healing Arts Press: Rochester, Vermont, 1997

Hameed, H. Abdul. *Complete Book of Home Remedies, The*. Orient: Delhi, 1982

Heinerman, John, *Encyclopedia of Fruits, Vegetables, and Herbs,* Parker: New York, 1988.

Heyn, Birgit. *Ayurvedic Medicine*. Thorsons: Wellingborough, 1987

Holmes, Peter, *Energetics of Western Herbs,* NatTrop: Berkeley, 1993

Ingram, Cass, DO, *Supermarket Remedies,* Knowledge House: Buffalo Grove, Ilinois, 1998.

Kapoor, L.D. *CRC Handbook of Ayurvedic Medicinal Plants*. CRC Press: New York, 1989

Khalsa, Shakti Parwha Kaur, *Kundalini Yoga: the Flow of Eternal Power*, Time Capsule: 1996.

Krohn, Jacqueline & Taylor, Frances, *Natural Detoxification*, Hartley & Marks: 2000

Kumar, Abhimanyu, *Child Health Care in Ayurveda*, Sri Satguru Publications: Delhi, 1994

Jain, S.K., and DeFillips, Robert A., *Medicinal Plants of India, Reference Publications*, Algonac: Michigan, 1991, p.372.

Lad, Vasant, and Frawley, David, *Yoga of Herbs, The,* Lotus Press, Twin Lakes, WI, 1986, www.lotuspress.com

Lad, Vasant, *Ayurveda: The Science of Self-Healing,* Lotus Press, Twin Lakes, Wisconsin, 1984, www.lotuspress.com

Lad, Vasant, *The Complete Book of Ayurvedic Home Remedies,* Harmony Books: New York, 1998.

Lad, Vasant, *Textbook of Ayurveda*

Lad, Vasant, Secrets of the Pulse

Landis, Robyn, and Khalsa, Karta Purkh Singh, *Herbal Defense*, Warner Books: 1997.

Leung, Albert Y., Foster, Steven, *Encyclopedia of Common Natural Ingredients Used in Food, Drugs, and Cosmetics,* John Wiley & Sons: 1995

Lininger, Skye, et al, N*atural Pharmacy, The,* Prima: 1998

Lonsdorf, Nancy, Butler, Veronica, and Brown, Melanie. *Woman's Best Medicine, A*.Tarcher: New York, 1993

Merck Manual of Medical Information, The, Home Edition, Merck & Co.: 1997.

Mills, Simon, and Bone, Kerry, *Principles and Practice of Phytotherapy,* 325
Churchill Livingstone: London, 2000

Mishra, Lashmi Chandra, *Scientific Basis for Ayurvedic Therapies*, CRC Press: New York, 2003

Mookerjee, Ajit, and Madhu Khanna, *The Tantric Way*, Thames and Hudson: 1977.

Mookerjee, Ajit, *Kundalini: Arousal of the Inner Energy*, Destiny: 1986.

Murray, Michael, *The Healing Power of Herbs,* Prima: 1995.

Murray, Michael, and Pizzorno, Joseph, *Encyclopedia of Natural Medicine,* Prima: 1998.

Nair, C.K.N., and Mohanan, N., *Medicinal Plants of India*

Nadkarni, AK, *Indian Materia Medica,* Popular Prakashan: Bombay, 1976

Ninivaggi, Frank John, *Elementary Textbook of Ayurveda, An*, Psychosocial Press: Madison, Connecticut, 2001

Ojha, Divakar, and Kumar, Ashok, *Panchakarma-Therapy in Ayurveda*, Chaukhamba Amarabharati Prakashan: Varanasi, 1978

Pitchford, Paul, *Healing with Whole Foods,* North Atlantic Books: Berkeley, 1993.

Radha, Swami Sivananda, *Kundalini Yoga for the West*, Timeless: 1996.

Raichur, Pratima, *Absolute Beauty,* Harper Collins: New York, 1997

Rhyner, Hans H. *Ayurveda: The Gentle Health System*. Sterling: New York, 1994

Sastry, J.L.N., *Dravyaguna Vijnana*, Chaukambha Orientalia: Varanasi, 2002

Schulz, V., Hansel, R., Tyler, V.E., *Rational Phytotherapy*, Springer: 1998

Sen, Koviraj Jayanarayan, *Pancha Karma Samgraha*, Srinabas Ayurvedic Aushadhalaya: Calcutta, no date given

Sharma, Hari. *Freedom from Disease*. Veda: Toronto. 1993

Sharma, P.V., *Cakradatta*, Chaukambha Orientalia: Varanasi, 1994

Singh, R.H., *Panca Karma Therapy*, Chowkhamba Sanskrit Series Office: Varanasi, 1992

Singhal, GD, and Patterson, TJS, *Synopsis of Ayurveda, Based on a Translation of the Susruta Samhita,* Oxford University Press: Delhi, 1993. (Susruta Samhita I.45.96.111)

Sivananda Yoga Center, The, *The Sivananda Companion to Yoga*, Gaia: 1983.

Srikantamurthym K.R., *Clinical Methods in Ayurveda*, Chaukambha Oeientalia: Varanasi, 1983

Svoboda, Robert, *Kundalini*, Brotherhood of Life: 1993.

Svoboda, Robert E., *Ayurveda: Life, Health and Longevity,* Arkana: London, 1992

Tierra, Lesley, *Healing with Chinese Herbs, The,* Crossing Press: Freedom, California, 1997

Tierra, Lesley, *Herbs of Life, The,* The Crossing Press: Freedom, California, 1992

Tierra, Michael, *Planetary Herbology,* Lotus Press, Twin Lakes, WI, 1988, www.lotuspress.com

Tillotson Alan, *One Earth Herbal Sourcebook, The*, Kensington: New York, 2001

Tirtha, Sada Shiva, Swami, *The Ayurveda Encyclopedia,* Ayurveda Holistic Center Press: Bayville, New York, 1998

Tiwari, Maya. *Ayurveda: Secrets of Healing*. Lotus Press: Twin Lakes, WI, 1995, www.lotuspress.com

Vishnu-devananda, Swami, *The Complete Illustrated Book of Yoga*, Crown: 1960.

Vokovic, Laurel, *14-Day Herbal Cleansing,* Prentice Hall: 1998

Werbach, Melvyn, *Nutritional Influences on Illness,* Third Line Press: 1996.

Williamson, Elizabeth, *Major Herbs of Ayurveda*

Yogi Bhajan, *Teachings of Yogi Bhajan, The,* Arcline: 1977.

Yogi Bhajan, *Ancient Art of Self-Healing, The,* Silver Streak Publishers: Eugene, Oregon, 1982.

LECTURA RECOMENDADA

Bartram, Thomas, *Encyclopedia of Herbal Medicine,* Grace Publishers: Christchurch, Dorset, 1995

Bhajan, Yogi, *Ancient Art of Self-Healing, The,* Silver Streak Publishers: Eugene, Oregon, 1982.

Bhajan, Yogi, *Foods for Health & Healing, Arcline Publications: 1984*

Blumenthal, et al, *Complete German Commission E Monographs,* Integrative Medicine Communications: Austin, 1998

Brown, Susan E., *Better Bones, Better Body: A Comprehensive Self-Help Program for Preventing, Halting and Overcoming Osteoporosis*, Keats: 1996

Brown, Susan E., *Better Bones, Better Body: Beyond Estrogen and Calcium*, Contemporary Books: 2000

Erasmus, Udo, *Fats that Heal, Fats that Kill*, Alive Books: Burnaby, BC, Canada, 1986

Frawley, David, *Ayurvedic Healing,* Lotus Press: Twin Lakes, WI, 1989, www.lotuspress.com

Frawley, David, *Ayurveda and the Mind,* Lotus Press, Twin Lakes, WI, 1997, www.lotuspress.com

Frawley, David, *Yoga and Ayurveda*, Lotus Press, Twin Lakes, WI, 1999, www.lotuspress.com

Frawley, David; Summerfield, Sandra *Yoga for Your Type,* Lotus Press, Twin Lakes, www.lotuspress.com

Gaby, Alan, *Preventing and Reversing Osteoporosis: What You Can Do About Bone Loss--A Leading Expert's Natural Approach to Increasing Bone Mass*, Prima: 1995

Gerson, Scott, *Ayurveda,* Element: 1997

Griggs, Barbara, *Green Pharmacy,* Healing Arts Press: Rochester, Vermont, 1997

Holmes, Peter, *Energetics of Western Herbs*, NatTrop: Berkeley, 1993

Johari, Harish, *Ancient Indian Massage,* Healing Arts Press: 1996

Khalsa, Karta Purkh Singh, *Body Balance*, Kensington: New York, 2004

Khalsa, Karta Purkh Singh, *Solve the Riddle of Fibromyalgia,* Natural Wellness: Montgomery, New York, 2006

Khalsa, Waheguru, *Miracle of the Healing Hands, The,* Rishi Knot Publishers: 1997

Lad, Vasant, and Frawley, David, *Yoga of Herbs, The,* Lotus Press: Twin Lakes, WI, 1986, www.lotuspress.com

Lad, Vasant, *Ayurveda: The Science of Self-Healing,* Lotus Press: Twin Lakes, WI, 1984, www.lotuspress.com

Landis, Robyn, and Khalsa, Karta Purkh Singh, *Herbal Defense,* WarnerBooks: 1997.

Lininger, Skye, et al, N*atural Pharmacy, The,* Prima: 1998

Mills, Simon, and Bone, Kerry, *Principles and Practice of Phytotherapy,* Churchill Livingstone: London, 2000

Sachs, Melanie, *Ayurvedic Beauty Care,* Lotus Press: Twin Lakes, WI, 1994, www.lotuspress.com

Svoboda, Robert E., *Ayurveda: Life, Health and Longevity,* Arkana: London, 1992

Svoboda, Robert, *Prakriti, Your Ayurvedic Constitution,* Lotus Press: Twin Lakes, WI, 1998, www.lotuspress.com

Tierra, Lesley, *Healing with Chinese Herbs,* The Crossing Press: Freedom, California, 1997

Tierra, Lesley, *Herbs of Life, The,* The Crossing Press: Freedom, California, 1992

Tierra, Lesley, *The Kid's Herb Book*, Robert D. Reid Publishers: 2000

Tierra, Michael, and Tierra, Lesley, *Chinese Traditional Herbal Medicine,* Lotus Press: Twin Lakes, WI, 1998, www.lotuspress.com

Tierra, Michael, and Tierra, Lesley, *Chinese-Planetary Herbal Diagnosis: A Primer*, Tierra: Santa Cruz, 1988

Tierra, Michael, *Planetary Herbology,* Lotus Press: Twin Lakes, WI, 1988, www.lotuspress.com

Tierra, Michael, *The Way of Herbs*, Pocket Books: 1998

Tierra, Michael, *The Way of Chinese Herbs*, Pocket Books: 1998

Tierra, Michael, *The Natural Remedy Bible*, Pocket Books: 2003

Tierra, Michael, *Treating Cancer with Herbs*, Lotus Press: Twin Lakes, WI, 2003, www.lotuspress.com

Tierra, Michael, *Biomagnetic and Herbal Therapy*, Lotus Press: Twin Lakes, WI, 1997, www.lotuspress.com

Tillotson Alan, *One Earth Herbal Sourcebook, The* Kensington: New York, 2001

Tiwari, Maya. *Ayurveda: Secrets of Healing*. Lotus: Twin Lakes, WI, 1995, www.lotuspress.com

REFERENCIAS

1 Hoffman C, Rice D, Sung HY. Persons with chronic conditions. Their prevalence and costs. JAMA. 1996 Nov 13;276(18):1473-9.
2 Svoboda, Robert E., Ayurveda: An Alternative or Complementary Medicine?
http://www.drsvoboda.com/ayurvedAlt.htm
3 Eisenberg DM, Kessler RC, Foster C, Norlock FE, Calkins DR, Delbanco TL. "Unconventional medicine in the United States: prevalence, costs, and patterns of use." N Engl J Med 1993;328:246-252.
4 Borkan J, Neher JO, Anson O, Smoker B. "Referrals for alternative therapies." J Fam Pract. 1994;39:545-550.
5 Ayurveda, Department of Ayurveda, Yoga and Naturopathy, Unani, Siddha and Homeopathy, Ministry of Health and Family Welfare, Government of India, http://indianmedicine.nic.in/html/ayurveda/ayurveda.htm
6 Ayurveda, Department of Ayurveda, Yoga and Naturopathy, Unani, Siddha and Homeopathy, Ministry of Health and Family Welfare, Government of India, http://indianmedicine.nic.in/html/ayurveda/ayurveda.htm
7 Conferencia de Yogi Bhajan 9/21/81
8 Conferencia de Yogi Bhajan (Vasant Lad guest) 1/15/94
9 Personal communication
10 Tierra, Michael, Ayurveda: The Mother of Natural Healing, Planet Herbs, http://planetherbs.com showcase/
11 Dharmananda, Subhuti, Basics of Ayurvedic Physiology, Institute of Traditional Medicine, 1997,
http://www.itmonline.org/arts/ayurbasics.htm
12 Basics of Ayurveda, Nararjuna Ayurveda Group, http://www.nagarjun.com/html/n0212ayu.htm#Malas
13 Svoboda R, and Lade A, Tao and Dharma: Chinese Medicine and Ayurveda, Lotus Press, Twin Lakes, WI, 1995
14 Basic Principles of Ayurveda, India Mart, http://www.indiamart.com/ayurveda/discover-ayurveda/agni.html
15 McCaleb, Robert S., Herb Research Foundation Encyclopedia of Popular Herbs, Prima, Roseville, california, 2000.
16 Dowling RH, Veysey MJ, Pereira SP, Hussaini SH, Thomas LA, Wass JA, Murphy GM. Role of intestinal transit in the pathogenesis of gallbladder stones. Can J Gastroenterol 1997;11(1):57-64.
17 Hotz J, Plein K, [Effectiveness of plantago seed husks in comparison with wheat brain on stool frequency and manifestations of irritable colon syndrome with constipation]. *Med Klin* 1994 Dec 15;89(12):645-51
18 Blumenthal M, Busse WR, Goldberg A, et al, eds. *The Complete German Commission E Monographs: Therapeutic Guide to Herbal Medicines.* Austin: American Botanical Council and Boston: Integrative Medicine Communications, 1998, 167.
19 Conferencia de Yogi Bhajan 8/17/84
20 Gottlieb, Bill, New Choices in Natural Healing, All About Vatta Pitta and Kapha, http://www.mothernature.com/Library/Bookshelf/Books/21/12.cfm
21 Conferencia de Yogi Bhajan (Vasant Lad guest) 1/15/94
22 Rogi Pareeksha, Ayurveda, Nagarjuna Ayurveda Group, http://www.nagarjun.com/html n0400par.htm
23 Chauhan, Partap, Ayurveda Beyond Vata, Pitta and Kapha, Arogya, Jiva Ayurveda, July 17, 2002
24 Ayurveda and Ahara, Arya Vaidya Pharmacy, http://www.avpayurveda.com
25 Factors of Ayurdic Diet and Dietetics, Dr. Eddy Ayurveda School,
http://www.dreddyclinic.com/online_recources/articles/ayurvedic/facts_diet.htm
26 Comunicación personal con Karta Purkh Singh Khalsa
27 Comunicación personal con Karta Purkh Singh Khalsa
28 Private Communication with Tillotson
29 Conferencia de Yogi Bhajan 8/17/84
30 Comunicación personal con Michael Tierra
31 Bhajan, Yogi, *The Ancient Art of Self Healing,* West Anandpur, Eugene, 1982, p. 60
32 Conferencia de Yogi Bhajan 8/17/84
33 Comunicación personal con Michael Tierra
34 Charaka Samhita Ci 1.3.30-31
35 Conferencia de Yogi Bhajan 1/8/70
36 Conferencia de Yogi Bhajan 1/8/70
37 Conferencia de Yogi Bhajan 2/21/82
38 Ten Ways to Feel Energized by Food, Maharishi Ayurveda, http://www.mapi.com/en/newsletters ayurvedic_enegy_food.html
39 Page BD Liquid chromatographic method for the determination of nine phenolic antioxidants in butter oil: collaborative study. J-AOAC-Int. 1993 Jul-Aug; 76(4): 765-79
40 Schalinske, K.L. Steele, R.D., Dietary butter protects against ultraviolet radiation-induced suppression of contact hypersensitivity in Skh:HR-1 hairless mice. J-nutr. Bethesda, Md. : American Institute of Nutrition. Mar 1996. v. 126 (3) p. 681-692.
41 Dash, Bhagwan. *Massage Therapy in Ayurveda.* Concept: New Delhi, 1992, p. 92
42 Report on butter prompts research policy changes. Nutrition-week (USA). (22 Mar 1991). v. 21(12) p. 2-3.
43 Singh RB Niaz MA Ghosh S Beegom R Rastogi V Sharma JP Dube GK Association of trans fatty acids (vegetable ghee) and clarified butter (Indian ghee) intake with higher risk of coronary artery disease in rural and urban populations with low fat consumption. Int-J-Cardiol. 1996 Oct 25; 56(3): 289-98
44 Ten Ways to Feel Energized by Food, Maharishi Ayurveda,
http://www.mapi.com/en/newsletters/ayurvedic_enegy_food.html
45 Private communication. 2006.
46 Comunicación personal con Michael Tierra
47 August, Lynne, *Water and Salt,* Health Equations, http://healthequations.com/articles.html#
48 Midgley JP, Matthew AG, Greenwood CM, Logan AG. Effect of reduced dietary sodium on blood pressure: a metaanalysis of randomized controlled trials. JAMA 1996 May 22-29;275(20):1590-7
49 Halpern, Marc, *Journey into Ayurveda* http://www.heall.com/body/altmed/treatment/ayurveda/journey.html
50 Sadashiva Tirtha, Swami, *Ayurveda and Anemia*, Ayuveda Global Community, 2/3/2005,

http://www.ayurvedahc.com/articlelive/articles/17/1/Ayurveda-&-Anemia
51 Murthy, C.S.H.N., Animal Testing in Ayurveda, *Hinduism Today*, May, 1992
http://www.hinduismtoday.com/archives/1992/05/1992-05-03.shtml
52 Comunicación personal con Karta Purkh Singh Khalsa
53 Sadashiva Tirtha, Swami, *Ayurveda and Anemia*, Ayuveda Global Community, 2/3/2005,
http://www.ayurvedahc.com/articlelive/articles/17/1/Ayurveda-&-Anemia
54 Comunicación personal con Michael Tierra
55 Nagral, Kumud, (Dr. , Mrs.), Concept of Safe Motherhood in Ayurved, National Integrated Medical Association, Mumbai, http://ayurveda-foryou.com/home.html
56 Bitter Melon Monograph, Herbal Plants and Medicines, http://www.tips4betterlife.com/herbs/herb-bittermelon.html
57 Landis, Robyn, and Khalsa, Karta Purkh Singh, *Herbal Defense*, Warner Books, 1997.
58 Billing J, Sherman PW. Antimicrobial functions of spices: why some like it hot. Q Rev Biol 1998 Mar;73(1):3-49 Section of Neurobiology and Behavior, Cornell University, Ithaca, NY 14853, USA.
59 Know your onions. Food Science Central, Food Science and Technology Abstracts, April 15, 2005, http://www.foodsciencecentral.com/fsc/ixid13923
60 Murray, Michael, and Pizzorno, Joseph, Encyclopedia of Natural Medicine, Prima, Rocklin, California, 1998.
61 Yang, J; Meyers, KJ; van der Heide, J; Liu, RH (2004). Varietal differences in phenolic content and antioxidant and antiproliferative activities of onions. *Journal of Agricultural and Food Chemistry* 52 (22) 6787–6793.
62 Conferencia de Yogi Bhajan 2/21/82
63 Conferencia de Yogi Bhajan 6/21/73
64 Conferencia de Yogi Bhajan 6/21/73
65 Basics of Ayurveda, Nararjuna Ayurvedic Group, http://www.nagarjun.com/html/home.htm
66 Branches of Ayurveda, http://www.stayfinder.com/travelguide/india/ayurveda/ayurveda_branches.asp
67 Ayurveda, Department of Ayurveda, Yoga and Naturopathy, Unani, Siddha and Homeopathy, Ministry of Health and Family Welfare, Government of India, http://indianmedicine.nic.in/html/ayurveda/ayurveda.htm
68 Therapies and Their Uses, Arthritis Foundation http://www.arthritis.org/conditions/alttherapies/therapies_uses.asp
69 Managing Your Pain, Arthritis Foundation http://www.arthritis.org/conditions/tips_managepain.asp
70 Douillard, John, *Encyclopedia of Ayurvedic Massage*, The, North Atlantic Books, Berkeley, 2004, p. 47
71 Atreya, *Secrets of Ayurvedic Massage*, Lotus Press, Twin Lakes, WI, 2000, p. 85
72 Singh, R.H., *Pancha Karma Therapy*, Chowkhamba Sanskrit Series Office, Varanasi, 1992, p.19
73 Ojha, Divakar, and Kumar, Ashok, *Panchakarma-Therapy in Ayurveda*, Chaukhamba Amarabharati Prakashan, Varanasi, 1978, p.11
74 Sen, Koviraj Jayanarayan, *Pancha Karma Samgraha*, Srinabas Ayurvedic Aushadhalaya, Calcutta, no date given, p. 11
75 Comunicación personal con Michael Tierra
76 James, Kat, *Pure decadence: becoming connoisseurs of our own inner beauty*. Better Nutrition Oct, 2002 http://www.findarticles.com/cf_0/m0FKA/10_64/91563481/print.jhtml
77 Taylor, Mikki, beauty consider this ...(Indian method proves to be effective) Essence, Nov, 2000
http://www.findarticles.com/cf_0/m1264/7_31/67263578/print.jhtml
78 deJager, Prashanti, Medhya Herbs and Therapies, *Light on Ayurveda*, IV: 3 (Spring 2005).
79 Comunicación personal con with Michael Tierra
80 Charak Samhita Ci 10.25
81 Comunicación personal con Michael Tierra
82 Astanga Hridyam U 39.48
83 Astanga Hridyam U 40.56
84 Astanga Hridyam U 39.61
85 deJager, Prashanti, Medhya Herbs and Therapies, *Light on Ayurveda*, IV: 3 (Spring 2005).
86 Charaka Samhita Ci 1.3.30-31
87 Charaka Samhita Si 12.15
88 Boek WM, Keles N, Graamans K, Huizing EH. Physiologic and hypertonic saline solutions impair ciliary activity in vitro. Laryngoscope. 1999 Mar;109(3):396-9.
89 Herbs and Minerals, Himalaya Herbal Health Care, http://www.himalayahealthcare.com/aboutayurveda/cahs.htm
90 Comunicación personal con Michael Tierra
91 Chitale, P.K., *Comparative Study of Ayurveda and Treatment by Indian Drugs*, A, Sri Satguru Publications, Delhi, 1997, p.111
92 Uma Pradeep K, Geervani P, Eggum BO Common Indian spices: nutrient composition, consumption and contribution to dietary value. *Plant Foods Hum Nutr* 1993 Sep;44(2):137-48
93 Ajowan Monograph, Encyclopedia of Spices, The Epicentre, http://www.theepicentre.com/Spices/ajowan.html
94 Personal communication
95 Hamilton, Rowan. Strengths and Limitations of Aloe Vera. American Journal of Natural Medicine, December 1998, Vol. 5, No. 10, pp. 30-33.
96 Okyar A, Can A, Akev N, Baktir G, Sutlupinar N. Effect of Aloe vera leaves on blood glucose level in type I and type II diabetic rat models. Phytother Res 2001 Mar;15(2):157-61
97 Syed TA, Afzal M, Ashfaq Ahmad S, et al. Management of genital herpes in men with 0.5% Aloe vera extract in a hydrophilic cream: a placebo-controlled double-blind study. *J Dermatol Treat.* 1997;8:99–102.
98 Dash, Bhagwan. *Materia Medica of Ayurveda.* New Delhi: B. Jain Publishers. 1991. p.9
99 Dash, Bhagwan and Manfred Junius. A *Handbook of Ayurveda.* New Delhi: Concept Publishing. 1983. p.89
100 Frawley, David and Dr. Vasant Lad. *The Yoga Of Herbs: An Ayurvedic Guide to Herbal Medicine.* Lotus Press, Twin Lakes, WI, 1986. p.157
101 Nadkarni, Dr. K.M. 1976. *The Indian Materia Medica, with Ayurvedic, Unani and Home Remedies.* Revised and enlarged by A.K. Nadkarni. 1954. Reprint. Bombay: Bombay Popular Prakashan PVP. P. 482.
102 Asmawi MZ, Kankaanranta H, Moilanen E, Vapaatalo H Anti-inflammatory activities of Emblica officinalis Gaertn leaf extracts. *J Pharm Pharmacol* 1993 Jun;45(6):581-4.
103 Jose JK, Kuttan R. Hepatoprotective activity of Emblica officinalis and Chyavanaprash. *J Ethnopharmacol* 2000 Sep 1;72(1-2):135-140
104 Bhattacharya A, Chatterjee A, Ghosal S, Bhattacharya SK Antioxidant activity of active tannoid principles of Emblica officinalis (amla). *Indian J Exp Biol* 1999 Jul;37(7):676-80
105 Biswas S, Talukder G, Sharma A Protection against cytotoxic effects of arsenic by dietary supplementation with crude extract of Emblica officinalis fruit. *Phytother Res* 1999 Sep;13(6):513-6
106 Menon LG, Kuttan R, Kuttan G Effect of rasayanas in the inhibition of lung metastasis induced by B16F-10 melanoma cells. *J Exp Clin Cancer Res* 1997 Dec;16(4):365-8
107 Kumar KC S, Muller K Medicinal plants from Nepal; II. Evaluation as inhibitors of lipid peroxidation in biological membranes. *J Ethnopharmacol* 1999 Feb;64(2):135-9
108 Mathur R, Sharma A, Dixit VP, Varma M Hypolipidaemic effect of fruit juice of Emblica officinalis in cholesterolfed rabbits. *J Ethnopharmacol* 1996 Feb;50(2):61-8

109 Bhattacharya A et al. Antioxidant activity of active tannoid principles of *Emblica officinalis (amla). Indian J Exp Biol* 1999 Jul;37(7):676-80
110 Bhattacharya A et al. Antioxidant activity of active tannoid principles of *Emblica officinalis (amla). Indian J Exp Biol* 1999 Jul;37(7):676-80
111 Bhattacharya A, Kumar M, Ghosal S, Bhattacharya SK Effect of bioactive tannoid principles of Emblica officinalis on iron-induced hepatic toxicity in rats. *Phytomedicine* 2000 Apr;7(2):173-5
112 Rege NN, Thatte UM, Dahanukar SA. Adaptogenic properties of six rasayana herbs used in Ayurvedic medicine. *Phytother Res* 1999 Jun;13(4):275-91
113 Sharma N, Trikha P, Athar M, Raisuddin S. Inhibitory effect of Emblica officinalis on the in vivo clastogenicity of benzo[a]pyrene and cyclophosphamide in mice. *Hum Exp Toxicol* 2000 Jun;19(6):377-84.
114 Jeena KJ, et al. Effect of Emblica officinalis, Phyllanthus amarus and Picrorrhiza kurroa on N-nitrosodiethylamine induced hepatocarcinogenesis. *Cancer Lett.* 1999 Feb 8;136(1):11-6
115 Bandyopadhyay SK, Pakrashi SC, Pakrashi A The role of antioxidant activity of Phyllanthus emblica fruits on prevention from indomethacin induced gastric ulcer. *J Ethnopharmacol* 2000 May;70(2):171-6.
116 Biswas S, et al. Protection against cytotoxic effects of arsenic by dietary supplementation with crude extract of *Emblica officinalis* fruit. *Phytother Res.* 1999 Sep;13(6):513-6
117 Mathur Retal. Hypolipidaemic effect of fruit juice of Emblica officinalis in cholesterol-fed rabbits. *J Ethnopharmacol.* 1996 Feb;50(2):61-8.
118 Augusti KT, Arathy SL, Asha R, Ramakrishanan J, Zaira J, Lekha V, Smitha S, Vijayasree VM. A comparative study on the beneficial effects of garlic (Allium sativum Linn), amla (Emblica Officinalis Gaertn) and onion (Allium cepa Linn) on the hyperlipidemia induced by butter fat and beef fat in rats. Indian J Exp Biol 2001 Aug;39(8):760-6
119 Jacob A, et al. Effect of the Indian gooseberry (amla) on serum cholesterol levels in men aged 35-55 years. *Eur J Clin Nutr.* 1988 Nov;42(11):939-44.
120 Nadkarni, Dr. K.M. 1976. *The Indian Materia Medica, with Ayurvedic, Unani and Home Remedies.* Revised and enlarged by A.K. Nadkarni. 1954. Reprint. Bombay: Bombay Popular Prakashan PVP. p 481.
121 Kapoor, L.D. CRC *Handbook of Ayurvedic Medicinal Plants.* Boca Raton: CRC Press. 1990. p.322
122 Maharishi Ayurveda Approach to Menopause http://www.ayurveda-ayurvedic.com/natural-menopause.html
123 Kapoor LD. *Handbook of Ayurvedic Medicinal Plants.* Boca Raton, FL. CRC Press; 1990:319-320
124 Terminalia arjuna. *Altern Med Rev* 1999 Dec;4(6):436-7
125 Miller AL Botanical influences on cardiovascular disease. *Altern Med Rev* 1998 Dec;3(6):422-31
126 Shaila HP, Udupa SL, Udupa AL Hypolipidemic activity of three indigenous drugs in experimentally induced atherosclerosis. *Int J Cardiol* 1998 Dec 1;67(2):119-24
127 Ram A, Lauria P, Gupta R, Kumar P, Sharma VN Hypocholesterolaemic effects of Terminalia arjuna tree bark. *J Ethnopharmacol* 1997 Feb;55(3):165-9
128 Kumar PU, Adhikari P, Pereira P, Bhat P Safety and efficacy of Hartone in stable angina pectoris--an open comparative trial. *J Assoc Physicians India* 1999 Jul;47(7):685-9
129 Dwivedi S, Agarwal MP Antianginal and cardioprotective effects of Terminalia arjuna, an indigenous drug, in coronary artery disease. *J Assoc Physicians India* 1994 Apr;42(4):287-9
130 Bharani A, Ganguly A, Bhargava KD Salutary effect of Terminalia Arjuna in patients with severe refractory heart failure. *Int J Cardiol* 1995 May;49(3):191-9
131 Dwivedi S, Jauhari R Beneficial effects of Terminalia arjuna in coronary artery disease. *Indian Heart J* 1997 Sep- Oct;49(5):507-10
132 Seth SD, Maulik M, Katiyar CK, Maulik SK Role of Lipistat in protection against isoproterenol induced myocardial necrosis in rats: a biochemical and histopathological study. *Indian J Physiol Pharmacol* 1998 Jan;42(1):101-6
133 Kandil FE, Nassar MI A tannin anti-cancer promotor from Terminalia arjuna. *Phytochemistry* 1998 Apr;47(8):1567-8
134 Kaur S, Grover IS, Kumar S Antimutagenic potential of ellagic acid isolated from Terminalia arjuna. *Indian J Exp Biol* 1997 May;35(5):478-82
135 Pettit GR, Hoard MS, Doubek DL, Schmidt JM, Pettit RK, Tackett LP, Chapuis JC Antineoplastic agents 338. The cancer cell growth inhibitory. Constituents of Terminalia arjuna (Combretaceae). *J Ethnopharmacol* 1996 Aug;53(2):57- 63
136 Perumal Samy R, Ignacimuthu S, Sen A Screening of 34 Indian medicinal plants for antibacterial properties. *J. Ethnopharmacol* 1998 Sep;62(2):173-82
137 Kumar DS, Prabhakar YS On the ethnomedical significance of the Arjun tree, Terminalia arjuna (Roxb.) Wight & Arnot. *J Ethnopharmacol* 1987 Jul;20(2):173-90
138 Asafoetida Monograph. Encyclopedia of Spices, The Epicentre, http://www.theepicentre.com/Spices/asafetid.html
139 Dash, Bhagwan and Kashyap, Lalitesh, *Diagnosis and Treatment of Diseases in Ayurveda : Based on Ayurveda Saukhyam of Todarananda,* New Delhi, Concept, 1987, part four, page 96.
140 Chakravarthy BK, Gupta S, Gode KD. Functional beta cell regeneration in the islets of pancreas in alloxan induced diabetic rats by (-)-epicatechin. Life Sci. 1982 Dec 13;31(24):2693-7.
141 Manickam M, Ramanathan M, Jahromi MA, Chansouria JP, Ray AB. Antihyperglycemic activity of phenolics from Pterocarpus marsupium. J Nat Prod. 1997 Jun;60(6):609-10.
142 Ahmad F, Khalid P, Khan MM, Chaubey M, Rastogi AK, Kidwai JR. Hypoglycemic activity of Pterocarpus marsupium wood. J Ethnopharmacol. 1991 Oct;35(1):71-5.
143 Chakravarthy BK, Gupta S, Gambhir SS, Gode KD. Pancreatic beta-cell regeneration in rats by (-)-epicatechin. Lancet. 1981 Oct 3;2(8249):759-60.
144 Ahmad F, Khalid P, Khan MM, Rastogi AK, Kidwai JR. Insulin like activity in (-) epicatechin. Acta Diabetol Lat. 1989 Oct-Dec;26(4):291-300.
145 Rizvi SI, Abu Zaid M, Suhail M. Insulin-mimetic effect of (-) epicatechin on osmotic fragility of human erythrocytes. Indian J Exp Biol. 1995 Oct;33(10):791-2.
146 Svoboda R. 1992. Ayurveda: Life, Healthy, and Longevity. London: Arkana
147 Murray, Michael, and Pizzorno, Joseph, Encyclopedia of Natural Medicine, Prima, Rocklin, California, 1998.
148 [No authors listed] Flexible dose open trial of Vijayasar in cases of newly-diagnosed non-insulin-dependent diabetes mellitus. Indian Council of Medical Research (ICMR), Collaborating Centres, New Delhi. Indian J Med Res. 1998 Jul;108:24-9.
149 Dr. MC Pandey, Prof. PV Sharma. Hypoglycaemic effect of bark of pterocarpus marsupium roxb. The Medicine & Surgery 15 November 1975 p. 21-23.
150 Jahromi MA, Ray AB. Antihyperlipidemic effect of flavonoids from Pterocarpus marsupium. J Nat Prod. 1993 Jul;56(7):989-94.
151 Al-Hindawi, M.K., I.H. Al-Deen, M.H. Nabi, and M.H. Ismail. 1989. Anti-inflammatory activity of some Iraqi plants using intact rats. *J Ethnopharmacol.* Sep; 26(2):163-8
152 Abdel-Magied EM, Abdel-Rahman HA, Harraz FM. The effect of aqueous extracts of Cynomorium coccineum and Withania somnifera on testicular development in immature Wistar rats. *J Ethnopharmacol* 2001 Apr;75(1):1-4
153 Kuppurajan K, et al, J Res Ayu Sid, 1, 1980:247. [from: Bone K, "Withania somnifera", *Clinical Applications of Ayurvedic and Chinese Herbs,* (Queensland, Australia: Phytotherapy Press), 1996:137-41.]

154 Mishra LC, Singh BB, Dagenais S. Scientific basis for the therapeutic use of Withania somnifera (ashwagandha): a review. Altern Med Rev 2000 Aug;5(4):334-46
155 Archana R, Namasivayam A. Antistressor effect of Withania somnifera. J Ethnopharmacol 1999 Jan;64(1):91-3
156 Singh B, Saxena AK, Chandan BK, Gupta DK, Bhutani KK, Anand KK. Adaptogenic activity of a novel, withanolide-free aqueous fraction from the roots of Withania somnifera Dun. Phytother Res 2001 Jun;15(4):311-318
157 Venkatraghavan S, et al, J Res Ayu Sid, 1, 1980:370. [from: Bone K, "Withania somnifera", *Clinical Applications of Ayurvedic and Chinese Herbs,* (Queensland, Australia: Phytotherapy Press), 1996:137-41.]
158 Jain S, Shukla SD, Sharma K, Bhatnagar M. Neuroprotective Effects of Withania somnifera Dunn. in Hippocampal Sub-regions of Female Albino Rat. Phytother Res 2001 Sep;15(6):544-548
159 Dhuley JN. Adaptogenic and cardioprotective action of ashwagandha in rats and frogs. J Ethnopharmacol 2000 Apr;70(1):57-63
160 Bhattacharya SK, Bhattacharya A, Chakrabarti A. Adaptogenic activity of Siotone, a polyherbal formulation of Ayurvedic rasayanas. Indian J Exp Biol 2000 Feb;38(2):119-28
161 Bhattacharya SK, Bhattacharya A, Sairam K, Ghosal S. Anxiolytic-antidepressant activity of Withania somnifera glycowithanolides: an experimental study. Phytomedicine 2000 Dec;7(6):463-9
162 Dhuley JN. Nootropic-like effect of ashwagandha (Withania somnifera L.) in mice. Phytother Res 2001 Sep;15(6):524-528
163 Dhuley JN.Adaptogenic and cardioprotective action of ashwagandha in rats and frogs. J Ethnopharmacol 2000 Apr;70(1):57-63
164 Bhattacharya A, Ghosal S, Bhattacharya SK. Anti-oxidant effect of Withania somnifera glycowithanolides in chronic footshock stress-induced perturbations of oxidative free radical scavenging enzymes and lipid peroxidation in rat frontal cortex and striatum. J Ethnopharmacol 2001 Jan;74(1):1-6
165 Davis L, Kuttan G. Immunomodulatory activity of Withania somnifera. J Ethnopharmacol 2000 Jul;71(1-2):193-200 Amala Cancer Research Centre, Amala Nagar P.O., 630 553, Kerala, Thrissur, India.
166 Prakash J, Gupta SK, Kochupillai V, Singh N, Gupta YK, Joshi S. Chemopreventive activity of Withania somnifera in experimentally induced fibrosarcoma tumours in Swiss albino mice. Phytother Res 2001 May;15(3):240-244
167 Devi PU Withania somnifera Dunal (Ashwagandha): potential plant source of a promising drug for cancer chemotherapy and radiosensitization. Indian-J-Exp-Biol. 1996 Oct; 34(10): 927-32
168 Kanth, V.R., and P.V. Diwan. 1999. Analgesic, antiinflammatory and hypoglycaemic activities of *Sida cordifolia. Phytother Res.* Feb;13(1):75-7
169 Nadkarni, Dr. K.M. 1976. *The Indian Materia Medica, with Ayurvedic, Unani and Home Remedies.* Revised and enlarged by A.K. Nadkarni. 1954. Reprint. Bombay: Bombay Popular Prakashan PVP., p.1135.
170 Nadkarni, Dr. K.M. 1976. The Indian Materia Medica, with Ayurvedic, Unani and Home Remedies. Revised and enlarged by A.K. Nadkarni. 1954. Reprint. Bombay: Bombay Popular Prakashan PVP. P.1135.
171 Duke, James. 1999. Chemicals and their Biological Activities in: Sida rhombifolia L. (Malvaceae) Broomweed, Teaplant. Http://www.ars-grin.gov/cgi-bin/duke/farmacy2.pl. Agricultural Research Service (ARS), United States Department of Agriculture.
172 Nadkarni, Dr. K.M. 1976. The Indian Materia Medica, with Ayurvedic, Unani and Home Remedies. Revised and enlarged by A.K. Nadkarni. 1954. Reprint. Bombay: Bombay Popular Prakashan PVP. P.1137.
173 Nadkarni, Dr. K.M. 1976. The Indian Materia Medica, with Ayurvedic, Unani and Home Remedies. Revised and enlarged by A.K. Nadkarni. 1954. Reprint. Bombay: Bombay Popular Prakashan PVP. P.1137.
174 Varrier, P.S. 1996. *Indian Medicinal Plants: A Compendium of 500 species.* Edited by PK Warrier, VPK Nambiar and C Ramankutty. vol 5. Hyderabad: Orient Longman. P. 135.
175 Nadkarni, Dr. K.M. 1976. The Indian Materia Medica, with Ayurvedic, Unani and Home Remedies. Revised and enlarged by A.K. Nadkarni. 1954. Reprint. Bombay: Bombay Popular Prakashan PVP. P.1137.
176 Berberine. *Altern Med Rev* 2000 Apr;5(2):175-7
177 Iizuka N, Miyamoto K, Okita K, Tangoku A, Hayashi H, Yosino S, Abe T, Morioka T, Hazama S, Oka M Inhibitory effect of Coptidis Rhizoma and berberine on the proliferation of human esophageal cancer cell lines. *Cancer Lett* 2000 Jan 1;148(1):19-25
178 Lin JG, Chung JG, Wu LT, Chen GW, Chang HL, Wang TF Effects of berberine on arylamine N-acetyltransferase activity in human colon tumor cells. *Am J Chin Med* 1999;27(2):265-75
179 Grippa E, Valla R, Battinelli L, Mazzanti G, Saso L, Silvestrini B Inhibition of Candida rugosa lipase by berberine and structurally related alkaloids, evaluated by high-performance liquid chromatography. *Biosci Biotechnol Biochem* 1999 Sep;63(9):1557-62
180 Halder RK, Neogi NC, Rathor RS. Pharmacological investigations on Berberine hydrochloride. Ind. J. Pharmacol. 1970; 2:26.
181 Bhide, M. B. and Dutta, N. K. The antagonist action of berberine hydrochloride against certain biogenic substances, Ind. J. Physiol. Pharmacol., 12: 19-22, 1968
182 Nadkarni, Dr. K.M. 1976. The Indian Materia Medica, with Ayurvedic, Unani and Home Remedies. Revised and enlarged by A.K. Nadkarni. 1954. Reprint. Bombay: Bombay Popular Prakashan PVP. p. 947-8.
183 Thyagarajan SP, Subramanian S, Thirunalasundar Total Effect of Phyllanthus amarus on chronic carriers of hepatitis B virus. Lancet 1988: ii: pp.764–6
184 Kapoor LD. *Handbook of Ayurvedic Medicinal Plants.* Boca Raton, FL. CRC Press; 1990
185 Anand KK, Singh B, Saxena AK, Chandan BK, Gupta VN, Bhardwaj V3,4,5-Trihydroxy benzoic acid (gallic acid), the hepatoprotective principle in the fruits of Terminalia belerica-bioassay guided activity. *Pharmacol Res* 1997 Oct;36(4):315-21
186 Shaila HP, Udupa AL, Udupa SL Preventive actions of Terminalia belerica in experimentally induced atherosclerosis. *Int J Cardiol* 1995 Apr;49(2):101-6
187 Aegle marmelos Monograph, Himalaya Healthcare, http://www.himalayahealthcare.com/herbfinder/h_aegle.htm
188 Singh A Rao AR Evaluation of the modulatory influence of black pepper (Piper nigrum, L.) on the hepatic detoxication system. Cancer-Lett. 1993 Aug 16; 72(1-2): 5-9
189 Kaoul I and A Kapil. *Evaluation of the liver protective potential of piperine, an active principal of black and long peppers.*Planta Medica 1993. 59: 413-417.
190 Shanmugasundaram KR et al, *Amritabindu for depletion of antioxidants. Journal of Ethnopharmacology.* 1994. 42(2): 83-93.
191 Liao S; Hiipakka RA Selective inhibition of steroid 5 alpha-reductase isozymes by tea epicatechin-3-gallate and epigallocatechin-3-gallate. Biochem Biophys Res Commun, 1995 Sep 25, 214:3, 833-8
192 Gupta S, Ahmad N, Mohan RR, Husain MM, Mukhtar H Prostate cancer chemoprevention by green tea: in vitro and in vivo inhibition of testosterone-mediated induction of ornithine decarboxylase. *Cancer Res* 1999 May1;59(9):2115-20
193 *Mayo Clin Health Lett* 1999 Apr;17(4):4 Ingredient in green tea kills prostate cancer cells, study finds.
194 Masami Suganuma, Sachiko Okabe, Yasuko Kai, Naoko Sueoka, Eisaburo Sueoka, and Hirota Fujiki Synergistic Effects of (-)-Epigallocatechin Gallate with (-)-Epicatechin, Sulindac, or Tamoxifen on Cancer-preventive Activity in the Human Lung Cancer Cell Line PC-9 CANCER RESEARCH 59, 44-47, January 1, 1999]
195 Rasheed A, Haider M Antibacterial activity of Camellia sinensis extracts against dental caries. *Arch Pharm Res* 1998 Jun;21(3):348-52
196 Otake S, Makimura M, Kuroki T, Nishihara Y, Hirasawa M Anticaries effects of polyphenolic compounds from Japanese green tea. *Caries Res* 1991;25(6):438-43
197 Rasheed A, Haider M Antibacterial activity of Camellia sinensis extracts against dental caries. *Arch Pharm Res* 1998 Jun;21(3):348-52

198 Van Het Hof KH, Wiseman SA, Yang CS, Tijburg LB Plasma and lipoprotein levels of tea catechins following repeated tea consumption. *Proc Soc Exp Biol Med* 1999 Apr;220(4):203-9

199 Stensvold I, Tverdal A, Solvoll K, Foss OP. Tea consumption. relationship to cholesterol, blood pressure, and coronary and total mortality. Prev Med 1992 Jul;21(4):546-53

200 Han LK, Takaku T, Li J, Kimura Y, Okuda H Anti-obesity action of oolong tea. *Int J Obes Relat Metab Disord* 1999 Jan;23(1):98-105

201 Dulloo AG, Duret C, Rohrer D, Girardier L, Mensi N, Fathi M, Chantre P, Vandermander J. Efficacy of a green tea extract rich in catechin polyphenols and caffeine in increasing 24-h energy expenditure and fat oxidation in humans. Am J Clin Nutr 1999 Dec;70(6):1040-5

202 Kono S, Shinchi K, Ikeda N, Yanai F, Imanishi K. Green tea consumption and serum lipid profiles: a cross-sectional study in northern Kyushu, Japan. Prev Med 1992 Jul;21(4):526-31

203 Hu, Z. (1992) Mitogenic activity of (-) epigallocatechin gallate on B-cells and investigation of structure-function relationship. *Int. J. Immunopharmacol.* 14 : 1399-1407.

204 Ryu, E. (1982) Prophylactic effect of tea on pathogenic microorganism infection to animals and humans. *Int. J. Zoonoses.* 9 : 126-131.

205 Clark KJ, Grant PG, Sarr AB, Belakere JR, Swaggerty CL, Phillips TD, Woode GN An in vitro study of theaflavins extracted from black tea to neutralize bovine rotavirus and bovine coronavirus infections. *Vet Microbiol* 1998 Oct;63(2-4):147-57

206 Nakane, H. and Ono,K. (1989) Differential inhibition of HIV-reverse transcriptase and various DNA and RNA polymerases by some catechin derivatives. Nucleic Acids Research, Symposium series 21, 115.

207 TS Yam, JM Hamilton-Miller, S Shah, The effect of a component of tea (Camellia sinensis) on methicillin resistance, PBP2' synthesis, and beta-lactamase production in Staphylococcus aureus. J. Antimicrob. Chemother. 1998 42: 211-216

208 Shetty, M. et al 1994 Antibacterial activity of tea (*Camellia sinensis*) and coffee (Coffee arabica) with specialreference to *Salmonella typhimurium. J. Commun. Dis.* 26: 147-150.

209 Conney, A.H., et al. "Inhibitory effect of green tea on tumorigenesis by chemicals and ultraviolet light," Prev Med, 21(3): 361-69, May 1992.

210 Sohn OS; Surace A; Fiala ES; Richie JP Jr; Colosimo S; Zang E; Weisburger JH Effects of green and black tea on hepatic xenobiotic metabolizing systems in the male F344 rat. Xenobiotica 1994 Feb; 24 (2): 119-27

211 Liao S; Hiipakka RA Selective inhibition of steroid 5 alpha-reductase isozymes by tea epicatechin-3-gallate and epigallocatechin-3-gallate. Biochem Biophys Res Commun, 1995 Sep 25, 214:3, 833-8

212 Sadakata, S. Et al. (1995). Mortality among female practitioners of Chanyou (Japanese tea ceremony). *Tohoku J. Exp. Med.* 166:475-477.

213 Rai D, Bhatia G, Palit G, Pal R, Singh S, Singh HK. Adaptogenic effect of Bacopa monniera (Brahmi). Pharmacol Biochem Behav. 2003 Jul; 75(4): 823-30.

214 Chowdhuri DK, Parmar D, Kakkar P, Shukla R, Seth PK, Srimal RC. Antistress effects of bacosides of Bacopa monnieri: modulation of Hsp70 expression, superoxide dismutase and cytochrome P450 activity in rat brain. Phytother Res. 2002 Nov; 16(7): 639-45.

215 Kidd PM.A review of nutrients and botanicals in the integrative management of cognitive dysfunction. Altern Med Rev 1999 Jun;4(3):144-61

216 Roodenrys S, Booth D, Bulzomi S, Phipps A, Micallef C, Smoker J. Chronic effects of Brahmi (Bacopa monnieri) on human memory. Neuropsychopharmacology. 2002 Aug; 27(2): 279-81.

217 Singh, R.H. and Singh, L.(1980). Studies on the anti-anxiety effect of the Medhya Rasayana drug Brahmi *(Bacopa monniera Wet.)- Part 1. J. Res. Ayurveda and Siddha* 1:133-148

218 Ashok D.B. Vaidya, The Status And Scope Of Indian Medicinal Plants Acting On Central Nervous System Indian J Pharmacol 1997; 29: S340-S343

219 Quadri A.A., Mentat (BR-16A) in mentally retarded children with behavioural problems. *Current Medical Practice* 1993; (37): 121-125

220 Agrawal, A., Gupta, U., Dixit, S.P., Dubey, G.P. (1993) Management of mental deficiency by an indigenous drug Brahmi. Pharmacopsychoecologia, Vol 6(1) 1-5.

221 Quadri A.A., Mentat (BR-16A) in mentally retarded children with behavioural problems. *Current Medical Practice* 1993; (37): 121-125

222 Sharma R, Chaturvedi C, Tewari PV. Efficacy of Bacopa monniera in revitalizing intellectual functions in children. J Res Edu Ind Med 1987:1-12.

223 Negi, K.S. et al. (2000) Indian Journal of Psychiatry, Vol 42 April, Supplement, http://www.ijponline.org/indIJP-%20PsychoPharmacology.html

224 Mukherjee, GD and Dey, CD (1968) Comparative study on the antiepileptic action of some common phytoproducts. Journal of Experimental Medical Sciences.11(4):82-85

225 Vohora D, Pal SN, Pillai KK.Protection from phenytoin-induced cognitive deficit by Bacopa monniera, a reputed Indian nootropic plant. J Ethnopharmacol 2000 Aug;71(3):383-90

226 Tripathi YB Chaurasia S Tripathi E Upadhyay A Dubey GP Bacopa monniera Linn. as an antioxidant: mechanism of action. Indian-J-Exp-Biol. 1996 Jun; 34(6): 523-6 1996

227 Russo A, Izzo AA, Borrelli F, Renis M, Vanella A. Free radical scavenging capacity and protective effect of Bacopa monniera L. on DNA damage. Phytother Res. 2003 Sep; 17(8): 870-5.

228 Nadkarni, Dr. K.M. 1976. *The Indian Materia Medica, with Ayurvedic, Unani and Home Remedies.* Revised and enlarged by A.K. Nadkarni. 1954. Reprint. Bombay: Bombay Popular Prakashan PVP. p. 469

229 Saxena, A.K. et al. 1993. Hepatoprotective effects of Eclipta alba on subcellular levels in rats.
J Ethnopharmacol. Dec;40(3):155-61

230 Singh B, Saxena AK, Chandan BK, Agarwal SG, Anand KK. In vivo hepatoprotective activity of active fraction from ethanolic extract of Eclipta alba leaves. Indian J Physiol Pharmacol. 2001 Oct;45(4):435-41.

231 Frawley, David and Vasant Lad. 1986. *The Yoga Of Herbs: An Ayurvedic Guide to Herbal Medicine.* Twin Lakes, WI: Lotus Press. P. 163.

232 Dash, Bhagwan. *Materia Medica of Ayurveda.* New Delhi: B. Jain Publishers. 1991. p.82

233 Eclipta Monograph, Himalaya Herbal Healthcare, http://www.himalayahealthcare.com/herbfinder/h_eclipt.htm

234 Kumari CS, Govindasamy S, Sukumar E. Lipid lowering activity of Eclipta prostrata in experimental hyperlipidemia. J Ethnopharmacol. 2006 Jan 4; [Epub ahead of print]

235 Charaka Samhita Ci 10.27

236 Srikantha Murthy, K.R. *Vagbhata's Astanga Hrdayam.* vol. 3. Varanasi: Krishnadas Academy. 1995. p. 387

237 Entrevista personal

238 Weiss, Rudolf. 1988. *Herbal Medicine.* Translated by A.R. Meuss. Beaconsfield, England: Beaconsfield Publishers.

239 Menon M.K. and P.C. Dandiya. 1967. The mechanism of the tranquillizing action of asarone from Acorus calamus Linn. J Pharm Pharmacol. Mar;19(3):170-5

240 Miller, Richard Alan. 1993. *The Magical and Ritual use of Herbs.* Rochester, Vermont: Destiny Books. P. 58.

241 deJager, Prashanti, Medhya Herbs and Therapies, *Light on Ayurveda,* IV: 3 (Spring 2005).

242 deJager, Prashanti, Medhya Herbs and Therapies, *Light on Ayurveda,* IV: 3 (Spring 2005).

243 Comunicación personal con Michael Tierra

244 Comunicación personal con Karta Purkh Singh Khalsa

245 Al-Zuhair H, el-Sayeh B, Ameen HA, al-Shoora H Pharmacological studies of cardamom oil in animals. *Pharmacol Res* 1996 Jul-Aug;34(1-2):79-82

246 Black Cardamom Monograph, Gemot Kinzer's Spice Pages, http://www.kfunigraz.ac.at/~katzer/engl/Amom_sub.html

247 Kapoor, L. D., CRC *Handbook of Ayurvedic Medicinal Plants*

248 Tierra, Michael and Lesley, *Overview: Planetary Herbology* www.planetherbs.com

249 Tierra, Michael and Lesley, *Overview Planetary Herbology* http://www.planetherbs.com/articles/introduction_to_planetary_herbol.htm

250 Johari, Harish. *Ayurvedic Massage.* Healing Arts. Rochester, 1996.

251 Alternative Medicine Online http://library.thinkquest.org/24206/ayurvedamedicine. html?tqskip1=1&tqtime=0529#common

252 Lad, Vasant, *The Complete Book of Ayurvedic Home Remedies,* Harmony Books, New York, 1998, p.202

253 Frawley, David. Ayurvedic Healing, Lotus Press: Twin Lakes, WI

254 Conferencia de Yogi Bhajan 8/13/76

255 Bensky, Dan, and Gamble, Andrew, *Chinese Materia Medica,* Eastland Press, Seattle, 1986.

256 Hu CQ Chen K Shi Q Kilkuskie RE Cheng YC Lee KH Anti-AIDS agents, 10. Acacetin-7-O-beta-Dgalactopyranoside, an anti-HIV principle from Chrysanthemum morifolium and a structure-activity correlation with some related flavonoids. J-Nat-Prod. 1994 Jan; 57(1): 42-51

257 Wang HK, Xia Y, Yang ZY, Natschke SL, Lee KH Recent advances in the discovery and development of flavonoids and their analogues as antitumor and anti-HIV agents. *Adv Exp Med Biol* 1998;439:191-225

258 Dhuley JN Anti-oxidant effects of cinnamon (Cinnamomum verum) bark and greater cardamom (Amomum subulatum) seeds in rats fed high fat diet. *Indian J Exp Biol* 1999 Mar;37(3):238-42

259 Mancini-Filho J, Van-Koiij A, Mancini DA, Cozzolino FF, Torres RP Antioxidant activity of cinnamon (Cinnamomum Zeylanicum, Breyne) extracts. *Boll Chim Farm* 1998 Dec;137(11):443-7

260 Kurokawa M, Kumeda CA, Yamamura J, Kamiyama T, Shiraki K Antipyretic activity of cinnamyl derivatives and related compounds in influenza virus-infected mice. *Eur J Pharmacol* 1998 May 1;348(1):45-51

261 Jennifer Wurges, Cinnamon bark, Gale Encyclopedia of Alternative Medicine,
http://www.findarticles.com/cf_0/g2603/0000/2603000034/p1/article.jhtml

262 Eugene Zampieron, ND, Cinnamon.(therapeutic uses) Healthy & Natural Journal Dec, 2000
http://www.findarticles.com/cf_0/m0HKL/6_7/76471212/p1/article.jhtml

263 Monograph- Cinnamon, Bastyr University Department of Botanical Medicine

264 Peter Landau, *Cinnamon Found to Kill Deadly E.coli Bacteria.* Chemical Market Reporter, August 23, 1999 http://www.findarticles.com/cf_0/m0FVP/8_256/55549452/p1/article.jhtml

265 Inouye S, Yamaguchi H, Takizawa T., Screening of the antibacterial effects of a variety of essential oils on respiratory tract pathogens, using a modified dilution assay method. J Infect Chemother 2001 Dec;7(4):251-4

266 Chang ST, Chen PF, Chang SC. Antibacterial activity of leaf essential oils and their constituents from Cinnamomum osmophloeum. J Ethnopharmacol 2001 Sep;77(1):123-7Department of Forestry, National Taiwan University, No 1

267 Judy Mcbride, Cinnamon Extracts Boost Insulin Sensitivity. (Agricultural Research Service) July, 2000 http://www.findarticles.com/cf_0/m3741/7_48/63986959/p1/article.jhtml

268 Lee Scheier, *Salicylic acid: One more reason to eat your fruits and vegetables.* (For Your Information). Journal of the American Dietetic Association Dec, 2001 http://www.findarticles.com/cf_0/m0822/12_101/80949235/p1/article.jhtml

269 Patti Woods-Lavoie Heating Things Up (in the Kitchen), Better Nutrition, Feb, 2001, http://www.findarticles.com/cf_0/m0FKA/2_63/78476721/print.jhtml

270 http://www.medsupport.org/brainscents.htm

271 Comunicación personal from Yogi Bhajan with Karta Purkh Singh Khalsa

272 Arai I, Amagaya S, Komatsu Y, Okada M, Hayashi T, Kasai M, Arisawa M, Momose Y Improving effects of the extracts from Eugenia uniflora on hyperglycemia and hypertriglyceridemia in mice. *J Ethnopharmacol* 1999 Dec 15;68(1-3):307-14

273 Coleus Monograph, DiagnoseMe, http://www.diagnose-me.com/treat/T390160.html

274 Seamon, K.B., and Daly, J.W. Forkskolin: A unique diterpene activator of cAMP-generating systems. J. Cyclic Nucleotide Research 7 (1981): 201-24

275 Coleus Monograph, GrowGreen Bio Sciences, http://www.growgreen.in/medicinal-herbs.html

276 Badmaev, Vladimir, Majeed, Muhammed, Ayurvedic herb Coleus forskohlii shows promise in enhancing lean body mass, Health Supplement Retailer, http://www.hsrmagazine.com/articles/071feat3.html

277 Han LK, Morimoto C, Yu RH, Okuda H. Effects of Coleus forskohlii on fat storage in ovariectomized rats. Yakugaku Zasshi. 2005 May;125(5):449-53.

278 Chithra V, Leelamma S Coriandrum sativum changes the levels of lipid peroxides and activity of antioxidant enzymes in experimental animals. *Indian J Biochem Biophys* 1999 Feb;36(1):59-61

279 Cumin Monograph, Encyclopedia of Spices, The Epicentre, http://www.theepicentre.com/Spices/cumin.html

280 Nadkarni, AK, Indian Materia Medica, Popular Prakashan, Bombay, 1976, p.1195.

281 Murray, Michael, and Pizzorno, Joseph, Encyclopedia of Natural Medicine, Prima, Rocklin, California, 1998.

282 Baba K et al. Antitumor activity of hot water extract of dandelion, *Taraxacum officinale-* correlation between antitumor activity and timing of administration. *Yagugaku Zasshi* 1981; 101: 583-43.

283 McDaniel, Douglas, "Traditional Chinese Specific Condition Review: Mastitis," *Protocol Journal of Botanical Medicine,* Spring, 1996, p.76.

284 Bensky, Dan, and Gamble, Andrew, *Chinese Materia Medica,* Eastland Press, Seattle, 1986, p.129.

285 Baba K et al. Antitumor activity of hot water extract of dandelion, *Taraxacum officinale-* correlation between antitumor activity and timing of administration. Yagugaku Zasshi 1981; 101: 583-43.

286 Yu Tiao-zhong, "Herba Taraxaci Mongolici Cum Radice (Pu Gong Ying) as the Main Treatment in Gynecological Recalcitrant, Difficult Conditions", Xin Zhong Yi *(New Chinese Medicine),* #5, 1996, p.46

287 Stansbury, Jill, "Botanical Therapies for Fibrocystic Breast Disease," Medical Herbalism, Summer 1997, p.1.

288 Stansbury, Jill, "Botanical Therapies for Fibrocystic Breast Disease," Medical Herbalism, Summer 1997, p.1.

289 Abdul Ghani AS Amin R The vascular action of aqueous extracts of Foeniculum vulgare leaves. JEthnopharmacol. 1988 Dec; 24(2-3): 213-8

290 Tanira MOM, Shah AH, Mohsin A, et al. Pharmacological and toxicological investigations on *Foeniculum vulgare* dried fruit extract in experimental animals. *Phytother Res* 1996;10:33-6.

291 Vasudevan K, Vembar S, Veeraraghavan K, Haranath PS Influence of intragastric perfusion of aqueous spice extracts on acid secretion in anesthetized albino rats. *Indian J Gastroenterol* 2000 Apr-Jun;19(2):53-6

292 Falcao, Ronnie, LM, MS, Breastfeeding, http://www.gentlebirth.org/archives/bestfeed.html

293 Organic Mother's Milk, Traditional Medicinals, http://www.traditionalmedicinals.com/?id=30&pid=14 294 Zia T, Hasnain SN, Hasan SK. Evaluation of the oral hypoglycaemic effect of Trigonella foenum-graecum L. (methi) in normal mice. J Ethnopharmacol 2001 May;75(2-3):191-195

295 Platel K, Srinivasan K. Influence of dietary spices and their active principles on pancreatic digestive enzymes in albino rats. Nahrung 2000 Feb;44(1):42-46

296 Balabanov P, Karamanos AP. Central effects of AC-1 and TFG-1. Folia Med (Plovdiv) 1998;40(3BSuppl 3):110-113

297 Taylor WG, Elder JL, Chang PR, Richards KW. Microdetermination of diosgenin from fenugreek (Trigonella foenum-graecum) seeds. J Agric Food Chem 2000 Nov;48(11):5206-5210
298 Murakami T, Kishi A, Matsuda H, Yoshikawa M. Medicinal foodstuffs. XVII. Fenugreek seed. (3): structures of new furostanol-type steroid saponins, trigoneosides Xa, Xb, XIb, XIIa, XIIb, and XIIIa, from the seeds of Egyptian Trigonellafoenum-graecum L. Chem Pharm Bull (Tokyo) 2000 Jul;48(7):994-1000
299 Sharma RD, Sarkar A, Hazra DK, et al. Use of fenugreek seed powder in the management of non-insulin dependent diabetes mellitus. *Nutr Res.* 1996;16:1331–1339.
300 Madar Z, Abel R, Samish S, Arad J. Glucose-lowering effect of fenugreek in non-insulin dependent diabetics. Eur J Clin Nutr 1988 Jan;42(1):51-54
301 Sharma RD, Raghuram TC, Rao NS. Effect of fenugreek seeds on blood glucose and serum lipids in type I diabetes. Eur J Clin Nutr 1990 Apr;44(4):301-306
302 Broca C, Manteghetti M, Gross R, Baissac Y, Jacob M, Petit P, Sauvaire Y, Ribes G. 4-Hydroxyisoleucine: effects of synthetic and natural analogues on insulin secretion. Eur J Pharmacol 2000 Mar 3;390(3):339-345 303 Broca C, Gross R, Petit P, Sauvaire Y, Manteghetti M, Tournier M, Masiello P, Gomis R, Ribes G. 4- Hydroxyisoleucine: experimental evidence of its insulinotropic and antidiabetic properties. Am J Physiol 1999 Oct;277(4 Pt 1):E617-E623
304 Sauvaire Y, Petit P, Broca C, Manteghetti M, Baissac Y, Fernandez-Alvarez J, Gross R, Roye M, Leconte A, Gomis R, Ribes G. 4-Hydroxyisoleucine: a novel amino acid potentiator of insulin secretion. Diabetes 1998 Feb;47(2):206-210
305 Sharma RD, et al. Hypolipidaemic effect of fenugreek seeds: a chronic study in non-insulin dependent diabetic patients. Phytother Res 1996;10:332-4.
306 Ravikumar P, Anuradha CV. Effect of fenugreek seeds on blood lipid peroxidation and antioxidants in diabetic rats. Phytother Res 1999 May;13(3):197-201
307 Sowmya P, Rajyalakshmi P. Hypocholesterolemic effect of germinated fenugreek seeds in human subjects. Plant Foods Hum Nutr 1999;53(4):359-365
308 Evans AJ, Hood RL, Oakenfull DG, Sidhu GS. Relationship between structure and function of dietary fibre: a comparative study of the effects of three galactomannans on cholesterol metabolism in the rat. Br J Nutr 1992 Jul;68(1):217-229
309 Fenugreek, The Natural Pharmacist, http://www.tnp.com/encyclopedia/substance/45
310 Choudhary D, Chandra D, Choudhary S, Kale RK. Modulation of glyoxalase, glutathione S-transferase and antioxidant enzymes in the liver, spleen and erythrocytes of mice by dietary administration of fenugreek seeds. Food Chem Toxicol 2001 Oct;39(10):989-997
311 Sur P, Das M, Gomes A, Vedasiromoni JR, Sahu NP, Banerjee S, Sharma RM, Ganguly DK. Trigonella foenum graecum (fenugreek) seed extract as an antineoplastic agent. Phytother Res 2001 May;15(3):257-259
312 Schmidt, Michael A., *Smart Fats,* North Atlantic Books, Berkeley, California, 1997
313 Silagy CA, Neil HA. A meta-analysis of the effect of garlic on blood pressure. J Hypertens 1994 Apr;12(4):463-8
314 Auer W, Eiber A, Hertkorn E, Hoehfeld E, Koehrle U, Lorenz A, Mader F, Merx W, Otto G, Schmid-Otto B, et al. Hypertension and hyperlipidaemia: garlic helps in mild cases. Br J Clin Pract Suppl 1990 Aug;69:3-6
315 Steiner M, Khan AH, Holbert D, Lin RI. A double-blind crossover study in moderately hypercholesterolemic men that compared the effect of aged garlic extract and placebo administration on blood lipids. Am J Clin Nutr 1996 Dec;64(6):866-70
316 Jonkers D, van den Broek E, van Dooren I, Thijs C, Dorant E, Hageman G, Stobberingh E Antibacterial effect of garlic and omeprazole on Helicobacter pylori. *J Antimicrob Chemother* 1999 Jun;43(6):837-9
317 Kasuga S, Ushijima M, Morihara N, Itakura Y, Nakata Y [Effect of aged garlic extract (AGE) on hyperglycemia induced by immobilization stress in mice]. *Nippon Yakurigaku Zasshi* 1999 Sep;114(3):191-7
318 Kumar GR, Reddy KP Reduced nociceptive responses in mice with alloxan induced hyperglycemia after garlic (Allium sativum Linn.) treatment. *Indian J Exp Biol* 1999 Jul;37(7):662-6
319 Arora DS, Kaur J Antimicrobial activity of spices. *Int J Antimicrob Agents* 1999 Aug;12(3):257-62.
320 Deshpande RG, Khan MB, Bhat DA, Navalkar RG Inhibition of Mycobacterium avium complex isolates from AIDS patients by garlic (Allium sativum). *J Antimicrob Chemother* 1993 Oct;32(4):623-6
321 Abdullah TH In vitro efficacy of a compound derived from garlic against Pneumocystis carinii. *J Natl Med Assoc* 1996 Nov;88(11):694, 704
322 Lee JH, Kang HS, Roh J Protective effects of garlic juice against embryotoxicity of methylmercuric chloride administered to pregnant Fischer 344 rats. *Yonsei Med* J 1999 Oct;40(5):483-9.
323 Helen A, Rajasree CR, Krishnakumar K, Augusti KT, Vijayammal PL Antioxidant role of oils isolated from garlic (Allium sativum Linn) and onion (Allium cepa Linn) on nicotine-induced lipid peroxidation. *Vet Hum Toxicol* 1999 Oct;41(5):316-9
324 Balasenthil S, Arivazhagan S, Ramachandran CR, Nagini S Effects of garlic on 7,12-Dimethylbenz[a]anthraceneinduced hamster buccal pouch carcinogenesis. *Cancer Detect Prev* 1999;23(6):534-8.
325 Chung JG Effects of garlic components diallyl sulfide and diallyl disulfide on arylamine N-acetyltransferase activity in human bladder tumor cells. *Drug Chem Toxicol* 1999 May;22(2):343-58.
326 Denisov LN, Andrianova IV, Timofeeva SS [Garlic effectiveness in rheumatoid arthritis]. *Ter Arkh* 1999;71(8):55-8
327 Conferencia de Yogi Bhajan 4/11/83
328 Zhao C, Shichi H Prevention of acetaminophen-induced cataract by a combination of diallyl disulfide and Nacetylcysteine. *J Ocul Pharmacol Ther* 1998 Aug;14(4):345-55
329 Marz RW, Ismail C, Popp MA [Profile and effectiveness of a phytogenic combination preparation for treatment of sinusitis]. *Wien Med Wochenschr* 1999;149(8-10):202-8
330 Frawley, David, and Lad, Vasant, *The Yoga of Herbs,* Lotus Press, Twin Lakes, WI, 1986.
331 Ahmed RS Sharma SB Biochemical studies on combined effects of garlic (Allium sativum Linn) and ginger (Zingiber officinale Rosc) in albino rats. *Indian J Exp Biol.* 1997 Aug; 35(8): 841-3
332 Ernst E, Pittler MH. Efficacy of ginger for nausea and vomiting: a systematic review of randomized clinical trials. Br J Anaesth 2000 Mar;84(3):367-71.
333 McCaleb, Robert S., Herb Research Foundation Encyclopedia of Popular Herbs, Prima, Roseville, California, 2000.
334 M, Busse WR, Goldberg A, et al, eds. *The Complete German Commission E Monographs: Therapeutic Guide to Herbal Medicines.* Austin: American Botanical Council and Boston: Integrative Medicine Communications, 1998, 167.
335 Gupta YK, Sharma M. Reversal of pyrogallol-induced delay in gastric emptying in rats by ginger (Zingiber officinale).Methods Find Exp Clin Pharmacol 2001 Nov;23(9):501-3.
336 Vutyavanich T, Kraisarin T, Ruangsri RA. Ginger for nausea and vomiting in pregnancy: randomized, doublemasked, placebo-controlled trial. Obstet Gynecol., 2001; 97:577-82.
337 Keating A, Chez R. Ginger syrup as an anti emetic in early pregnancy, *Altern Ther Health Med* 2002;8:89-91.
338 Ginger. The Chopra Center, http://www.chopra.com/article.asp?program=general&id=25
339 Fuhrman B, Rosenblat M, Hayek T, Coleman R, Aviram M Ginger extract consumption reduces plasma cholesterol, inhibits LDL oxidation and attenuates development of atherosclerosis in atherosclerotic, apolipoprotein E-deficient mice. *J Nutr* 2000 May;130(5):1124-31.

340 Bhandari U, Sharma JN, Zafar R The protective action of ethanolic ginger (Zingiber officinale) extract in cholesterol fed rabbits. *J Ethnopharmacol* 1998 Jun;61(2):167-7.

341 Bordia A, Verma SK, Srivastava KC Effect of ginger (Zingiber officinale Rosc.) and fenugreek (Trigonella foenumgraecum L.) on blood lipids, blood sugar and platelet aggregation in patients with coronary artery disease. *Prostaglandins Leukot Essent Fatty Acids* 1997 May;56(5):379-84

342 Thomson M, Al-Qattan KK, Al-Sawan SM, Alnaqeeb MA, Khan I, Ali M. The use of ginger (Zingiber officinale Rosc.) as a potential anti-inflammatory and antithrombotic agent. Prostaglandins Leukot Essent Fatty Acids 2002 Dec;67(6):475-8.

343 Vimala S, Norhanom AW, Yadav M Anti-tumour promoter activity in Malaysian ginger rhizobia used in traditional medicine. *Br J Cancer* 1999 Apr;80(1-2):110-6

344 Lee E, Park KK, Lee JM, Chun KS, Kang JY, Lee SS, Surh YJ Suppression of mouse skin tumor promotion and induction of apoptosis in HL-60 cells by Alpinia oxyphylla Miquel (Zingiberaceae). *Carcinogenesis* 1998 Aug;19(8):1377-81

345 Park KK, Chun KS, Lee JM, Lee SS, Surh YJ Inhibitory effects of [6]-gingerol, a major pungent principle of ginger, on phorbol ester-induced inflammation, epidermal ornithine decarboxylase activity and skin tumor promotion in ICR mice. *Cancer Lett* 1998 Jul 17;129(2):139-44

346 Sharma JN, Srivastava KC, Gan EK Suppressive effects of eugenol and ginger oil on arthritic rats. *Pharmacology* 1994 Nov;49(5):314-8.

347 Srivastava KC, Mustafa T Ginger (Zingiber officinale) and rheumatic disorders. *Med Hypotheses* 1989 May;29(1):25- 8 348 Weinberg, Norma Pasekoff, *Natural and Herbal Remedies for Carpal Tunnel Syndrome* (Storey Books, Pownal Vermont, 2000)

349 Mustafa T, Srivastava KC. Ginger (Zingiber officinale) in migraine headache. J Ethnopharmacol 1990 Jul;29(3):267- 73.

350 Joanna Piatek, *Cooking with Ginger*, Digs Magazine.com http://www.digsmagazine.com/nourish/nourish_farmerjoginger. htm

351 http://www.culinarycafe.com/Spices_Herbs/Ginger.html

352 McCormick Spice Usage http://www.mccormick.com/content.cfm?id=10092

353 Uma Pradeep K, Geervani P, Eggum BO. Common Indian spices: nutrient composition, consumption and contribution to dietary value. Plant Foods Hum Nutr 1993 Sep;44(2):137-48

354 Phillips OA, Mathew KT, Oriowo MA. Antihypertensive and vasodilator effects of methanolic and aqueous extracts of Tribulus terrestris in rats. J Ethnopharmacol. 2006 Apr 6;104(3):351-5. Epub 2005 Nov 9.

355 1-TOP Capsules http://www.impotence-herbal.com/action.htm

356 Gauthaman K, Ganesan AP, Prasad RN. Sexual effects of puncturevine (Tribulus terrestris) extract (protodioscin): an evaluation using a rat model. J Altern Complement Med. 2003 Apr;9(2):257-65.

357 Vedavathy S, Rao KN. 1991. Antipyretic activity of six indigenous medicinal plants of Tirumala Hills, Andhra Pradesh, India. *Journal of Ethnopharmacology* 33(1-2): p 193-196.

358 Prince PS. Menon VP. Gunasekaran G. 1999. Hypolipidemic action of Tinospora cordifolia roots in alloxan diabetic rats. *Journal of Ethnopharmacology* 64(1): p 53-57.

359 Rao EV, Rao MV. 1981. Studies on the polysaccharide preparation (Guduchisatwa) derived from Tinospora cordifolia. *Indian Journal of Pharmaceutical Sciences* 43(May-Jun):103-106.

360 Nadkarni K. M. 1908. Indian Materia Medica Plants. Popular Prakashan Private Ltd., Bombay, India. 1908

361 Verma SK, Bordia A. Effect of Commiphora mukul (gum guggulu) in patients of hyperlipidemia with special reference to HDL-cholesterol. Indian J Med Res 1988 Apr;87:356-60

362 Satyavati GV. Gum guggul (Commiphora mukul)--the success story of an ancient insight leading to a modern discovery. Indian J Med Res 1988 Apr;87:327-35

363 Tripathi YB, Malhotra OP, Tripathi SN. Thyroid stimulating action of Z-guggulsterone obtained from Commiphora mukul. Planta Med 1984 Feb;(1):78-80

364 Satyavati GV, Dwarakanath C, Tripathi SN. Experimental studies on the hypocholesterolemic effect of Commiphora mukul. Engl. (Guggul). Indian J Med Res 1969 Oct;57(10):1950-62

365 Paranjpe P, Patki P, Patwardhan B. Ayurvedic treatment of obesity: a randomised double-blind, placebo-controlled clinical trial. J Ethnopharmacol 1990 Apr;29(1):1-11

366 Antonio J, Colker CM, Torina GC, et al. Effects of a standardized guggulsterone phosphate supplement on body composition in overweight adults: A pilot study. *Curr Ther Res* 1999;60:220-7.

367 Shanmugasundaram KR, Panneerselvam C, Sumudram P, Shanmugasundaram ERB. Insulinotropic activity of G. sylvestre, R.Br. and Indian medicinal herb used in controlling diabetes mellitus. Pharmacol Res Commun 1981;13:475–86.

368 Bishayee A, Chatterjee M. Hypolipidemic and antiatherosclerotic effects of oral Gymnema sylvestre R.Br. leaf extract in albino rats fed on a high fat diet. Phytother Res 1994;8:118–20.

369 The National Institute of Ayurvedic Medicine http://www.niam.com/

370 Baskaran K, Ahmath BK, Shanmugasundaram KR, Shanmugasundaram ERB. Antidiabetic effect of a leaf extract from Gymnema sylvestre in non-insulin-dependent diabetes mellitus patients. J Ethnopharmacol 1990;30:295–305.

371 Shanmugasundaram ER, Rajeswari G, Baskaran K, Rajesh Kumar BR, Radha Shanmugasundaram K, Kizar Ahmath B. Use of Gymnema sylvestre leaf extract in the control of blood glucose in insulin-dependent diabetes mellitus. J Ethnopharmacol. 1990 Oct;30(3):281-94.

372 Baskaran K, Kizar Ahamath B, Radha Shanmugasundaram K, Shanmugasundaram ER. Antidiabetic effect of a leaf extract from Gymnema sylvestre in non-insulin-dependent diabetes mellitus patients. J Ethnopharmacol. 1990 Oct;30(3):295-300.

373 Prakash AO, Mather S, Mather R. Effect of feeding Gymnema sylvestre leaves on blood glucose in beryllium nitrate treated rats. J Ethnopharmacol 1986;18:143-146.

374 Shanmugasundaram ER, Gopinath KL. Shanmugasundaram KR, Rojendran VM. Possible regeneration of the islets of Langerhans in streptozotocin-diabetic rats given Gymnema sylvestre leaf extracts. J Ethnopharmacol 1990;30:265-279.

375 Kapoor LD. *Handbook of Ayurvedic Medicinal Plants.* Boca Raton, FL. CRC Press; 1990:322

376 Jagtap AG, Karkera SG. Potential of the aqueous extract of Terminalia chebula as an anticaries agent. *J Ethnopharmacol.* 1999 Dec 15;68(1-3):299-306

377 Saleem A, Husheem M, Harkonen P, Pihlaja K. Inhibition of cancer cell growth by crude extract and the phenolics of Terminalia chebula retz. fruit. J Ethnopharmacol 2002 Aug;81(3):327-36

378 Suguna L, Singh S, Sivakumar P, Sampath P, Chandrakasan G. Influence of Terminalia chebula on dermal wound healing in rats. Phytother Res 2002 May;16(3):227-31

379 Odigie IP, Ettarh RR, Adigun SA. Chronic administration of aqueous extract of Hibiscus sabdariffa attenuates hypertension and reverses cardiac hypertrophy in 2K-1C hypertensive rats. J Ethnopharmacol. 2003 Jun;86(2-3):181-5.

380 Herrera-Arellano A, Flores-Romero S, Chavez-Soto MA, Tortoriello J. Effectiveness and tolerability of a standardized extract from Hibiscus sabdariffa in patients with mild to moderate hypertension: a controlled and randomized clinical trial. Phytomedicine. 2004 Jul;11(5):375-82.

381 Ali BH, Al Wabel N, Blunden G. Phytochemical, pharmacological and toxicological aspects of Hibiscus sabdariffa L.: a review. Phytother Res. 2005 May;19(5):369-75.

382 Jambolan Monograph, The New Crop Resource Online Program, Pudue University,
http://www.hort.purdue.edu/newcrop/morton/jambolan.html

383 Smith, Ed, Single Herb Extracts, http://www.herbaled.org/THM/Singles/jambul.html

384 Chakravarti, Sree, A Healer's Journey, Rudra Press, 1993
385 Jambul Mongraph, Ayurveda Marketplace, http://www.ayurveda-herbal-remedy.com/indian herbs/syzygiumcumini.html
386 Jones SM, Zhong Z, Enomoto N, Schemmer P, Thurman RG Dietary juniper berry oil minimizes hepatic reperfusion injury in the rat. *Hepatology*, 1998 Oct;28(4):1042-50
387 Caceres DD, Hancke JL, Burgos RA, Sandberg F, Wikman GK Use of visual analogue scale measurements (VAS) to asses the effectiveness of standardized Andrographis paniculata extract SHA-10 in reducing the symptoms of common cold. A randomized double blind-placebo study. *Phytomedicine*, 1999 Oct;6(4):217-23
388 Thom, E. Wollan, T. A controlled clinical study of Kanjang mixture in the treatment of uncomplicated upper respiratory tract infections PTR,-Phytother-res. Sussex : John Wiley & Sons. May 1997. v. 11 (3) p. 207-210. 1997 0951-418X
389 Chang RS, Ding L, Chen GQ, Pan QC, Zhao ZL, Smith KM Dehydroandrographolide succinic acid monoester as an inhibitor against the human immunodeficiency virus. *Proc Soc Exp Biol* Med 1991 May;197(1):59-66
390 Calabrese C, Berman SH, Babish JG, Ma X, Shinto L, Dorr M, Wells K, Wenner CA, Standish LJ A phase I trial of andrographolide in HIV positive patients and normal volunteers. *Phytother Res* 2000 Aug;14(5):333-8
391 Kokam Mon ograph, India Agro Industry, http://www.agriculture-industry-india.com/spices/kokam.html
392 Journal of the Canadian Association of Herbal Practitioners, (Winter 1996).
393 Holarrhena antidysenterica Monograph, Siris Impex, http://www.sirisimpex.com/holarrhena.htm
394 Holarrhena antidysenterica Monograph, Himalaya Herbal Healthcare, http://www.himalayahealthcare.com/herbfinder/h_holarr.htm
395 Kavitha D, Shilpa PN, Devaraj SN. Antibacterial and antidiarrhoeal effects of alkaloids of Holarrhena antidysenterica WALL. Indian J Exp Biol. 2004 Jun;42(6):589-94.
396 Chakraborty A, Brantner AH. Antibacterial steroid alkaloids from the stem bark of Holarrhena pubescens. J Ethnopharmacol, 1999 Dec 15;68(1-3):339-44.
397 Joy KL, Kuttan R. Anti-diabetic activity of Picrorrhiza kurroa extract. J Ethnopharmacol, 1999 Nov 1;67(2):143-8.
398 British Journal of Dermatology, 1994; 130:488-93.
399 Yokozawa T, Liu ZW, Chen CP Protective effects of Glycyrrhizae radix extract and its compounds in a renal hypoxia (ischemia)-reoxygenation (reperfusion) model, *Phytomedicine* 2000 Jan;6(6):439-45
400 Yamashiki M, Nishimura A, Huang XX, Nobori T, Sakaguchi S, Suzuki H Effects of the Japanese herbal medicine "Sho-saiko-to" (TJ-9) on interleukin-12 production in patients with HCV-positive liver cirrhosis. *Dev Immunol* 1999;7(1):17-22
401 Vaidya, Ashok D.B. The Status And Scope Of Indian Medicinal Plants Acting On Central Nervous System. Indian J Pharmacol 1997; 29: S340-S343
402 Shulka, Bharat, *Benefits of Brahmi*, Ayurvedic Global Community, http://ayurvedahc.com/index.htm
403 Nalini K, et al. Effect of Centella asiatica fresh leaf aqueous extract on learning and memory and biogenic amine turnover in albino rats. Fitoterapia 1992; 63(3): 232-7
404 Mook-Jung I, Shin JE, Yun SH, Huh K, Koh JY, Park HK, Jew SS, Jung MW. Protective effects of asiaticoside derivatives against beta-amyloid neurotoxicity. *J Neurosci Res* 1999; Nov 1;58(3):417-25
405 Veerendra Kumar MH, Gupta YK. Effect of Centella asiatica on cognition and oxidative stress in an intracerebroventricular streptozotocin model of Alzheimer's disease in rats. Clin Exp Pharmacol Physiol. 2003 May- Jun;30(5-6):336-42.
406 Chen, Y.J., Y.S. Dai, B.F. Chen, A. Chang, H.C. Chen, Y.C. Lin, K.H. Chang, Y.L. Lai , C.H. Chung CH and Y.J. Lai. 1999. The effect of tetrandrine and extracts of *Centella asiatica* on acute radiation dermatitis in rats. *Biol Pharm Bull*. Jul; 22(7):703-6
407 Shukla, A., A.M. Rasik, G.K. Jain, R. Shankar. D.K. Kulshrestha, and B.N. Dhawan. 1999a. In vitro and in vivo wound healing activity of asiaticoside isolated from *Centella asiatica*. *J Ethnopharmacol* Apr; 65(1):1-11.
408 Chatterjee, T.K., A. Chakraborty, M. Pathak, and G.C. Sengupta. 1992. Effects of plant extract Centella asiatica (Linn.) on cold restraint stress ulcer in rats. *Indian J Exp Biol*. Oct; 30(10):889-91
409 Manduk Parni Monograph, Jiva Ayurveda, http://www.ayurvedic.org/ayubasics/mandukparni.asp?nm=Common%20Herbs&nm2=Manduk%20Parni
410 Rubia cordifolia Monopgraph, Himalaya Herbal Healthcare, http://www.himalayahealthcare.com/aboutayurveda/cahr.htm
411 Comunicación personal con Michael Tierra
412 Dolara P, Luceri C, Ghelardini C, Monserrat C, Aiolli S, Luceri F, Lodovici M, Menichetti S, Romanelli MN Analgesic effects of myrrh. *Nature* 1996 Jan 4;379(6560):29
413 Neem Monograph, Jiva Ayurveda, Ayubasics, http://www.ayurvedic.org/ayubasics/neem.asp?nm=Common%20Herbs&nm2=Neem
414 Conferencia de Yogi Bhajan 5/3/74
415 Nutmeg, Gernot Katzer's Spice pages http://wwwang. kfunigraz.ac.at/~katzer/engl/generic_frame.html?Curc_dom.html
416 Lad, Vasant, an5/3/74 d Frawley, David, *The Yoga of Herbs*, Lotus Press, Twin Lakes, 1986, p. 133
417 Nair, C.K.N., *Medicinal Plants of India*, Shri Surendra Partap, Delhi, 1998, p. 304
418 Kapoor, L.D., *Handbook of Ayurvedic Medicinal Plants*. Boca Raton, FL. CRC Press; 1990, p. 238
419 Lad, Vasant, and Frawley, David, *The Yoga of Herbs*, Lotus Press, Twin Lakes, 1986, p. 133
420 Dash, Bhagwan, *Diagnosis and Treatment of Diseases in Ayurveda*, Concept, New Delhi, 1982, part four, p. 268
421 Bensky, Dan, and Gamble, Andrew, *Chinese Materia Medica*, Eastland Press, Seattle, 1986, p. 548.
422 The Pharmacology of Nutmeg, *The Lawrence Review of NaturalProducts*, April 1984, vol.5, number 3
423 Bensky, Dan, and Gamble, Andrew, *Chinese Materia Medica*, Eastland Press, Seattle, 1986, p. 549.
424 Stein U, Greyer H, Hentschel H. Nutmeg (myristicin) poisoning--report on a fatal case and a series of cases recorded by a poison information centre. Forensic Sci Int. 2001 Apr 15;118(1):87-90.
425 Sangalli BC, Chiang W. Toxicology of nutmeg abuse. J Toxicol Clin Toxicol. 2000;38(6):671-8.
426 Hallstrom H, Thuvander A. Toxicological evaluation of myristicin. Nat Toxins. 1997;5(5):186-92.
427 Zheng GQ, Kenney PM, Zhang J, Lam LK. Inhibition of benzo[a]pyrene-induced tumorigenesis by myristicin, a volatile aroma constituent of parsley leaf oil. Carcinogenesis. 1992 Oct;13(10):1921-3.
428 Leung, Albert Y., *Encyclopedia of Common Natural Ingredients*, Wiley Interscience, New York, 1980, p.243
429 Weil, Andrew, The use of nutmeg as a psychotropic agent, United Nations Office on Drugs and Crime, 1966 http://www.unodc.org/unodc/bulletin/bulletin_1966-01-01_4_page003.html#s001
430 Nadkarni, Dr. K.M. 1976. *The Indian Materia Medica, with Ayurvedic, Unani and Home Remedies*. Revised and enlarged by A.K. Nadkarni. 1954. Reprint. Bombay: Bombay Popular Prakashan PVP, p. 830
431 Kapoor, L.D., *Handbook of Ayurvedic Medicinal Plants*. Boca Raton, FL. CRC Press; 1990, p. 238
432 Nutmeg, Gernot Katzer's Spice pages http://wwwang. kfunigraz.ac.at/~katzer/engl/generic_frame.html?Curc_dom.html
433 Nutmeg and derivatives, Food and Agriculture Organization of The United States, Rome, September, 1994 http://www.fao.org/docrep/v4084e/v4084e04.htm
434 Van Gils C, Cox PA. Ethnobotany of nutmeg in the Spice Islands. J Ethnopharmacol. 1994 Apr;42(2):117-24.
435 Schultes, Richard Evans and Hofmann, Albert. The Botany and Chemistry of Hallucinogens, Charles C. Thomas Publishers, p. 121
436 Sangalli BC, Chiang W. Toxicology of nutmeg abuse. J Toxicol Clin Toxicol. 2000;38(6):671-8.

437 The Pharmacology of Nutmeg, *The Lawrence Review of Natural Products,* April 1984, vol.5, number 3
438 Hallstrom H, Thuvander A. Toxicological evaluation of myristicin. Nat Toxins. 1997;5(5):186-92.
439 Grover JK, Khandkar S, Vats V, Dhunnoo Y, Das D. Pharmacological studies on Myristica fragrans--antidiarrheal, hypnotic, analgesic and hemodynamic (blood pressure) parameters. Methods Find Exp Clin Pharmacol. 2002 Dec;24(10):675-80.
440 Sherry CJ, Burnett RE. Enhancement of ethanol-induced sleep by whole oil of nutmeg. Experientia. 1978 Apr 15;34(4):492-3.
441 Lansdorf, Nancy, Maharishi Ayurveda for Common Disorders: Insomnia http://www.ayurvedaayurvedic.com/recommendations/asgb-68.html
442 Bhajan, Yogi, *The Ancient Art of Self Healing,* West Anandpur, Eugene, 1982, p. 57
443 Grover JK, Khandkar S, Vats V, Dhunnoo Y, Das D. Pharmacological studies on Myristica fragrans--antidiarrheal, hypnotic, analgesic and hemodynamic (blood pressure) parameters. Methods Find Exp Clin Pharmacol. 2002 Dec;24(10):675-80.
444 Bhajan, Yogi, *The Ancient Art of Self Healing,* West Anandpur, Eugene, 1982, p. 10
445 Dash, Bhagwan, *Five Specialized Therapies of Ayurveda,* Concept, New Delhi,1992, p.223
446 Jain, S.K., and DeFillips, Robert A., *Medicinal Plants of India,* Reference Publications, Algonac, Michigan, 1991, p.441
447 Herbal Monograph, Nutmeg, Himalaya Herbal Healthcare http://www.himalayahealthcare.com/herbfinder/h_myrist.htm
448 Bhajan, Yogi, *The Ancient Art of Self Healing,* West Anandpur, Eugene, 1982, p. 10
449 1-TOP Capsules http://www.impotence-herbal.com/action.htm
450 Lad, Vasant, and Frawley, David, *The Yoga of Herbs,* Lotus Press, Twin Lakes, WI, 1986, p. 133
451 Grover JK, Khandkar S, Vats V, Dhunnoo Y, Das D. Pharmacological studies on Myristica fragrans--antidiarrheal, hypnotic, analgesic and hemodynamic (blood pressure) parameters. Methods Find Exp Clin Pharmacol. 2002 Dec;24(10):675-80.
452 Dastur, J.F., *Everybody's Guide to Ayurvedic Medicine,* Tarepoevala, Bombay, 1978,p. 59
453 Myristica- Nutmeg, King's American Dispensatory http://www.ibiblio.org/herbmed/eclectic/kings/myristica.html
454 Lad, Vasant, *Complete Book of Ayurvedic Home remedies, The,* Harmony Books, New York, 1998, p. 163
455 Kumar, Abhimanyu, Primary Care of Atisar (Diarrhea), Ayurveda News, Chakrapani Ayurveda Clinic http://chakrapaniayurveda.com/
456 Nadkarni, Dr. K.M. 1976. *The Indian Materia Medica, with Ayurvedic, Unani and Home Remedies.* Revised and enlarged by A.K. Nadkarni. 1954. Reprint. Bombay: Bombay Popular Prakashan PVP, p. 832
457 Comunicación personal con Michael Tierra
458 Nadkarni, Dr. K.M. 1976. *The Indian Materia Medica, with Ayurvedic, Unani and Home Remedies.* Revised and enlarged by A.K. Nadkarni. 1954. Reprint. Bombay: Bombay Popular Prakashan PVP, p. 832
459 Murthy, K.R., translator, *Sarngadhar-Samhita,* Chaukamba Orientalia, Delhi, 1995, p. 92
460 Dash, Bhagwan, *Diagnosis and Treatment of Diseases in Ayurveda,* Concept, New Delhi, 1982, part four, p. 217
461 Nutmeg, http://sivasakti.com/
462 Pruthi, J.S., *Spices and Condiments,* National Book Trust, New Delhi, 1976, p.171
463 Morita T, Jinno K, Kawagishi H, Arimoto Y, Suganuma H, Inakuma T, Sugiyama K. Hepatoprotective Effect of Myristicin from Nutmeg (Myristica fragrans) on Lipopolysaccharide/d-Galactosamine-Induced Liver Injury. J Agric Food Chem. 2003 Mar 12;51(6):1560-5.
464 Dash, Bhagwan, *Diagnosis and Treatment of Diseases in Ayurveda, Concept,* New Delhi, 1982, part six, p. 29
465 Webb, Ginger, *Traditional Uses of Nutmeg in Spice Islands,* Herbalgram no. 38, p. 14
466 Palau Pinang, Nutmeg Balm http://www.penangherbs.com/nutmegbalm.html
467 Tibetan Nutmeg Lotion http://www1.ivenue.com/diamondwayayurveda/item8000.ctlg
468 1-TOP Capsules http://www.impotence-herbal.com/action.htm
469 Yogi Bhajan, private communication.
470 Liu JH, Chen GH, Yeh HZ, Huang CK, Poon SK Enteric-coated peppermint-oil capsules in the treatment of irritable bowel syndrome: a prospective, randomized trial. *J Gastroenterol* 1997 Dec;32(6):765-8
471 Freise J, Kohler S [Peppermint oil-caraway oil fixed combination in non-ulcer dyspepsia--comparison of the effects of enteric preparations]. *Pharmazie* 1999 Mar;54(3):210-5
472 Micklefield GH, Greving I, May B Effects of peppermint oil and caraway oil on gastroduodenal motility. *Phytother Res* 2000 Feb;14(1):20-3
473 Felter, Harvey Wickes, M.D., *The Eclectic Materia Medica, Pharmacology and Therapeutics*
474 Felter, Harvey Wickes, M.D., and Lloyd, John Uri, Phr. M., Ph. D., *King's American Dispensatory*
475 The Columbia Electronic Encyclopedia, Columbia University Press
476 The Natural Standard www.naturalstandard.com
477 Blumenthal, Mark, *The Complete Commission E Monographs,* The American Botanical Council, Austin, Texas, 1998
478 Gobel H, Schmidt G, Soyka D. Effect of peppermint and eucalyptus oil preparations on neurophysiological and experimental algesimetric headache parameters. Cephalalgia. 1994 Jun;14(3):228-34
479 Schattner P, Randerson D. Tiger Balm as a treatment of tension headache. A clinical trial in general practice. Aust Fam Physician. 1996 Feb;25(2):216, 218, 220 passim.
480 Shoba G, Joy D, Joseph T, Majeed M, Rajendran R, Srinivas PS, Influence of piperine on the pharmacokinetics of curcumin in animals and human volunteers. Planta Med 1998 May;64(4):353-356
481 Seeram NP, Adams LS, Henning SM, Niu Y, Zhang Y, Nair MG, Heber D. In vitro antiproliferative, apoptotic and antioxidant activities of punicalagin, ellagic acid and a total pomegranate tannin extract are enhanced in combination with other polyphenols as found in pomegranate juice. J Nutr Biochem. 2005 Jun;16(6):360-7.
482 Fil MI, et al. Antioxidant activity of pomegranate juice and its relationship with phenolic composition and processing. J Agric Food Chem 2000;48:4581-9.
483 Rosenblat M, Volkova N, Coleman R, Aviram M. Pomegranate byproduct administration to apolipoprotein edeficient mice attenuates atherosclerosis development as a result of decreased macrophage oxidative stress and reduced cellular uptake of oxidized low-density lipoprotein. J Agric Food Chem, 2006 Mar 8;54(5):1928-35.
484 Opium Poppy- traditional medicine, Plant Cultures, Royal Botanic Gardens, Kew, http://www.plantcultures.org.uk/index.html
485 Hotz J, Plein K[Effectiveness of plantago seed husks in comparison with wheat brain on stool frequency and manifestations of irritable colon syndrome with constipation]. *Med Klin* 1994 Dec 15;89(12):645-51
486 Prior A, Whorwell PJ Double blind study of ispaghula in irritable bowel syndrome. *Gut* 1987 Nov;28(11):1510-3
487 Kumar A, Kumar N, Vij JC, Sarin SK, Anand BS Optimum dosage of ispaghula husk in patients with irritable bowel syndrome: correlation of symptom relief with whole gut transit time and stool weight. *Gut* 1987 Feb;28(2):150-5
488 Rauwolfia serpentina Monograph, Himalaya Herbal Healthcare, http://www.himalayahealthcare.com/herbfinder/h_rauwolfia.htm
489 Sushruta Samhita U.60.47
490 Asparagus adscendens Monograph, Himalaya Herbal Healthcare, http://www.himalayahealthcare.com/herbfinder/h_asparagus.htm
491 Tandon, M., Shukla, Y.N. and Thakur, R.S. 1990. Steroid glycosides from Asparagus adscendens. Phytochemistry 29: 2957-2959.
492 Nandan Musli, http://www.nandanmusli.com/safeaphrodisiac.htm
493 Safed Musli Monograph, Grow Green Bio-Sciences, http://www.growgreen.in/medicinal-herbs.html
494 Nadkarni, K.M., *Indian Materia Medica,* Popular Prakashan, Bombay, 1976, p. 151
495 Milot, Brenda, Historical Evidence Supports Medicinal Use of Saffron, *HerbalGram.* 2005;68:32-33

496 Nadkarni, Dr. K.M. 1976. The Indian Materia Medica, with Ayurvedic, Unani and Home Remedies. Revised and enlarged by A.K. Nadkarni. 1954. Reprint. Bombay: Bombay Popular Prakashan PVP. p. 1101
497 Murray, Michael, and Pizzorno, Joseph, Encyclopedia of Natural Medicine, Prima, Rocklin, California, 1998.
498 Chen T, Li J, Cao J, Xu Q, Komatsu K, Namba T A new flavanone isolated from rhizoma smilacis glabrae and the structural requirements of its derivatives for preventing immunological hepatocyte damage. *Planta Med* 1999 Feb;65(1):56-9
499 Bernardo RR, Pinto AV, Parente JP Steroidal saponins from Smilax officinalis. *Phytochemistry* 1996 Sep;43(2):465-9
500 Ju Y, Jia Z, Sun X Steroidal saponins from Smilax menispermoidea and S. lebrunii. *Phytochemistry* 1994 Nov;37(5):1433-6
501 *New England Journal of Medicine,* 1942; 227: 128-33 502 Franz G. The senna drug and its chemistry. Pharmacology 1993 Oct;47 Suppl 1:2-6
503 Krumbiegel G, Schulz HU. Rhein and aloe-emodin kinetics from senna laxatives in man. Pharmacology 1993 Oct;47 Suppl 1:120-4
504 Astanga Hridyam U.39.47
505 Bhattacharya SK, Bhattacharya A, Chakrabarti A. Adaptogenic activity of Siotone, a polyherbal formulation of Ayurvedic rasayanas. Indian J Exp Biol 2000 Feb;38(2):119-28
506 Asparagus Monograph, Himalaya Herbal Healthcare, http://www.himalayahealthcare.com/herbfinder/h_asparagus1.htm
507 Dalvi SS Nadkarni PM Gupta KC Effect of Asparagus racemosus (Shatavari) on gastric emptying time in normal healthy volunteers. J-Postgrad-Med. 1990 Apr; 36(2): 91-4
508 Horseradish Tree. http://www.livingdesert.org/plants/horseradish_tree.asp
509 Fritz M. A common tree with rare power. Los Angeles Times 2000 Mar 27;partA:1.
510 The Moringa Tree. http://www.treesforlife.org/project/moringa/default.en.asp
511 Freiberger CE, et al. Nutrient content of the edible leaves of seven wild plants from Niger. Plant Foods Hum Nutr 1998;53(1):57-69.
512 Babal, Ken, C.N.. Shelf Stockers for 2001, Nutrition Science News, January, 2001, http://www.newhope.com/nutritionsciencenews/NSN_backs/Jan_01/shelfstockers.cfm
513 Fritz M. A common tree with rare power. Los Angeles Times 2000 Mar 27;partA:1.
514 Pankaja N, Prakash J. Availability of calcium from kilkeerai (Amaranthus tricolor) and drumstick (Moringa oleifera) greens in weanling rats. Nahrung. 1994;38(2):199-203.
515 Moringa, Hope Seeds, http://hopeseeds.org/garden/moringa.htm
516 The Moringa Tree. http://www.islamonline.net/english/science/2003/02/article06.shtml#*
517 The Australian New Crops Newsletter, 19.2 Moringa, January, 1998. http://www.newcrops.uq.edu.au/newslett/ncnl9192.htm
518 Ayurveda Dictionary. http://www.ayurveda.com.au/Ayursite1/html/herbsdic.html#M
519 Moringa oleifera. http://www.ayurveda-herbal-remedy.com/indian-herbs/moringa-oleifera.html
520 Faizi S, et al. Hypotensive constituents from the pods of Moringa oleifera. Planta Med 1998 Apr;64(3):225-8.
521 Eilert U, et al. The antibiotic principle of seeds of Moringa oleifera and Moringa stenopetala. Planta Res 1981;42:55-61.
522 Moringa Monograph. http://www.himalayahealthcare.com/herbfinder/h_moring.htm
523 deJager, Prashanti, Sri Tulsiji: Queen of Herbs, LOAJ, I:2 (Fall 2002) 4-9.
524 deJager, Prashanti, Sri Tulsiji: Queen of Herbs, LOAJ, I:2 (Fall 2002) 4-9.
525 Nadkarni, K.M., Indian Materia Medica, Popular Prakashan, Bombay, 1976, p.863.
526 Kapoor, L.D., The CRC Handbook of Ayurvedic Medicinal Plants, CRC Press, Baton Rouge, 1990, p. 249.
527 deJager, Prashanti, Sri Tulsiji: Queen of Herbs, LOAJ, I:2 > (Fall 2002) 4-9.
528 National Institute of Ayurvedic Medicine, 584 Milltown Road Brewster, New York 10509 USA
http://www.niam.com/
529 Sarkar A, Lavania SC, Pandey DN, Pant MC Changes in the blood lipid profile after administration of Ocimum sanctum (Tulsi) leaves in the normal albino rabbits. Indian J Physiol Pharmacol 1994 Oct;38(4):311-2
530 Rai V, Iyer U, Mani UV Effect of Tulasi (Ocimum sanctum) leaf powder supplementation on blood sugar levels, serum lipids and tissue lipids in diabetic rats. Plant Foods Hum Nutr 1997;50(1):9-16
531 Singh, N. *Ann. Nat. Acad. Ind. Med.,* 1986, 2(1):14-26.
532 Agrawal P, Rai V, Singh RB Randomized placebo-controlled, single blind trial of holy basil leaves in patients with noninsulin-dependent diabetes mellitus. Int J Clin Pharmacol Ther 1996 Sep;34(9):406-9
533 Karthikeyan K, Ravichandran P, Govindasamy S, Chemopreventive effect of Ocimum sanctum on DMBA-induced hamster buccal pouch carcinogenesis. Oral Oncol 1999 Jan;35(1):112-9
534 Uma Devi P, Ganasoundari A, Rao BS, Srinivasan KK In vivo radioprotection by ocimum flavonoids: survival of mice. Radiat Res 1999 Jan;151(1):74-8
535 Devi PU, Bisht KS, Vinitha M A comparative study of radioprotection by Ocimum flavonoids and synthetic aminothiol protectors in the mouse. Br J Radiol 1998 Jul;71(847):782-4
536 Phadke SA, Kulkarni SD Screening of in vitro antibacterial activity of Terminalia chebula, Eclapta alba and Ocimum sanctum. Indian J Med Sci 1989 May;43(5):113-7
537 Godhwani S, Godhwani JL, Vyas DS Ocimum sanctum- a preliminary study evaluating its immunoregulatory profile in albino rats. J Ethnopharmacol 1988 Dec;24(2-3):193-8
538 Mandal S, Das DN, De K, Ray K, Roy G, Chaudhuri SB, Sahana CC, Chowdhuri MK Ocimum sanctum Linn--a study on gastric ulceration and gastric secretion in rats. Indian J Physiol Pharmacol 1993 Jan;37(1):91-2
539 Singh S, Majumdar DK Evaluation of antiinflammatory activityof fatty acids of Ocimum sanctum fixed oil. Indian J Exp Biol 1997 Apr;35(4):380-3
540 Sembulingam K, Sembulingam P, Namasivayam A Effect of Ocimumsanctum Linn on noise induced changes in plasma corticosterone level. Indian J Physiol Pharmacol 1997 Apr;41(2):139-43
541 deJager, Prashanti, Sri Tulsiji: Queen of Herbs, LOAJ, I:2 (Fall 2002) 4-9.
542 Maulik G, Maulik N, Bhandari V, Kagan VE, Pakrashi S, Das DK Evaluation of antioxidant effectiveness of a few herbal plants. Free Radic Res 1997 Aug;27(2):221-8
543 Werbach M and Murray M. 1994. Botanical Influences on Illness. Tarzana, California: Third Line Press
544 Michael T. Murray, N.D., The Healing Power of Herbs, Prima, Rocklin, California, 1995.
545 Murray, Michael, and Pizzorno, Joseph, Encyclopedia of Natural Medicine, Prima, Rocklin, California, 1998.
546 Patacchini R, Maggi CA, Meli A. Capsaicin-like activity of some natural pungent substances on peripheral endings of visceral primary afferents. Naunyn Schmiedebergs Arch Pharmacol 1990 Jul;342(1):72-7
547 Ramsewak RS, DeWitt DL, Nair MG Cytotoxicity, antioxidant and anti-inflammatory activities of curcumins I-III from Curcuma longa. *Phytomedicine* 2000 Jul;7(4):303-8
548 Ammon HP, Wahl MA. Pharmacology of Curcuma longa. Planta Med 1991 Feb;57(1):1-7.
549 Thamlikitkul V, Bunyapraphatsara N, Dechatiwongse T, et al. Randomized double blind study of *Curcuma domestica Val. for dyspepsia. J Med Assoc Thai.* 1989;72:613–620.
550 World Health Organization, *WHO Monographs on Selected Medicinal Plants, Geneva,* 1999.
551 deJager, Prashanti, Turmeric: Ayurvedic Spice of Life, Part I, LOAJ, I:3 (Spring 2003) 12-16, Part II, LOAJ, I: 4 (Summer 2003) 23-27.

552 deJager, Prashanti, Turmeric: Ayurvedic Spice of Life, Part I, LOAJ, I:3 (Spring 2003) 12-16, Part II, LOAJ, I: 4 (Summer 2003) 23-27.
553 Srinivas L, Shalini VK, Shylaja M. Turmerin: a water soluble antioxidant peptide from turmeric [Curcuma longa] Arch Biochem Biophys 1992 Feb 1;292(2):617-23
554 S Awasthi, SK Srivatava, JT Piper, SS Singhal, M Chaubey, and YC Awasthi Am J Clin Nutr 1996;64:761-766.
555 Aggarwal BB, Kumar A, Bharti AC. Anticancer potential of curcumin: preclinical and clinical studies. Anticancer Res 2003 Jan-Feb;23(1A):363-98
556 Nagabhushan M, Amonkar AJ, Bhide SV. In vitro antimutagenicity of curcumin against environmental mutagens. Food Chem Toxicol 1987 Jul;25(7):545-7
557 Lin SC, Lin CC, Lin YH, Supriyatna S, Teng CW. Protective and therapeutic effects of Curcuma xanthorrhiza on hepatotoxin-induced liver damage. Am J Chin Med 1995;23(3-4):243-54
558 Deshpande UR, Gadre SG, Raste AS, Pillai D, Bhide SV, Samuel AM. Protective effect of turmeric (Curcuma longa L.) extract on carbon tetrachloride-induced liver damage in rats. Indian J Exp Biol 1998 Jun;36(6):573-7
559 Conferencia de Yogi Bhajan 2/12/92
560 Mazumder A, Raghavan K, Weinstein J, Kohn KW, Pommier Y. Inhibition of human immunode-deficiency virus type-1 integrase by curcumin. Biochem Pharmacol 1995 Apr 18;49(8):1165-70
561 Lad, Vasant, and Frawley, David, *The Yoga of Herbs,* Lotus Press, Twin Lakes, WI 1986
562 Houghton PJ The scientific basis for the reputed activity of Valerian *J Pharm Pharmacol* 1999 May;51(5):505-12.
563 Bourin M, Bougerol T, Guitton B, Broutin E A combination of plant extracts in the treatment of outpatients with adjustment disorder with anxious mood: controlled study versus placebo. *Fundam Clin Pharmacol* 1997;11(2):127-32
564 Leathwood PD, Chauffard F, Heck E, Munoz-Box R Aqueous extract of valerian root (Valeriana officinalis L.) improves sleep quality in man. *Pharmacol Biochem Behav* 1982 Jul;17(1):65-71
565 Mercury, The Wonder Substance, Jiva Ayurveda, http://www.ayurvedic.org/ayurveda/arogya_topics.asp?nm1=Newsletter%20%3E%20Arogya%20Archive#Mercury
566 Conferencia de Yogi Bhajan 9/17-18/92
567 Comunicación personal con Karta Purkh Singh Khalsa
568 Shilajatu Monograph, Healthepic, http://www.healthepic.com/ayurveda/rasayana/shilajatu.htm
569 Shilajatu Monograph, Healthepic, http://www.healthepic.com/ayurveda/rasayana/shilajatu.htm
570 Ayurveda Pharmacopoeia, Department of Ayurveda, Yoga and Naturopathy, Unani, Siddha and Homeopathy, Ministry of Health and Family Welfare, Government of India, http://indianmedicine.nic.in/html/ayurveda/ayurveda.htm
571 Dharmananda, Subhuti, Chyawanprash, The Premier Rasayana of Ayurveda, Institute for Traditional Medicine, http://www.itmonline.org/
572 Conferencia de Yogi Bhajan 9/5/81
573 Frawley, David, *Ayurvedic Healing,* Lotus Press: Twin Lakes, WI
574 Chyavanprasha Monograph, Healthepic, http://www.healthepic.com/ayurveda/rasayana/chyavanaprasha.htm
575 Tillotson, Alan, Khalsa, Karta Purkh Singh, Caldecott, Todd, *Triphala,* Canadian Journal of Herbalism, Vol. XXII, 2001.
576 Jose JK, Kuttan R. Hepatoprotective activity of Emblica officinalis and Chyavanaprash. J Ethnopharmacol 2000 Sep;72(1-2):135-40
577 Manjunatha S, Jaryal AK, Bijlani RL, Sachdeva U, Gupta SK. Effect of Chyawanprash and vitamin C on glucose tolerance and lipoprotein profile. Indian J Physiol Pharmacol 2001 Jan;45(1):71-9
578 Tierra, Michael, Asafoetida: For Digestive Waekness, Food Allergies and Candida,
http://www.planetherbs.com/articles/asafoetida.html
579 Ayurveda Pharmacopoeia, Department of Ayurveda, Yoga and Naturopathy, Unani, Siddha and Homeopathy, Ministry of Health and Family Welfare, Government of India, http://indianmedicine.nic.in/html/ayurveda/ayurveda.htm
580 Frawley, David. *Ayurvedic Healing,* Lotus Press: Twin Lakes, WI
581 Ayurveda Pharmacopoeia, Department of Ayurveda, Yoga and Naturopathy, Unani, Siddha and Homeopathy, Ministry of Health and Family Welfare, Government of India, http://indianmedicine.nic.in/html/ayurveda/ayurveda.htm
582 India. Ministry of Health and Family Planning. *The Ayurvedic Formulary of India.* Part 1. 1st ed. Delhi. 1978. p. 226.
583 Sharma KR, Bhatia RP, Kumar V Role of the indigenous drug saptamrita lauha in hemorrhagic retinopathies. *Ann Ophthalmol* 1992 Jan;24(1):5-8
584 Comunicación personal con Michael Tierra
585 Srikantha Murthy, K.R. Sarnagadhar-Samhita: A Treatise on Ayurveda. Chaukhambha Varanasi: Orientalia; 1984. p.85
586 India. Ministry of Health and Family Planning. The Ayurvedic Formulary of India. Part 1. 1st ed. Delhi. 1978. p. 89
587 Srikantha Murthy, K.R. *Sarnagadhar-Samhita: A Treatise on Ayurveda.* Chaukhambha Varanasi: Orientalia; 1984. p.85
588 India. Ministry of Health and Family Planning. *The Ayurvedic Formulary of India.* Part 1. 1st ed. Delhi. 1978. p. 85
589 Lad, V., and Frawley, D. *Yoga of Herbs,* The. Lotus Press, Twin Lakes, WI, 1986
590 Vaidya Mana Bajracharya, Robert Abel, and Alan Tillotson, 1997, Self-published
591 Sharma, R.K. and Bhagwan Dash. *Agnivesa's Caraka Samhita (Text with English Translation and Critical Exposition based on Cakrapani Datta's Ayurveda Dipika)* vol. 3. Varanasi: Chaukhambha Orientalia; 1988.
592 Sharma, R.K. and Bhagwan Dash. *Agnivesa's Caraka Samhita (Text with English Translation and Critical Exposition based on Cakrapani Datta's Ayurveda Dipika)* vol. 3. Varanasi: Chaukhambha Orientalia; 1988, p 49.
593 Srikantha Murthy, K.R. *Vagbhata's Astanga Hrdayam. vol. 3.* Varanasi: Krishnadas Academy. 1995. p. 387
594 Sharma, PV. *Cakradatta* (Text with English Translation): *A Treatise on the Principles and Practices of Ayurvedic Medicine.* Varanasi: Chaukhambha Orientalia. 1994. p. 166.
595 Vaidya Mana Bajra Bajracharya. Comunicación personal (with Alan Tillotson). 1976.
596 Sharma, PV. *Cakradatta* (Text with English Translation): *A Treatise on the Principles and Practices of Ayurvedic Medicine.* Varanasi: Chaukhambha Orientalia. 1994. p. 17.
597 Sharma, PV. *Cakradatta* (Text with English Translation): *A Treatise on the Principles and Practices of Ayurvedic Medicine.* Varanasi: Chaukhambha Orientalia. 1994. p. 241.
598 Nadkarni, Dr. K.M. *The Indian Materia Medica, with Ayurvedic, Unani and Home Remedies.* Revised and enlarged by A.K. Nadkarni. 1954. Reprint. Bombay: Bombay Popular Prakashan PVP. 1976. P. 1204
599 Personal communication
600 Yogi Bhajan. Comunicación personal (with K.P.S. Khalsa). 1975.
601 Sharma, PV. *Cakradatta* (Text with English Translation): *A Treatise on the Principles and Practices of Ayurvedic Medicine.* Varanasi: Chaukhambha Orientalia. 1994. p. 410.
602 Sharma, PV. *Cakradatta* (Text with English Translation): *A Treatise on the Principles and Practices of Ayurvedic Medicine.* Varanasi: Chaukhambha Orientalia. 1994. p. 424.
603 Dash, Bhagwan. *Ayurvedic Cures for Common Diseases.* Hind Pocket: Delhi. 1995
604 Dash, Bhagwan. *Ayurvedic Cures for Common Diseases.* Hind Pocket: Delhi. 1995, p. 84
605 Dash, Bhagwan. High Blood Pressure and Sleeplessness. Jain: New Delhi, 1993
606 Paranjpe P, Patki P, Patwardhan B Ayurvedic treatment of obesity: a randomised double-blind, placebo-controlled clinical trial. *J Ethnopharmacol* 1990 Apr;29(1):1-11

607 Thakur CP, Thakur B, Singh S, Sinha PK, Sinha SK. The Ayurvedic medicines Haritaki, Amala and Bahira reduce cholesterol-induced atherosclerosis in rabbits. *Int J Cardiol.* 1988 Nov;21(2):167-75.
608 Conferencia de Yogi Bhajan 2/21/82
609 Conferencia de Yogi Bhajan 7/10/80
610 Blumenthal, Mark, *The Complete German Commission E Monographs,* American Botanical Council, Austin, 1998
611 Sarrell EM, Mandelberg A, Cohen HA. Efficacy of naturopathic extracts in the management of ear pain associated with acute otitis media. Arch Pediatr Adolesc Med 2001 Jul;155(7):796-9
612 Willow Bark Monograph, European Scientific Cooperative on Phytotherapy Monographs, Exeter, UK, 1997
613 Willow Bark Monograph, American Herbal Pharmacopoeia, Santa Cruz, California, 1999.
614 McCaleb, Robert S., Herb Research Foundation Encyclopedia of Popular Herbs, Prima, Roseville, california, 2000.
615 Comunicación personal con Michael Tierra
616 Conferencia de Yogi Bhajan 2/12/92
617 Comunicación personal
618 Prakriti, Your Ayurvedic Constitution, Lotus Press: Twin Lakes, WI
619 The Yoga of Herbs Lotus, 1986
620 Bhattacharya SK, Bhattacharya A, Chakrabarti A. Adaptogenic activity of Siotone, a polyherbal formulation of Ayurvedic rasayanas. Indian J Exp Biol 2000 Feb;38(2):119-28
621 Müller K, Ziereis K, Gawlik I. The antipsoriatic Mahonia aquifolium and its active constituents; II. Antiproliferative activity against cell growth of human keratinocytes. Planta Med. 1995 Feb;61(1):74-5.
622 Comunicación personal con Michael Tierra
623 Bunyapraphatsara N, Jirakulchaiwong S, Thirawarapan S, et al. The efficacy of Aloe vera cream in the treatment of first, second, and third degree burns in mice. *Phytomedicine* 1996; 2(3): 247-251.
624 Mint Monograph. Jiva Ayurveda, http://www.ayurvedic.org/ayubasics/mint.asp?nm=Common%20Herbs&nm2=Mint
625 Comunicación personal wih Michael Tierra
626 Mihalic, Rhonda, A Joint Effort, Health Supplement Retailer, August 2001, p. 26 http://www.hsrmagazine.com/articles/181feat3.html
627 Study shows sleep disruption to be chief complaint. Arthritis Foundation http://www.arthritis.org/resources/news/news_sleep.asp
628 Mihalic, Rhonda, A Joint Effort, Health Supplement Retailer, August 2001, p. 26 http://www.hsrmagazine.com/articles/181feat3.html
629 Felson DT. Weight and osteoarthritis. Am J Clin Nutr 1996 Mar;63(3 Suppl):430S-432S
630 National Institute of Arthritis and Musculoskeletal and Skin Diseases http://www.nih.gov/niams/healthinfo/arthexfs.htm
631 Bland JH. The reversibility of osteoarthritis: a review. Am J Med 1983 Jun 14;74(6A):16-26
632 Marcus Adam Top Complaint Among Arthritics Isn't Pain http://www.healthscout.com/template.asp?page=newsDetail&ap=1&id=91385
633 Study shows sleep disruption to be chief complaint Arthritis Foundation http://www.arthritis.org/resources/news/news_sleep.asp
634 Babal, Ken, Shelf Stockers for 2001,Nutrition Science News, January, 2001, www.healthwellexchange.com/nutritionsciencenews/NSN_backs/Jan_01/shelfstockers.cfm
635 Duke James The Most Important MEDICINE You'll Ever GROW. Mother Earth News Jan, 2001 www.findarticles.com/cf_0/m1279/2001_Jan/66961755/print.jhtml
636 Ammon HP, Safayhi H, Mack T, Sabieraj J Mechanism of antiinflammatory actions of curcumine and boswellic acids. *J Ethnopharmacol* 1993 Mar;38(2-3):113-9
637 Ammon HP, Mack T, Singh GB, Safayhi H Inhibition of leukotriene B4 formation in rat peritoneal neutrophils by an ethanolic extract of the gum resin exudate of Boswellia serrata. *Planta Med* 1991 Jun;57(3):203-7
638 Singh GB, Atal CK. Pharmacology of an extract of salai guggal ex-Boswellia serrata, a new non-steroidal antiinflammatory agent. Agents Actions 1986 Jun;18(3-4):407-12.
639 Arora RB, Kapoor V, Basu N, Jain AP Anti-inflammatory studies on Curcuma longa (turmeric). *Indian J Med Res* 1971 Aug;59(8):1289-95
640 Yegnanarayan R, Saraf AP, Balwani JH Comparison of anti-inflammatory activity of various extracts of Curcuma longa (Linn). *Indian J Med Res* 1976 Apr;64(4):601-8
641 Srimal RC, Dhawan BN Pharmacology of diferuloyl methane (curcumin), a non-steroidal anti-inflammatory agent. *J Pharm Pharmacol* 1973 Jun;25(6):447-52
642 Mukhopadhyay A, Basu N, Ghatak N, Gujral PK Anti-inflammatory and irritant activities of curcumin analogues in rats. *Agents Actions* 1982 Oct;12(4):508-15
643 Ghatak N, Basu N Sodium curcuminate as an effective anti-inflammatory agent. *Indian J Exp Biol* 1972 May;10(3):235-6
644 Murray, Michael, and Pizzorno, Joseph, *Encyclopedia of Natural Medicine,* Prima, Rocklin, California, 1998.
645 Sidhu GS, Singh AK, Thaloor D, Banaudha KK, Patnaik GK, Srimal RC, Maheshwari RK Enhancement of wound healing by curcumin in animals. *Wound Repair Regen* 1998 Mar-Apr;6(2):167-77
646 Patacchini R, Maggi CA, Meli A Capsaicin-like activity of some natural pungent substances on peripheral endings of visceral primary afferents. *Naunyn Schmiedebergs Arch Pharmacol* 1990 Jul;342(1):72-7
647 Ramsewak RS, DeWitt DL, Nair MG Cytotoxicity, antioxidant and anti-inflammatory activities of curcumins I-III from Curcuma longa. *Phytomedicine* 2000 Jul;7(4):303-8
648 Kulkarni RR, Patki PS, Jog VP, Gandage SG, Patwardhan B Treatment of osteoarthritis with a herbomineral formulation: a double-blind, placebo-controlled, cross-over study. *J Ethnopharmacol* 1991 May-Jun;33(1-2):91-5
649 Willow Bark Monograph, European Scientific Cooperative on Phytotherapy Monographs, Exeter, UK, 1997
650 Schmid B, Ludtke R, Selbmann HK, Kotter I, Tschirdewahn B, Schaffner W, Heide L. Efficacy and tolerability of a standardized willow bark extract in patients with osteoarthritis: randomized placebo-controlled, double blind clinical trial. Phytother Res 2001 Jun;15(4):344-50
651 Mills SY, Jacoby RK, Chacksfield M, Willoughby M. Effect of a proprietary herbal medicine on the relief of chronic arthritic pain: a double-blind study. Br J Rheumatol 1996 Sep;35(9):874-8
652 Begum VH, Sadique J Long term effect of herbal drug Withania somnifera on adjuvant induced arthritis in rats. *Indian J Exp Biol* 1988 Nov;26(11):877-82
653 Lakshmi-Chandra Mishra Alternative Medicine Review. Scientific Basis for the Therapeutic Use of Withania somnifera (Ashwagandha): A Review. 2000;5(4) 334-346.
654 Kulkarni RR, Patki PS, Jog VP, et al. Treatment of osteoarthritis with a herbomineral formulation: a double-blind, placebo-controlled, cross-over study. J Ethnopharmacol 1991;33:91-95.
655 Comunicación personal con Michael Tierra
656 Comunicación personal con Michael Tierra
657 Asthma Prevalence, Health Care Use and Mortality, 2000-200, National Center for Health Statistics http://www.cdc.gov/nchs/products/pubs/pubd/hestats/asthma/asthma.htm
658 U.S. asthma rates on the rise, CDC says, 2/27/2004 http://www.usatoday.com/news/health/2004-02-27-asthmacdc_x.htm

659 David Wolfson, ND Solving Sinusitis, Nutrition Science News, April 2000,
http://www.healthwellexchange.com/nutritionsciencenews/NSN_backs/Apr_00/sinusitis.cfm
660 Poole MD. A focus on acute sinusitis in adults: changes in disease management. Am J Med 1999 May 3;106(5A):38S-47S
661 National Institute of Ayurvedic Medicine, http://www.niam.com
662 Murray, Michael, and Pizzorno, Joseph, Encyclopedia of Natural Medicine, Prima, Rocklin, California, 1998.
663 Yaegaki K, Coil JM Examination, classification, and treatment of halitosis; clinical perspectives. *J Can Dent Assoc* 2000 May;66(5):257-61
664 Abstracts, American Society for Microbiology General Meeting, Washington, D.C., May 18-22, 2003. News release, University of Illinois, Chicago.
665 Suri, Savitha, Preventing Benign Prostatic Hypertrophy through Ayurveda, May 22, 2005,
http://www.boloji.com/ayurveda/av041.htm
666 *Prostate Protection System,* Your Ayurvedic Guide to Self-Care, http://www.mapi.com/catalog/indexprostate.html?session_id=741243_8872956_1058394939&affil=&prod_page=catalog/index-prostate.html
667 Dash, Bhagwan and Kashyap, Lalitesh, *Diagnosis and Treatment of Diseases in Ayurveda: Based on Ayurveda Saukhyam of Todarananda,* New Delhi, Concept, 1987, part four, page 89.
668 McCarty MF. Up-regulation of hepatic IGFBP-1 production as a strategy for preventing benign prostatic hyperplasia. Med Hypotheses. 2001 Jan;56(1):1-4.
669 Koskimaki J, Hakama M, Huhtala H, Tammela TL. Association of dietary elements and lower urinary tract symptoms. Scand J Urol Nephrol. 2000 Feb;34(1):46-50.
670 American Dietetic Association; Dietitians of Canada. Position of the American Dietetic Association and Dietitians of Canada: vegetarian diets. Can J Diet Pract Res. 2003 Summer;64(2):62-81.
671 Deneo-Pellegrini, H., et al. *Foods, nutrients and prostate cancer: a case- control study in Uruguay.* British Journal of Cancer, Vol. 80, No. 3/4, May 1999, pp. 591-97
672 Dash, Bhagwan and Kashyap, Lalitesh, *Diagnosis and Treatment of Diseases in Ayurveda: Based on Ayurveda Saukhyam of Todarananda,* New Delhi, Concept, 1987, part four, page 96.
673 *Prostate Health- Focus on Prevention,* Ayurvedic News, Health and Wholeness,
http://www.yourayurvedastore.com/newsletter/articles/a-prostatehealth.html
674 Ayurveda Pharmacopoeia, Department of Ayurveda, Yoga and Naturopathy, Unani, Siddha and Homeopathy, Ministry of Health and Family Welfare, Government of India, http://indianmedicine.nic.in/html/ayurveda/ayurveda.htm
675 Bhajan, Yogi, *Ancient Art of Self Healing,* West Anandpur (publisher), Eugene, Oregon, 1982., p. 86
676 Wright, Jonathan V., Fifty years of canker sore misery and the simple treatment that ended them. Health News and Review, Summer 1994, v4, n3, p2 (1).
677 Linda B. White, M.D. *Pathway To A Healthy Heart* http://www.healthwell.com/delicious-online/D_Backs/Feb_97/heart.cfm?path=hw
678 Jill Stansbury, N.D., *Change of Heart,* http://www.healthwell.com/hnbreakthroughs/may99/changeofheart.cfm?path=hw&cond=25&mcat=58
679 Berger, Fran, *Eat Your Heart Out,* Health Scout, www.healthscout.com/cgibin/ WebObjects/Af.woa/wa/article?ap=1&id=103368
680 Kapoor LD. *Handbook of Ayurvedic Medicinal Plants.* Boca Raton, FL. CRC Press; 1990:319-320
681 Bharani A, Ganguly A, Bhargava KD Salutary effect of Terminalia Arjuna in patients with severe refractory heart failure. *Int J Cardiol* 1995 May;49(3):191-9
682 Dwivedi S, Jauhari R Beneficial effects of Terminalia arjuna in coronary artery disease. *Indian Heart J* 1997 Sep- Oct;49(5):507-10
683 Seth SD, Maulik M, Katiyar CK, Maulik SK Role of Lipistat in protection against isoproterenol induced myocardial necrosis in rats: a biochemical and histopathological study. *Indian J Physiol Pharmacol* 1998 Jan;42(1):101-6
684 Silagy CA, Neil HA. A meta-analysis of the effect of garlic on blood pressure. J Hypertens 1994 Apr;12(4):463-8
685 Auer W, Eiber A, Hertkorn E, Hoehfeld E, Koehrle U, Lorenz A, Mader F, Merx W, Otto G, Schmid-Otto B, et al. Hypertension and hyperlipidaemia: garlic helps in mild cases. Br J Clin Pract Suppl 1990 Aug;69:3-6
686 Steiner M, Khan AH, Holbert D, Lin RI. A double-blind crossover study in moderately hypercholesterolemic men that compared the effect of aged garlic extract and placebo administration on blood lipids. Am J Clin Nutr 1996 Dec;64(6):866-70
687 Verma SK, Bordia A. Effect of Commiphora mukul (gum guggulu) in patients of hyperlipidemia with special reference to HDL-cholesterol. Indian J Med Res 1988 Apr;87:356-60
688 Satyavati GV. Gum guggul (Commiphora mukul)--the success story of an ancient insight leading to a modern discovery. Indian J Med Res 1988 Apr;87:327-35
689 Tripathi YB, Malhotra OP, Tripathi SN. Thyroid stimulating action of Z-guggulsterone obtained from Commiphora mukul. Planta Med 1984 Feb;(1):78-80
690 Satyavati GV, Dwarakanath C, Tripathi SN. Experimental studies on the hypocholesterolemic effect of Commiphora mukul. Engl. (Guggul). Indian J Med Res 1969 Oct;57(10):1950-62
691 Antonio J, Colker CM, Torina GC, et al. Effects of a standardized guggulsterone phosphate supplement on body composition in overweight adults: A pilot study. *Curr Ther Res* 1999;60:220-7.
692 American Academy of Ophthalmology (2001). Cataract in the Adult Eye (Preferred Practice Pattern). San Francisco: American Academy of Ophthalmology. http://my.webmd.com/hw/health_guide_atoz/hw35464.asp?navbar=hw36827#hw35464-Bib
693 Dash, Bhagwan. *Fundamentals of Ayurvedic Medicine.* Bansal: Delhi, 1980, p.25
694 Devaraj, T.L. Speaking of Ayurvedic Remedies for Common Diseases. Sterling: New Delhi, 1985, p.120
695 Dash, Bhagwan. *Ayurvedic Cures for Common Diseases.* Hind Pocket: Delhi. 1995, p.84
696 Lad, V., and Frawley, D. *Yoga of Herbs, The.* LotusPress, Twin Lakes, WI, 1986, p.158
697 Frawley, David. *Ayurvedic Healing,* Lotus Press: Twin Lakes, WI
698 S Awasthi, SK Srivatava, JT Piper, SS Singhal, M Chaubey, and YC Awasthi Am J Clin Nutr 1996;64:761-766.
699 Heyn, Birgit. *Ayurvedic Medicine.* Thorsons: Wellingborough, 1987, p.112
700 Frawley, David. *Ayurvedic Healing,* Lotus Press: Twin Lakes, WI, p.245
701 Hameed, H. Abdul. *Complete Book of Home Remedies, The.* Orient: Delhi, 1982, p.54
702 Dash, Bhagwan. *Ayurvedic Cures for Common Diseases.* Hind Pocket: Delhi. 1995, p.84
703 Dash, Bhagwan. *High Blood Pressure and Sleeplessness.* Jain: New Delhi, 1993, p.57
704 Devaraj, T.L. Speaking of Ayurvedic Remedies for Common Diseases. Sterling: New Delhi, 1985, p.121
705 Kapoor, L.D. CRC *Handbook of Ayurvedic Medicinal Plants.* CRC Press: New York, 1989, p.234
706 Frawley, David. *Ayurvedic Healing,* Lotus Press: Twin Lakes, WI p.245
707 Tiwari, Maya. *Ayurveda: Secrets of Healing.* LotusPress, Twin Lakes, WI, 1995, p.136
708 Dash, Bhagwan. *Massage Therapy in Ayurveda.* Concept: New Delhi, 1992, p.68
709 Welihinda, J., et al. Effect of Momordica charantia on the glucose tolerance in maturity onset diabetes. J. Ethopharmacol 17 (1986): 277-82
710 Shanmugrasundram, E.R.B., et al. *Use of Gymnema sylvestre leaf extract in the control of blood glucose in insulindependent diabetes mellitus.* J. Ethnopharmacol 30 (1990): 281-94
711 Dash, Bhagwan, and Kashyap, Lalitesh. *Materia Medica of Ayurveda.* Concept: New Delhi, 1979, p.4

712 Tavani A, Negri E, La Vecchia C. Food and nutrient intake and risk of cataract. Ann Epidemiol. 1996 Jan;6(1):41-6.
713 Jacques PF, Chylack LT Jr. Epidemiologic evidence of a role for the antioxidant vitamins and carotenoids in cataract prevention. Am J Clin Nutr. 1991 Jan;53(1 Suppl):352S-355S.
714 Hankinson SE, Stampfer MJ, Seddon JM, Colditz GA, Rosner B, Speizer FE, Willett WC. Nutrient intake and cataract extraction in women: a prospective study. BMJ. 1992 Aug 8;305(6849):335-9.
715 Frawley, David, and Lad, Vasant, The Yoga of Herbs, LotusPress, Twin Lakes, WI, 1986.
716 Jain, S.K., and DeFillips, Robert A., Medicinal Plants of India, Reference Publications, Algonac, Michigan, 1991, p.372.
717 Nadkarni, K.M., Indian Materia Medica, Popular Prakashan, Bombay, 1976, p.863.
718 Kapoor, L.D., The CRC Handbook of Ayurvedic Medicinal Plants, CRC Press, Baton Rouge, 1990, p. 249.
719 Phadke SA, Kulkarni SD Screening of in vitro antibacterial activity of Terminalia chebula, Eclapta alba and Ocimum sanctum. Indian J Med Sci 1989 May;43(5):113-7
720 Godhwani S, Godhwani JL, Vyas DS Ocimum sanctum-a preliminary study evaluating its immunoregulatory profile in albino rats. J Ethnopharmacol 1988 Dec;24(2-3):193-8
721 Hotz J, Plein K[Effectiveness of plantago seed husks in comparison with wheat brain on stool frequency and manifestations of irritable colon syndrome with constipation]. *Med Klin* 1994 Dec 15;89(12):645-51
722 Prior A, Whorwell PJ Double blind study of ispaghula in irritable bowel syndrome. *Gut* 1987 Nov;28(11):1510-3
723 Kumar A, Kumar N, Vij JC, Sarin SK, Anand BS Optimum dosage of ispaghula husk in patients with irritable bowel syndrome: correlation of symptom relief with whole gut transit time and stool weight. *Gut* 1987 Feb;28(2):150-5
724 Comunicación personal con Michael Tierra
725 Depression Health Center. WebMD Health, http://my.webmd.com/medical_information/condition_centers/depression/default.htm
726 Berger, Fran, Exercise Those Aging Brains, January 23, 2001, Health Scout, www.healthscout.com/cgibin/WebObjects/Af.woa/wa/article?ap=1&id=107423
727 Wiener Medizinische Wocheschrift, 1975; 1223:705-9
728 Chakravarti, Sree, A Healer's Journey, Rudra Press, 1993
729 Keitel W, Frerick H, Kuhn U, Schmidt U, Kuhlmann M, Bredehorst A. Capsicum pain plaster in chronic nonspecific low back pain. Arzneimittelforschung 2001 Nov;51(11):896-903
730 Srimal RC, Dhawan BN. Pharmacology of diferuloyl methane (curcumin), a non-steroidal anti-inflammatory agent. J Pharm Pharmac 1973;25:447-52.
731 Halpern, Marc, Ayurveda And The Treatment of Digestive Disease, California College of Ayurveda, www.ayurvedacollege.com
732 Rasyid A, Lelo A. The effect of curcumin and placebo on human gall-bladder function: an ultrasound study. *Aliment Pharmacol Ther.* 1999;13:245–249.
733 Ammon HP, Wahl MA. Pharmacology of Curcuma longa. *Planta Med.* 1991;57:1–7.
734 Thamlikitkul V, Bunyapraphatsara N, Dechatiwongse T, et al. Randomized double blind study of *Curcuma domestica Val. for dyspepsia. J Med Assoc Thai.* 1989;72:613–620.
735 World Health Organization, WHO Monographs on Selected Medicinal Plants, Geneva, 1999.
736 Blumenthal M, Busse WR, Goldberg A, et al, eds. *The Complete German Commission E Monographs: Therapeutic Guide to Herbal Medicines.* Austin: American Botanical Council and Boston: Integrative Medicine Communications, 1998, 167.
737 McCaleb, Robert S., Herb Research Foundation Encyclopedia of Popular Herbs, Prima, Roseville, california, 2000.
738 Seamon, K.B., and Daly, J.W. Forkskolin: A unique diterpene activator of cAMP-generating systems. J. Cyclic Nucleotide Research 7 (1981): 201-24
739 Caprioli, J., and Sears, M. Forskolin lowers intraocular pressure in rabbits, monkeys, and man. Lancet i (1983): 958- 60
740 Mengi, S.A., and Desphande, S. G. Comparative evaluation of Butea frondosa and flurbiprofen for ocular antiinflammatory activity in rabbits. J. Pharm. Pharmacol. 47 (1995): 997-1001
741 Indian Tinospora Shows Positive Results in Treating Allergic Rhinitis, *HerbalGram.* 2006;69:27
742 Yogi Bhajan. Comunicación personal (with K.P.S. Khalsa). 1975.
743 Badar VA, Thawani VR, Wakode PT, Shrivastava MP, Gharpure KJ, Hingorani LL, Khiyani RM. Efficacy of Tinospora cordifolia in allergic rhinitis. J Ethnopharmacol. 2005 Jan 15;96(3):445-9. Epub 2004 Nov 23
744 Riehemann K Behnke B Schulze Osthoff K Plant extracts from stinging nettle (Urtica dioica), an antirheumatic remedy, inhibit the proinflammatory transcription factor NF-kappaB. FEBS-Lett. 1999 Jan 8; 442(1): 89-94 1999
745 Mittman P Randomized, double-blind study of freeze-dried Urtica dioica in the treatment of allergic rhinitis. Planta- Med. 1990 Feb; 56(1): 44-7 1990
746 Obertreis B Giller K Teucher T Behnke B Schmitz H Anti-inflammatory effect of Urtica dioica folia extract in comparison to caffeic malic acid Arzneimittelforschung. 1996 Jan; 46(1): 52-6 1996
747 Chrubasik S Enderlein W Bauer R Grabner W Evidence for antirheumatic effectiveness of Herba Urtica dioica in acute arthritis: a pilot study. Phytomedicine 1997; 4:105-8.
748 Ayurveda Pharmacopoeia, Department of Ayurveda, Yoga and Naturopathy, Unani, Siddha and Homeopathy, Ministry of Health and Family Welfare, Government of India, http://indianmedicine.nic.in/html/ayurveda/ayurveda.htm
749 Comunicación personal con Michael Tierra
750 Dinsmoor, Robert Scott, *Impotence,* Gale Encyclopedia of Medicine, www.gale.com
751 Conferencia de Yogi Bhajan 8/13/76
752 Bhajan, Yogi, *Ancient Art of Self Healing,* West Anandpur (publisher), Eugene, Oregon, 1982., p. 15.
753 Nandan Musli, http://www.nandanmusli.com/safeaphrodisiac.htm
754 Nadkarni, K.M., *Indian Materia Medica,* Popular Prakashan, Bombay, 1976, p. 151
755 Abdel-Magied EM, Abdel-Rahman HA, Harraz FM. The effect of aqueous extracts of Cynomorium coccineum and Withania somnifera on testicular development in immature Wistar rats. J Ethnopharmacol 2001 Apr;75(1):1-4
756 Dhuley JN.Adaptogenic and cardioprotective action of ashwagandha in rats and frogs. J Ethnopharmacol 2000 Apr;70(1):57-63
757 Jose JK, Kuttan R. Hepatoprotective activity of Emblica officinalis and Chyavanaprash. J Ethnopharmacol 2000 Sep;72(1-2):135-40
758 Manjunatha S, Jaryal AK, Bijlani RL, Sachdeva U, Gupta SK. Effect of Chyawanprash and vitamin C on glucose tolerance and lipoprotein profile. Indian J Physiol Pharmacol 2001 Jan;45(1):71-9
759 Lad, Vasant, and Frawley, David, The *Yoga of Herbs,* Lotus Press, Twin Lakes, 1986, p. 142
760 Nadkarni, Dr. K.M. 1976. *The Indian Materia Medica, with Ayurvedic, Unani and Home Remedies.* Revised and enlarged by A.K. Nadkarni. 1954. Reprint. Bombay: Bombay Popular Prakashan PVP., p.1135.
761 Baidyanath Ayurveda http://www.baidyanath.com/messageoil.htm
762 Tierra, Michael, *Ayurveda and Insomina,* http://planetherbs.com
763 Houghton PJ The scientific basis for the reputed activity of Valerian *J Pharm Pharmacol* 1999 May;51(5):505-12.
764 Bourin M, Bougerol T, Guitton B, Broutin E A combination of plant extracts in the treatment of outpatients with adjustment disorder with anxious mood: controlled study versus placebo. *Fundam Clin Pharmacol* 1997;11(2):127-32

765 Leathwood PD, Chauffard F, Heck E, Munoz-Box R Aqueous extract of valerian root (Valeriana officinalis L.) improves sleep quality in man. *Pharmacol Biochem Behav* 1982 Jul;17(1):65-71
766 Lansdorf, Nancy, Maharishi Ayurveda for Common Disorders: Insomnia http://www.ayurvedaayurvedic.com/recommendations/asgb-68.html
767 Liu JH, Chen GH, Yeh HZ, Huang CK, Poon SK Enteric-coated peppermint-oil capsules in the treatment of irritable bowel syndrome: a prospective, randomized trial. *J Gastroenterol* 1997 Dec;32(6):765-8
768 Freise J, Kohler S [Peppermint oil-caraway oil fixed combination in non-ulcer dyspepsia--comparison of the effects of enteric preparations]. *Pharmazie* 1999 Mar;54(3):210-5
769 Micklefield GH, Greving I, May B Effects of peppermint oil and caraway oil on gastroduodenal motility. *Phytother Res* 2000 Feb;14(1):20-3
770 Hotz J, Plein K[Effectiveness of plantago seed husks in comparison with wheat bran on stool frequency and manifestations of irritable colon syndrome with constipation]. *Med Klin* 1994 Dec 15;89(12):645-51
771 Prior A, Whorwell PJ Double blind study of ispaghula in irritable bowel syndrome. *Gut* 1987 Nov;28(11):1510-3
772 Kumar A, Kumar N, Vij JC, Sarin SK, Anand BS Optimum dosage of ispaghula husk in patients with irritable bowel syndrome: correlation of symptom relief with whole gut transit time and stool weight. *Gut* 1987 Feb;28(2):150-5
773 Sharma KR, Bhatia RP, Kumar V. Role of the indigenous drug saptamrita lauha in hemorrhagic retinopathies. Ann Ophthalmol. 1992 Jan;24(1):5-8.
774 Nalini K, et al. Effect of Centella asiatica fresh leaf aqueous extract on learning and memory and biogenic amine urnover in albino rats. Fitoterapia 1992; 63(3): 232-7
775 Mook-Jung I, Shin JE, Yun SH, Huh K, Koh JY, Park HK, Jew SS, Jung MW.Protective effects of asiaticoside derivatives against beta-amyloid neurotoxicity. J Neurosci Res 1999 Nov 1;58(3):417-25.
776 Vohora D, Pal SN, Pillai KK.Protection from phenytoin-induced cognitive deficit by Bacopa monniera, a reputed Indian nootropic plant. J Ethnopharmacol 2000 Aug;71(3):383-90.
777 Bhattacharya SK, Bhattacharya A, Chakrabarti A. Adaptogenic activity of Siotone, a polyherbal formulation of Ayurvedic rasayanas. Indian J Exp Biol 2000 Feb;38(2):119-28
778 Okyar A, Can A, Akev N, Baktir G, Sutlupinar N. Effect of Aloe vera leaves on blood glucose level in type I and type II diabetic rat models. Phytother Res 2001 Mar;15(2):157-61
779 Conferencia de Yogi Bhajan 8/13/76
780 Conferencia de Yogi Bhajan 8/13/76
781 Lad, Vasant, and Frawley, David, *The Yoga of Herbs,* Lotus Press, Twin Lakes, WI, 1986, p. 133
782 Nandan Musli, http://www.nandanmusli.com/safeaphrodisiac.htm
783 Nadkarni, K.M., *Indian Materia Medica,* Popular Prakashan, Bombay, 1976, p. 151
784 Modi, Ramesh, *Aamla, An Important Ayurvedic Medicine,* Ayurved Centre, Toronto, Canada,
http://www.ayurvedtoronto.netfirms.com/aamla.htm
785 Bhajan, Yogi, *Ancient Art of Self Healing,* West Anandpur (publisher), Eugene, Oregon, 1982., p. 15.
786 Oi, Y., T. Kawada, K. Iwai, et al. Garlic supplementation enhances norepinephrine secretion, growth of brown adipose tissue, and triglyceride catabolism inrats. J Nutr Biochem, 1995; 6: 250-5
787 Ryttig KR, Tellnes G, Haegh L, Boe E, Fagerthun H. A dietary fibre supplement and weight maintenance after weight reduction: a randomized, double-blind, placebo-controlled long-term trial. Int J Obes 1989;13(2):165-71
788 Turnbull WH, Thomas HG. The effect of a Plantago ovata seed containing preparation on appetite variables, nutrient and energy intake. Int J Obes Relat Metab Disord 1995 May;19(5):338-42
789 Verma SK, Bordia A. Effect of Commiphora mukul (gum guggulu) in patients of hyperlipidemia with special reference to HDL-cholesterol. Indian J Med Res 1988 Apr;87:356-60
790 Satyavati GV. Gum guggul (Commiphora mukul)--the success story of an ancient insight leading to a modern discovery. Indian J Med Res 1988 Apr;87:327-35
791 Tripathi YB, Malhotra OP, Tripathi SN. Thyroid stimulating action of Z-guggulsterone obtained from Commiphora mukul. Planta Med 1984 Feb;(1):78-80
792 Satyavati GV, Dwarakanath C, Tripathi SN. Experimental studies on the hypocholesterolemic effect of Commiphora mukul. Engl. (Guggul). Indian J Med Res 1969 Oct;57(10):1950-62
793 Antonio J, Colker CM, Torina GC, et al. Effects of a standardized guggulsterone phosphate supplement on body composition in overweight adults: A pilot study. *Curr Ther Res* 1999;60:220-7.
794 Paranjpe P, Patki P, Patwardhan B. Ayurvedic treatment of obesity: a randomised double-blind, placebo-controlled clinical trial. J Ethnopharmacol 1990 Apr;29(1):1-11
795 *Phytotherapy Research,* 1994; 8: 118-20
796 Personal communication, referencing a quote from Christopher Hobbs, L.Ac.
797 Private communication with Alan Tillotson
798 Sastry, J.L.N., Dravyaguna Vijnana, Chaukambha Orientalia, Varanasi, 2002, p.228
799 Sharma, Ram, and Dash, Bhagwan, *Caraka Samhita,* Chowkhamba, Varanasi, 1992
800 Anselmo, Peter, with Brooks, James, *Ayurvedic Secrets to Longevity and Total Health,* Prentice Hall, Englewood Cliffs, 1996
801 Lad, Vasant, *Ayurveda Today,* Spring, 1995, p.3
802 Ranade, Subash, *Natural Healing through Ayurveda,* Passage Press, Salt Lake City, 1993
803 Yogi Bhajan, *The Ancient Art of Self Healing,* West Anandpur, 1982
804 Frawley, David, *Yoga International,* January/February 1996
805 Svoboda, Robert, Ritual Success, www.drsvoboda.com
806 Satcakra-nirupana, v. 3
807 Svoboda, Robert, Cultivating Prana, www.drsvoboda.com
808 Conferencia de Yogi Bhajan 9/17-18/92
809 Chauhan, Partap, The Real Ayurveda, Jiva Ayurveda, http://www.ayurvedic.org/
810 Comunicación personal con Karta Purkh Singh Khalsa
811 Conferencia de Yogi Bhajan 2/12/92
812 Yogi Bhajan Lecture, Man to Man number

AYURVEDA Y LA MENTE

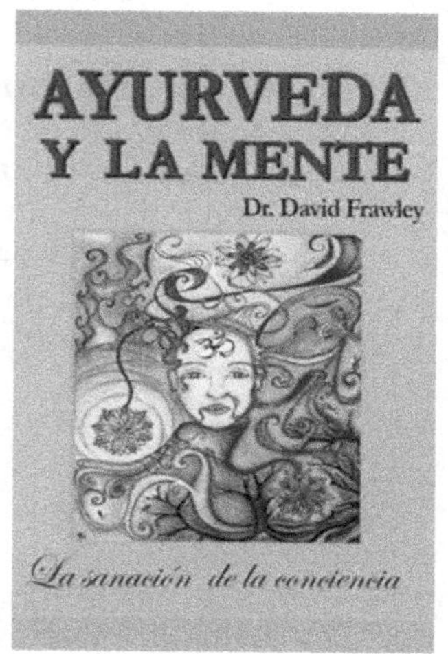

Ayurveda y la mente es, tal vez, el primer libro publicado en Occidente que explora específicamente el aspecto psicológico de este gran sistema. El libro explora cómo sanar nuestras mentes en todos los niveles, desde el subconsciente hasta el superconsciente, y discute el papel que juega la dieta, las impresiones sensoriales, la meditación, los mantras, el Yoga y muchos otros métodos para crear integridad.

Ayurveda y la mente discute con lucidez y sensibilidad cómo crear integridad en cuerpo, mente y espíritu. Este libro abre la puerta a una nueva psicología energética que provee herramientas prácticas para integrarlas a los múltiples aspectos de la vida.

-Dr. Deepak Chopra, MD

Este libro es un recurso valioso para los estudiantes de Ayurveda, Yoga, Tantra y psicología. El Dr. David Frawley ha demostrado una vez más su talento único para digerir el conocimiento védico milenario y alimentarnos con este entendimiento, el cual nutre nuestro cuerpo, alma y mente.

-Dr. David Simón, MD

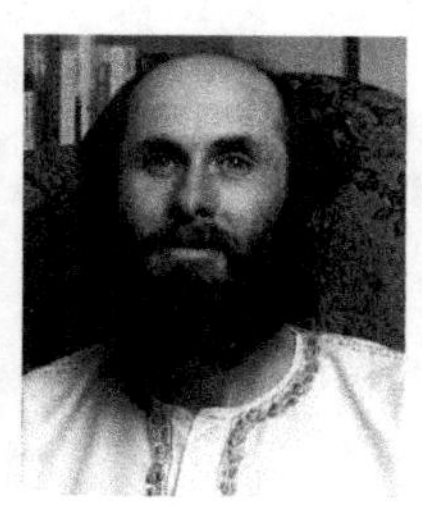

Escrito por el Dr. David Frawley

Publicado en español por Ayurmed
www.Ayurmed.org libros@ayurmed.org

EL LIBRO DE COCINA AYURVÉDICA

El libro de cocina ayurvédica nos brinda una nueva perspectiva sobre el arte milenario de autosanación. Incluye más de 250 recetas probadas y degustadas, diseñadas específicamente para equilibrar cada constitución, con un énfasis en la simplicidad, facilidad, y una nutrición saludable. Diseñado para el paladar occidental, las recetas varían desde exóticos platos de la India hasta las clásicas y favoritas de nuestra cultura de Occidente. Las autoras de este interesante libro son Amadea Morningstar, M.A., nutricionista formada en Occidente y Urmila Desai, una formidable cocinera de la India, ambas instruidas en una variedad de tradiciones de sanación. El libro de cocina ayurvédica incluye discusiones a profundidad sobre la nutrición, perspectivas tridóshicas y diferentes maneras para implementar cambios sostenibles en nuestras vidas.

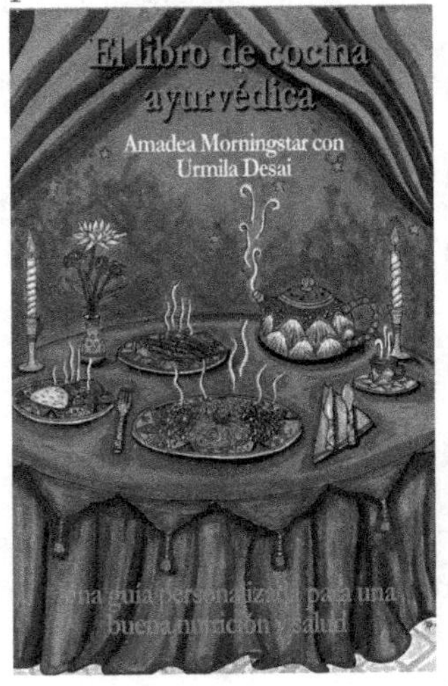

El libro de cocina ayurvédica no es un simple libro de recetas sino un manual de salud único, que si se emplea con la comprensión adecuada, puede llegar a conducirnos a una nueva dimensión en el mejoramiento de la salud y el placer de comer. - Yogi Amrit Desai

Este libro revela recetas simples basadas en principios ayurvédicos que le pueden servir como una guía individualizada en su cocina diaria. - Dr. Vasant Lad, médico ayurvédico

Este libro, inspirado en la ciencia de la nutrición ayurvédica, puede ayudarle al lector a aprender cómo usar los alimentos para mejorar su calidad de vida. - Dr. Robert Svoboda, médico ayurvédico

Escrito por Amadea Morningstar y Urmila Desai

CÓMO SANAR SU VIDA

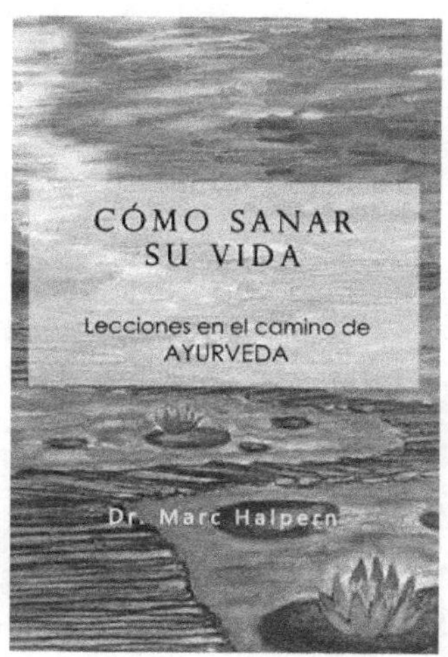

La sanación es un viaje personal. Cada persona desea profundamente ser feliz, saludable y completo, pero lucha alcanzarlos, caminando un paso a la vez. El camino eventualmente conduce a la salud óptima, la paz mental y a una profunda satisfacción en la vida. Ayurveda proporciona una base para el entendimiento propio y ofrece una ruta clara para saber cómo vivir la vida de una manera que apoye el proceso de curación. Este libro le ayudará a desbloquear su potencial curativo. El Dr. Marc Halpern comparte su propio viaje personal de autosanación de un desorden autoinmune que lo paralizó y la fatiga crónica posterior durante siete años. En el camino se revelarán lecciones que cualquiera puede usar para apoyar su propio viaje de curación: las enseñanzas milenarias del Ayurveda.

- Inspírese a alcanzar todo su potencial físico, emocional y espiritual.
- Explore los conocimientos de Ayurveda de una manera personal y significativa.
- Utilice ejercicios prácticos que lo guiarán en el camino.
- Aprenda cómo sanar su vida.

"El **Dr. Marc Halpern** lo guiará en su camino de sanación ayurvédica en este libro de fácil comprensión que le dará el poder para sanarse a sí mismo". - Dr. David Frawley, erudito ayurvédico

Escrito por el Dr. Marc Halpern

Publicado en español por Ayurmed
www.Ayurmed.org libros@ayurmed.org

NETI:
SECRETOS CURATIVOS DE YOGA Y AYURVEDA

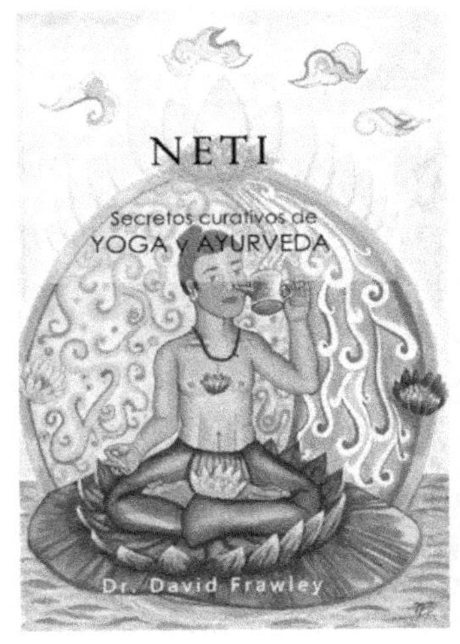

La vasija neti es uno de los nuevos métodos más populares de higiene personal y bienestar en la actualidad.

Esta sencilla herramienta para la irrigación nasal, procedente de la antigua tradición de Yoga y Ayurveda, es una gran manera para hacer frente a la congestión nasal, la sinusitis, las alergias, los dolores de cabeza y muchos otros problemas de salud que de otra forma serían difíciles de tratar. Al permitirle respirar mejor, tendrá más energía, lo que literalmente puede transformar su vida. La vasija neti es económica, fácil de usar y útil para todos. Una vez la pruebe y experimente sus beneficios, se convertirá rápidamente en una parte habitual de su rutina diaria de autocuidado. Este libro presenta de manera completa y práctica cómo utilizar la vasija neti. Muestra el lugar de estas "terapias nasales" en las grandes tradiciones curativas de la India y su relevancia más amplia para el tratamiento de enfermedades comunes.

"El **Dr. David Frawley** es uno de los eruditos más importantes de Ayurveda y las ciencias védicas hoy en día. He adquirido una visión personal de su gran trabajo y tengo gran respeto y admiración por sus conocimientos y por la manera lúcida en la que ha presentado la antigua sabiduría de los Vedas. Cualquier persona expuesta al trabajo del Dr. Frawley está obligada, no solo a tener más conocimiento sino también a ser más sabio... El David Frawley es uno de los principales expertos de Ayurveda en el mundo occidental. Ha contribuido muchísimo a nuestro conocimiento del valor de Ayurveda". - **Deepak Chopra, MD.**

Escrito por el Dr. David Frawley

Publicado en español por Ayurmed
www.Ayurmed.org libros@ayurmed.org

AYURVEDA Y PANCHAKARMA

La ciencia del rejuvenecimiento y la desintoxicación

El **Dr. Sunil Joshi** comenzó su práctica clínica en 1981 en India, especializándose en terapia de *panchakarma*. Desde 1989, el Dr. Joshi ha viajado extensivamente a través de los Estados Unidos, dando charlas y dictando talleres de Ayurveda. Ha sido un conferencista invitado para *Columbia University*, *Wright State School of Medicine*, el *National College of Naturopathic Medicine*, el *National Institute of Health* y otros. Actualmente, es consejero ayurvédico para El Centro Chopra para el bienestar, y pasa seis meses de cada año en los Estados Unidos ofreciendo seminarios sobre el bienestar ayurvédico.

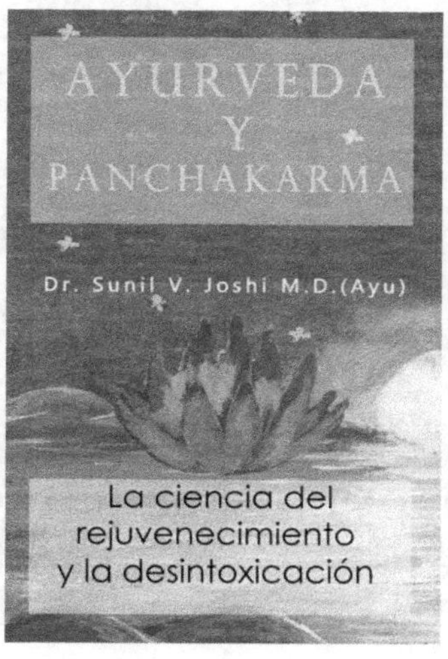

La mina de sabiduría ayurvédica se ha vuelto accesible a más personas a través de este maravilloso libro del Dr. Sunil Joshi. Su conocimiento y experiencia sobre la purificación Ayurvédica (Panchakarma) ha sido invaluable para nuestros programas en el Centro Chopra para el bienestar.

- Deepak Chopra M.D

Ayurveda y panchakarma abre nuevos horizontes de conocimiento y tratamiento Ayurvédico tanto para el lector general como para el profesional de la salud. Todo estudiante serio de Ayurveda querrá este libro.

- Dr. David Frawley
Autor de *Ayurveda y la mente*

Escrito por el Dr. Sunil Joshi

www.ingramcontent.com/pod-product-compliance
Lightning Source LLC
LaVergne TN
LVHW021945220826
846091LV00015B/4096
* 9 7 8 1 4 9 0 3 1 2 9 2 7 *